U0189611

临床妇产科
理论与应用

主编 刘 伟 陈 敏 薄万红 岳焕知

吴海英 张凤娟 柏 青

中国海洋大学出版社
·青岛·

图书在版编目（CIP）数据

临床妇产科理论与应用 / 刘伟等主编. —青岛：
中国海洋大学出版社，2021.12
ISBN 978-7-5670-3095-4

Ⅰ．①临… Ⅱ．①刘… Ⅲ．①妇产科病－诊疗 Ⅳ.
①R71

中国版本图书馆CIP数据核字（2022）第010677号

出版发行	中国海洋大学出版社			
社　　址	青岛市香港东路23号		邮政编码	266071
出 版 人	杨立敏			
网　　址	http://pub.ouc.edu.cn			
电子信箱	369839221@qq.com			
订购电话	0532-82032573（传真）			
策划编辑	韩玉堂			
责任编辑	韩玉堂		电　　话	0532-85902349
印　　制	朗翔印刷（天津）有限公司			
版　　次	2023年3月第1版			
印　　次	2023年3月第1次印刷			
成品尺寸	185 mm×260 mm			
印　　张	23.5			
字　　数	595千			
印　　数	1～1000			
定　　价	208.00元			

发现印装质量问题，请致电0535-5651533，由印刷厂负责调换。

前 言
FOREWORD

妇产科学是与内科学、外科学、儿科学并重的四大临床学科之一,是临床学科的重要组成部分;同时,它也涉及预防医学,能保障女性身心健康。随着现代社会的发展,越来越大的工作压力和不健康的生活方式导致妇产科疾病发病率明显提高。加之科技发展日新月异,生物技术和现代医学不断进步,妇产科疾病的诊治理念和模式发生了重大改变。在细胞层面,干细胞治疗给疾病治疗开启了新的途径;在分子层面,多国科学家联合宣布人类基因组图谱完成,医学进入后基因时代。分子靶向治疗和生物治疗将成为疾病治疗的重要手段,分子标记物测定和分子成像技术也让疾病诊断变得更为准确,最终实现"精准医学"。这对临床妇产科医师提出了更高的要求,应培养精准医疗和循证医学的思维模式,不断学习、提高自身医疗诊治技术水平,保护好广大女性的身心健康。为此,我们编写了《临床妇产科理论与应用》一书,供临床医师参考使用。

本书分为基础篇和应用篇。基础篇介绍了女性生殖器解剖、女性生殖系统生理和妊娠生理与诊断。应用篇介绍了妇科和产科两个方面:妇科包括女性生殖系统炎症、女性生殖内分泌疾病、妊娠滋养细胞疾病、女性生殖器肿瘤、女性生殖器发育异常;产科包括妊娠期保健、妊娠期并发症、妊娠合并内科疾病、正常分娩与产程处理、异常分娩、分娩期并发症、正常产褥和产褥期疾病。应用篇为本书论述重点,涉及子宫颈炎、盆腔炎、多囊卵巢综合征、绒毛膜癌、子宫颈癌、过期妊娠、妊娠合并甲亢、胎位异常、子宫破裂、产褥感染等疾病,分别从疾病的病因、临床表现、诊断和鉴别诊断、治疗等方面讲述,体现了整体性和科学性。本书特色体现在以下三方面:第一,理论与实践相结合,注重临床实践应用;第二,内容翔实,资料新颖,结合了大量最新国内外文献和指南;第三,本书篇幅安排合理、有序。

尽管在编写过程中,我们始终本着严谨的学术态度,但书中难免有不足之处,敬请广大读者批评指正。

《临床妇产科理论与应用》编委会

2021 年 9 月

目 录
CONTENTS

基础篇

应用篇

3

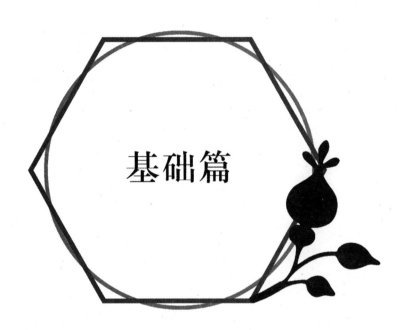

基础篇

第一章

女性生殖器解剖

第一节　外生殖器解剖

女性生殖器可分为外生殖器和内生殖器两部分。女性外生殖器(图 1-1)是指生殖器外露的部分,又称外阴,位于两股内侧间,前为耻骨联合,后为会阴。

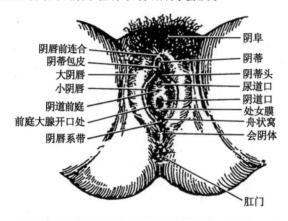

阴唇前连合　　　　　　　　　阴阜
阴蒂包皮　　　　　　　　　　阴蒂
大阴唇　　　　　　　　　　　阴蒂头
小阴唇　　　　　　　　　　　尿道口
阴道前庭　　　　　　　　　　阴道口
前庭大腺开口处　　　　　　　处女膜
阴唇系带　　　　　　　　　　舟状窝
　　　　　　　　　　　　　　会阴体
　　　　　　　　　　　　　　肛门

图 1-1　女性外生殖器

一、阴阜

阴阜是指耻骨联合前面隆起的脂肪垫。青春期后,其表面皮肤开始生长卷曲的阴毛,呈盾式分布:尖端向下三角形分布,底部两侧阴毛向下延伸至大阴唇外侧面。而男性的阴毛分布不似如此局限:阴毛可以向上分布,朝向脐部,或朝下扩伸而达左右大腿的内侧。阴毛的疏密与色泽因个体和种族不同而异。阴毛为第二性征之一。

二、大阴唇

大阴唇自阴阜向下、向后止于会阴的一对隆起的皮肤皱襞,其外形是根据所含脂肪量的多少而不同。一般女性的大阴唇长为 7～8 cm,宽为 2～3 cm,厚为 1～1.5 cm。在女孩或未婚女性,两侧大阴唇往往互相靠拢而完全盖没它们后面的组织,而经产妇左、右侧大阴唇多数是分开的。

大阴唇的前上方和阴阜相连,左、右侧大阴唇在阴道的下方融合,形成后联合,逐渐并入会阴部。

大阴唇外侧面为皮肤,皮层内有皮脂腺和汗腺,多数妇女的大阴唇皮肤有色素沉着;内侧面湿润似黏膜。大阴唇皮下组织松弛,脂肪中有丰富的静脉、神经及淋巴管,若受外伤,容易形成血肿,疼痛较甚。

解剖学上,女性的大阴唇相当于男性的阴囊。子宫的圆韧带终止在大阴唇的上缘。绝经后,大阴唇多呈萎缩状。

三、小阴唇

分开大阴唇后,可见到小阴唇。左、右侧小阴唇的前上方互相靠拢。其大小和形状可以因人而异,有很大差别。未产妇的小阴唇往往被大阴唇所遮盖,而经产妇的小阴唇可伸展到大阴唇之外。

左、右侧小阴唇分别由两片薄薄的组织所组成。外观小阴唇呈湿润状,颜色微红,犹如黏膜一样,但无阴毛。小阴唇内含有勃起功能的组织、血管、少数平滑肌纤维和较多皮脂腺,偶有少数汗腺,外覆复层鳞状上皮。小阴唇因富有多种神经末梢,故非常敏感。

两则小阴唇的前上方互相靠拢、融合,形成上下两层;下层为阴蒂的系带,而上层为阴蒂包皮。两侧小阴唇的下方可分别与同侧的大阴唇融合,或者在中线形成小阴唇后联合,又称阴唇系带。

四、阴蒂

阴蒂是小而长且有勃起功能的小体,位于两侧小阴唇顶端下,由阴蒂头、阴蒂体和两侧阴蒂脚所组成。阴蒂头显露于阴蒂包皮和阴蒂系带之间,直径很少超过 0.5 cm,神经末梢丰富,极敏感,是使女性动欲的主要器官。

阴蒂相当于男性的阴茎,具有勃起性。阴蒂即使在勃起的情况下,长度也很少超过 2 cm。由于小阴唇的牵拉,所以阴蒂呈一定程度的弯曲,其游离端指向下内方,朝着阴道口。阴蒂头是由梭形细胞组成。阴蒂体包括两个海绵体,其壁中有平滑肌纤维。长而狭的阴蒂脚分别起源于左、右两侧坐耻支的下面。

五、前庭

前庭是指左、右小阴唇所包围的长圆形区域,为胚胎期尿生殖窦的残余部分。在前庭的前面有阴蒂,后方则以小阴唇后联合为界。

在前庭的范围内有尿道口、阴道口和左、右前庭大腺(即巴氏腺)的出口(图1-2)。前庭的后半部,即小阴唇后联合与阴道之间,是所谓的舟状窝。除未产妇外,此窝很少能被观察到,因为经产妇在分娩时,多数妇女的舟状窝,由于受到损伤而消失。

六、前庭大腺

前庭大腺是前庭左右各一的复泡管状腺,其直径为 0.5～1.0 cm,位于前庭下方阴道口的左、右两侧。前庭大腺的出口管长为 1.5～2.0 cm,开口于前庭的两侧,正好在阴道口两侧边缘之外。前庭大腺的管径很小,一般仅能插入细小的探针。在性交的刺激下,腺体分泌出黏液样分泌物,以资润滑。

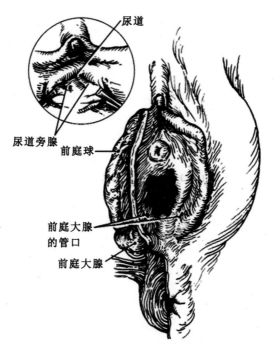

图 1-2　尿道、尿道旁腺、前庭大腺

七、尿道口

尿道口位于前庭的中央,耻骨弓下方 1.0～1.5 cm 处、阴道口的上方。尿道口往往呈轻度折叠状。排尿时,尿道口的直径可以放松到 4～5 mm。尿道的左、右两侧有尿道旁管,即 Skene 管,其往往开口于前庭,也偶有开口于尿道口内的后壁处。尿道旁管的口径很小,约为 0.5 mm,其长度可因人而稍异。

尿道下 2/3 与阴道前壁紧密相连,阴道下 1/3 的环状肌肉围绕尿道的上端和下端。

八、前庭球

前庭两侧黏膜下的一对具有勃起性的静脉丛,其长为 3.0～4.0 cm,宽为 1.0～2.0 cm,厚为 0.5～1.0 cm。它们与坐耻支并列,部分表面覆有球海绵体肌和阴道缩肌。前庭球的下端,一般处于阴道口的中部,而其前端则向上朝着阴蒂伸展。

分娩时,前庭球往往被推到耻骨弓的下面,但因为它们尾部是部分环绕着阴道,所以容易受到损伤而造成外阴血肿或甚至大量出血。

九、阴道口和处女膜

阴道口位于前庭的后半部,其形状和大小可因人而异。处女的阴道口往往被小阴唇所盖没;如果推开小阴唇,则可见到阴道口几乎完全被处女膜所封闭。处女膜有否破裂,有时可以引起法律纠纷,因此,检查处女时应当详细检查,慎重结论。

阴道的表面和游离的边缘有较多的结缔组织乳头。处女膜的形状和坚固度均有明显的差异。处女膜两面均覆有未角化的复层鳞状上皮,间质大部分是由弹性和胶原性的结缔组织组成。处女膜没有腺性或肌性成分,亦没有很多神经纤维。女性新生儿的处女膜有很多血管;妊娠妇女的处女膜上皮较厚,并富有糖原;绝经后女性的处女膜上皮变薄,并可以出现轻微的角化。成年处女的处女膜仅是或多或少围绕阴道口的一片不同厚度的膜,并有一个小到如针尖、大到能容纳一个或两个指尖的孔。此开口往往呈新月形或圆形,但也偶可是筛状的、有中隔的或伞状的。伞状的处女膜可能被误认为是处女膜破裂。因此,由于法律的原因,在做出处女膜是否破裂的描述时,必须慎重。

一般来说,处女膜多数是在第一次性交时撕裂,裂口可以分散在数处,多数撕裂位于处女膜的后半部。撕裂的边缘往往很快结成瘢痕,此后处女膜即成为若干分段的组织。首次性交时,处女膜撕裂的深度可因人而异。一般认为,处女膜撕裂时往往伴有少量出血,但很少引起大出血。个别处女的处女膜组织比较坚韧,需手术切开,但极为罕见。由分娩而引起处女膜解剖上的改变,往往比较明显、清楚,因而易识别而做出诊断。

处女膜无孔是一种先天性异常,此时阴道完全被闭锁。它的主要现象是经血滞留、性交受阻。一般需手术切开。

十、阴道

阴道的起源问题尚无统一的意见。阴道上皮的来源,有三种不同的看法:①米勒系统;②午非管;③尿生殖窦。目前,较为公认的是,阴道部分起源于米勒管和部分来自尿生殖窦。

阴道可以被称为是子宫的排泄管道,经过阴道,子宫排出经血。它亦是女性的性交器官,同时又是分娩时的产道的一部分。

阴道是由肌肉、黏膜组成的管道,其上接宫颈、下联外阴。阴道前方为膀胱,后为直肠。

阴道与膀胱及尿道之间有一层结缔组织,即所谓的"膀胱-阴道隔"。阴道中、下段和直肠之间,亦有由类似组织所形成的直肠-子宫间隔。阴道部分上段(即阴道后穹隆)参与组成直肠子宫陷凹(rectouterine pouch,道格拉斯陷凹)的前壁。在正常情况下,阴道前壁与后壁的中间部分互相靠得较近,而在阴道的左、右两旁的侧壁之间,则有一定距离。这样便使阴道的横切面看来犹似空心的 H 字母形状(图 1-3)。

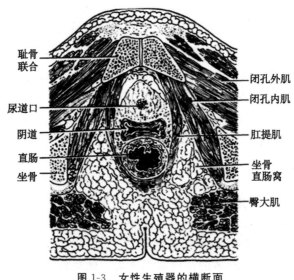

耻骨联合　　闭孔外肌　　闭孔内肌　　尿道口　　肛提肌　　阴道　　直肠　　坐骨直肠窝　　坐骨　　臀大肌

图 1-3　女性生殖器的横断面
显示阴道内腔的 H 形状

阴道的顶端是个盲穹隆,子宫颈的下半部伸入此处。阴道穹隆可以分为四部分,即左、右、前、后穹隆。阴道和子宫颈的连接处,在子宫颈的后方要比宫颈的前方高些,故阴道后穹隆比前穹隆深一些。阴道前壁也稍短于后壁,长度分别为 6～8 cm 和 7～10 cm。

阴道的前、后壁上,有纵行的皱褶柱。在未经产妇女中,还可以在此处见到与纵行柱成直角的横嵴。当这些皱褶到达侧壁时渐渐消失,在高年经产妇中,阴道壁往往变为平滑。

阴道的黏膜是由典型的不角化复层鳞状上皮细胞组成。黏膜下有一层结缔组织,其中血管丰富,偶尔有淋巴小结。阴道黏膜仅松松地与下面的组织相连,因此手术时,可以轻松地把阴道黏膜与其下的结缔组织分开。

正常情况下,阴道黏膜不含有典型的腺体。有时在经产妇的阴道中可见有些包涵囊肿,但不是腺体,而是在修补阴道撕裂时,黏膜碎片被埋没在缝合伤口下而后形成的囊肿。另外,有些衬有柱状的或骰状的上皮的囊肿,也不是腺体而是午非管或米勒管的残余物。

阴道的肌层可分为两层平滑肌,外层纵行,内层环行,但整个肌层并不明显。在阴道的下端,可见有一横纹肌带。它是阴道缩肌或括约肌,然而,主要关闭阴道的是肛提肌。肌层的外面有结缔组织把阴道与周围的组织连接起来。这些结缔组织内含有不少弹性纤维和很多静脉。

阴道有丰富的血管供应。它的上 1/3 是由子宫动脉的宫颈-阴道支供应;中 1/3 由膀胱下动脉供应;下 1/3 则由直肠中动脉和阴部内动脉供应。直接围绕阴道的是一个广泛的静脉丛,静脉与动脉伴行,最后汇入髂内静脉。阴道下 1/3 的淋巴,与外阴的淋巴一起流入腹股沟淋巴结;中 1/3 的淋巴流入髂内淋巴结,上 1/3 的淋巴则流入髂总淋巴结。

根据 Krantz(1958 年)的论述,人的阴道没有特殊的神经末梢(生殖小体),但是在它的乳头中偶尔可见到游离的神经末梢。

阴道的伸缩性很大。在足月妊娠时,它可以被扩张到足以使正常足月胎儿顺利娩出,而在产褥期间,它又能逐渐恢复到产前状态。

十一、会阴

广义的会阴是指盆膈以下封闭骨盆出口的全部软组织结构,有承载盆腔及腹腔脏器的作用。它主要由尿生殖膈和盆膈所组成。尿生殖膈由上、下二层筋膜、会阴深横肌和尿道阴道括约肌所构成。盆膈是由上、下二层筋膜、肛提肌和尾骨肌所构成。肛提肌则由髂尾肌、耻骨直肠肌、耻尾肌所组成。它有加强盆底托力的作用,又因部分肌纤维在阴道和直肠周围密切交织,还有加强肛门和阴道括约肌的作用。处于阴道和肛门之间的中缝即会阴缝是由会阴的中心腱所加固。球海绵体肌、会阴浅横肌和肛门外括约肌在它的上面会聚。以上这些结构共同成为会阴体的主要支撑。在分娩时,它们往往被撕伤。

狭义的会阴是指阴道口与肛门之间的软组织结构。

(李俊凤)

第二节　内生殖器解剖

内生殖器包括子宫、输卵管和卵巢(图 1-4)。

一、子宫

子宫是一个主要由肌肉组成的器官,宫体部外覆腹膜,宫腔内衬子宫内膜。妊娠期,子宫接纳和保护受孕产物,并供以营养;妊娠足月时,子宫收缩,娩出胎儿及其附属物。

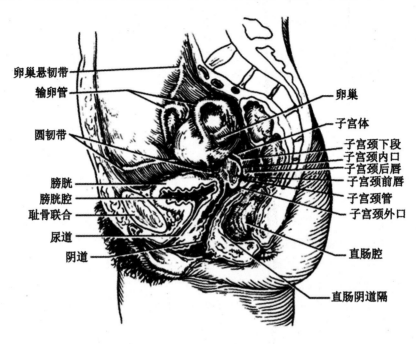

图 1-4 盆腔矢状切面
显示阴道、子宫、膀胱等的关系

（图中标注）卵巢悬韧带 输卵管 圆韧带 膀胱 膀胱腔 耻骨联合 尿道 阴道 卵巢 子宫体 子宫颈下段 子宫颈内口 子宫颈后唇 子宫颈前唇 子宫颈管 子宫颈外口 直肠腔 直肠阴道隔

非妊娠期子宫位于盆腔内,处于膀胱与直肠之间,它的下端伸入阴道。子宫的后壁几乎全部被腹膜所覆盖,它的下段形成直肠子宫陷凹的前界。子宫前壁仅上段盖有腹膜,因为它的下段直接与膀胱后壁相连,在它们中间有一层清楚的结缔组织。

子宫形状为上宽下窄(图 1-5),可分为大小不同的上、下两部:上部为宫体、呈三角形;下部呈圆筒形或梭形,即宫颈。宫体的前壁几乎是平的,而其后壁则呈清楚的凸形。双侧输卵管起源于子宫角部,即子宫上缘和侧缘交界之处。两侧输卵管内端之间的上面凸出的子宫部分,称为子宫底。自子宫的左、右侧角至盆腔底部之间的部分是子宫的侧缘,两侧腹膜呈翼形皱褶、形成阔韧带。

子宫的大小和形状,随女性的年龄和产次而有较大差别。女性新生儿的子宫长为 2.5～3.0 cm,成年而未产妇的子宫长为 5.5～8.0 cm,而经产妇的子宫长为 9.0～9.5 cm。未产妇和经产妇的子宫重量,亦有很大差异,前者为 45～70 g,后者约为 80 g 或更重一些。在不同年龄的对象中,宫体与宫颈长度的比率亦有很大差异(图 1-6)。婴儿宫体的长度仅为宫颈长度的一半;年轻而未者,则两者的长度约相等;经产妇宫颈长度仅为子宫总长度的 1/3。

子宫的主要组成成分是肌肉,宫体的前壁与后壁几乎互相接触,中间的子宫腔仅为一裂缝。宫颈呈梭形,其上、下两端各有一小孔,即宫颈内口和外口。额切面观,子宫体呈三角形,而子宫颈管则仍为梭形。经产妇子宫腔的三角形状,变得较不明显,因为原来凸出的侧缘,往往变为凹形。绝经期妇女子宫肌层和内膜层萎缩,子宫的体积变小。

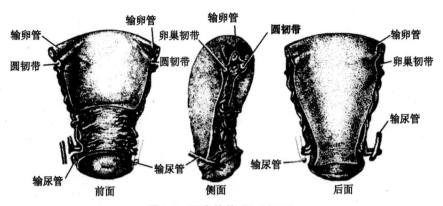

图 1-5 子宫的前、侧、后面观

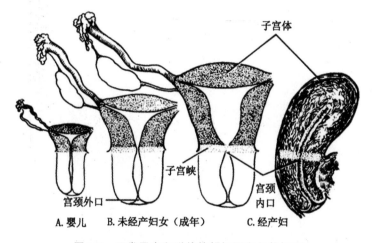

图 1-6 正常子宫和附件的额切面和矢状切面

子宫又分为子宫体和子宫颈两部分。

（一）子宫体

宫体的壁由三层组织所组成，即浆膜层、肌层和子宫内膜层（黏膜层）。

1.浆膜层

浆膜层为覆盖宫体的盆腔腹膜，与肌层紧连不能分离。在子宫峡部处，两者结合较松弛，腹膜向前反折覆盖膀胱底部，形成膀胱子宫陷凹，反折处腹膜称膀胱子宫返折腹膜。在子宫后面，宫体浆膜层向下延伸，覆盖宫颈后方及阴道后穹隆再折向直肠，形成直肠子宫陷凹（亦称道格拉斯陷凹）。

2.肌层

由大量平滑肌组织、少量弹力纤维与胶原纤维组成，非孕时厚约为 0.8 cm。子宫体肌层可分为3层。

（1）外层：肌纤维纵行排列，较薄，是子宫收缩的起始点。

（2）中层：占肌层大部分，呈交叉排列，在血管周围形成"8"字形围绕血管。

（3）内层：肌纤维环行排列，其痉挛性收缩可导致子宫收缩环形成。宫体肌层内有血管穿行，肌纤维收缩可压迫血管，能有效地制止血管出血。

9

3.子宫内膜层

子宫内膜是一层薄的、淡红色的绒样的膜。仔细观察,可以见到有许多微小的孔,即子宫腺体的开口。正常情况下,子宫内膜双层的厚度可以变动在至3～6 mm之间。子宫内膜为一层高柱形、具有纤毛且互相紧密排列的细胞所组成。管形的子宫腺体是由表层上皮内陷所构成,其伸入子宫内膜层的全层、直达肌层。子宫内膜腺体可分泌稀薄的碱性液体,以保持宫腔潮湿。

子宫内膜与肌层直接相贴,其间没有内膜下层组织。内膜可分3层:致密层、海绵层及基底层。致密层与海绵层对性激素敏感,在卵巢激素影响下发生周期性变化,又称功能层。基底层紧贴肌层,对卵巢激素不敏感,无周期性变化。

子宫供血主要来自子宫动脉。子宫动脉上行支沿子宫侧缘上行,逐段分出与宫体表面平行的分支,称为弓形小动脉。弓形小动脉进入子宫肌层后呈辐射状分支为辐射状动脉。肌层内辐射状动脉以直角状再分支,形成螺旋小动脉,进入上2/3内膜层,供应功能层内膜。若肌层内辐射状动脉以锐角状再分支,则形成基底动脉,仅进入基底层内膜。螺旋小动脉对血管收缩物质和激素敏感,而基底动脉则不受激素的影响(图1-7)。

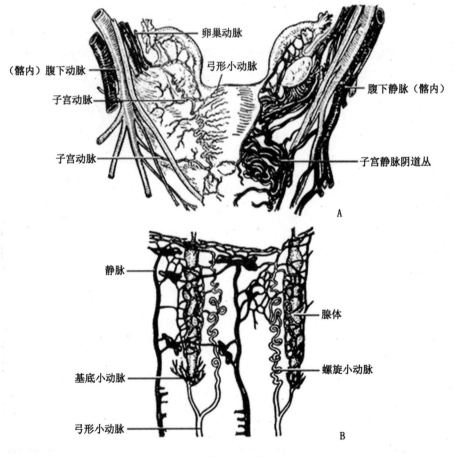

图1-7　子宫的血液供应

子宫壁由富含弹性纤维的结缔组织及肌纤维束所组成。子宫肌纤维从上到下逐渐地减少,宫颈部仅含有10%的肌肉。宫体壁内层较外层含有相对多的肌纤维。妊娠期子宫上部的肌纤维肥大,而宫颈的肌纤维没有明显的变化。临产后,由于宫体肌纤维的缩复作用,宫颈呈被动地扩张。

（二）子宫颈

子宫颈是指子宫颈解剖学内口以下那部分子宫。在子宫的前方、子宫颈的上界,几乎是相当于腹膜开始反折到膀胱上之处。以阴道壁附着处为界,子宫颈分为阴道上和阴道两部分,称为宫颈阴道上部和宫颈阴道部。宫颈阴道上部的后面被腹膜所覆盖,而前面和左、右侧面与膀胱和阔韧带的结缔组织相连。宫颈阴道部伸入阴道,它的下端是子宫颈外口。

子宫颈外口的形状可以因人而异。未产妇子宫颈外口为小而齐整的卵圆形孔;因子宫颈在分娩时受到一定的损伤(损伤最容易发生于外口的两旁),故经产妇子宫颈外口往往变为一条横行的缝道,子宫颈外口分成为所谓的“前唇和后唇”。有时,初产妇子宫颈遭到较严重的多处撕裂后,宫颈外口变为很不规则。根据这种撕裂的痕迹,可以无疑地诊断为经产妇(图1-8、图1-9)。

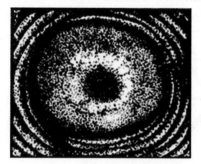

图 1-8　未产妇的宫颈外口

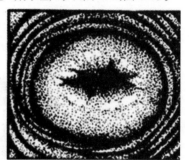

图 1-9　经产妇的宫颈外口

子宫颈主要由结缔组织所组成,内含较多血管和弹性组织,偶有平滑肌纤维。宫颈的胶原性组织与宫体的肌肉组织的界线一般较明显,但亦可以是逐渐转变的,延伸范围约 10 mm。宫颈的物理性能是根据它的结缔组织的状态而决定,在妊娠和分娩期,子宫颈之所以能扩张是和宫颈中的胶原组织的离解有关。

宫颈管的黏膜是由一层高柱形上皮所组成,它处在一层薄的基底膜之上。因无黏膜下层,故宫颈的腺体可直接从黏膜的表层延伸入到下面的结缔组织。颈管黏膜的黏液细胞分泌厚而黏的分泌物,形成黏液栓,将宫颈管与外界隔开。宫颈阴道部的黏膜直接与阴道的黏膜相连,两者都由复层鳞状上皮组成,有时子宫颈管的腺体可以伸展到黏膜面。假如这些腺体的出口被阻塞,则会形成所谓的潴留囊肿。

正常情况下,在宫颈外口处,阴道部的鳞状上皮与宫颈管的柱状上皮之间有清楚的分界线,称原始鳞-柱交接部或鳞-柱交界。若体内雌激素变化、感染或损伤,则复层鳞状上皮可扩展到宫颈管的下1/3、甚至更高一些。而宫颈管的柱状上皮也可移至宫颈阴道部。这种变化在有宫颈前、后唇外翻的经产妇中,更为显著。这种随体内环境变化而移位所形成的鳞-柱交接部称生理性鳞-柱交接部。在原始鳞-柱交接部和生理性鳞-柱交接部间所形成的区域称移行带区,此区域是宫颈癌及其癌前病变的好发部位。

子宫峡部为宫颈阴道上部与子宫体相移行的部分,实际上属于子宫颈的一部分,也即宫颈解剖学内口和宫颈组织学内口之间的部分。在产科方面有特别重要的意义。非妊娠时,此部仅长为 0.6～1.0 cm;妊娠晚期,则可增长达 6～10 cm。临床上称其为子宫下段,是剖腹取胎切开子宫之处。

（三）子宫的韧带

子宫的韧带主要由结缔组织增厚而成,有的含平滑肌,具有维持子宫位置的功能。子宫韧带共有4对:阔韧带、圆韧带、主韧带和宫骶韧带。

1.阔韧带

子宫两侧翼形腹膜皱褶。起自子宫侧浆膜层,止于两侧盆壁;上缘游离,下端与盆底腹膜相连。阔韧带由前后两叶腹膜及其间的结缔组织构成,疏松,易分离。阔韧带上缘腹膜向上延伸,内2/3包绕部分输卵管,形成输卵管系膜;外1/3包绕卵巢血管,形成骨盆漏斗韧带,又称卵巢悬韧带。阔韧带内有丰富的血管、神经及淋巴管,统称为子宫旁组织,阔韧带下部还含有子宫动静脉、其他韧带及输尿管。

阔韧带上部的直切面显示分为三部分,分别围绕输卵管、子宫、卵巢韧带和圆韧带(图1-10)。

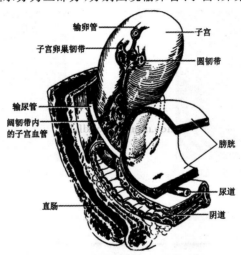

图1-10 阔韧带的子宫断端示意图

输卵管下的阔韧带部分即为输卵管系膜,由两层腹膜所组成,其间是一些疏松的结缔组织,其中有时可见卵巢冠。

卵巢冠由许多含有纤毛上皮的狭窄垂直小管所组成。这些小管的上端与一条纵向管相结合,后者在输卵管下伸展到子宫的侧缘,在宫颈内口近处成为盲管。这个管是午非管的残余,称为加特内管(卵巢冠纵管)。

2圆韧带

圆形条状韧带,长为12～14cm。起自双侧子宫角的前面,穿行于阔韧带与腹股沟内,止于大阴唇前端。圆韧带由结缔组织与平滑肌组成,其肌纤维与子宫肌纤维连接,可使子宫底维持前倾位置。

3.主韧带

主韧带为阔韧带下部增厚的部分,横行于宫颈阴道上部与子宫体下部侧缘达盆壁之间,又称宫颈横韧带。由结缔组织及少量肌纤维组成,与宫颈紧密相连,起固定宫颈的作用。子宫血管与输尿管下段穿越此韧带。

4.宫骶韧带

从宫颈后面上部两侧起(相当于子宫峡部水平),绕过直肠而终于第2～3骶椎前面的筋膜内,由结缔组织及平滑肌纤维组织组成,外有腹膜遮盖。短厚坚韧,牵引宫颈向后、向上维持子宫于前倾位置。

由于上述 4 对子宫韧带的牵拉与盆底组织的支托作用,使子宫维持在轻度前倾前屈位。

（四）子宫的位置

子宫的一般位置是轻度前倾、前屈。当妇女直立时,子宫几乎处于水平线和稍向前屈,子宫底处在膀胱上,而宫颈则向后朝着骶骨的下端,其外口大约处于坐骨棘的水平。上述器官的位置可依据膀胱和直肠的膨胀程度而变动。

正常子宫是一个部分可动的器官:宫颈是固定的,宫体则可在前后平面上活动。所以,姿势和地心引力可以影响子宫的位置。直立时,骨盆的前倾斜可能造成子宫的前屈。

（五）子宫的血管

子宫血管的供应主要来自子宫动脉。子宫动脉自髂内动脉分出后,沿骨盆侧壁向下向前行,穿越阔韧带基底部、宫旁组织到达子宫外侧（距子宫峡部水平）约 2 cm 处横跨输尿管至子宫侧缘。此后分为上、下两支:上支称宫体支,较粗,沿子宫侧迂曲上行,至宫角处又分为宫底支（分布于宫底部）、卵巢支（与卵巢动脉末梢吻合）及输卵管支（分布于输卵管）;下支称宫颈-阴道支,较细,分布于宫颈及阴道上段（图 1-11）。

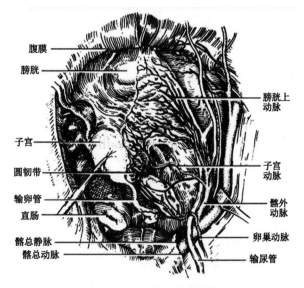

图 1-11　子宫和骨盆血管

由于子宫动脉在宫颈内口的水平、子宫侧缘 2 cm 处,跨过输尿管（喻为"桥下有水"）,故行子宫切除术时,有可能误伤输尿管,需慎防之。

子宫两侧弓形静脉汇合成为子宫静脉,然后流入髂内静脉,最后汇入髂总静脉。

（六）淋巴

子宫内膜有丰富的淋巴网,但是真正的淋巴管则大部分限于基底部。子宫肌层的淋巴管汇聚于浆膜层,并在浆膜下面形成丰富的淋巴管丛,特别是在子宫的后壁,而在前壁则少些。

子宫淋巴回流有五条通路:①宫底部淋巴常沿阔韧带上部淋巴网、经骨盆漏斗韧带至卵巢、向上至腹主动脉旁淋巴结;②子宫前壁上部或沿圆韧带回流到腹股沟淋巴结;③子宫下段淋巴回流至宫旁、闭孔、髂内外及髂总淋巴结;④子宫后壁淋巴可沿宫骶韧带回流至直肠淋巴结;⑤子宫前壁也可回流至膀胱淋巴结(图 1-12)。

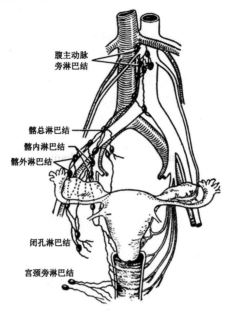

腹主动脉
旁淋巴结

髂总淋巴结
髂内淋巴结
髂外淋巴结

闭孔淋巴结

宫颈旁淋巴结

图 1-12　子宫淋巴回流

(七)神经支配

子宫的神经分配主要来自交感神经系统,然而,也有一部分来自脑脊髓和副交感神经系统。副交感神经系统由来自第二、三、四骶神经的稀少纤维所组成,分布于子宫的两侧,然后进入子宫颈神经节。交感神经系统经腹下丛进入盆腔,向两侧下行后,进入子宫阴道丛。上述两神经丛的神经供应子宫、膀胱和阴道的上部。有些神经支在肌肉纤维间终止,另一些则伴着血管进入子宫内膜。

交感神经和副交感神经两者都有运动神经和少许感觉神经纤维。交感神经使肌肉收缩和血管收缩,而副交感神经则抑制血管收缩,转为血管扩张。

盆腔内脏的神经支配有临床上的意义,因为有几种盆腔疼痛可以用切断腹下神经丛,永远获得解除。来自第十一和第十二胸神经的感觉神经纤维,可将子宫收缩的疼痛传至中枢神经系统。来自宫颈和产道上部的感觉神经,经过盆腔神经到达第二、三、四骶神经,而产道下部的神经则经过腹股沟神经和阴部神经。子宫的运动神经来自第七和第八腰椎水平的脊髓。运动神经与感觉神经分层次,使在分娩时可应用脊尾麻醉和脊髓麻醉。

子宫平滑肌有自主节律活动,完全切除其神经后仍有节律收缩,还能完成分娩活动,临床上可见低位截瘫的产妇仍能顺利自然分娩。

二、输卵管

输卵管为卵子与精子结合场所及运送受精卵的管道(图 1-13)。

(一)形态

自两侧子宫角向外伸展的管道,长为 8~14 cm。输卵管内侧与宫角相连,走行于输卵管系膜上端,外侧 1.0~1.5 cm(伞部)游离。根据形态不同,输卵管分为以下 4 部分。

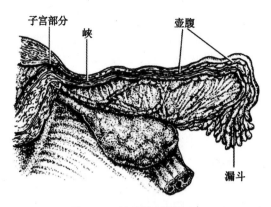

图 1-13　输卵管的纵切面

显示输卵管腔的各段不同大小,纵行折襞和输卵管系膜,子宫角以及卵巢的关系

1.间质部

潜行于子宫壁内的部分,短而腔窄,长约为 1 cm。

2.峡部

紧接间质部外侧,长为 2～3 cm,管腔直径约为 2 mm。

3.壶腹部

峡部外侧,长为 5～8 cm,管腔直径为 6～8 mm。

4.伞部

输卵管的最外侧端,游离,开口于腹腔,管口为许多须状组织,呈伞状,故名伞部。伞部长短不一,常为 1～1.5 cm,有"拾卵"作用。

(二)解剖组织学

解剖组织学由浆膜层、肌层及黏膜层组成。

1.浆膜层

即阔韧带上缘腹膜延伸包绕输卵管而成。

2.肌层

肌层为平滑肌,分外、中及内 3 层。外层纵行排列;中层环行,与环绕输卵管的血管平行;内层又称固有层,从间质部向外伸展 1 cm 后,内层便呈螺旋状。肌层有节奏地收缩可引起输卵管由远端向近端的蠕动。

3.黏膜层

由单层高柱状上皮组成。黏膜上皮可分纤毛细胞、无纤毛细胞、楔状细胞及未分化细胞。四种细胞具有不同的功能:纤毛细胞的纤毛摆动有助于输送卵子;无纤毛细胞可分泌对碘酸-雪夫反应(PAS)阳性的物质(糖原或中性黏多糖),又称分泌细胞;楔形细胞可能为无纤毛细胞的前身;未分化细胞又称游走细胞,为上皮的储备细胞。

输卵管肌肉的收缩和黏膜上皮细胞的形态、分泌及纤毛摆动均受卵巢激素影响,有周期性变化。

三、卵巢

卵巢是产生与排出卵子、并分泌甾体激素的性器官。

（一）形态

卵巢呈扁椭圆形,位于输卵管的后下方。以卵巢系膜连接于阔韧带后叶的部位称卵巢门,卵巢血管与神经由此出入卵巢。卵巢的内侧（子宫端）以卵巢固有韧带与子宫相连,外侧（盆壁端）以卵巢悬韧带（骨盆漏斗韧带）与盆壁相连。青春期以前,卵巢表面光滑;青春期开始排卵后,表面逐渐凹凸不平,表面呈灰白色。体积随年龄不同而变异较大,生殖年龄女性卵巢约为 4 cm×3 cm×1 cm 大小,重 5～6 g,绝经后卵巢逐渐萎缩变小变硬。

（二）解剖组织学

卵巢的表面无腹膜覆盖。卵巢表层为单层立方上皮即生发上皮,其下为一层纤维组织,称卵巢白膜。白膜下的卵巢组织,分皮质与髓质两部分:外层为皮质,其中含有数以万计的始基卵泡和发育程度不同的囊状卵泡,年龄越大,卵泡数越少,皮质层也变薄;髓质是卵巢的中心部,无卵泡,与卵巢门相连,含有疏松的结缔组织与丰富的血管与神经,并有少量平滑肌纤维与卵巢韧带相连接。

卵巢受交感神经和副交感神经支配。大部分交感神经来自伴同卵巢血管的神经丛,而小部分则来自围绕子宫动脉卵巢支的神经丛。卵巢还有丰富的无髓鞘神经纤维。这些神经纤维的大部分也是伴同血管的,仅仅是血管神经。其他部分则形成花环样,围绕正常的和闭锁的卵泡,并伸出许多微细的神经支。

（李彦存）

第二章

女性生殖系统生理

第一节 女性各阶段生理特点

女性从胚胎形成到衰老是一个渐进的生理过程,它体现了下丘脑-垂体-卵巢轴功能发育、成熟和衰退的变化过程。根据年龄和生理特征可将女性一生分为七个阶段,但其并无截然界限,可因遗传、环境、营养等因素的影响而有个体差异。

一、胎儿期

胎儿期是指从卵子受精至出生,共 266 天(从末次月经算起 280 天)。受精卵是由父系和母系来源的 23 对(46 条)染色体组成的新个体,其中 1 对染色体在性发育中起决定性作用,称性染色体。性染色体X 与 Y 决定着胎儿的性别,即 XY 合子发育为男性,XX 合子发育为女性。胚胎 6 周后原始性腺开始分化。若胚胎细胞不含 Y 染色体即无 H-Y 抗原时,性腺分化缓慢,至胚胎 8～10 周性腺组织才出现卵巢的结构。卵巢形成后,因无雄激素,无副中肾管抑制因子,所以中肾管退化,两条副中肾管发育成为女性生殖道。

二、新生儿期

出生后 4 周内称新生儿期。女性胎儿由于受胎盘及母体性腺产生的女性激素影响,其外阴较丰满,子宫、卵巢有一定程度的发育,乳房略隆起或少许泌乳。出生后脱离母体环境,血中女性激素水平迅速下降,可出现少量阴道流血。这些均属生理现象,短期内即可消退。

三、儿童期

从出生 4 周到 12 岁左右称儿童期。儿童早期(8 岁之前)下丘脑-垂体-卵巢轴功能处于抑制状态,这与下丘脑、垂体对低水平雌激素(≤10 pg/mL)的负反馈及中枢性抑制因素高度敏感有关。此期生殖器为幼稚型。外阴和阴道上皮很薄,阴道狭长,无皱襞,细胞内缺乏糖原,阴道酸度低,抵抗力弱,易发生炎症;宫体较小,而宫颈较长,两者比例为 1∶2,子宫肌层薄;输卵管弯曲而细长;卵巢长而窄,卵泡虽能大量自主生长,但仅发育到窦前期即萎缩、退化。子宫、输卵管及卵巢均位于腹腔内。儿童后期(约 8 岁起)下丘脑促性腺激素释放激素抑制状态解除,卵巢内卵泡受促性腺激素的影响有一定发育并分泌性激素,但仍达不到成熟阶段。卵巢形态逐步变为扁卵

17

圆形。子宫、输卵管及卵巢逐渐降至盆腔。皮下脂肪在胸、髋、肩部及外阴部堆积,乳房开始发育,初显女性特征。

四、青春期

由儿童期向性成熟期过渡的一段快速生长时期,是内分泌、生殖、体格、心理等逐渐发育成熟的过程。世界卫生组织规定青春期为10～19岁。

青春期的发动通常始于8～10岁,此时中枢性负反馈抑制状态解除,促性腺激素释放激素(gonadotropin releasing hormone,GnRH)开始呈脉冲式释放,继而引起促性腺激素和卵巢性激素水平升高、第二性征出现,并最终获得成熟的生殖功能。青春期发动的时间主要取决于遗传因素,此外,尚与地理位置、体质、营养状况以及心理精神因素有关。

女性青春期第一性征的变化是在促性腺激素作用下,卵巢增大,卵泡开始发育和分泌雌激素,生殖器从幼稚型变为成人型。阴阜隆起,大、小阴唇变肥厚并有色素沉着;阴道长度及宽度增加,阴道黏膜变厚并出现皱襞;子宫增大,尤其宫体明显增大,宫体与宫颈的比例为2:1;输卵管变粗,弯曲度减小,黏膜出现许多皱襞与纤毛;卵巢增大,皮质内有不同发育阶段的卵泡,致使卵巢表面稍呈凹凸不平。此时虽已初步具有生育能力,但整个生殖系统的功能尚未完善。

除生殖器以外,其他女性特有的性征即第二性征包括音调变高,乳房发育,出现阴毛及腋毛,骨盆横径发育大于前后径、胸、肩部皮下脂肪增多等,这些变化呈现女性特征。

青春期按照顺序先后经历以下四个不同的阶段,各阶段有重叠,共需大约4.5年的时间。

(一)乳房萌发

乳房萌发是女性第二性征的最初特征。一般女孩接近10岁时乳房开始发育,约经过3.5年时间发育为成熟型。

(二)肾上腺功能初现

青春期肾上腺雄激素分泌增加引起阴毛和腋毛的生长,称为肾上腺功能初现。阴毛首先发育,2年后腋毛开始发育。该阶段肾上腺皮质功能逐渐增强,血循环中脱氢表雄酮、硫酸脱氢表雄酮和雄烯二酮升高,肾上腺17α-羟化酶和17,20-裂解酶活性增强。肾上腺功能初现提示下丘脑-垂体-肾上腺雄性激素轴功能渐趋完善。

(三)生长加速

11～12岁青春期少女体格生长呈直线加速,平均每年生长9 cm,月经初潮后生长减缓。青春期生长加速是由于雌激素、生长激素(GH)和胰岛素样生长因子-1(IGF-1)分泌增加所致。

(四)月经初潮

女孩第一次月经来潮称月经初潮,为青春期的重要标志。月经初潮平均晚于乳房发育2.5年时间。月经来潮提示卵巢产生的雌激素足以使子宫内膜增殖,雌激素达到一定水平且有明显波动时,引起子宫内膜脱落即出现月经。由于此时中枢对雌激素的正反馈机制尚未成熟,即使卵泡发育成熟也不能排卵,故月经周期常不规律,经5～7年建立规律的周期性排卵后,月经才逐渐正常。

此外,青春期女孩发生较大心理变化,出现性别意识,对异性有好奇心,情绪和智力发生明显变化,容易激动,想象力和判断力明显增强。

五、性成熟期

卵巢功能成熟并有周期性性激素分泌及排卵的时期称为性成熟期,一般自18岁左右开始,

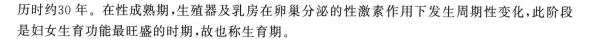

历时约30年。在性成熟期,生殖器及乳房在卵巢分泌的性激素作用下发生周期性变化,此阶段是妇女生育功能最旺盛的时期,故也称生育期。

六、绝经过渡期

卵巢功能开始衰退至最后一次月经的时期。可始于40岁,历时短为1~2年,长至10余年。此期由于卵巢功能逐渐衰退,卵泡不能发育成熟及排卵,因而月经不规律,常为无排卵性月经。最终由于卵巢内卵泡自然耗竭,对垂体促性腺激素丧失反应,导致卵巢功能衰竭,月经永久性停止,称绝经。中国妇女平均绝经年龄在50岁左右。以往一直采用"更年期"一词来形容女性这一特殊生理变更时期。由于更年期概念模糊,1994年WHO废除"更年期"这一术语,推荐采用"围绝经期"一词,将其定义为从卵巢功能开始衰退直至绝经后1年内的时期。在围绝经期由于雌激素水平降低,可出现血管舒缩障碍和精神神经症状,在机体自主神经系统的调节和代偿下,大多数妇女无明显症状,部分妇女可出现潮热、出汗、失眠、抑郁或烦躁等,称为绝经综合征。

七、绝经后期

为绝经后的生命时期。在早期阶段,卵巢虽然停止分泌雌激素,但其间质仍能分泌少量雄激素,此期由雄激素在外周转化而来的雌酮成为循环中的主要雌激素。妇女60岁以后机体逐渐老化,进入老年期。此期卵巢功能已完全衰竭,除整个机体发生衰老改变外,生殖器进一步萎缩老化,主要表现为雌激素水平低落,不足以维持女性第二性征,易感染发生老年性阴道炎,骨代谢失常引起骨质疏松,易发生骨折。

(李俊凤)

第二节 卵巢周期调节

卵巢为女性的性腺,其主要功能为产生卵子并排卵和分泌女性激素。

从青春期开始到绝经前,卵巢在形态和功能上发生周期性变化称为卵巢周期。

一、卵泡发育和排卵

胚胎期,卵泡即已自主发育和闭锁;从青春期开始,卵泡周而复始地不断发育、成熟直至绝经前。

(一)卵泡发育

卵泡发育主要包括卵巢周期前卵泡形成与发育和卵巢周期中卵泡发育和成熟。

1.卵巢周期前卵泡形成与发育

胚胎6~8周时,原始生殖细胞不断有丝分裂,细胞数增多,体积增大,称为卵原细胞,约60万个。自胚胎11~12周开始卵原细胞进入第一次减数分裂,并静止于前期双线期,改称为初级卵母细胞。胚胎16~20周时生殖细胞数目达到高峰,两侧卵巢共含600~700万个(卵原细胞占1/3,初级卵母细胞占2/3)。胚胎16周至生后6个月,单层梭形前颗粒细胞围绕着停留于减数分裂双线期的初级卵母细胞形成始基卵泡,这是女性的基本生殖单位,也是卵细胞储备的唯一形式。胎儿期的卵泡不断闭锁,出生时约剩 200 万个,儿童期多数卵泡退化,至青春期只剩下约 30 万个。

卵泡自胚胎形成后即进入自主发育和闭锁的轨道,此过程不依赖于促性腺激素,其机制尚不清楚。

2.卵巢周期中卵泡发育和成熟

进入青春期后,卵泡由自主发育推进至发育成熟的过程则依赖于促性腺激素的刺激。生育期每月发育一批(3~11 个)卵泡,经过募集、选择,其中一般只有一个优势卵泡可达完全成熟,并排出卵子。其余的卵泡发育到一定程度通过细胞凋亡机制而自行退化,称卵泡闭锁。女性一生中一般只有 400~500 个卵泡发育成熟并排卵,仅占总数的 0.1% 左右。

卵泡的发育始于始基卵泡到初级卵泡的转化,始基卵泡可以在卵巢内处于休眠状态数十年。始基卵泡发育远在月经周期起始之前,从始基卵泡至形成窦前卵泡需 9 个月以上的时间,从窦前卵泡发育到成熟卵泡经历持续生长期(1~4 级卵泡)和指数生长期(5~8 级卵泡),共需 85 天时间,实际上跨越了 3 个月经周期。一般卵泡生长的最后阶段正常需 15 天,是月经周期的卵泡期。

根据卵泡的形态、大小、生长速度和组织学特征,可将其生长过程分为以下几个阶段(图 2-1)。

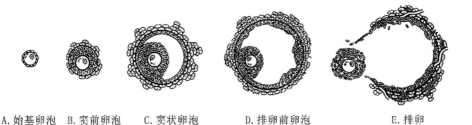

A.始基卵泡　　B.窦前卵泡　　C.窦状卵泡　　D.排卵前卵泡　　E.排卵

图 2-1　不同发育阶段的卵泡形态

(1)始基卵泡:由停留于减数分裂双线期的初级卵母细胞被单层梭形前颗粒细胞围绕而形成。

(2)窦前卵泡:始基卵泡的梭形前颗粒细胞分化为单层立方形细胞之后成为初级卵泡。与此同时,颗粒细胞合成和分泌黏多糖,在卵子周围形成一透明环形区,称透明带。颗粒细胞的胞膜突起可穿过透明带与卵子的胞膜形成缝隙连接,这些胞膜的接触为卵子的信息传递和营养提供了一条通道。最后初级卵泡颗粒细胞的增殖使细胞的层数增至 6~8 层(600 个细胞以下),卵泡增大,形成次级卵泡。颗粒细胞内出现卵泡刺激素(follicle-stimulating hormone,FSH)、雌激素(estrogen,E)和雄激素(androgen,A)三种受体,具备了对上述激素的反应性。卵泡基底膜附近的梭形细胞形成两层卵泡膜,即卵泡内膜和卵泡外膜。卵泡内膜细胞出现黄体生成素(LH)受体,具备了合成甾体激素的能力。

(3)窦状卵泡:在雌激素和 FSH 的协同作用下,颗粒细胞间积聚的卵泡液增加,最后融合形成卵泡腔,卵泡增大直径达 500 μm,称为窦状卵泡。窦状卵泡发育的后期,相当于前一卵巢周期的黄体晚期及本周期卵泡早期,血清 FSH 水平及其生物活性增高,超过一定阈值后,卵巢内有一组窦状卵泡群进入了"生长发育轨道",这种现象称为募集。约在月经周期第 7 天,在被募集的发育卵泡群中,FSH 阈值最低的一个卵泡,优先发育成为优势卵泡,其余的卵泡逐渐退化闭锁,这个现象称为选择。月经周期第 11～13 天,优势卵泡增大至 18 mm,分泌雌激素量增多,使血清雌激素量达到 300 pg/mL。不仅如此,在 FSH 刺激下,颗粒细胞内又出现了 LH 受体及催乳激素(PRL)受体,具备了对 LH、PRL 的反应性。此时便形成了排卵前卵泡。

(4)排卵前卵泡:为卵泡发育的最后阶段,亦称格拉夫卵泡。卵泡液急骤增加,卵泡腔增大,卵泡体积显著增大,直径可达 18～23 mm,卵泡向卵巢表面突出,其结构从外到内如下。

卵泡外膜:为致密的卵巢间质组织,与卵巢间质无明显界限。

卵泡内膜:由卵巢皮质层间质细胞衍化而来,细胞呈多边形,较颗粒细胞大。此层含丰富血管。

颗粒细胞:细胞呈立方形,细胞间无血管存在,营养来自外周的卵泡内膜。

卵泡腔:腔内充满大量清澈的卵泡液和雌激素。

卵丘:呈丘状突出于卵泡腔,卵细胞深藏其中。

放射冠:直接围绕卵细胞的一层颗粒细胞,呈放射状排列。

透明带:在放射冠与卵细胞之间有一层很薄的透明膜,称透明带。

(二)排卵

卵母细胞及包绕它的卵丘颗粒细胞一起排出的过程称排卵。排卵过程包括卵母细胞完成第一次减数分裂和卵泡壁胶原层的分解及小孔形成后卵子的排出活动。排卵前,由于成熟卵泡分泌的雌二醇在循环中达到对下丘脑起正反馈调节作用的峰值(E₂≥200 pg/mL),促使下丘脑 GnRH 的大量释放,继而引起垂体释放促性腺激素,出现 LH/FSH 峰。LH 峰是即将排卵的可靠指标,出现于卵泡破裂前 36 小时。LH 峰使初级卵母细胞完成第一次减数分裂,排出第一极体,成熟为次级卵母细胞。在 LH 峰作用下排卵前卵泡黄素化,产生少量黄体酮。LH/FSH 排卵峰与黄体酮协同作用,激活卵泡液内蛋白溶酶活性,使卵泡壁隆起尖端部分的胶原消化形成小孔,称排卵孔。排卵前卵泡液中前列腺素显著增加,排卵时达高峰。前列腺素可促进卵泡壁释放蛋白溶酶,有助于排卵。排卵时随卵细胞同时排出的还有透明带、放射冠及小部分卵丘内的颗粒细胞。排卵多发生在下次月经来潮前 14 天左右,卵子可由两次卵巢轮流排出,也可由一侧卵巢连续排出。卵子排出后,经输卵管伞部捡拾、输卵管壁蠕动以及输卵管黏膜纤毛活动等协同作用通过输卵管,并被运送到子宫腔。

(三)黄体形成及退化

排卵后卵泡液流出,卵泡腔内压下降,卵泡壁塌陷,形成许多皱襞,卵泡壁的卵泡颗粒细胞和卵泡内膜细胞向内侵入,周围由结缔组织的卵泡外膜包围,共同形成黄体。

卵泡颗粒细胞和卵泡内膜细胞在 LH 排卵峰的作用下进一步黄素化,分别形成颗粒黄体细胞及卵泡膜黄体细胞。两种黄体细胞内都含有胡萝卜素,该色素含量多寡决定黄体颜色的深浅。黄体细胞的直径由原来的 12～14 μm 增大到 35～50 μm。在血管内皮生长因子(VEGF)作用下颗粒细胞血管化。排卵后 7～8 天(相当于月经周期第 22 天左右)黄体体积和功能达到高峰,直径 1～2 cm,外观黄色。正常黄体功能的建立需要理想的排卵前卵泡发育,特别是 FSH 刺激,以及一定水平的持续性 LH 维持。

若排出的卵子受精,则黄体在胚胎滋养细胞分泌的绒毛膜促性腺激素(human chorionic gonado tropin,HCG)作用下增大,转变为妊娠黄体,至妊娠 3 个月末才退化。此后胎盘形成并分泌甾体激素维持妊娠。

若卵子未受精,黄体在排卵后 9～10 天开始退化,黄体功能限于 14 天,其机制尚未完全明确,可能与其分泌的雌激素溶黄体作用有关,其作用由卵巢局部前列腺素和内皮素-1所介导。黄体退化时黄体细胞逐渐萎缩变小,周围的结缔组织及成纤维细胞侵入黄体,逐渐由结缔组织所代替,组织纤维化,外观色白,称白体。黄体衰退后月经来潮,卵巢中又有新的卵泡发育,开始新的周期。

二、卵巢性激素的合成及分泌

卵巢合成及分泌的性激素主要为雌激素、孕激素及少量雄激素,均为甾体激素。卵泡膜细胞为排卵前雌激素的主要来源,黄体细胞在排卵后分泌大量的孕激素及雌激素。雄激素(睾酮)主要由卵巢门细胞产生。

(一)甾体激素的基本化学结构

甾体激素属类固醇激素,其基本化学结构为环戊烷多氢菲环,由3个6-碳环和1个5-碳环组成,其中第1个为苯环,第2个为萘环,第3个为菲环外加环戊烷。它们是构成类固醇激素的核心结构。根据碳原子数目分为3组。

(1)21-碳类固醇,包括黄体酮,基本结构是孕烷核。

(2)19-碳类固醇,包括所有雄激素,基本结构是雄烷核。

(3)18-碳类固醇,包括雌二醇、雌酮、雌三醇,基本结构为雌烷核。

(二)甾体激素的生物合成与分泌

卵巢甾体激素生物合成需要多种羟化酶及芳香化酶的作用,它们都属于细胞色素 P450 超基因家族。在 LH 的刺激下,卵泡膜细胞内胆固醇经线粒体内细胞色素 P450 侧链裂解酶催化,形成孕烯醇酮,这是性激素合成的限速步骤。孕烯醇酮合成雄烯二酮有 Δ^4 和 Δ^5 两条途径。卵巢在排卵前以 Δ^5 途径合成雌激素,排卵后可通过 Δ^4 和 Δ^5 两条途径合成雌激素。黄体酮的合成是通过 Δ^4 途径。卵巢雌激素的合成是由卵泡膜细胞与颗粒细胞在 FSH 与 LH 的共同作用下完成的:LH 与卵泡膜细胞 LH 受体结合后可使胆固醇形成睾酮和雄烯二酮,后二者进入颗粒细胞内成为雌激素的前身物质;FSH 与颗粒细胞上 FSH 受体结合后激活芳香化酶,将睾酮和雄烯二酮分别转化为雌二醇和雌酮,进入血循环和卵泡液中。这就是 Falck(1959 年)提出的雌激素合成的两细胞-两促性腺激素学说。

(三)甾体激素的代谢

甾体激素主要在肝内代谢。雌二醇的代谢产物为雌酮及其硫酸盐、雌三醇、2-羟雌酮等,主要经肾脏排出;有一部分经胆汁排入肠内可再吸收入肝,即肝肠循环。孕激素主要代谢为孕二醇,经肾脏排出体外;睾酮代谢为雄酮、原胆烷醇酮,主要以葡萄糖醛酸盐的形式经肾脏排出体外。

(四)卵巢性激素分泌的周期性变化

1.雌激素

卵泡开始发育时,只分泌少量雌激素;至月经第 7 天卵泡分泌雌激素量迅速增加,于排卵前形成高峰,排卵后稍减少。在排卵后 1~2 天,黄体开始分泌雌激素使血循环中雌激素又逐渐上升。在排卵后 7~8 天黄体成熟时,形成血循环中雌激素第二高峰,此峰低于排卵前第一高峰。此后,黄体萎缩,雌激素水平急剧下降,于月经期前达最低水平。

2.孕激素

卵泡期卵泡不分泌黄体酮,排卵前成熟卵泡的颗粒细胞在 LH 排卵高峰的作用下黄素化,并开始分泌少量黄体酮;排卵后黄体分泌黄体酮逐渐增加,至排卵后 7~8 天黄体成熟时,分泌量达最高峰,以后逐渐下降,到月经来潮时降至卵泡期水平。

3.雄激素

女性雄激素主要来自肾上腺;卵巢也能分泌部分雄激素,包括睾酮、雄烯二酮和脱氢表雄酮。卵巢内泡膜层是合成分泌雄烯二酮的主要部位,卵巢间质细胞和门细胞主要合成与分泌睾酮。排卵前循环中雄激素升高,一方面可促进非优势卵泡闭锁,另一方面可提高性欲。

(五)卵巢性激素的作用

1.雌激素的生理作用

(1)子宫内膜:使内膜间质和腺体增殖和修复。

(2)子宫肌:促进子宫平滑肌细胞的增生肥大,使肌层增厚;增进血运,促使和维持子宫发育;增加子宫平滑肌对缩宫素的敏感性。

(3)宫颈:使宫颈口松弛、扩张,宫颈黏液分泌增加,性状变稀薄,富有弹性易拉成丝状,有利于精子通过。

(4)输卵管:促进输卵管肌层发育及上皮的分泌活动,并可加强输卵管肌节律性收缩的振幅。

(5)阴道上皮:促进阴道上皮基底层细胞增生、分化、成熟及表浅上皮细胞角化,黏膜变厚,并增加细胞内糖原含量,使阴道维持酸性环境。

(6)外生殖器:使阴唇发育、丰满、色素加深。

(7)第二性征:使乳腺管增生,乳头、乳晕着色,促使其他第二性征的发育。

(8)卵巢:协同促性腺激素促使卵泡发育。

(9)下丘脑、垂体:通过对下丘脑和垂体的正负反馈调节,控制促性腺激素的分泌。

(10)代谢作用:促进水钠潴留;促进肝脏高密度脂蛋白合成,抑制低密度脂蛋白合成,降低循环中胆固醇水平,维持血管张力,保持血流稳定;维持和促进骨基质代谢,对肠道钙的吸收,肾脏钙的重吸收及钙盐、磷盐在骨质中沉积均具有促进作用,以维持正常骨质。

2.孕激素的生理作用

孕激素通常在雌激素的作用基础上发挥作用。

(1)子宫内膜:使增殖期子宫内膜转化为分泌期内膜,为受精卵着床及其后的胚胎发育作好准备。

(2)子宫肌:降低子宫平滑肌兴奋性及其对缩宫素的敏感性,从而抑制子宫收缩,有利于胚胎及胎儿宫内生长发育。

(3)宫颈:使宫颈口闭合,黏液变黏稠,形成黏液栓阻塞宫颈口,阻止精子及微生物进入。

(4)输卵管:使输卵管上皮纤毛细胞和管腔黏液的分泌减少,抑制输卵管肌节律性收缩的振幅。

(5)阴道上皮:加快阴道上皮细胞脱落。

(6)乳房:促进乳腺腺泡发育。

(7)下丘脑、垂体:孕激素在月经中期具有增强雌激素对垂体 LH 排卵峰释放的正反馈作用;在黄体期对下丘脑、垂体有负反馈作用,抑制促性腺激素分泌。

(8)代谢作用:促进水钠排泄。

(9)体温:黄体酮对体温调节中枢具有兴奋作用,可使基础体温(basal body temperature,BBT)在排卵后升高 0.3 ℃~0.5 ℃。临床上可以此作为判断是否排卵、排卵日期及黄体功能的标志之一。

(10)孕激素与雌激素的协同和拮抗作用：一方面，孕激素在雌激素作用的基础上，进一步促使女性生殖器和乳房的发育，为妊娠准备条件，二者有协同作用；另一方面，雌激素和孕激素又有拮抗作用，雌激素促进子宫内膜增生及修复，孕激素则限制子宫内膜增生，并使增生的子宫内膜转化为分泌期。其他拮抗作用表现在子宫收缩、输卵管蠕动、宫颈黏液变化、阴道上皮细胞角化和脱落以及水钠潴留与排泄等方面。

3.雄激素的生理作用

(1)对女性生殖系统的影响：自青春期开始，雄激素分泌增加，促使阴蒂、阴唇和阴阜的发育，促进阴毛、腋毛的生长。但雄激素过多会对雌激素产生拮抗作用，如减缓子宫及其内膜的生长和增殖，抑制阴道上皮的增生和角化。长期使用雄激素，可出现男性化的表现。雄激素还与性欲有关。

(2)对机体代谢功能的影响：雄激素能促进蛋白合成，促进肌肉生长，并刺激骨髓中红细胞的增生。在性成熟期前，促使长骨骨基质生长和钙的保留；性成熟后可导致骨骺的关闭，使生长停止。可促进肾远曲小管对水、钠的重吸收并保留钙。

(六)甾体激素的作用机制

甾体激素具有脂溶性，主要通过扩散方式进入细胞内，与胞浆受体结合，形成激素-胞浆受体复合物。靶细胞胞浆中存在的甾体激素受体是蛋白质，与相应激素结合具有很强的亲和力和专一性。当激素进入细胞内与胞浆受体结合后，受体蛋白发生构型变化和热休克蛋白（HSP）解离，从而使激素-胞浆受体复合物获得进入细胞核内的能力，并由胞浆转移至核内，与核内受体结合，形成激素-核受体复合物，从而引发 DNA 的转录过程，生成特异的 mRNA，在胞浆核糖体内翻译，生成蛋白质，发挥相应的生物效应。

三、卵巢分泌的多肽物质

卵巢除分泌甾体激素外，还分泌一些多肽激素、细胞因子和生长因子。

(一)多肽激素

在卵泡液中可分离到三种多肽，根据它们对 FSH 产生的影响不同，分为抑制素、激活素和卵泡抑制素（follistatin，FS）。它们既来源于卵巢颗粒细胞，也产生于垂体促性腺细胞，与卵巢甾体激素系统一样，构成调节垂体促性腺激素合成与分泌的激活素-抑制素-卵泡抑制素系统。

1.抑制素

有两个不同的亚单位（α 和 β）通过二硫键连接，β 亚单位再分为 β_A 和 β_B，形成抑制素 A（$\alpha\beta_A$）和抑制素 B（$\alpha\beta_B$）。它的主要生理作用是选择性地抑制垂体 FSH 的产生，包括 FS 的合成和分泌，另外，它也能增强 LH 的活性。

2.激活素

由抑制素的两个 β 亚单位组成，形成激活素 A（$\beta_A\beta_A$）、激活素 AB（$\beta_A\beta_B$）和激活素 B（$\beta_B\beta_B$）。近年来发现激活素还有其他亚单位，如 βc、βd、βe 等。激活素主要在垂体局部通过自分泌作用，增加垂体细胞的 GnRH 受体数量，提高垂体对 GnRH 的反应性，从而刺激 FSH 的产生。

3.卵泡抑制素

卵泡抑制素是一个高度糖基化的多肽，它与抑制素和激活素的 β 亚单位具有亲和力。激活素与之结合后，失去刺激 FSH 产生的能力。卵泡抑制素的主要功能是通过自分泌/旁分泌作用，抑制 FSH 的产生。

（二）细胞因子和生长因子

白细胞介素-1、肿瘤坏死因子-α、胰岛素样生长因子、血管内皮生长因子、表皮生长因子、成纤维细胞生长因子、转化生长因子、血小板衍生生长因子等细胞因子和生长因子通过自分泌或旁分泌形式也参与卵泡生长发育的调节。

（孙建华）

第三节　生殖器其他部位周期性调节

在卵巢性激素周期性作用下,阴道黏膜、宫颈黏液、输卵管以及乳房组织也发生相应性变化。

一、阴道黏膜周期性变化

月经周期中阴道黏膜上皮呈现周期性变化,以阴道上段最为明显。排卵前,阴道上皮在雌激素的作用下,底层细胞增生,逐渐演变成中层与表层细胞,使阴道黏膜增厚;表层细胞角化程度增高,至排卵期程度最高;细胞内糖原含量增多,经阴道内的乳酸杆菌分解成乳酸,使阴道内保持酸性环境,从而抑制了致病菌的繁殖。排卵后在孕激素作用下,阴道表层细胞脱落。临床上可借助阴道脱落细胞的变化了解体内雌激素水平和有无排卵。

二、宫颈黏液周期性变化

宫颈黏膜腺细胞分泌的黏液在卵巢性激素的影响下也有明显的周期性改变。雌、孕激素可调节宫颈黏膜腺细胞的分泌功能。月经来潮后,体内雌激素水平降低,此时宫颈管分泌的黏液量很少。随着雌激素水平提高,黏液分泌量不断增加,至排卵期宫颈分泌的黏液变得非常稀薄、透明,拉丝度可达 10 cm 以上。宫颈黏液涂片干燥后置于显微镜下检查,可见羊齿植物叶状结晶。这种结晶在月经周期第 6～7 天即可出现,到排卵期结晶形状最清晰而典型。排卵后受孕激素影响,黏液分泌量逐渐减少,质地变黏稠而浑浊,拉丝度差,易断裂。涂片检查可发现结晶逐渐模糊,至月经周期第 22 天左右完全消失,而代之以排列成行的椭圆体。临床上根据宫颈黏液检查,可了解卵巢的功能状态。

宫颈黏液是含有糖蛋白、血浆蛋白、氯化钠和水分的水凝胶。宫颈黏液中的氯化钠含量在月经周期中发生明显变化。在月经前后,氯化钠含量仅占黏液干重的 2%～20%,而排卵期则为 40%～70%。由于黏液是等渗的,排卵期宫颈黏液氯化钠比例的增加使其水分亦相应增加,故排卵期的宫颈黏液稀薄而量多。宫颈黏液中的糖蛋白排列成网状。近排卵时,在雌激素影响下网眼变大,以适宜精子通过。雌、孕激素的作用使宫颈在月经周期中对精子穿透发挥生物阀的作用。

三、输卵管周期性变化

输卵管的形态及功能在雌、孕激素作用下同样发生周期性变化。在雌激素的作用下,输卵管黏膜上皮纤毛细胞生长,体积增大;非纤毛细胞分泌增加,为卵子提供运输和种植前的营养物质。

雌激素还促进输卵管的发育及加强输卵管肌层节律性收缩的振幅。孕激素则能抑制输卵管收缩的振幅,并可抑制输卵管黏膜上皮纤毛细胞的生长,降低分泌细胞分泌黏液的能力。在雌、孕激素的协同作用下,受精卵才能通过输卵管正常到达子宫腔。

四、乳房周期性变化

雌激素促进乳腺管增生,而孕激素则促进乳腺小叶及腺泡生长。某些女性在经前期有乳房肿胀和疼痛感,可能是由于乳腺管的扩张、充血以及乳房间质水肿所致。由于雌、孕激素撤退,月经来潮后上述症状大多消退。

(陈　敏)

第四节　月经周期调节

女性生殖系统周期性变化是其重要的生理特点,而月经是该变化的重要标志。月经周期调节是一个非常复杂的过程,主要涉及下丘脑、垂体和卵巢。下丘脑分泌促性腺激素释放激素通过调节垂体促性腺激素的分泌来调控卵巢功能。卵巢分泌的性激素对下丘脑-垂体又有反馈调节作用。下丘脑、垂体与卵巢之间相互调节、相互影响,形成一个完整而协调的神经内分泌系统,称为下丘脑-垂体-卵巢轴(hypothalamic-pituitary-ovarian axis,HPO)。除下丘脑、垂体和卵巢激素之间的相互调节外,抑制素-激活素-卵泡抑制素系统也参与 HPO 对月经周期的调节。此外,HPO 的神经内分泌活动还受到大脑高级中枢的影响。

一、下丘脑促性腺激素释放激素

促性腺激素释放激素(gonadotropin-releasing hormone,GnRH)是下丘脑弓状核神经细胞分泌的一种十肽激素,通过垂体门脉系统输送到腺垂体,其生理功能是调节垂体促性腺激素的合成和分泌。其分泌特征是脉冲式释放,脉冲频率为 60～120 分钟,其频率与月经周期时相有关。正常月经周期的生理功能和病理变化均伴有相应的 GnRH 脉冲式分泌模式变化。GnRH 的脉冲式释放可调节 LH/FSH 的比值。脉冲频率减慢时,血中 FSH 水平升高,LH 水平降低,从而导致 LH/FSH 比值下降;频率增加时,LH/FSH 比值升高。

下丘脑是 HPO 的启动中心,GnRH 的分泌受垂体促性腺激素和卵巢性激素的反馈调节,包括起促进作用的正反馈和起抑制作用的负反馈调节。反馈调节包括长反馈、短反馈和超短反馈三种。长反馈指卵巢分泌到循环中的性激素对下丘脑的反馈作用;短反馈是指垂体激素对下丘脑 GnRH 分泌的负反馈调节;超短反馈是指 GnRH 对其本身合成的负反馈调节。这些激素反馈信号和来自神经系统高级中枢的神经信号一样,通过多种神经递质,包括去甲肾上腺素、多巴胺、内啡肽、5-羟色胺和降黑素等调节 GnRH 的分泌。去甲肾上腺素促进 GnRH 的释放,内源性鸦片肽抑制 GnRH 的释放,多巴胺对 GnRH 的释放则具有促进和抑制双重作用。

二、垂体生殖激素

腺垂体分泌的直接与生殖有关的激素有促性腺激素和催乳激素。

（一）促性腺激素

腺垂体的促性腺激素细胞分泌卵泡刺激素（follicle-stimulating hormone，FSH）和黄体生成素（lute inizing hormone，LH）。它们对 GnRH 的脉冲式刺激起反应，自身亦呈脉冲式分泌，并受卵巢性激素和抑制素的调节。FSH 和 LH 均为糖蛋白激素，皆由 α 与 β 两个亚单位肽链以共价键结合而成。它们的 α 亚基结构相同，β 亚基结构不同。β 亚基是决定激素特异抗原性和特异功能的部分，但必须与 α 亚基结合成完整分子才具有生物活性。人类的促甲状腺激素（TSH）和人绒毛膜促性腺激素（HCG）也均由 α 和 β 两个亚单位组成。这四种糖蛋白激素的 α 亚单位中的氨基酸组成及其序列基本相同，它们的免疫反应也基本相同，各激素的特异性均存在于 β 亚单位。

FSH 是卵泡发育必需的激素，其主要生理作用包括：①直接促进窦前卵泡及窦状卵泡颗粒细胞增殖与分化，分泌卵泡液，使卵泡生长发育；②激活颗粒细胞芳香化酶，合成与分泌雌二醇；③在前一周期的黄体晚期及卵泡早期，促使卵巢内窦状卵泡群的募集；④促使颗粒细胞合成分泌 IGF 及其受体、抑制素、激活素等物质，并与这些物质协同作用，调节优势卵泡的选择与非优势卵泡的闭锁退化；⑤在卵泡期晚期与雌激素协同，诱导颗粒细胞生成 LH 受体，为排卵及黄素化作准备。

LH 的生理作用包括：①在卵泡期刺激卵泡膜细胞合成雄激素，主要是雄烯二酮，为雌二醇的合成提供底物；②排卵前促使卵母细胞最终成熟及排卵；③在黄体期维持黄体功能，促进孕激素、雌二醇和抑制素 A 的合成与分泌。

（二）催乳激素（prolactin，PRL）

PRL 是由腺垂体的催乳细胞分泌的由 198 个氨基酸组成的多肽激素，具有促进乳汁合成功能。其分泌主要受下丘脑释放入门脉循环的多巴胺（PRL 抑制因子）抑制性调节。促甲状腺激素释放激素（TRH）亦能刺激 PRL 的分泌。由于多巴胺与 GnRH 对同一刺激或抑制作用常同时发生效应，因此，当 GnRH 的分泌受到抑制时，可出现促性腺激素水平下降，而 PRL 水平上升，临床表现为闭经泌乳综合征。另外，由于 TRH 升高，可使一些甲状腺功能减退的妇女出现泌乳现象。

三、卵巢性激素的反馈调节

卵巢分泌的雌、孕激素对下丘脑-垂体的反馈调节作用如下。

（一）雌激素

雌激素对下丘脑产生负反馈和正反馈两种作用。在卵泡期早期，一定水平的雌激素负反馈作用于下丘脑，抑制 GnRH 释放，并降低垂体对 GnRH 的反应性，从而实现对垂体促性腺激素脉冲式分泌的抑制。在卵泡期晚期，随着卵泡的发育成熟，当雌激素的分泌达到阈值（≥200 pg/mL）并维持 48 小时以上，雌激素即可发挥正反馈作用，刺激 LH 分泌高峰。在黄体期，协同孕激素对下丘脑有负反馈作用。

（二）孕激素

在排卵前，低水平的孕激素可增强雌激素对促性腺激素的正反馈作用。在黄体期，高水平的孕激素对促性腺激素的脉冲分泌产生负反馈抑制作用。

四、月经周期调控过程

(一)卵泡期

在一次月经周期的黄体萎缩后,雌、孕激素和抑制素 A 水平降至最低,对下丘脑和垂体的抑制解除,下丘脑又开始分泌 GnRH,使垂体 FSH 分泌增加,促进卵泡发育,分泌雌激素,子宫内膜发生增生期变化。随着雌激素逐渐增加,其对下丘脑的负反馈增强,抑制下丘脑 GnRH 的分泌,加之抑制素 B 的作用,使垂体 FSH 分泌减少。随着卵泡逐渐发育,接近成熟时卵泡分泌的雌激素达到200 pg/mL 以上,并持续 48 小时,即对下丘脑和垂体产生正反馈作用,形成 LH 和FSH 峰,两者协同作用,促使成熟卵泡排卵。

(二)黄体期

排卵后循环中 LH 和 FSH 均急剧下降,在少量 LH 和 FSH 作用下,黄体形成并逐渐发育成熟。黄体主要分泌孕激素,也分泌雌二醇,使子宫内膜发生分泌期变化。排卵后第 7～8 天循环中孕激素达到高峰,雌激素亦达到又一高峰。由于大量孕激素和雌激素以及抑制素 A 的共同负反馈作用,又使垂体 LH 和 FSH 分泌相应减少,黄体开始萎缩,雌、孕激素分泌减少,子宫内膜失去性激素支持,发生剥脱而月经来潮。雌、孕激素和抑制素 A 的减少解除了对下丘脑和垂体的负反馈抑制,FSH 分泌增加,卵泡开始发育,下一个月经周期重新开始,如此周而复始。

月经周期主要受 HPO 的神经内分泌调控,同时也受抑制素-激活素-卵泡抑制素系统的调节,此外,其他腺体内分泌激素对月经周期也有影响。HPO 的生理活动还受大脑皮层神经中枢的调节,如外界环境、精神因素等均可影响月经周期。大脑皮层、下丘脑、垂体和卵巢任何一个环节发生障碍,都会引起卵巢功能紊乱,导致月经失调。

(吴海英)

第五节　其他内分泌腺对生殖系统的影响

机体其他内分泌腺及前列腺素也对生殖系统产生影响,尤以肾上腺和甲状腺最为明显。

一、肾上腺

除卵巢外,肾上腺是合成并分泌甾体激素最重要的器官。它不仅具有合成和分泌糖皮质激素、盐皮质激素的功能,还能合成和分泌少量雄激素和极微量雌激素、孕激素。肾上腺皮质是女性雄激素的主要来源。少量雄激素为正常妇女的阴毛、腋毛、肌肉和全身发育所必需。若雄激素分泌过多,可抑制下丘脑分泌 GnRH,并对抗雌激素的作用,使卵巢功能受到抑制而出现闭经及男性化表现。多囊卵巢综合征的病因之一即为肾上腺源性的雄激素过多所致。先天性肾上腺皮质增生症患者存在 21-羟化酶缺陷,皮质激素合成不足,引起促肾上腺皮质激素(ACTH)代偿性增加,促使肾上腺皮质网状带雄激素分泌过多,导致女性男性化或女性假两性畸形。

二、甲状腺

甲状腺分泌的甲状腺素(thyroxine,T_4)和三碘甲状腺原氨酸(triiodothyronine,T_3)受下丘脑分泌的 TRH 调控。T_4 和 T_3 不仅参与机体各种物质的新陈代谢，还对性腺的发育成熟、维持正常月经和生殖功能具有重要影响。如甲状腺功能减退发生在青春期之前，可表现为性发育障碍、原发性闭经、月经初潮延迟等；如发生在青春期之后，则表现为月经过少、稀发，甚至闭经。患者多合并不孕，自然流产和畸胎发生率增加。甲状腺功能轻度亢进时甾体激素分泌与释放增加，子宫内膜过度增生，临床表现为月经过多、过频，甚至发生功能失调性子宫出血。当甲状腺功能亢进进一步加重时，甾体激素的分泌、释放及代谢等过程受到抑制，临床表现为月经稀发、月经减少，甚至闭经。

三、胰腺

胰岛素不仅参与糖代谢，而且对维持正常的卵巢功能有重要影响。胰岛素依赖型糖尿病患者常伴有卵巢功能低下。胰岛素拮抗的高胰岛素血症患者，过多的胰岛素将促进卵巢产生过多雄激素，从而发生高雄激素血症，导致月经失调，甚至闭经。

四、前列腺素

前列腺素（prostaglandin，PG）广泛存在于机体组织和体液中，含量极微，而效应很强。PG在卵巢、输卵管黏膜、子宫内膜及月经血中均有分布，对女性生殖功能有一定影响。

（一）对下丘脑-垂体功能的影响

PG 有诱发释放 GnRH、LH 的功能。

（二）对卵巢功能的影响

PG 可促使卵泡发育、卵巢激素分泌、诱发排卵、参与黄体维持及溶解过程。

（三）对月经的影响

子宫内膜能合成 PG，其含量随月经周期而异。其中前列腺素 $F_{2\alpha}$（$PGF_{2\alpha}$）可引起子宫收缩，而前列腺素 E_2（PGE_2）则可抑制子宫收缩。研究发现 $PGF_{2\alpha}$ 能促使子宫内膜螺旋小动脉收缩，加速内膜缺血、坏死及血管断裂，因此，月经来潮可能与 $PGF_{2\alpha}$ 密切相关。原发性痛经妇女经血中 $PGF_{2\alpha}$ 含量较正常妇女增高，可能是痛经的原因之一。

（四）对子宫肌的影响

PG 对子宫肌的作用，因 PG 的类型和子宫生理状态而异。前列腺素 E（PGE）能使非妊娠子宫肌松弛，妊娠子宫肌收缩；PGF 则使非妊娠及妊娠子宫肌均收缩。

（五）对分娩的影响

妊娠期，羊水中含有多种 PG。在分娩过程中，子宫收缩时，羊水和母体静脉血中 PG 浓度升高，子宫收缩间歇期 PG 浓度则下降，妊娠子宫尤其近分娩期子宫对 PG 极为敏感，提示 PG 可能为参与分娩发动的重要体液因素。另外，在分娩时，宫颈特异性产生大量 PGE_2，尤其在宫颈成熟过程中，PGE_2 明显增加，提示 PGE_2 可能在宫颈成熟中起较大作用。

（六）对输卵管的影响

输卵管黏膜内含有高浓度的 PG。前列腺素 F（PGF）促进输卵管收缩，而 PGE 则抑制其收缩。PG 通过影响输卵管的活动来调节卵子运输。

（孙建华）

第 三 章

妊娠生理与诊断

第一节 胚胎形成与胎儿发育

一、胚胎形成

受精卵形成及着床是胚胎形成过程中的重要部分。

（一）受精卵形成

受精是指精子与卵子结合形成受精卵的过程。成熟精子在精液中没有使卵子受精的能力，精子在子宫腔和输卵管游动中，精子顶体表面糖蛋白被女性生殖道分泌物中的 α、β 淀粉酶降解，顶体膜结构中胆固醇/磷脂比率以及膜电位发生改变，使膜稳定性降低，此过程为获能。获能的主要场所是子宫和输卵管。卵子从卵巢排出后，经输卵管伞部数分钟后进入输卵管，到达壶腹部与峡部连接处时，由于该处肌肉收缩，停留 2～3 天，等待受精。通常认为卵子受精必须发生在排卵后几分钟或不超过几小时，因此，排卵时精子必须存在于输卵管。获能的精子与卵子的放射冠接触后，精子头部外膜和顶体前膜融合、破裂，释放一系列顶体酶，即所谓顶体反应，借助顶体酶，精子穿过放射冠、透明带，精子头部与卵子表面相结合。受精后，次级卵母细胞完成第二次成熟分裂，与精原核融合，形成二倍体受精卵。

（二）受精卵着床

在受精后 30 小时，受精卵在输卵管内缓慢向子宫方向移动，同时进行有丝分裂（又称卵裂），大约在受精后 3 天，形成含有 16 细胞的细胞团，称为桑葚胚，进入子宫腔。桑葚胚中卵裂球之间的液体逐渐积聚形成早期囊胚。早期囊胚进入子宫腔并继续分裂发育成晚期囊胚。在受精后第 6～7 天，晚期囊胚植入子宫内膜的过程，称受精卵着床。

受精卵着床必须具备的条件有：①透明带消失；②囊胚细胞滋养细胞分化出合体滋养细胞；③囊胚和子宫内膜同步发育并相互配合；④孕妇体内必须有足够数量的黄体酮，子宫有一个极短的敏感期允许受精卵着床。受精卵着床经过定位、黏着和穿透三个阶段。

二、胚胎、胎儿发育特征

以 4 周为一个孕龄单位。妊娠开始 8 周称为胚胎，是其主要器官结构完成分化的时期。自妊娠 9 周起称为胎儿（fetus），是其各器官进一步发育渐趋成熟时期。胚胎、胎儿发育特征如下。

(1)4周末：胚囊直径2～3 cm，胚胎长为4～5 mm，可以辨认胚盘与体蒂。

(2)8周末：胚胎初具人形，头大占整个胎体一半。能分辨出眼、耳、鼻、口。四肢已具雏形。B型超声可见早期心脏形成并有搏动。

(3)12周末：胎儿顶臀长为6～7 cm，体质量约14 g。外生殖器已发育，部分可辨出性别。多数胎儿骨内出现骨化中心，指(趾)开始分化，皮肤和指甲出现，胎儿四肢可活动。

(4)16周末：胎儿顶臀长12 cm，体质量约110 g。从外生殖器可确定胎儿性别。头皮已长出毛发，胎儿已开始出现呼吸运动。皮肤菲薄呈深红色，无皮下脂肪。部分经产妇已能自觉胎动。

(5)20周末：胎儿身长约25 cm，体质量超过300 g，开始呈线性增长。皮肤暗红，出现胎脂，全身覆盖毳毛，并可见一些头发。开始出现吞咽、排尿功能。检查孕妇时可听到胎心音。

(6)24周末：胎儿身长约30 cm，体质量约630 g，各脏器均已发育，皮肤出现特征性皱褶，皮下脂肪开始沉积，出现眉毛和睫毛。此期，支气管和细支气管扩大，肺泡导管出现，但是气体交换所需要的终末囊还未形成。

(7)28周末：胎儿身长约35 cm，体质量约1100 g。皮下脂肪不多。皮肤粉红，有时有胎脂。眼睛半张开，有呼吸运动。此胎龄的正常婴儿有90%的生存概率。

(8)32周末：胎儿身长约40 cm，体质量约1800 g。皮肤深红，面部毳毛已脱落，出现脚趾甲，睾丸下降，生活力尚可。除外其他并发症，此期出生婴儿通常可存活。

(9)36周末：胎儿身长约45 cm，体质量约2 500 g。皮下脂肪较多，毳毛明显减少，面部皱褶消失。胸部、乳房突出，睾丸位于阴囊。指(趾)甲已超出指(趾)端。出生后能啼哭及吸吮，生活力良好。此时出生基本可以存活。

(10)40周末：胎儿身长约50 cm，体质量约3 400 g。发育成熟，胎头双顶径值＞9 cm。皮肤粉红色，皮下脂肪多，头发粗，长度＞2 cm。外观体形丰满，肩、背部有时尚有毳毛。足底皮肤有纹理。男性睾丸已降至阴囊内，女性大小阴唇发育良好。出生后哭声响亮，吸吮能力强，能很好存活。

三、胎儿生理特点

(一)循环系统

胎儿的营养供给和代谢产物排出均需由脐血管经胎盘、母体来完成。胎儿血循环与母体血循环有根本不同。

1.解剖学特点

(1)脐静脉一条，生后闭锁为肝圆韧带，脐静脉的末支静脉导管生后闭锁为静脉韧带。

(2)脐动脉两条，生后闭锁，与相连的闭锁的腹下动脉成为腹下韧带。

(3)动脉导管位于肺动脉及主动脉弓之间，生后闭锁为动脉韧带。

(4)卵圆孔于生后数分钟开始关闭，多在生后6～8周完全闭锁。

2.血循环特点

胎儿血循环约于受精后3周末建立，脐静脉将氧合血带给胎儿，经脐环入胎儿腹壁，到达胎儿肝脏后，脐静脉分为静脉导管和门静脉窦。静脉导管是脐静脉主支，穿过肝脏直接进入下腔静脉。门静脉窦与肝脏左侧的肝静脉汇合，然后流入下腔静脉。因此，下腔静脉流入右心房的是流经静脉导管的动脉样血和来自横隔以下多数静脉的氧含量较低血的混合血。

下腔静脉中含氧量高的血流倾向于在血管中央流动，含氧量低的血流沿侧壁流动，这样血流流向心脏的相反两侧。房间隔卵圆孔正对着下腔静脉入口,来自下腔静脉的氧合血优先流入卵圆孔到达左心房,然后到左心室和大脑。沿侧壁流动的低氧含量血进入右心房,经三尖瓣到达右心室。

上腔静脉血流入右心房,保证从大脑和上半身返回的低氧含量血直接流入右心室。由于肺循环阻力较高,动脉导管阻力低,右心室流到肺动脉的血液绝大部分经动脉导管流入主动脉,仅约 13% 血液经肺静脉入左心房。左心房血液进入左心室,继而进入主动脉直至全身后,经腹下动脉再经脐动脉进入胎盘,与母血进行交换。因此胎儿体内无纯动脉血,而是动静脉混合血。进入肝、心、头部及上肢的血液含氧量较高及营养较丰富以适应需要,注入肺及身体下半部的血液含氧量及营养较少。

(二)血液系统

1.红细胞生成

胚胎早期红细胞生成主要来自卵黄囊,于妊娠 10 周以后肝是主要生成器官,最后是在骨髓完成造血功能。妊娠足月时骨髓产生 90% 红细胞。

胎儿红细胞生成主要由胎儿制造的红细胞生成素调节,母体红细胞生成素不能通过胎盘,胎儿红细胞生成素不受母体影响,由胎儿控制。红细胞生成素受睾酮、雌激素、前列腺素、甲状腺素和脂蛋白的影响,随着胎儿成熟,红细胞生成素水平逐渐升高。红细胞生成素的生成部位尚有争议,在肾脏生成前,胎儿肝脏是重要的生成场所。妊娠 32 周红细胞生成素大量产生,故妊娠 32 周以后的早产儿及妊娠足月儿的红细胞数均增多,约为 $6×10^{12}$/L。胎儿红细胞的生命周期短,仅为成人 120 天的 2/3,故需不断生成红细胞。

2.血红蛋白生成

血红蛋白在原红细胞、幼红细胞和网织红细胞内合成,外周血依次出现胚胎、胎儿及成人型血红蛋白。在妊娠前半期均为胎儿血红蛋白,至妊娠最后 4~6 周,成人血红蛋白增多,至临产时胎儿血红蛋白仅占 25%。在生后 6~12 月内,胎儿血红蛋白比例持续下降,最终降至正常成人血红蛋白的低水平。糖皮质激素调控血红蛋白由胎儿型向成人型转化。

3.白细胞生成

妊娠 8 周以后,胎儿血循环出现粒细胞。于妊娠 12 周胸腺、脾产生淋巴细胞,成为体内抗体的主要来源,构成防止病原菌感染及对抗外来抗原的又一道防线。妊娠足月时白细胞计数可高达 $(15~20)×10^9$/L。

(三)呼吸系统

胎肺发育沿一定的时间表进行,5~17 周之间节段性支气管树生长,显微镜下肺像一个腺体,16~25 周呼吸性细支气管逐渐形成,继续分成多个囊性导管,最后原始肺泡形成,同时肺泡细胞外基质出现,毛细血管网和淋巴系统形成,Ⅱ型细胞开始产生表面活性物质。出生时仅有大约 15% 的成人肺泡数,出生后继续增长直至 8 岁为止。胎儿出生前需具备呼吸道(包括气管直至肺泡)、肺循环及呼吸肌的发育。B 型超声于妊娠 11 周可见胎儿胸壁运动,妊娠 16 周时出现能使羊水进出呼吸道的呼吸运动,具有使肺泡扩张及生长的作用,每分钟 30~70 次,时快时慢,有时也很平稳。若出现胎儿窘迫时,出现大喘息样呼吸运动。

(四)消化系统

1.胃肠道

妊娠 10~12 周时开始吞咽,小肠有蠕动,至妊娠 16 周胃肠功能基本建立,胎儿能吞咽羊水,吸收水分、氨基酸、葡萄糖及其他可溶性营养物质,同时能排出尿液控制羊水量。胎儿吞咽在妊娠早期对羊水量影响很小,因为所吞咽量与羊水量相比很少。但在妊娠晚期,羊水总量会受到胎儿吞咽羊水量的较大调节,如吞咽活动被抑制,常发生羊水过多。胎粪中包含所吞咽羊水中未消化碎屑,以及大量分泌物如来自肺的甘油磷脂,脱落的胎儿细胞、毛发和胎脂。胎粪排出可能是成熟胎儿正常肠蠕动的结果,或者脐带受压迷走神经兴奋的结果,或者缺氧使垂体释放血管升压素使大肠平滑肌收缩,胎粪排入羊水。

2.肝

胎儿红细胞寿命比成人短,因此产生较多胆红素,但胎儿肝内缺乏许多酶,只有少部分胆红素在肝内变成结合胆红素经胆道排入小肠氧化成胆绿素,胆绿素的降解产物导致胎粪呈黑绿色,大量游离胆红素通过胎盘转运到母体循环。同时胎儿体内的大部分胆固醇是在肝脏合成。

(五)泌尿系统

妊娠11~14周时胎儿肾已有排尿功能,于妊娠14周胎儿膀胱内已有尿液。妊娠中期起,羊水的重要来源是胎儿尿液。肾脏对于胎儿宫内生存并非必需,但对于控制羊水量和成分非常重要。尿道、输尿管和肾盂梗阻时,肾实质受损并被解剖结构破坏,导致无尿或尿量减少时常合并羊水过少和肺发育不全。

(六)内分泌系统

甲状腺于妊娠第6周开始发育,是胎儿最早发育的内分泌腺。妊娠12周已能合成甲状腺激素。胎儿甲状腺激素对所有胎儿组织的正常发育起作用,先天性甲状腺功能减退引起一系列新生儿问题,包括神经系统异常、呼吸困难和肌张力减退等。

胎儿肾上腺发育良好,其重量与胎儿体质量之比明显超过成人,其肾上腺皮质主要由胎儿带组成,占肾上腺的85%以上,在生后很快退化,能产生大量甾体激素,与胎儿肝、胎盘、母体共同完成雌三醇的合成。

(七)生殖系统及性腺分化发育

男性胎儿睾丸开始发育较早,约在妊娠第6周分化发育,Y染色体短臂的Y基因性别决定区(sex determining region Y gene,SRY)编码一种蛋白,促使性索细胞分化成曲细精管的支持细胞,至妊娠14~18周形成细精管,同时促使间胚叶细胞分化成间质细胞。睾丸形成后间质细胞分泌睾酮,促使中肾管发育,支持细胞产生副中肾管抑制物质,副中肾管退化。外阴部5α-还原酶使睾酮衍化为二氢睾酮,外生殖器向男性分化发育。睾丸于临产前降至阴囊内。

女性胎儿卵巢开始发育较晚,在妊娠11~12周分化发育,原始生殖细胞分化成初级卵母细胞,性索皮质细胞围绕卵母细胞,卵巢形成。缺乏副中肾管抑制物质使副中肾管系统发育,形成阴道、子宫、输卵管。

(薄万红)

第二节 胎儿附属物的形成及其功能

胎儿的附属结构包括胎盘、胎膜、脐带等,在妊娠早期由胚胎组织分化而来,为胚胎和胎儿的生长发育服务,但不是胎儿的组成部分。

一、胎盘

（一）胎盘的解剖

1.足月胎盘的大体结构

正常胎盘呈圆形或椭圆形。在胚胎的第9～25天，作为胎盘的主要结构绒毛形成。于妊娠14周末胎盘的直径达6 cm。足月妊娠时胎盘的直径达15～20 cm，厚度为1～2.5 cm，中央厚边缘薄；胎盘重量多为500～600 g，约为胎儿的1/6。胎盘分为胎儿面和母体面。胎儿面覆盖有光滑的、半透明的羊膜，脐带动静脉从附着处分支向四周呈放射状分布，直达胎盘边缘。脐带动静脉分支穿过绒毛膜板，进入绒毛干及其分支。胎盘母面的表面呈暗红色，胎盘隔形成若干浅沟分为10～20个胎盘母体叶。

2.胎盘的组织学结构

自胎儿面到母面依次为羊膜、绒毛膜板、胎盘实质部分及蜕膜板四部分。

（1）羊膜：构成胎盘的胎儿部分，是胎盘胎儿面的最表层组织。是附着于绒毛膜板表面的半透明膜，表面光滑，无血管、神经和淋巴管，具有一定的弹性。正常羊膜厚0.5 mm，由上皮和间质构成。羊膜上皮为一层立方或扁平上皮，并可出现鳞状上皮化生。间质富有水分，非常疏松，与绒毛膜结合，很容易把两层分离。显微镜下具体可分为上皮细胞层、基底膜、致密层、成纤维细胞层和海绵层5层组成，电镜可见上皮细胞表面有微绒毛，随着妊娠的进展而增多，以增加细胞的活动能力。

（2）绒毛膜板：主要为结缔组织，胎儿血管在其内行走，下方有滋养细胞。

（3）胎盘实质：为绒毛干及其分支的大量游离绒毛，绒毛间隔是从蜕膜板向绒毛板行走，形成蜕膜隔。该层占胎盘厚度的2/3。

（4）蜕膜板：底蜕膜是构成胎盘的母体部分，占足月妊娠胎盘很少部分。蜕膜板主要由蜕膜致密层构成，固定绒毛的滋养细胞附着在基底板上，共同构成绒毛间隙的底。从蜕膜板向绒毛膜方向伸出蜕膜间隔，将胎盘分成20个左右的母体叶。

3.叶状绒毛

绒毛起源于胚胎组织，是胎盘最小的功能单位。在胎盘发育过程中绒毛不断分级，形成绒毛树。不同级别的绒毛分别称为初级绒毛、次级绒毛和三级绒毛。在绒毛内完成母胎之间的血气和物质的交换功能。

绒毛组织结构：妊娠足月胎盘的绒毛表面积达12～14 m^2，相当于成人肠道总面积。绒毛的直径随着妊娠的进展变小，绒毛内的胎儿毛细血管所占的空间增加，绒毛滋养层主要由合体细胞组成。细胞滋养细胞仅散在可见，数目极少。滋养层的内层为基底膜，有胎盘屏障作用。

晚期囊胚着床后，滋养细胞迅速分裂增生。内层为细胞滋养细胞，是分裂生长细胞；外层为合体滋养细胞，是执行功能细胞，由细胞滋养细胞分化而来。在滋养细胞内有一层细胞，称为胚外中胚层，与滋养细胞共同构成绒毛膜。胚胎发育至13～21天时，为绒毛膜发育分化最旺盛的时期，此时胎盘的主要结构绒毛逐渐形成。绒毛的形成经历3个阶段。①一级绒毛：指绒毛周围长出不规则突起的合体滋养细胞小梁，绒毛膜深部增生活跃的细胞滋养细胞也伸入其中，形成合体滋养细胞小梁的细胞中心索，此时称为初级绒毛；②二级绒毛：指初级绒毛继续生长，其细胞中心索伸长至合体滋养细胞的内层，且胚外中胚层也长入细胞中心索，形成间质中心索；③三级绒毛：指胚胎血管长入间质中心索。约在受精后3周末，绒毛内血管形成，建立起胎儿胎盘循环。

与底蜕膜接触的绒毛因营养丰富发育良好,称之为叶状绒毛。从绒毛膜板伸出的绒毛干,逐渐分支形成初级绒毛、二级绒毛和三级绒毛,向绒毛间隙生长,形成终末绒毛网。绒毛末端悬浮于充满母血的绒毛间隙中,称之为游离绒毛,长入底蜕膜中的称之为固定绒毛。一个初级绒毛干及其分支形成一个胎儿叶,一个次级绒毛干及其分支形成一个绒毛小叶。一个胎儿叶包括几个胎儿小叶,每个胎盘有 60~80 个胎儿叶,200 个左右的胎儿小叶。由胎盘蜕膜板长出的隔把胎儿叶不完全地分隔为母体叶,每个母体叶包含有数个胎儿叶,每个胎盘母叶有其独特的螺旋动脉供应血液。

4.滋养细胞

胎盘中滋养细胞的结构最复杂、功能最多、细胞增生最活跃。滋养细胞是与子宫蜕膜组织直接接触的胎儿来源的组织,具有营养胚胎、内分泌等功能,对适应母体的环境、维持妊娠等方面均有十分重要的意义。

根据细胞的形态,滋养细胞可分为细胞滋养细胞和合体滋养细胞。细胞滋养细胞是发生细胞,是合体滋养细胞的前体。它具有完整的细胞膜,单个、清楚的细胞核,细胞增生活跃,有分裂象。这些特点在合体滋养细胞中不存在,细胞间连接紧密,细胞之间分界不清,细胞形态不规则,细胞边界不清,多个细胞核,且大小和形态不一,极少见到有丝分裂。

在胚胎早期,胚胎着床时,细胞团周围的细胞滋养细胞具有黏附、侵入子宫内膜的作用,使胚胎着床。之后滋养细胞相互融合,形成合体滋养细胞。合体滋养细胞具有分泌、屏障等功能。

5.胎盘血液循环

在胎盘的胎儿面,脐带动静脉在附着处分支后,在羊膜下呈放射性分布,再发出垂直分支进入绒毛主干内。每个绒毛主干中均有脐动脉和脐静脉,随着绒毛干的一再分支,脐血管越来越细,最终成为毛细血管进入绒毛终端。胎儿的血液以每分钟 500 mL 流量的速度流经胎盘。

孕妇的子宫胎盘动脉(螺旋动脉)穿过蜕膜板进入胎盘母叶,血液压力为 8.0~10.7 kPa (60~80 mmHg),母体血液靠母体压力差,以每分钟 500 mL 的流速进入绒毛间隙,绒毛间隙的血液压力为 10~50 mmHg,再经蜕膜板流入蜕膜板上的静脉网,此时的压力不足 1.1 kPa (8 mmHg)。母儿之间的物质交换均在胎儿小叶的绒毛处进行。胎儿血液经脐动脉,直至绒毛毛细血管,经与绒毛间隙中的母血进行物质交换,两者之间不直接相通,而是隔着毛细血管壁、绒毛间质和绒毛表面细胞层,依靠渗透、扩散和细胞的主动转运等方式进行有选择的交换。胎儿血液经绒毛静脉、脐静脉返回胎儿体内。母血经底蜕膜上的螺旋静脉返回孕妇循环。

(二)胎盘生理功能

胎盘具有十分复杂的生理功能,除了母胎交换功能外,还有分泌功能、免疫功能等。

1.交换功能

胎盘可供给胎儿所需的氧气和营养物质,排泄胎儿的代谢产物及二氧化碳。胎儿和母体的血液循环是两个各自相对独立的循环系统,只有极少量的胎儿细胞可以通过胎盘进入母体循环。母血和胎血均流经胎盘,并在此通过胎盘屏障结构将母血和胎血隔开,使其不相互混合又能相互进行选择性物质交换。母血中的水分、电解质、氧及各种营养物质均能通过胎盘提供胎儿的生理需要,同时排除二氧化碳和代谢物质。免疫球蛋白中 IgG 能通过胎盘进入胎儿循环系统,以增加胎儿的免疫抗病能力,以至于出生后一段时间内新生儿仍有一定的免疫能力,其他免疫球蛋白(如 IgM、IgA 等)不能通过胎盘。由于胎盘的屏障功能,很多有害的病原体不能通过胎盘进入胎儿的循环系统,但这种屏障作用十分有限,如多种细菌、病毒、原虫等能通过胎盘进入胎儿体内,

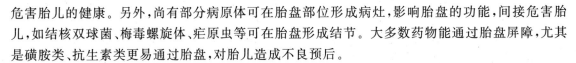

危害胎儿的健康。另外，尚有部分病原体可在胎盘部位形成病灶，影响胎盘的功能，间接危害胎儿，如结核双球菌、梅毒螺旋体、疟原虫等可在胎盘形成结节。大多数药物能通过胎盘屏障，尤其是磺胺类、抗生素类更易通过胎盘，对胎儿造成不良预后。

2.免疫功能

胎盘是重要的免疫器官。胎儿的遗传物质中一半来自母亲，一半来自父亲，因此，母体和胎儿是半同源的两个个体。胎儿能在母体的宫腔内平安地生长发育，不发生排异反应，与胎盘的免疫功能是分不开的。

胎盘在母胎免疫中的作用主要表现为以下几个方面：①滋养层外层的合体滋养细胞无组织相容性抗原，孕妇对此不发生排异反应；②滋养层细胞介质可阻止胎儿抗原进入母胎循环；③滋养层表面覆盖有硅酸黏糖蛋白类，掩盖了胎盘的抗原性；④胎盘可吸附抗父系组织相容性抗原复合物的抗体。

滋养细胞是直接与母体细胞接触的细胞，其免疫特异性是母儿相互耐受的主要原因，滋养细胞的组织相容性抗原(major histocompatibility complex，MHC)的表达是有关研究的焦点。人类白细胞抗原(human leukocyte antigens，HLA)是主要的 MHC。HLA 基因存在于第 6 条染色体的短臂上，共有 17 个 HLA-1 型基因，分三类：HLA-1a、HLA-1b 和 HLA-1c。其中有生物学活性的基因包括：1a 类的 HLA-A、HLA-B 和 HLA-C 基因，1b 有 HLA-E、HLA-F 和 HLA-G 基因。在细胞滋养细胞中可以检测到 HLA-G 基因的表达。HLA-G 基因是一种单形态基因，HLA-G 抗原被认为是"自身抗原"，母体的免疫细胞对起源胎儿的滋养细胞表达的 HLA-G 抗原不发生应答。

3.分泌功能

胎盘具有合成多种激素和酶的功能，主要可分为 3 类。

(1)蛋白类激素：如绒毛膜促性腺激素(human chorionic gonadotropin，HCG)、人胎盘泌乳素(human placental lactogen，hPL)、促肾上腺皮质激素释放激素(corticotropin releasing hormone，CRH)、胰岛素样生长因子(insulin-like growth factor，IGF)。

(2)甾体激素：雌激素、孕激素等。

(3)多种酶：如催产素酶、胰岛素酶、二胺氧化酶、耐热碱性磷酸酶等。胎盘分泌的激素和酶往往是妊娠或分娩过程中需要的物质，同时也会影响孕妇和胎儿的生理变化。譬如，胎盘分泌的激素使孕妇的胰岛素抵抗作用加强，妊娠期易发生糖尿病。又譬如，胎盘的分泌和免疫功能改变与子痫前期的发病有关。另外，通过检测胎盘分泌的激素或酶的水平，可以间接了解胎盘的功能状态，预测妊娠的结局。

二、胎膜

胎膜由羊膜和绒毛膜组成，是维持羊膜的完整，储存羊水的外周屏障。绒毛膜为胎膜的外层，与壁蜕膜相接触，在发育过程中由于营养缺乏而逐渐退化，形成平滑绒毛膜。羊膜为胎膜的内层，是一层半透明膜，覆盖在子宫壁的绒毛膜的表面、胎盘的胎儿面及脐带表面。

绒毛膜由滋养细胞层和胚外中胚层组成。在胚胎植入后，滋养细胞迅速分化为内层的细胞滋养细胞和外层的合体滋养细胞层，两层在胚泡表面形成大量的绒毛，突入蜕膜中，形成早期的初级绒毛干。在胚胎早期，绒毛均匀分布于整个绒毛膜表面。随着胚胎的长大，与底蜕膜接触的绒毛因营养丰富、血供充足而干支茂盛，形成绒毛膜板，是胎盘的主要组成部分；与包蜕膜接触的绒毛因营养不良血供不足而逐渐退化,称为平滑绒毛膜。随着胎儿的长大及羊膜腔不断扩大,羊膜、平滑绒毛膜和包蜕膜进一步突向子宫壁,最终与壁蜕膜融合,胚外体腔和子宫腔消失。

羊膜内无血管生长,是胎盘最内侧的组织,直接与羊水接触。在妊娠过程中具有独特的作用。胎膜早破是产科最常见的早产原因。羊膜是维持胎膜张力的主要支持组织。羊膜的成分变化对于防治胎膜早破,继续维持妊娠均有十分重要的意义。

羊膜的结构可分成5层:①上皮细胞层,由单层无纤毛的立方上皮细胞组成;②基底层,位于上皮细胞下的网状组织;③致密层,由致密结缔组织组成;④成纤维细胞层;⑤海绵层。

在妊娠早期,胚胎种植时,在胚胎与滋养细胞之间存在由小细胞组成的细胞团,是以后羊膜上皮细胞的前体。人类在妊娠7～8天时出现羊膜上皮。以后逐渐包绕羊膜囊,并且附着于绒毛膜的内层。绒毛膜与羊膜互相接触,且有一定的黏附性;但两者的来源不一致,绒毛膜来源于胚外中胚层,羊膜来源于胚胎的外胚层,即使在足月仍能被轻易分离。

由于羊膜有不同于绒毛膜的组织来源,两者的生物特性也不同。例如羊膜上皮的 HLA-I 抗原的特性不同于滋养细胞,更接近于胚胎细胞。另外,羊膜中的间质细胞,主要为成纤维细胞,也来源于胚胎的中胚层。上皮细胞层间质细胞层是羊膜的主要组成部分,完成羊膜的大部分功能。

胎膜具有防御功能,可阻止细菌通过子宫壁直接进入羊膜腔;同时,胎膜具有活跃的交换功能,可允许小分子物质,如尿素、葡萄糖、氯化钠等通过;母体血浆亦可通过胎膜进入羊水,对羊水交换起重要的调节作用。

胎膜中含有较多的酶参与激素的代谢。如花生四烯酸酯酶及催化磷脂质生成游离花生四烯酸的溶酶体。花生四烯酸为合成前列腺素的前身物质,因此,认为胎膜在分娩发动的过程中有十分重要的作用。

正常胎膜多在临产后宫口开大 3 cm 以上自然破裂。若胎膜在临产前破裂,称之为胎膜早破。宫口开全后胎膜仍未破裂者称为迟发破膜。胎膜早破往往与宫内感染有关,反之,胎膜早破后亦可导致继发性感染,诱导临产。这可能与胎膜的炎症导致前列腺素分泌增加有关。

三、羊水

(一)羊水的来源

妊娠期充满羊膜腔内的液体称为羊水。羊水的主要来源是母体的血浆、胎儿的尿液。在不同的孕周,羊水的来源不同。妊娠早期的羊水主要来自母体的血浆,母体血浆通过胎膜渗透入羊膜腔。少量胎儿的体液可通过脐带表面的羊膜及华通胶渗透入羊膜腔,亦可发生在胎儿呼吸道黏膜及皮肤表面。因此,妊娠早期的羊水的成分与母体的血浆及组织间液的成分相似,渗透压亦相近。妊娠12～14周时发现胎儿膀胱内有尿液残留。妊娠18周时,胎儿24小时的尿量7～17 mL。足月胎儿每小时的尿量平均为43 mL,每天尿量为600～800 mL。因此,妊娠中期以后,胎尿是羊水的主要来源,由于胎儿尿液的混入,羊水逐渐变为低渗(钠离子浓度降低),羊水的渗透压从孕早期的280 mmol/L降为255～260 mmol/L;但尿酸、肌酐、尿素的浓度比母体血浆中的浓度高。

羊水量在妊娠38周前随孕周的增加不断增加,在妊娠38周以后却不断减少;但个体差异较大。妊娠8周时羊水量为5～10 mL,12周约为50 mL,20周为200 mL,36～38周达高峰为1 000～1 500 mL,以后逐渐减少。

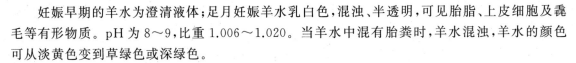

妊娠早期的羊水为澄清液体；足月妊娠羊水乳白色，混浊、半透明，可见胎脂、上皮细胞及毳毛等有形物质。pH 为 8～9，比重 1.006～1.020。当羊水中混有胎粪时，羊水混浊，羊水的颜色可从淡黄色变到草绿色或深绿色。

（二）羊水的代谢

羊膜在羊水的产生和吸收上起了十分重要的作用，约 50％的羊水交换由羊膜完成。胎儿的消化道也是羊水交换的重要途径，足月胎儿每 24 小时可吞咽羊水 540～500 mL，或更多。因此，胎儿吞咽可调节羊水量。临床常见有消化道梗阻的胎儿，往往合并羊水过多。

其次，胎儿的呼吸道在羊水量的调节中也有十分重要的作用。足月妊娠胎儿肺的呼吸样运动，每天使 600～800 mL 的羊水通过肺泡的巨大毛细血管床回吸收，若胎儿肺部畸形、发育不全或肿瘤等可影响羊水的重吸收导致羊水过多。另外，脐带的华通胶亦参与羊水的代谢，每小时可吸收羊水 40～50 mL。

在正常情况下，母体-羊水和胎儿-羊水之间的交换率是相等的。母体-胎儿之间的液体交换主要通过胎盘进行，交换量约每小时 3500 mL；母体-羊水之间的液体交换主要通过胎膜，交换量约每小时 400 mL；羊水-胎儿之间的液体交换主要通过消化道、呼吸道、脐带和皮肤，总交换量与母体-羊水的交换量动态平衡。通过上述交换，母体、胎儿及羊水之间液体不断交换，保持动态平衡，羊水每 3 小时更新一次。在正常情况下，羊水量保持稳定。

（三）羊水的成分

在妊娠 14 周前，羊水的成分和渗透压等与血浆基本一致，前清蛋白的含量低，甲胎蛋白的浓度高。随着孕周的增加，出现胎儿吞咽、呼吸样运动及排尿功能的建立，使羊水的成分发生很大的变化。到妊娠晚期，羊水的渗透压明显低于血浆，水分占 98％～99％，其余有形成分中有一半为有机物，另一半为无机物。

羊水中尿酸、肌酐、尿素等胎儿代谢产物随着妊娠时间的增加而增加。尿素由妊娠早期的 3.48 mmol/L 增加到足月妊娠的 5.01 mmol/L。肌酐含量由 28 周 88.4 μmol/L 上升到足月妊娠的 176.8 μmol/L，若羊水中肌酐浓度到达 194.48 μmol/L，尿酸浓度达到 595 μmol/L，提示胎儿肾脏发育成熟，但不意味着其他脏器发育成熟。

羊水中含有两种细胞：一种是来自胎膜，核大，胞质深染，核/浆比例为 1：3；另一种为胎儿皮肤脱落细胞，核小或无核，核/质比例为 1：8。用 0.1％尼罗蓝染色，部分细胞可染成橘黄色。妊娠 34 周前，橘黄色细胞出现率＜1％；足月妊娠达 10％～15％；妊娠 40 周后超过 50％。应用羊水细胞学检查，中期妊娠可诊断胎儿性别及染色体疾病，晚期妊娠可判别胎儿成熟度。

羊水中含有各种激素，包括皮质醇、雌三醇、黄体酮、睾酮、催乳素、绒毛膜促性腺激素及前列腺素等。它们来源于胎盘和胎儿，其含量反映了胎儿-胎盘单位的功能状态，可以间接了解胎儿宫内的安危。另外，羊水中含有促肾上腺皮质激素（ACTH）、促卵泡生成素（FSH）、促黄体生成素（LH）以及促甲状腺激素（TSH）等，这些激素与分娩的发动有关。

羊水中有许多酶，已知的有 25 种之多，各种酶的浓度变化亦可间接反映胎儿的状态。严重溶血症的胎儿的羊水中，乳酸脱氢酶及 α-羟丁酸脱氢酶的浓度升高。胎儿死亡前，脂酶突然下降；当羊水被胎粪污染时，碱性磷酸酶浓度升高。溶菌酶（lysozyme）可抑制大肠埃希菌、金黄色葡萄球菌、类链球菌、变形杆菌、白色念珠菌等。在妊娠 25 周至足月妊娠期间，溶菌酶的作用最强，足月后下降。羊水中的溶菌酶浓度约为 4.2 μg/L，较母血中高 1～2 倍。

（四）羊水的功能

1.保护胎儿

羊水可保持羊膜腔内恒温、恒压、相对较稳定的内环境，免受外力的损伤。胎儿在羊水中可以自由活动。在胎儿发育过程中，不致受到挤压或阻碍导致胎儿畸形。在长期的羊水过少的患者中，由于无羊水的保护作用，胎儿的发育受限，可发生各种畸形。保持胎儿体内生化方面的相对稳定。羊水中有一定量的水分和电解质，不仅是胎儿代谢产物排泄的通道，而且是胎儿水分调节的重要机制。羊水使羊膜腔保持一定的张力，从而支持胎盘附着于子宫壁，这样可以防止胎盘过早剥离。

2.保护母体

减少妊娠期因胎动引起的母体不适。临产后，前羊膜囊可扩张软产道，防止胎头长期压迫软产道导致组织缺血损伤。破膜后，羊水可以润滑、冲洗产道，并有抑制细菌作用。

四、脐带

脐带一端连着胎儿腹壁的脐轮，另一端附着于胎盘的子体面。胎儿通过脐带、胎盘，与母体相连，进行血气、营养以及代谢物质的交换。

脐带长度的正常范围是 $35\sim70$ cm，平均横切面积 $1.5\sim2$ cm²，脐带外面为一层羊膜，中间有一条管壁较薄、管腔较大的脐静脉，静脉两侧各有一条管壁较厚、管腔较细的脐动脉。脐带间质为华通胶（Wharton's jelly），有保护和支持脐血管的作用，胶质内有神经纤维存在，可控制脐带血管收缩及扩张。

脐动脉壁有 4 层平滑肌组织：内层为很薄的环纹肌，为调节血流之用；在其外有一层较厚的纵直平滑肌，为关闭脐动脉之用；在外表有一组较细的螺旋平滑肌，只有 $8\sim10$ 根肌纤维，螺旋较短，收缩时可将脐动脉收缩为节段。

（孟凡峰）

第三节　妊娠期母体适应性变化

一、生殖系统的变化

（一）子宫

1.宫体

子宫由非孕时的$(7\sim8)$cm×$(4\sim5)$cm×$(2\sim3)$cm 增大至妊娠足月时。宫腔容量非孕时约 10 mL 或更少，至妊娠足月子宫内容物约 5 000 mL 或更多，故妊娠末期子宫的容积是非孕期的$500\sim1\,000$ 倍。子宫重量非孕时约 70 g，至妊娠足月约 1 100 g，增加近 20 倍，主要是子宫肌细胞肥大，而新生的肌细胞并不多。子宫肌细胞由非孕时长为 20 μm、宽为 2 μm，至妊娠足月长 500 μm、宽 10 μm，胞浆内充满有收缩性能的肌动蛋白和肌浆球蛋白，为临产后子宫阵缩提供物质基础。子宫肌壁厚度非孕时约1 cm，至妊娠中期逐渐增厚达 2.0$\sim$2.5 cm，至妊娠末期又逐渐变薄，妊娠足月厚度为1.0$\sim$1.5 cm或更薄。在妊娠最初几个月，子宫增大主要受内分泌激素如雌孕激素的影响，而不是由胚胎造成的机械扩张所致，比如在异位妊娠的也可观察到类似的子宫增大。孕12周以后的子宫增大则主要因宫腔内压力增加。

妊娠最初几周子宫维持原先的梨形，随孕周增加逐渐呈球形，以后子宫长度比宽度增加更快，显出卵圆形。妊娠12周后增大子宫逐渐超出盆腔，在耻骨联合上方可触及。妊娠晚期的子宫右旋，与乙状结肠在盆腔左侧占据有关。

自妊娠12~14周起，子宫出现不规则无痛性的收缩，特点为稀发、无规律和不对称，可由腹部检查时触知，孕妇有时也能感觉到，其幅度及频率随妊娠进展而逐渐增加，可以一直到妊娠晚期，但宫缩时宫腔内压力通常在0.7~3.3 kPa(5~25 mmHg)，持续时间不足30秒，这种无痛性宫缩称为 Braxton Hicks 收缩。

妊娠期胎儿生长营养物质的供应和代谢产物的排出依靠胎盘绒毛间隙的足够灌注。妊娠期子宫胎盘血流进行性增加，妊娠足月时子宫血流量为450~650 mL/min，比非孕时增加4~6倍，其中5%供肌层，10%~15%供子宫蜕膜层，80%~85%供胎盘。宫缩时子宫血流量明显减少，但速度下降60%，子宫收缩对胎儿循环影响非常小。

2.子宫峡部

位于子宫颈管内解剖学内口与组织学内口之间的最狭窄部位，非孕时长约1 cm，妊娠后变软，妊娠12周后，子宫峡部逐渐伸展拉长变薄，形成子宫下段，临产后伸展至7~10 cm，成为产道一部分，有梗阻性难产发生时易在该处发生子宫破裂。

3.宫颈

妊娠早期宫颈黏膜充血及组织水肿，致使肥大、紫蓝色及变软。宫颈管内腺体肥大，宫颈黏液增多，形成黏稠黏液栓，有保护宫腔免受外来感染侵袭的作用。接近临产时，宫颈管变短并出现轻度扩张。妊娠期宫颈管柱状上皮腺体增生、外翻，此时宫颈组织很脆弱、易出血。

（二）卵巢与输卵管

妊娠期略增大，排卵和新卵泡成熟功能均停止。在孕妇卵巢中一般仅发现一个妊娠黄体，于妊娠6~7周前产生孕激素以维持妊娠继续，之后对孕激素的产生几乎无作用。妊娠期输卵管伸长，但肌层并不增厚。黏膜层上皮细胞稍扁平，在基层中可见蜕膜细胞，但不形成连续蜕膜层。

（三）阴道与会阴

妊娠期阴道黏膜水肿充血呈紫蓝色（Chadwick征），阴道脱落细胞及分泌物增多，黏膜皱襞增多、结缔组织松弛以及平滑肌细胞肥大，导致阴道伸展性增加为分娩扩张做好准备。阴道上皮细胞含糖原增加，使阴道 pH 降低，不利于致病菌生长，有利于防止感染。外阴部充血，皮肤增厚，大阴唇内血管增多及结缔组织松软，故伸展性增加。

二、乳房的变化

乳房于妊娠早期开始增大，充血明显。孕妇自觉乳房发胀或偶有触痛及麻刺感，随着乳腺增大，皮肤下的浅静脉明显可见。乳头增大变黑，更易勃起，乳晕颜色加深，其外围的皮脂腺肥大形成散在的结节状隆起，称为蒙氏结节。妊娠前乳房大小、体积与产后乳汁产生无关。

乳腺细胞膜有垂体催乳激素受体，细胞质内有雌激素受体和孕激素受体。妊娠期胎盘分泌雌激素刺激乳腺腺管发育，分泌孕激素刺激乳腺腺泡发育。此外，乳腺发育完善还需垂体催乳激素、人胎盘生乳素以及胰岛素、皮质醇、甲状腺激素等的参与。妊娠期间虽有多种激素参与乳腺发育，做好泌乳准备，但妊娠期间并无乳汁分泌，可能与大量雌、孕激素抑制乳汁生成有关。

三、循环系统的变化

(一)心脏

妊娠期静息时心率增加约 10 次/分钟。妊娠后期因膈肌升高,心脏向左、向前移位更贴近胸壁,心尖冲动左移 1～2 cm。心浊音界稍扩大。心脏移位使大血管轻度扭曲,加之血流量增加及血流速度加快,90% 孕妇有收缩期杂音,分娩后迅速消失。心电图因心脏左移出现电轴轻微左偏,无其他特异性改变。

(二)心排血量

心排血量增加对维持胎儿生长发育极为重要。心排血量自妊娠 10 周逐渐增加,至妊娠 32 周达高峰。由于仰卧位时增大的子宫阻碍心脏静脉回流,孕妇侧卧位比仰卧位心排血量高很多,妊娠晚期孕妇从仰卧位转至左侧卧位时,心排血量增加 1 100 mL(20%)。临产后在第二产程心排血量明显增加。

(三)血压

妊娠中期动脉血压降到最低点,以后再升高,舒张压的降低大于收缩压的降低,使脉压稍增大。孕妇动脉血压受体位影响,坐位稍高于仰卧位。妊娠对上肢静脉压无影响。妊娠 20 周开始下肢股静脉压在仰卧位时升高,从妊娠前 0.098 kPa(10 mmH$_2$O)增至 0.196～0.294 kPa(20～30 mmH$_2$O),由于妊娠后增大子宫压迫下腔静脉使血液回流受阻,侧卧位能解除子宫压迫、改善静脉回流。妊娠晚期孕妇长时间仰卧位姿势,增大子宫相对固定压迫静脉系统,引起下半身回心血量减少、心脏充血量减少、心排血量随之减少使血压下降,称为仰卧位低血压综合征。由于下肢、外阴及直肠静脉压增高,孕妇易发生下肢、外阴静脉曲张和痔。

四、血液系统的变化

(一)血容量

循环血容量于妊娠 6～8 周开始增加,至妊娠 32～34 周达高峰,增加 40%～45%,平均增加 1450 mL,维持此水平直至分娩。血容量增加为血浆容量和红细胞容量增加总和,血浆增加多于红细胞增加,血浆平均增加 1 000 mL,红细胞平均增加 450 mL,故出现血液稀释。

(二)血液成分

1.红细胞

妊娠期骨髓造血功能增强、网织红细胞轻度增多、红细胞生成增加,,但由于血液稀释,血红蛋白、红细胞浓度及血细胞比容稍有下降,红细胞计数约为 3.6×10^{12}/L(非孕妇女约为 4.2×10^{12}/L),血红蛋白平均浓度为 125 g/L(非孕妇女约为 130 g/L)。妊娠晚期如果血红蛋白低于 110 g/L,应认为是缺铁引起,而不是妊娠期高血容量反应。

正常妊娠对铁需要的总量约为 1 g,300 mg 铁主动向胎儿运输,200 mg 铁通过正常排泄途径丢失,另外 500 mg 铁可以使红细胞总容量增加 450 mL。增加的这部分红细胞所需要的铁无法从机体储备中获得,因此,妊娠中晚期如果外源性铁补充不够,血红蛋白含量和血细胞比容将随着母体血容量的增加而明显降低,出现贫血。因此,应在妊娠中、晚期开始补充铁剂,以防血红蛋白值过分降低。

2.白细胞

从妊娠 7～8 周开始轻度增加,至妊娠 30 周达高峰,为 $(5～12) \times 10^9$/L,有时可达

$15\times10^9/L$,主要为中性粒细胞增多,而单核细胞和嗜酸性粒细胞几乎无改变。分娩期和产褥早期可显著上升至 $25\times10^9/L$ 或更多,平均为 $14\times10^9/L$。

3.凝血因子

妊娠期血液处于高凝状态。因子Ⅱ、Ⅴ、Ⅶ、Ⅷ、Ⅸ、Ⅹ增加,仅因子Ⅺ、ⅩⅢ降低。血小板数无明显改变。血浆纤维蛋白原含量比非孕妇女约增加 50%,于妊娠末期平均达 4.5 g/L(非孕妇女平均为 3 g/L)。妊娠晚期凝血酶原时间(prothrombin time,PT)及活化部分凝血活酶时间(activated partial thromboplastin time,APTT)轻度缩短,凝血时间无明显改变。妊娠期纤溶酶原显著增加,优球蛋白溶解时间明显延长,表明妊娠期间纤溶活性降低,是正常妊娠的特点。

五、泌尿系统的变化

妊娠期肾脏略增大,肾血浆流量(renal plasma flow,RPF)及肾小球滤过率(glomerular filtration rate,GFR)于妊娠早期均增加,整个妊娠期间维持高水平,RPF 比非孕时约增加 35%,GFR 约增加 50%,但肾小球滤过率的增加持续至足月,肾血浆流量在妊娠晚期降低。RPF 与 GFR 均受体位影响,仰卧位肾脏清除率下降很多,故仰卧位容易发生水钠潴留。由于 GFR 增加,肾小管对葡萄糖再吸收能力不能相应增加,约 15% 孕妇饭后出现糖尿,如果糖尿反复出现,糖尿病的可能性就不容忽视了。

受孕激素影响,泌尿系统平滑肌张力降低,同时增大子宫对输尿管产生压迫,自妊娠中期肾盂及输尿管轻度扩张,输尿管增粗及蠕动减弱,尿流缓慢,可致肾盂积水,由于子宫右旋,故 86% 的孕妇右侧输尿管扩张更明显,孕妇易患急性肾盂肾炎,也以右侧多见。

六、呼吸系统的变化

妊娠期横隔抬高约 4 cm,胸廓横径增加约 2 cm,肋膈角显著增宽,肋骨向外扩展,胸廓周径约增加6 cm。孕期耗氧量妊娠中期增加 10%～20%,肺活量和呼吸次数无明显改变,但呼吸较深,通气量每分钟约增加 40%,有过度通气现象,肺泡换气量约增加 65%,使动脉血 PO_2 增高达 12.3 kPa(92 mmHg),PCO_2 降至 4.3 kPa(32 mmHg),有利于供给孕妇及胎儿所需的氧。上呼吸道黏膜增厚,轻度充血、水肿,易发生上呼吸道感染。妊娠晚期子宫增大,膈肌活动幅度减少,胸廓活动加大,以胸式呼吸为主,气体交换保持不减。

七、消化系统的变化

妊娠期胃肠平滑肌张力降低,贲门括约肌松弛,胃内酸性内容物逆流至食管下部产生胃烧灼感。胃液中游离盐酸及胃蛋白酶分泌减少。胃排空时间延长,易出现上腹部饱满感,孕妇应防止饱餐。肠蠕动减弱,粪便在大肠停留时间延长出现便秘,以及子宫水平以下静脉压升高,常引起痔疮或使原有痔疮加重。妊娠期齿龈受大量雌激素影响肥厚,齿龈容易充血、水肿,易致齿龈出血、牙齿松动及龋齿。

肝脏未见明显增大,肝功能无明显改变。孕激素抑制胆囊平滑肌收缩,使胆囊排空时间延长,胆道平滑肌松弛,胆汁黏稠、淤积,妊娠期间容易诱发胆石症。

八、皮肤的变化

孕妇腺垂体分泌促黑素细胞激素(melanocyte stimulating hormone,MSH)增加,增多的雌、

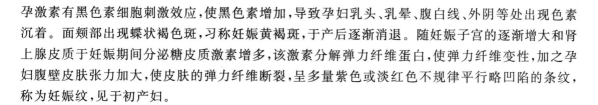

孕激素有黑色素细胞刺激效应,使黑色素增加,导致孕妇乳头、乳晕、腹白线、外阴等处出现色素沉着。面颊部出现蝶状褐色斑,习称妊娠黄褐斑,于产后逐渐消退。随妊娠子宫的逐渐增大和肾上腺皮质于妊娠期间分泌糖皮质激素增多,该激素分解弹力纤维蛋白,使弹力纤维变性,加之孕妇腹壁皮肤张力加大,使皮肤的弹力纤维断裂,呈多量紫色或淡红色不规律平行略凹陷的条纹,称为妊娠纹,见于初产妇。

九、内分泌系统的变化

(一)垂体

妊娠期垂体稍增大,尤其在妊娠末期,腺垂体增生肥大明显。垂体对于维持妊娠不是必须的,垂体切除的妇女可以成功妊娠,并接受糖皮质激素、甲状腺素及血管升压素治疗后自然分娩。催乳激素(prolactin,PRL)从妊娠 7 周开始增多,随妊娠进展逐渐增量,妊娠足月分娩前达高峰约 150 μg/L,为非孕妇女 15 μg/L 的 10 倍。催乳激素有促进乳腺发育的作用,为产后泌乳做准备。分娩后不哺乳于产后 3 周内降至非孕时水平,哺乳者多在产后 80～100 天或更长时间才降至非孕时水平。

(二)肾上腺皮质

1.皮质醇

孕期肾上腺皮质醇分泌未增加,但其代谢清除率降低,故孕妇循环中皮质醇浓度显著增加,但 75% 与皮质类固醇结合球蛋白(CBG)结合,15% 与清蛋白结合,起活性作用的游离皮质醇仅为 10%,故孕妇无肾上腺皮质功能亢进表现。

2.醛固酮

在妊娠后半期,肾素和血管紧张素水平增加,使外层球状带分泌醛固酮于妊娠期增多 4 倍,但起活性作用的游离醛固酮仅为 30%～40%,不致引起水钠潴留。

(三)甲状腺

妊娠期由于腺组织增生和血管增多,甲状腺呈中等度增大,约比非孕时增大 65%。大量雌激素使肝脏产生的甲状腺素结合球蛋白(TBG)增加 2～3 倍,血中甲状腺激素虽增多,但游离甲状腺激素并未增多,孕妇无甲状腺功能亢进表现。妊娠前 3 个月胎儿依靠母亲的甲状腺素,妊娠 10 周胎儿甲状腺成为自主器官,孕妇与胎儿体内促甲状腺激素(TSH)均不能通过胎盘,各自负责自身甲状腺功能的调节。

(四)甲状旁腺

妊娠早期孕妇血浆甲状旁腺素水平降低,随妊娠进展,血容量和肾小球滤过率的增加以及钙的胎儿运输利用,导致孕妇钙浓度的缓慢降低,造成甲状旁腺素在妊娠中晚期逐渐升高。

十、新陈代谢的变化

(一)体质量

妊娠 12 周前体质量无明显变化。妊娠 13 周起体质量平均每周增加 350 g,直至妊娠足月时体质量平均增加 12.5 kg,包括胎儿(3400 g)、胎盘(650 g)、羊水(800 g)、子宫(970 g)、乳房(405 g)、血液(1450 g)、组织间液(1480 g)及脂肪沉积(3345 g)等。

(二)碳水化合物代谢

妊娠期胰岛功能旺盛,分泌胰岛素增多,使血中胰岛素增加,故孕妇空腹血糖值低于非孕妇女,糖耐量试验血糖增高幅度大且恢复延迟。妊娠期间注射胰岛素降血糖效果不如非孕妇女,提示靶细胞有拮抗胰岛素功能或因胎盘产生胰岛素酶破坏胰岛素,故妊娠期间胰岛素需要量增多。

（三）脂肪代谢

妊娠期血浆脂类、脂蛋白和载脂蛋白浓度均增加,血脂浓度与雌二醇、黄体酮和胎盘催乳素之间呈正相关。妊娠期糖原储备减少,当能量消耗过多时,体内动用大量脂肪使血中酮体增加发生酮血症。孕妇尿中出现酮体多见于妊娠剧吐时,或产妇因产程过长、能量过度消耗使糖原储备量相对减少时。分娩后血脂、脂蛋白和载脂蛋白浓度明显降低,哺乳会促进这些浓度降低的速度。

（四）蛋白质代谢

妊娠晚期母体和胎儿共储备蛋白质约 1 000 g,其中 500 g 供给胎儿和胎盘,其余 500 g 作为子宫中收缩蛋白、乳腺中腺体以及母体血液中血浆蛋白和血红蛋白。故孕妇对蛋白质的需要量增加,呈正氮平衡状态。

（五）水代谢

妊娠期机体水分平均增加 7 L,水钠潴留与排泄形成适当比例而不引起水肿,但至妊娠末期组织间液可增加 1~2 L。大多数孕妇在妊娠晚期会出现双下肢凹陷性水肿,由于增大子宫压迫,使子宫水平以下静脉压升高,体液渗出潴留在组织间隙,妊娠期血浆胶体渗透压降低,以及雌激素的水钠潴留作用。

（六）矿物质代谢

胎儿生长发育需要大量钙、磷、铁。胎儿骨骼及胎盘的形成,需要较多的钙,孕期需要储存钙 40 g,妊娠末期胎儿需要储钙约 30 g,主要在妊娠末 3 个月由母体供给,故早产儿容易发生低血钙。至少应于妊娠最后 3 个月补充维生素 D 及钙,以提高血钙值。

孕期需要增加铁约 1 000 mg,母体红细胞增加需要 500 mg,胎儿需要 290 mg,胎盘约需要 250 mg,孕期如不能及时补充外源性铁剂,会因血清铁值下降发生缺铁性贫血。

十一、骨骼、关节及韧带的变化

骨质在妊娠期间通常无改变,仅在妊娠次数过多、过密又不注意补充维生素 D 及钙时,能引起骨质疏松症。部分孕妇自觉腰骶部及肢体疼痛不适,可能与松弛素使骨盆韧带及椎骨间的关节、韧带松弛有关。妊娠晚期孕妇重心向前移,为保持身体平衡,孕妇头部与肩部应向后仰,腰部向前挺,形成典型孕妇姿势。

（柏　青）

第四节　早期妊娠的诊断

对病史的询问和详细的体格检查是妊娠诊断的基础。在采集病史时,必须详细询问患者的月经史,包括月经周期、经期、末次月经来潮日期、经量和持续时间等。应注意某些因素会影响对早期妊娠的诊断,如月经不规律、避孕、末次月经不典型、不规则阴道出血等。根据对早孕妇女的观察,高达 25％ 妇女在早孕期会出现阴道出血,影响对早期妊娠的诊断。

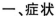

一、症状

（一）停经

生育年龄的已婚健康妇女，平时月经周期规律，一旦月经过期10天以上，应疑为妊娠。若停经已达8周，妊娠的可能性更大。虽然停经是妇女可能发生妊娠最早与最重要的症状，但是停经不是妊娠的特有症状，应予以鉴别。有时妊娠可在没有月经来潮或稀发的情况下发生，也需与内分泌紊乱、哺乳期、口服避孕药引起的闭经相鉴别。

（二）早孕反应

有半数以上妇女在妊娠6周开始出现食欲缺乏、偏食、恶心、晨起呕吐、头晕、乏力、嗜睡等症状，此为早孕反应。可能与血清 HCG 水平增高，胃肠道功能紊乱，胃酸分泌减少等有关。症状严重程度和持续时间各异，多在孕12周后逐渐消失。严重者可持续数月，出现严重水、电解质紊乱和酮症酸中毒。对于末次月经不详的患者，早孕反应出现的时间可协助判断怀孕时间。

（三）尿频

早期妊娠增大的子宫可能压迫膀胱或造成盆腔充血，产生尿频的症状，但不伴尿急、尿痛等尿路刺激症状，应与尿路感染相鉴别。随着妊娠子宫逐渐增大，一般妊娠12周后子宫上升进入腹腔，不再压迫膀胱，尿频症状消失。直到临产前先露入盆压迫膀胱，尿频症状再次出现。

（四）乳腺胀痛

妊娠后由于雌孕激素、垂体泌乳素等妊娠相关激素的共同作用，乳腺管和腺泡增生，脂肪沉积，使乳腺增大。孕妇自觉乳房胀痛、麻刺感，检查可见乳头、乳晕着色变深，乳头增大、易勃起。乳晕上皮脂腺肥大形成散在结节状小隆起即蒙氏结节。

二、体征

（一）生殖器的变化

妊娠后阴道黏膜及子宫颈充血水肿、变软呈紫蓝色。停经6～8周时，子宫体饱满，前后径增宽呈球形。由于子宫颈变软及子宫峡部极软，双合诊检查时，感觉子宫颈与子宫体似不相连，称黑加征。随着妊娠的进展，子宫体也相应增大变软，至孕8周时，子宫约为非孕时的2倍；孕12周时，子宫为非孕时的3倍，子宫超出盆腔，可在耻骨联合上方触及。

（二）乳房的变化

早孕时在雌激素的作用下腺管发育及脂肪沉积，孕激素促进腺泡发育。催乳激素、生长激素、胰岛素、皮质醇和上皮生长因子协同作用，使腺体干细胞分化为腺泡细胞和肌上皮细胞。在复杂的神经内分泌调节下使乳房增大，肿胀疼痛，乳头乳晕着色加深，乳头周围出现蒙氏结节。

三、辅助检查

（一）妊娠试验

一般受精后7天即可在血清中检测出 HCG。若用放射免疫法检测 β-HCG 亚型，其值 $<3~\mu g/mL$ 为阴性，$>6~\mu g/mL$ 为阳性。临床上也常用试纸法检测尿中 HCG，该方法简便快速。妊娠试验阳性，要结合临床表现与体征综合分析，才能明确妊娠诊断。

人绒毛膜促性腺激素（HCG）是滋养层细胞分泌的糖蛋白激素。

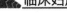

1.测定方法

放射免疫法,酶联免疫吸附试验,斑点金免疫渗滤试验,化学发光分析法。

2.标本

血清、尿液。

3.参考范围

尿液 HCG 试验阳性;血液一般非孕妇女血 HCG<10 U/L,在妊娠最初 3 个月,HCG 水平每 (2.2±0.5)天约升高一倍,孕后 35～50 天 HCG 可升至>2 500 U/L,60～70 天可达 $8×10^4$ U/L 及以上。妊娠期间血清 HCG 水平见表 3-1。

表 3-1　正常妊娠各孕周血清 HCG 水平(U/L)

孕周	HCG 浓度	孕周	HCG 浓度
0.2～1	5～50	4～5	1 000～50 000
1～2	50～500	5～6	10 000～100 000
2～3	100～5 000	6～8	15 000～200 000
3～4	500～10 000	8～12	10 000～100 000

4.临床诊断意义及评价

HCG 测定对早期妊娠诊断有重要意义,胚胎在发育成熟过程中,胎盘合体滋养层细胞产生大量的 HCG,可通过孕妇血液循环而排泄到尿中。当妊娠 1～2 周时,血清和尿中的 HCG 水平即可迅速升高,孕 8～12 周达到高峰,至孕 18 周始降至中等水平,并一直维持到妊娠末期,通过对血、尿中 HCG 水平的测定有助于妊娠的诊断。

HCG 测定还对异位妊娠的判断、滋养细胞肿瘤等疾病的诊断及鉴别有一定价值,临床在诊断正常妊娠时需注意鉴别。异位妊娠时,患者体内 HCG 水平常比正常妊娠低。葡萄胎时,患者 HCG 水平常比相应孕周的正常妊娠高,且在停经 12 周以后,HCG 水平持续上升。

HCG 个体差异大,妊娠不同时期以及各孕妇之间血清 HCG 绝对值变化大,多胎妊娠者 HCG 常高于一胎妊娠,临床需注意动态观察。

5.方法学评价及问题

HCG 由 α、β 两个亚单位构成。α 亚单位由 92 个氨基酸组成,分子量 16 kD,β 亚单位由 145 个氨基酸组成,分子量 23 kD。HCG-β 亚单位(β-HCG)的抗原特异性强,能将与 α-HCG 链相类似的促黄体生成素(LH)、促卵泡激素(FSH)、促甲状腺激素(TSH)等区分开来,因此采用抗β-HCG抗体测出的 HCG 含量,能更精确地反映血、尿中 HCG 的浓度,现临床上主要检测的是 β-HCG。

(二)黄体酮

血清黄体酮水平测定对判断异常早期妊娠有一定帮助。黄体酮由卵巢黄体产生分泌,正常妊娠刺激黄体黄体酮的分泌,故检查血清黄体酮水平可用于判断妊娠的结局。当血清黄体酮含量超过47.7 nmol/L(15 ng/mL)时,异位妊娠可能性较小。当血清黄体酮水平>79.5 nmol/L (25 ng/mL)时,宫内妊娠活胎可能性极大(敏感度97.5%)。相反,如果血清黄体酮水平低于 15.9 nmol/L(5 ng/mL)可诊断胚胎无存活可能(敏感度100%)。此时应对患者进行进一步检查,明确是宫内妊娠难免流产或异位妊娠。如果血清黄体酮在 15.9～79.5 nmol/L(5～25 ng/mL),应采用其他辅助检查方法,包括超声、其他妊娠相关激素、连续激素测定等,判断妊娠情况。

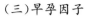

（三）早孕因子

早孕因子(EPF)是自受孕后早期即可从母体血清分离出来的免疫抑制蛋白,是受精后最早能够检测到的标志物。受精后36～48小时即可从母体血清中检测出,在早孕早期达到峰值,足月时几乎检测不出。成功的体外受精胚胎移植后48小时也可检测出EPF。分娩、终止宫内妊娠或异位妊娠24小时后EPF检测阴性。由于EPF分子分离尚较困难,检测方法还不成熟,目前临床使用还存在限制。但其能够在胚胎受精后、种植之前即可检测出,因此可能是将来精确早期妊娠诊断的有效方法。

（四）超声检查

1.B超检查

B超检查是确定早孕和胎龄最快速、准确的方法,最早可在孕5周时作出早期诊断。阴道超声较腹部超声可提前5～7天确诊早期妊娠。正常早期妊娠的超声图像如下。①妊娠囊(GS):妊娠的最早标志,形态为圆形或椭圆形,阴道B超最早在妊娠4～5周时可测到GS;②卵黄囊:是子宫内妊娠的标志,位于妊娠囊内一个亮回声环状结构,中间为无回声区;③胚芽与原始心管搏动:阴道超声早在妊娠5周时可观察到胚芽,孕8周可见原始心管搏动;④妊娠8周后可测定头臀长度,根据其大小可以预测胎龄。

2.超声多普勒法

在增大的子宫区内可听到有节律的单一高调胎心音,胎心率一般在150～160次/分钟,最早可出现在妊娠7周时,还可以听到脐带杂音。

（五）宫颈黏液结晶检查

宫颈黏液是宫颈腺体的分泌物。有正常卵巢功能的育龄妇女在卵巢性激素的影响下,宫颈黏液的物理、化学性状有周期性变化。根据宫颈黏液的量、透明度、延展性和结晶的类型,可以了解卵巢的功能、测定排卵、诊断早孕、进行月经失调激素治疗的动态观察,对妊娠辅助诊断也有一定价值。

1.检查方法

暴露子宫颈,清除颈管外口的黏液,然后用干燥的长弯钳或长镊伸入颈管1 cm左右夹取黏液。取得的黏液置玻片上,待黏液干燥后,置显微镜下观察。

2.临床诊断意义及评价

在正常的月经周期中,黏液羊齿状结晶的出现与消失有一定的规律性。一般在月经第10天出现不典型结晶,随着体内雌激素水平的升高,转变为较低典型结晶,至排卵期可见典型的羊齿状结晶,排卵后结晶逐渐减少,至月经第22天结晶消失。结晶的多少及羊齿状的完整与否,可提示体内雌激素水平的高低。若宫颈黏液量少质稠,涂片干燥后镜下见到排列成行的椭圆体,不见羊齿状结晶,则早期妊娠的可能性很大。

（六）基础体温(BBT)测定

如BBT呈双相型,而体温升高持续18天不下降,早孕的可能性大;如果持续3周仍不下降,应考虑早孕。

（七）孕激素试验

对月经逾期、可疑为早孕的妇女,尤其是妊娠试验及超声检查不能明确时,可以每天肌内注射黄体酮20 mg,连用3～5天,停药后2～7天出现阴道流血,可以排除妊娠。其原理为当体内有一定量雌激素,注射孕激素后使增殖期子宫内膜转变为分泌期,停药后子宫内膜脱落,出现阴道流血。若停药后 7 天仍未出现阴道流血,妊娠的可能性大。

（八）妊娠特异性 β_1 糖蛋白

妊娠特异性 β_1 糖蛋白通常以 SP$_1$ 表示,又称妊娠相关血浆蛋白 C(PAPP-C)(表 3-2)。

表 3-2　正常妊娠各孕周血清 SP$_1$ 水平(mg/L)

孕周	SP$_1$ 均值	孕周	SP$_1$ 均值
4～	2	28～	96
8～	8	30～	99
12～	20	32～	112
16～	31	34～	128
20～	38	36～	168
24～	57	38～	179
26～	75	40～41	165

1.检测方法

放射免疫法,化学发光分析法。

2 标本

血清。

3.参考范围

妊娠期间血清 SP$_1$ 水平见表 3-2。

4.临床诊断意义及评价

(1)SP$_1$ 由胎盘滋养层合体细胞产生后分泌入血,出现于孕妇血液中,正常非孕妇女和男性血液中检测不到。

(2)SP$_1$ 在受孕后 7 天即可从孕妇血液中检出,于妊娠 4 周后增加,至 34～38 周达到高峰,而且抗 SP$_1$ 血清与其他蛋白和任何垂体激素无交叉反应,一般认为 SP$_1$ 是诊断早期妊娠有价值的指标。

(3)由于孕妇血清 SP$_1$ 值和孕周数、胎儿体质量及胎盘重量呈正相关,故检测 SP$_1$ 可用于监测胎盘功能。

(孟凡峰)

第五节　中、晚期妊娠的诊断

随着妊娠进展,子宫逐渐增大,可感知胎动,腹部检查可及胎体,听到胎心音。此时,除通过宫底高度、超声检查等方式推断胎龄、胎儿大小和预产期外,重要的是通过各项筛查排除胎儿畸形、妊娠并发症等异常,早期诊断、早期治疗,确保母儿安全。

一、病史与体征

经历早期妊娠的过程,逐渐感到腹部增大和自觉胎动。

（一）子宫增大

子宫随妊娠进展逐渐增大，根据手测宫底高度及尺测耻上子宫长度（表3-3），可以判断妊娠周数。

表3-3 不同妊娠周数的宫底高度及子宫长度

妊娠周数	手测宫底高度	尺测耻上子宫长度（cm）
12周末	耻骨联合上2～3横指	
16周末	脐耻之间	
20周末	脐下一横指	18(15.3～21.4)
24周末	脐上一横指	24(22.0～25.1)
28周末	脐上三横指	26(22.4～29.0)
32周末	脐与剑突之间	29(25.3～32.0)
36周末	剑突下两横指	32(29.8～34.5)
40周末	脐与剑突之间或略高	33(30.0～35.3)

（二）胎动

胎儿在子宫内的活动即为胎动，是活胎诊断依据之一，也是评估胎儿宫内安危的重要指标之一。胎动可分为转动、翻转、滚动、跳动及高频率活动。一般孕16周起部分孕妇即可感知胎动。随着孕周增加，胎动逐渐增多，孕32～34周达峰值，孕38周后逐渐减少。母体感知的胎动与通过仪器记录下来的胎动有很好的相关性。Rayburn等报道母体能够感知到80%超声发现的胎动。相反，Johnson等发现孕36周以后母体仅能感知16%超声记录的胎动。通常母体对持续超过20秒钟以上的胎动感知能力更强。有许多计数胎动的方法，但至今仍没有一个最佳的胎动指标或理想的数胎动持续时间。例如，有学者建议2小时内感知到10次胎动为正常。也有学者提出每天数1小时胎动，如果胎动数大于或等于此前的基础水平则为正常。临床上通常碰到的问题有两种：①许多足月孕妇抱怨胎动减少。Harrington等研究显示，自述胎动减少孕妇胎儿的预后与无此主诉的孕妇没有明显差距。尽管如此，对主诉胎动减少的孕妇仍应进行胎儿宫内状况评估。②许多孕妇不会数胎动或没有足够的依从性坚持数胎动，Grant等研究提出母体每天对胎动频率的大概感觉和规则计数胎动对评估胎儿宫内状况一样有效。

（三）胎儿心音

于妊娠10周应用Doppler可听到胎心音，18～20周用听诊器经孕妇腹壁能听到胎心音。胎心音呈双音，第一音和第二音很接近，似钟表"滴答"声，速度较快。有关正常胎心率范围，国外有学者建议采用110～150次/分钟，但目前国内仍采用传统的标准（包括胎心听诊与胎儿电子监护仪测定）：正常胎心率在120～160次/分钟，<120次/分钟或>160次/分钟表示胎心率异常。胎心音应与子宫杂音、腹主动脉音、胎动音及脐带杂音相鉴别。

（四）胎体

于妊娠20周以后，经腹壁可触到子宫内的胎体。妊娠24周后，能区别胎头、胎背、胎臀及胎儿肢体。胎头圆而硬，有浮球感；胎臀宽而软，形状略不规则；胎背宽而平坦，肢体小且有不规则活动。

二、辅助检查

（一）超声检查

应用 B 超可检测出胎儿数目、胎产式、胎先露、胎方位，有无胎心搏动及胎盘位置及分级，同时能测量胎儿双顶径、腹围、胸围、顶臀径、股骨长度及羊水池深度，胎儿有无畸形等。应用超声多普勒，尤其是彩色超声多普勒测定脐动脉血流速度，以监护、预测胎儿情况。一般在妊娠 18～20 周应作胎儿畸形筛选超声。在此期间能筛查出 95％的胎儿畸形，其中 60％～80％的先天愚型在颈项部皮肤出现透明带。对无脑儿、脑积水、脑脊膜膨出，脊柱裂，肾积水，肠道畸形，心脏畸形的诊断也有帮助。应用多普勒超声心动图对监护胎儿生长发育和早期诊断先天性心血管畸形有重要临床价值。

（二）胎儿心电图检查（FECG）

胎儿心电图检查是通过将电极分别接在孕妇宫底、耻骨联合上方等体表部位，通过间接检测的方式描记出胎儿心电活动的非侵袭性检测方法。一般于妊娠 12 周以后即可检测出。根据第三届全国胎儿心电图学术会议制定的标准，正常 FECG 诊断标准：胎心率 120～160 次/分钟，FQRS 时限 0.02～0.05 秒，FQRS 综合波振幅 10～30 μV，FST 段上下移位不超 5 μV。异常胎儿心电图诊断标准如下。

（1）期前收缩：提早出现的 FQRS 波群，分为频发性期前收缩和偶发性期前收缩。

（2）ST 段改变：上下移位＞5 μV。

（3）心动过速、过缓：胎心率＞160 次/分钟或＜120 次/分钟。

（4）心律不齐：胎心率在正常范围内（120～160 次/分钟）时胎心率变化＞30 次/分钟，或心率超出正常范围时，胎心率变化＞25 次/分钟。

（5）FQRS 时限增宽：FQRS 时限＞0.05 秒。

（6）FQRS 综合波振幅增高：FQRS 综合波振幅＞30 μV。FECG 显示严重的节律或速度异常、QRS 波群增宽、传导阻滞，应考虑先天性心脏病的可能。FECG 显示 ST 段偏高提示胎儿宫内急慢性缺氧可能。

（孟凡峰）

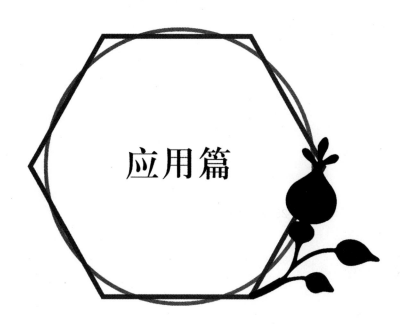

应用篇

第四章

女性生殖系统炎症

第一节 外 阴 炎

外阴与阴道、尿道、肛门相毗邻,经常受到阴道分泌物、经血、尿液和粪便的刺激,若不注意局部清洁,常诱发外阴皮肤与黏膜的炎症。

一、非特异性外阴炎

凡由一般化脓性细菌引起的外阴炎称为非特异性外阴炎,大多为混合性细菌感染,常见病原菌有金黄色葡萄球菌、乙型溶血性链球菌、大肠埃希菌、变形杆菌、厌氧菌等。临床上可分为单纯性外阴炎、毛囊炎、外阴脓疱病、外阴疖病、蜂窝组织炎及汗腺炎等。

(一)单纯性外阴炎

1.病因

当宫颈或阴道发炎时,阴道分泌物流出刺激外阴可引起外阴炎;穿着透气性差的化纤内裤,外阴皮肤经常湿润或尿瘘、粪瘘患者外阴长期被尿液、大便浸渍均可继发感染而导致外阴炎。

2.临床表现

炎症多发生于小阴唇内、外侧或大阴唇甚至整个外阴部,急性期表现为外阴发红、肿胀、灼热、疼痛,亦可发生外阴糜烂、表皮溃疡或成片湿疹样变。有时并发腹股沟淋巴结肿大、压痛。慢性患者由于长期刺激可出现皮肤增厚、粗糙、皲裂,有时呈苔藓化或色素减退。

3.治疗

(1)去除病因:积极治疗宫颈炎、阴道炎;改穿棉质内裤;有尿瘘或粪瘘者行修补术;糖尿病尿液刺激引起的外阴炎则应治疗糖尿病。

(2)局部用药:1:5 000 高锰酸钾温热水坐浴,每天 2 次,清洁外阴后涂 1‰硫酸新霉素软膏或金霉素软膏。

(3)物理疗法:红外线、微波或超短波局部治疗,均有一定的疗效。

(二)外阴毛囊炎

1.病因

为细菌侵犯毛囊及其所属皮脂腺引起的急性化脓性感染。病原体多为金黄色葡萄球菌,其次为白色葡萄球菌。当全身抵抗力下降,外阴局部不洁或肥胖使表皮摩擦受损均可诱发此病。

屡发者应检查有无糖尿病。

2.临床表现

最初出现一个红、肿、痛的小结节,逐渐增大,呈锥状隆起,数天后结节中央组织坏死变软,出现黄色小脓栓,再过数天脓栓脱落,排出脓液,炎症逐渐消退,但常反复发作。

3.治疗

(1)保持外阴清洁,勤换内裤,勤洗外阴,避免进食辛辣食物或饮酒。

(2)出疹较广泛时,可口服头孢类或大环内酯类抗生素。已有脓疱者,可用消毒针刺破,并局部涂上1%新霉素软膏或2%莫匹罗星软膏。

(三)外阴疖肿

1.病因

由金黄色葡萄球菌或白色葡萄球菌引起。屡发者应检查有无糖尿病。

2.临床表现

开始时毛囊口周围皮肤轻度充血肿痛,逐渐形成高于周围皮肤的紫红色硬结,皮肤表面紧张,有压痛,硬结边缘不清楚,常伴腹股沟淋巴结肿大,以后疖肿中央变软,表面皮肤变薄,并有波动感,继而中央顶端出现黄白色点,不久溃破,脓液排出后,疼痛减轻,红肿消失,逐渐愈合。

3.治疗

保持外阴清洁,早期用1:5 000高锰酸钾温热水坐浴后涂敷抗生素软膏,以促使炎症消散或局限化,亦可用红外线照射以促使疖肿软化。有明显炎症或发热者应口服抗生素,有人主张用青霉素20万～40万单位溶于0.5%普鲁卡因10～20 mL做封闭治疗,封闭时应在疖肿边缘外2～3 cm处注射。当疖肿变软,有波动感时,应切开引流。切口要适当大,以便脓液及坏死组织能顺利排出。但切忌挤压,以免炎症扩散。

(四)外阴急性蜂窝组织炎

1.病因

为外阴皮下、筋膜下、肌间隙或深部蜂窝组织的一种急性弥漫性炎症。致病菌以溶血性链球菌为主,其次为金黄色葡萄球菌及厌氧菌。炎症由皮肤或软组织损伤引起。

2.临床表现

特点是病变不易局限化,迅速扩散,与正常组织无明显界限。表浅的急性蜂窝组织炎局部明显红肿、剧痛,并向四周扩大,病变中央常因缺血而坏死。深部的蜂窝织炎,局部红肿不明显,只有局部水肿和深部压痛,疼痛较轻,但病情较严重,有高热、寒战、头痛、全身乏力、白细胞计数升高,压迫局部偶有捻发音。蜂窝组织和筋膜有坏死,以后可有进行性皮肤坏死,脓液恶臭。

3.治疗

早期采用头孢类或青霉素类抗生素口服或静脉滴注。局部可采用热敷或中药外敷,若不能控制,应多处切开引流(切忌过早引流),去除坏死组织,伤口用3%过氧化氢溶液冲洗和湿敷。

(五)外阴汗腺炎

1.病因

青春期外阴部汗腺分泌旺盛,分泌物黏稠,加上继发性葡萄球菌或链球菌感染,致使腺管堵塞导致外阴汗腺炎。

2.临床表现

外阴部有多个瘙痒的皮下小结节,若不及时治疗则会形成脓疱,最后穿破。

3.治疗

保持外阴清洁,宣传教育了解外阴清洁的重要性,避免穿尼龙内裤。早期治疗可用1：5 000高锰酸钾液温热坐浴,每天2~3次。外阴清洁后保持干爽。严重时口服或肌内注射抗生素,形成脓疱时切开排脓。

二、婴幼儿外阴炎

（一）病因

由于婴幼儿卵巢功能尚未成熟,外阴发育较差,自我防御机制不健全,因而外阴易受到各种病原体感染导致婴幼儿外阴炎。常见病原体为大肠埃希菌、葡萄球菌、链球菌、淋病奈瑟菌、假丝酵母菌、滴虫或蛲虫等。传播方式为母亲或保育员的手、衣物、毛巾、浴盆等间接传播;也可由于自身大便污染或外阴不洁等。

（二）临床表现

局部皮肤红肿、疼痛或瘙痒致使婴幼儿烦躁不安及哭闹。检查发现外阴、阴蒂部红肿,尿道口或阴道口充血、水肿或破溃,严重时可致小阴唇粘连,因阴唇粘连覆盖尿道口,尿液由粘连部上方或下方裂隙排出,婴幼儿排尿时因尿液刺激致使疼痛加重而哭闹。

（三）治疗

（1）注意卫生,不穿开裆裤,减少外阴受污染机会。婴幼儿大小便后尤其大便后应清洗外阴,避免用刺激性强的肥皂。清洁外阴后撒布婴儿浴粉或氧化锌粉,以保持外阴干燥。

（2）急性炎症时,用1：5 000高锰酸钾液坐浴,每天2~3次。坐浴后擦干外阴,可选用下列药物涂敷:①40％紫草油纱布;②炉甘石洗剂;③15％氧化锌粉;④瘙痒明显者可用10％氢化可的松软膏。

（3）阴唇粘连时,粘连处可用两大拇指将两侧阴唇向外、向下轻轻按压使粘连分离。分离后创面用40％紫草油涂敷,以免再度粘连,也可涂擦0.1％雌激素软膏。

（4）口服或静脉滴注抗生素治疗。

三、老年性外阴炎

（一）病因

绝经后,雌激素水平明显降低,外阴脂肪减少,大小阴唇变平,皮肤变薄,弹性消失,阴毛稀疏,腺体减少,容易出现老年性外阴炎。

（二）临床表现

外阴因干枯发痒而搔抓,抓破后易导致感染,轻度摩擦也会引起外阴皮肤损伤。若外阴萎缩范围达肛门周围,导致肛门括约肌张力降低而发生轻度大便失禁,亦可因粪便污染而致炎症。

（三）治疗

保持外阴清洁。外阴瘙痒时可用氢化可的松软膏外涂以缓解瘙痒,而且软膏的润滑作用可使皮肤不会因干燥而发生磨损。症状严重者,如无禁忌证可给予雌激素治疗,口服结合雌激素0.625 mg,每晚1次,亦可用结合雌激素阴道软膏局部涂搽。

四、慢性肥厚性外阴炎

(一)病因

慢性肥厚性外阴炎又称外阴象皮肿。病原体为丝虫。其微丝蚴寄生于外阴淋巴系统中,引起淋巴管炎性阻塞,导致皮肤增厚。

(二)临床表现

外阴部皮肤(阴蒂、大小阴唇)呈局限性或弥漫性增厚,表面粗糙,有时凹凸不平呈结节状、乳头状或疣状。因外阴皮肤肥厚肿大,导致患者坐立不安、大小便困难、性生活受影响。病变局部瘙痒,抓破后容易引起继发性感染,出现溃疡、渗液、疼痛等。患者可有丝虫感染史或乳糜尿。

(三)治疗

乙胺嗪,4～6 mg/kg,每天 3 次,7 天为 1 个疗程,也有人主张用短程疗法,即每天 1.5 g 分 2 次口服,连服 2 天。局部病灶要注意干燥清洁,预防继发性感染,病灶增大及肥厚严重者,可考虑手术切除。

五、前庭大腺炎

(一)病因

前庭大腺为一对管泡状结构的腺体,位于两侧大阴唇下 1/3 深部,腺管开口于处女膜与小阴唇之间。因解剖部位的特点,在性交、流产、分娩等情况污染外阴时,病原体易侵入引起前庭大腺炎。炎症一般发生于生育年龄妇女。病原体多为金黄色葡萄球菌、大肠埃希菌、厌氧菌(类杆菌)或淋病奈瑟菌等混合感染。

(二)临床表现

前庭大腺炎可分为 3 种类型:前庭大腺导管炎、前庭大腺脓肿和前庭大腺囊肿。

1.前庭大腺导管炎

初期感染阶段多为导管炎,局部红肿、疼痛及性交痛,检查可见患侧前庭大腺开口处呈白色小点,有明显压痛。

2.前庭大腺脓肿

导管开口处闭塞,脓性分泌物不能排出,积聚于导管及腺体中,并逐渐扩大形成前庭大腺脓肿。脓肿直径达 3～6 cm,多为单侧,局部有红肿热痛,皮肤变薄,触痛明显,有波动感,脓肿继续增大,壁薄,可自行破溃,症状随之减轻,若破口小,脓液引流不畅,症状可反复发作。全身症状可有发热,白细胞计数增高,患侧腹股沟淋巴结肿大。

3.前庭大腺囊肿

前庭大腺导管因非特异性炎症阻塞,使腺体内分泌物积聚,形成囊性扩张所致,但腺体无炎症。小者长期存在而无自觉症状,大者囊肿阻塞阴道口,导致患者行动不便,有肿胀感。检查可见大阴唇下方有囊性块物,椭圆形,肿物大小不等,囊肿内含清澈透明液体,感染时可呈脓性。

(三)治疗

1.前庭大腺导管炎

多卧床休息;口服青霉素类、或头孢菌素类、或喹诺酮类抗生素;局部可用 1∶5 000 高锰酸钾液坐浴。

2.前庭大腺脓肿

待脓肿成熟有波动感时行切开引流术。消毒外阴后,在脓肿表面皮肤最薄处(大阴唇内侧)作一半弧形切口,切口不宜过小,便于脓液充分引流排出,术后应置纱条于脓腔内引流,防止切口过早闭合。切开引流术后症状可迅速消除,但愈合后有可能反复发作,故可在炎症消除后,行前庭大腺摘除术。

3.前庭大腺囊肿

有感染时,按前庭大腺脓肿处理。无继发感染,则可行囊肿造口术。于大阴唇内侧皮肤与黏膜交界处行半弧形切口,剪去菱形状黏膜及囊壁一小块,然后将黏膜与囊壁间断缝合。由于前庭大腺开口未闭塞,故腺体仍有正常分泌功能。亦可采用 CO_2 激光造口术,复发率较低。

六、外阴前庭炎

外阴前庭炎为一慢性持续性临床综合征,其特点为外阴前庭部发红,性交时阴道口有剧痛不适,或触摸、压迫前庭时局部疼痛。

(一)病因

尚不清楚。可能与感染尤其是人乳头瘤病毒(HPV)感染、尿中尿酸盐刺激以及心理因素有关。

(二)临床表现

好发于性生活活跃的妇女。主要症状为性交时阴道口剧痛或长期阴道口处烧灼感,可伴有尿痛、尿频,严重者导致性交畏惧感。检查见前庭部充血、肿胀,压痛明显。

(三)治疗

由于病因不明,治疗效果不理想。对症状较轻者,可采用药物治疗;对病变严重或药物治疗无效者,可采用手术治疗。

(1)药物治疗:1:5 000 高锰酸钾温水坐浴,性交前石蜡油润滑前庭部,1%氢化可的松或0.025%氟轻松软膏局部外涂,亦可同时应用2%～5%利多卡因溶液外涂。近年报道前庭局部黏膜下注射 α-干扰素有一定疗效,有效率为50%。

(2)手术治疗:切除前庭部疼痛处黏膜层,然后潜行游离部分阴道黏膜予以覆盖。前庭大腺开口处被切除后仍能自行重建。

七、外阴接触性皮炎

(一)病因

外阴皮肤直接接触某些刺激性物质或变应原而发生的炎症,如接触消毒剂、卫生巾、肥皂、阴茎套、紧身内裤等。

(二)临床表现

外阴接触刺激物或变应原后,局部有灼热感、疼痛、瘙痒,检查见皮肤潮红、皮疹、水肿、水疱甚至坏死、溃疡。

(三)治疗

去除病因,避免用刺激性物质。可口服赛庚啶、阿司咪唑或肾上腺皮质激素,局部用3%硼酸溶液冲洗后,涂抹炉甘石洗剂。若有继发感染时,可给予1%新霉素软膏涂抹。

(李俊凤)

第二节 阴 道 炎

女性阴道及其特定的菌群共同形成了一个巧妙的平衡生态体系,当此平衡被破坏时,即可导致阴道炎。改变阴道生态平衡的药物和其他因素有抗生素、激素、避孕药、阴道冲洗、阴道用药、性交、性传播疾病、紧张和多性伴侣等。

阴道内主要需氧菌有革兰氏阳性乳酸杆菌、类白喉杆菌、革兰氏阳性表皮葡萄球菌、链球菌、肠球菌和革兰氏阴性大肠埃希菌及阴道杆菌。主要厌氧菌有革兰氏阳性消化球菌属及消化链球菌属、革兰氏阴性类杆菌属、梭状芽孢杆菌。除细菌外尚有衣原体、支原体、病毒、原虫、真菌等。

阴道炎主要病因:①外阴阴道假丝酵母菌病;②滴虫性阴道炎;③细菌性阴道病;④老年性阴道炎;⑤阿米巴性阴道炎;⑥婴幼儿阴道炎;⑦过敏性阴道炎。

一、外阴阴道假丝酵母菌病

外阴阴道假丝酵母菌病是由假丝酵母菌引起的一种常见外阴阴道炎,约 75% 妇女一生中至少患过1 次外阴阴道假丝酵母菌病。

(一)病因

假丝酵母菌呈卵圆形,有芽生孢子及细胞发芽伸长而形成的假菌丝,80%～90%病原体为白色假丝酵母菌,10%～20%为光滑假丝酵母菌、近平滑假丝酵母菌、热带假丝酵母菌等。假丝酵母菌系阴道内常驻菌种,也可由肠道传染来,其繁殖、致病、发病取决于宿主抵抗力以及阴道内环境的变化。当阴道内糖原增多,酸度增高时,最适宜假丝酵母菌繁殖而引起炎症。妊娠、避孕药、抗生素、激素和免疫抑制剂的使用均有利于假丝酵母菌繁殖,阴道和子宫颈有病理改变时,假丝酵母菌发病率亦增高,肥胖及甲状旁腺、甲状腺和肾上腺功能减退等均影响假丝酵母菌的繁殖和生长且与发病有关,亦与大量雌激素应用、糖尿病、穿紧身化纤内裤、性交过频、性传播、偏嗜甜食有关。

(二)临床表现

主要表现为外阴阴道瘙痒,严重时抓破外阴皮肤,可有外阴烧灼感、阴道痛、性交疼痛及排尿灼热感,排尿或性交可使症状加剧,阴道分泌物增多,典型的白带为白色豆渣样,稠厚,无臭味。

检查时可见阴道黏膜被白色膜状豆渣样分泌物覆盖,擦除后见黏膜充血、水肿或为表浅糜烂面,外阴因搔抓或分泌物刺激可出现抓痕、表皮剥脱、肿胀和红斑。

(三)诊断

典型病例不难诊断,若在分泌物中找到假丝酵母菌的芽孢及菌丝即可确诊。检查时可用悬滴法(加1 滴生理盐水或 10%氢氧化钾)在显微镜下找芽孢和假菌丝。若有症状而多次检查阴性时,可改用培养法。顽固病例应检查尿糖,必要时查血糖,并详细询问有无服用大量皮质激素和长期应用抗生素的病史,以寻找发病的可能诱因。

(四)治疗

1.去除诱因

及时了解存在的诱因并及时消除,如停服广谱抗生素、雌激素等。合并糖尿病时要同时予以

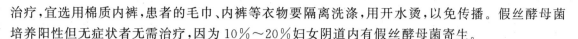

治疗,宜选用棉质内裤,患者的毛巾、内裤等衣物要隔离洗涤,用开水烫,以免传播。假丝酵母菌培养阳性但无症状者无需治疗,因为10%～20%妇女阴道内有假丝酵母菌寄生。

2.改变阴道酸碱度

假丝酵母菌在pH 5.5～6.5环境下最适宜生长繁殖,因此可改变阴道酸碱度造成不利于其生长的环境。方法是用碱性溶液如2%～4%碳酸氢钠溶液冲洗阴道或坐浴,每天2次,10天为1个疗程。

3.药物治疗

(1)制霉菌素栓10万单位/枚,每晚置阴道内1枚,10～14天为1个疗程,怀疑系肠道假丝酵母菌传播致病者,应口服制霉菌素片剂,每次50万～100万单位,每天3次,7～10天为1个疗程,以消灭自身的感染源。

(2)咪唑类药物:包括布康唑、咪康唑、克霉唑、酮康唑、益康唑、伊曲康唑、特康唑、氟康唑等,已成为治疗外阴阴道假丝酵母菌病的推荐疗法。①布康唑:阴道霜,5 g/d,睡时阴道内用,共3天。②咪康唑:阴道栓剂,每晚1粒,200 mg/粒,共7天或400 mg/粒,共3天;或2%咪康唑乳膏,5 g/d,睡时阴道内用,共7天。③克霉唑:又称三苯甲咪唑,克霉唑阴道片100 mg,每晚1次,7天为1个疗程,或200 mg,每晚1次,3天为1个疗程;亦有用1%克霉唑阴道乳膏5 g每晚涂于阴道黏膜上,7～14天为1个疗程;油膏亦可涂在外阴及尿道口周围,以减轻瘙痒症状及小便疼痛;克霉唑500 mg单剂阴道给药,疗效与上述治疗方案相近。④酮康唑:是一种新型口服吸收的抗真菌药物,200 mg,每天1次或2次口服,5天为1个疗程,疗效与克霉唑或咪康唑阴道给药相近;对于复发性外阴阴道假丝酵母菌病患者,现主张用酮康唑口服治疗。⑤益康唑:系咪唑类药物,抗菌谱较广、对深部或浅部真菌均有效,制剂有50 mg或150 mg的阴道栓剂,1%的阴道霜剂,3天为1个疗程。⑥伊曲康唑:每片200 mg,口服每天2次,每次1片即可,也可200 mg口服,每天1次,共3天。⑦特康唑:0.4%霜剂,5 g/d,阴道内给药,共7天;或0.8%霜剂,5 g/d,阴道内给药,共3天;或阴道栓剂80 mg/d,共3天。⑧氟康唑:唯一获得FDA许可的治疗假丝酵母菌感染的口服药物,每片150 mg,仅需服用1片即可。

(3)顽固病例的治疗:外阴阴道假丝酵母菌病患者经过治疗,临床症状及体征消失,真菌学检查阴性后,又出现症状,真菌学检查阳性,并且一年内发作4次或4次以上者,称为复发性外阴阴道假丝酵母菌病,复发原因可能与性交传播或直肠假丝酵母菌感染有关。①查尿糖、血糖,除外糖尿病。②月经期间不能中断治疗,治疗期间不能性交。③最佳方案尚未确定,推荐一开始给予积极治疗10～14天,随即维持治疗6个月,如酮康唑100 mg/次,每天1次,维持6个月;或者治疗1个疗程结束后6个月内,每次经前用阴道栓剂,共3天。④应用广谱抗生素治疗其他感染性疾病期间,应同时用抗真菌软膏涂抹阴道,以防复发。⑤口服氟康唑、或伊曲康唑、或制霉菌素治疗直肠假丝酵母菌感染。⑥当与滴虫性阴道炎并存时,应注意同时治疗。

(4)妊娠期感染的治疗:为避免新生儿感染,应进行局部治疗。目前认为制霉菌素或咪康唑妊娠期局部用药对胎儿无害,可用2%碳酸氢钠溶液冲洗外阴后,阴道置上述栓剂,孕中期阴道给药时不宜塞入过深。

二、滴虫性阴道炎

(一)病因

滴虫性阴道炎由阴道毛滴虫引起。阴道毛滴虫为厌氧可活动的原虫,梨形,全长15～

20 μm,虫体前端有 4 根鞭毛,在 pH 5.5～6.0 时生长繁殖迅速。月经前后阴道 pH 发生变化时,隐藏在腺体及阴道皱襞中的滴虫常得以繁殖,引起炎症发作。滴虫能消除或吞噬阴道细胞内的糖原,阻碍乳酸的生成。本病可因性交引起,也与使用不洁浴具或穿着污染衣裤、接触污染便盆、被褥等有关。

(二)临床表现

20％～50％患者无症状,称为带虫者。滴虫单独存在时可不导致炎症反应。但由于滴虫消耗阴道细胞内糖原,改变阴道酸碱度,破坏其防御机制,故常在月经前后、妊娠期或产后等阴道 pH 改变时,继发细菌感染,引起炎症发作。

临床症状表现为阴道分泌物异常增多,常为稀薄泡沫状,有臭味,当混合细菌感染时分泌物呈脓性。10％患者诉外阴、阴道口瘙痒,有时伴性交痛、尿频、尿痛、血尿。

检查可见阴道黏膜呈散在红色点状皮损或草莓状宫颈,后穹隆有较多的泡沫状分泌物。单纯带虫者阴道黏膜可无异常发现。

(三)诊断

采用悬滴法在阴道分泌物中找到滴虫即可确诊。阴道分泌物涂片可见大量白细胞而未能从镜下检出滴虫者,可采用培养法。采集分泌物前 24～48 小时应避免性交、阴道冲洗或局部用药,且不宜行双合诊检查,窥阴器不涂抹润滑剂。近来开始运用荧光标记单克隆抗体检测、酶联免疫吸附法和多克隆抗体乳胶凝集法诊断,敏感度为 76％～95％不等。

(四)治疗

1.甲硝唑

传统治疗方案:200 mg 口服,每天 3 次,7 天为 1 个疗程,或 400 mg 口服,每天 2 次,5 天为 1 个疗程。亦可 2 g 单次口服。单剂量治疗的好处是总药量少,患者乐意接受,但因剂量大,可出现不良反应,因此选用单剂量疗法一定要慎重。用药期间或用药后 24 小时内不能饮用含酒精的饮料,配偶亦需同时采用甲硝唑口服治疗。

2.替代方案

有以下几种:①替硝唑 500 mg,每天 2 次,连服 7 天;②甲苯咪唑 100 mg,每天 2 次,连服 3 天;③硝呋太尔 200 mg,每天 3 次,连服 7 天。

3.阴道局部用药

阴道局部用药症状缓解相对较快,但不易彻底杀灭滴虫,停药后易复发。先采用 0.5％醋酸清洗阴道后,将甲硝唑 200 mg 置入阴道内,每晚 1 次,7 天为 1 个疗程,或用甲硝唑泡腾片 200 mg,滴维净(每片含乙酰胂胺 250 mg、硼酸30 mg),卡巴胂 200 mg,曲古霉素栓 10 万单位,每晚一枚置阴道内,7 天为 1 个疗程。

4.治疗中的注意事项

月经干净后阴道 pH 偏碱性,利于滴虫生长,因而可能在月经干净后复发,故应在下次月经净后再治疗 1 个疗程,以巩固疗效。

三、细菌性阴道病

(一)病因

细菌性阴道病为阴道内正常菌群失调所致的一种混合感染。以往曾称非特异性阴道炎、嗜血杆菌性阴道炎、棒状杆菌性阴道炎、加德纳菌性阴道炎、厌氧性阴道病,1984 年被正式命名为细菌性阴道病。此病非单一致病菌引起,而是多种致病菌大量繁殖导致阴道生态系统失调的一种阴道病理状态,因局部无明显炎症反应,分泌物中白细胞少,故而称作阴道病。

细菌性阴道病为生育妇女最常见的阴道感染性疾病。有统计在性传播疾病门诊的发生率为15%~64%,年龄在15~44岁,妊娠妇女发病率为16%~29%。正常阴道内以产生过氧化氢的乳酸杆菌占优势,细菌性阴道病时,乳酸杆菌减少而其他细菌大量繁殖,主要有加德纳菌、动弯杆菌、普雷沃菌、类杆菌等厌氧菌以及人型支原体,其数量可增加100~1 000倍。阴道生态环境和pH的改变,是加德纳菌等厌氧菌大量繁殖的致病诱因,其发病与妇科手术、既往妊娠数、性伴侣数目有关。口服避孕药有支持乳酸杆菌占优势的阴道环境的作用,对细菌性阴道病起到一定防护作用。

(二)临床表现

20%~50%患者无症状,有症状者表现为阴道分泌物增多,呈灰白色或灰黄色,稀薄,腥臭味,尤其是性交后更为明显,因碱性黏液可使阴道pH升高,促进加德纳菌等厌氧菌的生长,引起胺类释放所致。少数患者可有外阴瘙痒及灼热感。细菌性阴道炎可引起宫颈上皮不典型增生、子宫内膜炎、输卵管炎、盆腔炎、异位妊娠与不孕。孕期细菌性阴道炎感染可引起早产、胎膜早破、绒毛膜羊膜炎、产褥感染、新生儿感染。

检查见阴道口有分泌物流出,可闻到鱼腥味,分泌物稀薄并黏着于阴道壁,易擦掉,阴道黏膜无充血等炎症改变。

(三)诊断

根据临床特征和阴道分泌物镜检多能明确诊断。临床上如按滴虫性阴道炎、外阴阴道假丝酵母菌病治疗无效时,应考虑细菌性阴道炎。细菌性阴道炎诊断的4项标准,有其中的3项即可诊断:①阴道分泌物增多,均匀稀薄;②阴道pH>4.5;③氨试验阳性,取阴道分泌物少许置玻片上,加入10%氢氧化钾溶液1~2滴,立即可闻及一种鱼腥味即为阳性,这是由于厌氧菌产生的胺遇碱释放氨所致,但非细菌性阴道炎患者性生活后由于碱性精液的影响,氨试验也可为阳性;④线索细胞阳性,取少许阴道分泌物置玻片上,加1滴生理盐水于高倍镜下观察,视野中见到20%以上的线索细胞即为阳性,线索细胞系阴道壁脱落的表层细胞,于细胞边缘吸附大量颗粒状物质,即各种厌氧菌尤其是加德纳菌,以致细胞边缘不清,呈锯齿状。

(四)治疗

治疗目的是缓解阴道症状和体征。治疗原则:①无症状者无须治疗;②性伴侣不必治疗;③妊娠期细菌性阴道炎应积极治疗;④经阴道手术如子宫内膜活检、宫腔镜、节育环放置、子宫输卵管碘油造影检查、刮宫术等应在术前积极治疗。

1.全身治疗

(1)首选药物为口服甲硝唑。甲硝唑有助于细菌性阴道炎患者重建正常阴道内环境。美国疾病控制中心的推荐方案:甲硝唑500 mg口服,每天2次,或400 mg口服,每天3次,共7天,治愈率达82%~97%。备用方案有:甲硝唑2 g单次顿服,治愈率47%~85%。

(2)克林霉素对厌氧菌及加德纳菌均有效。用法:300 mg口服,1天2次,共7天,治愈率97%,尤其适用于妊娠期细菌性阴道炎患者及甲硝唑治疗失败或不能耐受者。不良反应有腹泻、皮疹、阴道刺激症状,均不严重,无需停药。

2.局部治疗

(1)甲硝唑500 mg置于阴道内,每晚1次,7~10天为1个疗程,或0.75%甲硝唑软膏(5 g)

阴道涂布,每天 2 次,5~7 天为 1 个疗程。

(2)2％克林霉素软膏 5 g 阴道涂布,每天 1 次,7 天为 1 个疗程,治愈率 80％~85％,适宜于妊娠期细菌性阴道炎治疗。

(3)乳酸(pH 3.5)5 mL 置入阴道内,每天 1 次,7 天为 1 个疗程。

(4)3％过氧化氢冲洗阴道,每天 1 次,7 天为 1 个疗程。

(5)对于混合感染如合并滴虫性阴道炎、外阴阴道假丝酵母菌病患者,可采用聚甲酚磺醛阴道栓 1 枚,每天 1 次,或保菌清阴道栓(含硫酸新霉素、多黏菌素 B、制霉菌素、乙酰胂胺)1 枚,每天 1 次,6 天为 1 个疗程。

3.妊娠期细菌性阴道炎的治疗

推荐方法为甲硝唑 200 mg,每天 3 次,共 7 天。替代疗法为甲硝唑 2 g 顿服或克林霉素 300 mg,每天 2 次,共 7 天。妊娠期不宜阴道内给药,有可能增加早产的危险。

四、老年性阴道炎

(一)病因

绝经后妇女由于卵巢功能衰竭,雌激素水平下降,阴道黏膜变薄,皱褶消失,细胞内缺乏糖原,阴道内 pH 多呈碱性,杀灭病原菌能力降低,加之血供不足,当受到刺激或被损伤时,毛细血管容易破裂,出现阴道不规则点状出血,如细菌侵入繁殖,可引起老年性阴道炎。

(二)临床表现

阴道分泌物增多,水样、脓性或脓血性。可有下腹坠胀不适及阴道灼热感。由于分泌物刺激,患者感外阴及阴道瘙痒。

检查见阴道呈老年性改变,皱襞消失,上皮菲薄,阴道黏膜充血,有点状出血,严重时形成表浅溃疡。若溃疡面相互粘连,阴道检查分离时可引起出血,粘连严重者可导致阴道闭锁,闭锁段上端分泌物不能排出可形成阴道或宫腔积脓。长期炎性刺激后可因阴道黏膜下结缔组织纤维化,致使阴道狭窄。

(三)诊断

根据临床表现不难诊断,但必须除外滴虫性阴道炎或外阴阴道假丝酵母菌病。此外,发现血性白带时还需警惕子宫恶性肿瘤的存在,必要时应行分段诊断性刮宫或局部活检予以确诊。

(四)治疗

治疗原则为增强阴道抵抗力和抑制细菌生长。

1.保持外阴清洁和干燥

分泌物多时可用 1％乳酸或 0.5％醋酸或 1∶5 000 高锰酸钾坐浴或冲洗阴道。

2.雌激素制剂全身给药

尼尔雌醇,每半月 2~4 mg 口服;结合雌激素,每天 0.625 mg 口服;戊酸雌二醇,每天 1~2 mg 口服;克龄蒙(每片含戊酸雌二醇 2 mg,醋酸环丙黄体酮 1 mg),每天 1 片;诺更宁(每片含雌二醇 2 mg,醋酸炔诺酮 1 mg),每天 1 片。以上药物可任意选用一种。

3.雌激素制剂局部给药

己烯雌酚 0.5 mg,每晚 1 次,7 天为 1 个疗程;或结合雌激素阴道软膏 0.5~2 g/d,7 天为 1 个疗程。

4.抗生素软膏或粉剂局部给药

甲硝唑、氧氟沙星、磺胺异恶唑、氯霉素局部涂抹,隔天一次,7次为1个疗程。

五、婴幼儿阴道炎

(一)病因

婴幼儿卵巢尚未发育,阴道细长,黏膜仅由数层立方上皮组成,阴道上皮糖原很少,阴道pH 6.0～7.5,故对细菌的抵抗力弱,阴道内乳酸杆菌极少,而杂菌较多,这些细菌作用于抵抗力较弱或受损的阴道时,极易产生婴幼儿阴道炎。婴幼儿阴道炎常与外阴炎并存,多见于1～5岁的幼女。80%为大肠埃希菌属感染,葡萄球菌、链球菌、变形杆菌、淋病奈瑟菌、滴虫、假丝酵母菌、蛲虫也可引起感染。年龄较大儿童阴道内异物亦常致继发性感染。

(二)临床表现

主要症状为阴道口处见脓性分泌物,味臭。由于阴道分泌物刺激可导致外阴瘙痒,患者常用手搔抓外阴,甚至哭闹不安。检查可见外阴红肿、破溃、前庭黏膜充血。慢性外阴炎可致小阴唇粘连,慢性阴道炎可致阴道闭锁。

(三)诊断

根据症状、体征,临床诊断并不困难。应取分泌物找滴虫、假丝酵母菌或涂片染色找致病菌,必要时做细菌培养。还应做肛门检查以排除阴道异物及肿瘤。

(四)治疗

(1)保持外阴清洁、干燥,不穿开裆裤。如阴道分泌物较多,可在尿布内垫上消毒棉垫并经常更换棉垫与尿布。

(2)婴幼儿大小便后用1:5 000高锰酸钾温热水冲洗外阴,年龄较大的小儿可用1:5 000高锰酸钾温水坐浴,每天3次。外阴擦干后,可用下列药物:15%氧化锌粉、15%滑石粉、炉甘石洗剂、紫草油。瘙痒剧烈时可用制霉菌素软膏或氢化可的松软膏,外阴及阴道口可适量涂抹雌激素霜剂或软膏,也可口服己烯雌酚0.1 mg,每晚1次,连服7天。

(李俊凤)

第三节　子宫颈炎

宫颈炎是妇科常见疾病之一。正常情况下,宫颈具有多种防御功能,包括黏膜免疫、体液免疫及细胞免疫,是阻止病原菌进入上生殖道的重要防线,但宫颈也容易受分娩、性交及宫腔操作的损伤,且宫颈管柱状上皮抗感染能力较差,易发生感染。临床上一般将宫颈炎分为急性和慢性两种类型。

一、急性宫颈炎

(一)病因

急性宫颈炎常发生于不洁性交后,分娩、流产、宫颈手术等亦可导致宫颈损伤而继发感染。此外,接触高浓度刺激性液体、药物,阴道内异物如遗留的纱布、棉球也是引起急性宫颈炎的原因。最常见病原体为淋病奈瑟菌和沙眼衣原体,淋病奈瑟菌感染时 45％～60％ 常合并沙眼衣原体感染,其次为一般化脓菌如链球菌、葡萄球菌、肠球菌、大肠埃希菌以及假丝酵母菌、滴虫、阿米巴原虫等。淋病奈瑟菌及沙眼衣原体主要侵犯宫颈管柱状上皮,如直接向上蔓延可导致上生殖道黏膜感染,亦常侵袭尿道移行上皮、尿道旁腺和前庭大腺。一般化脓菌则侵入宫颈组织较深,并可沿两侧宫颈淋巴管向上蔓延导致盆腔结缔组织炎。

（二）临床表现

主要表现为白带增多,呈脓性或脓血性,常伴有下腹坠痛、腰背痛、性交疼痛和尿路刺激症状,体温可轻微升高。妇科检查见宫颈充血、红肿,颈管黏膜水肿,宫颈黏膜外翻,宫颈触痛,脓性分泌物从宫颈管内流出,若尿道、尿道旁腺、前庭大腺感染,则可见尿道口、阴道口黏膜充血、水肿以及多量脓性分泌物。沙眼衣原体性宫颈炎则症状不典型或无症状,有症状者表现为宫颈分泌物增多,点滴状出血或尿路刺激症状,妇科检查宫颈口可见黏液脓性分泌物。

（三）诊断

根据病史、症状及妇科检查,诊断急性宫颈炎并不困难,关键是确定病原体。疑为淋病奈瑟菌感染时,应取宫颈管内分泌物作涂片检查（敏感性 50％～70％）或细菌培养（敏感性 80％～90％）,对培养可疑的菌落,可采用单克隆抗体免疫荧光法检测。检测沙眼衣原体感染时,可取宫颈管分泌物涂片染色找细胞质内包涵体,但敏感性不高,培养法技术要求高,费时长,难以推广,目前推荐的方法是直接免疫荧光法或酶免疫法,敏感性在 89％～98％ 之间。注意诊断时要考虑是否合并上生殖道感染。

（四）治疗

采用抗生素全身治疗。抗生素选择、给药途径、剂量和疗程则根据病原体和病情严重程度决定。目前,淋菌性宫颈炎推荐的首选药物为头孢曲松钠,备用药物有大观霉素、青霉素、氧氟沙星、左氧氟沙星、依诺沙星等,治疗时需同时加服多西环素。沙眼衣原体性宫颈炎推荐的首选药物为阿奇霉素或多西环素,备用药物有米诺环素、氧氟沙星等。一般化脓菌感染最好根据药敏试验进行治疗。急性宫颈炎的治疗应力求彻底,以免形成慢性宫颈炎。

二、慢性宫颈炎

（一）病因

慢性宫颈炎常由于急性宫颈炎未予治疗或治疗不彻底转变而来。急性宫颈炎容易转为慢性的原因主要是宫颈黏膜皱褶较多,腺体呈葡萄状,病原体侵入腺体深处后极难根除,导致病程反复、迁延不愈所致。阴道分娩、流产或手术损伤宫颈后继发感染亦可表现为慢性过程,此外,不洁性生活、雌激素水平下降、阴道异物均可引起慢性宫颈炎。病原体一般为葡萄球菌、链球菌、沙眼衣原体、淋病奈瑟菌、厌氧菌等。

（二）病理

1.宫颈糜烂

宫颈外口处的宫颈阴道部外观呈细颗粒状的红色区,称为宫颈糜烂。目前,已废弃宫颈糜烂这一术语,而改称为宫颈柱状上皮异位,并认为其不是病理改变,而是宫颈生理变化。在此沿用宫颈糜烂一词,专指病理炎性糜烂。宫颈糜烂是慢性宫颈炎最常见的一种表现,糜烂面呈局部细小颗粒状红色区域,其边界与正常宫颈上皮的界限清楚,甚至可看到交界线呈现一道凹入的线沟,有的糜烂可见到毛细血管浮现在表面上,表现为局部慢性充血。镜下见黏膜下有白细胞及淋巴细胞浸润,间质有小圆形细胞和浆细胞浸润。

根据糜烂面外观和深浅常分为3种类型:①单纯型糜烂,糜烂面仅为单层柱状上皮覆盖,浅而平坦,外表光滑;②颗粒型糜烂,由于腺体和间质增生,糜烂表面凹凸不平,呈颗粒状;③乳突型糜烂,糜烂表面组织增生更明显,呈乳突状。根据糜烂区所占宫颈的比例可分为3度:轻度糜烂,糜烂面积占整个宫颈面积的1/3以内;中度糜烂,糜烂面积占宫颈的1/3～2/3;重度糜烂,糜烂面积占宫颈的2/3以上。

宫颈糜烂愈合过程中,柱状上皮下的基底细胞增生,最后分化为鳞状上皮。邻近的鳞状上皮也可向糜烂面的柱状上皮生长,逐渐将腺上皮推移,最后完全由鳞状上皮覆盖而痊愈。糜烂的愈合呈片状分布,新生的鳞状上皮生长于炎性糜烂组织的基础上,故表层细胞极易脱落而变薄,稍受刺激又可恢复糜烂,因此愈合和炎症的扩展交替发生,不容易彻底治愈。

2.宫颈肥大

由于慢性炎症的长期刺激,宫颈组织充血、水肿,腺体和间质增生,纤维结缔组织增厚,导致宫颈肥大,但表面仍光滑,严重者较正常宫颈增大1倍以上。

3.宫颈息肉

慢性炎症长期刺激,使宫颈管局部黏膜增生并向宫颈外口突出而形成一个或多个息肉,直径在1 cm左右,色红,舌形,质软而脆,血管丰富易出血,蒂长短不一,蒂根附着于宫颈外口或颈管壁内。镜检特点为息肉表面被柱状上皮覆盖,中心为充血、水肿及炎性细胞浸润的结缔组织。息肉的恶变率不到1%,但极易复发。

4.宫颈腺囊肿

宫颈糜烂愈合过程中,宫颈腺管口被新生的鳞状上皮覆盖,腺管口堵塞,导致腺体分泌物排出受阻,液体潴留而形成囊肿。检查时见宫颈表面突出数毫米大小青白色囊泡,内含无色黏液。

5.宫颈管内膜炎

炎症局限于宫颈管黏膜及黏膜下组织,宫颈口充血,有脓性分泌物,而宫颈阴道部外观光滑。

(三)临床表现

主要症状为白带增多,常刺激外阴引起外阴不适和瘙痒。由于病原体种类、炎症的范围、程度和病程不同,白带的量、颜色、性状、气味也不同,可为乳白色黏液状至黄色脓性,可有血性白带或宫颈接触性出血。若白带增多,似白色干酪样,应考虑可能合并假丝酵母菌感染;若白带呈稀薄泡沫状,有臭味,则应考虑滴虫性阴道炎。严重感染时可有腰骶部疼痛、下腹坠胀,由于慢性宫颈炎可直接向前蔓延或通过淋巴管扩散,当波及膀胱三角区及膀胱周围结缔组织时,可出现尿路刺激症状。较多的黏稠脓性白带有碍精子上行,可导致不孕。妇科检查可见宫颈不同程度的糜烂、肥大,有时可见宫颈息肉、宫颈腺囊肿等,宫颈口多有分泌物,亦可有宫颈触痛和宫颈触血。

(四)诊断

宫颈糜烂诊断并不困难,但必须除外宫颈上皮内瘤样病变、早期宫颈癌、宫颈结核、宫颈尖锐湿疣等,因此应常规进行宫颈细胞学检查。目前已有电脑超薄细胞检测系统,准确率显著提高。必要时须作病理活检以明确诊断,电子阴道镜辅助活检对提高诊断准确率很有帮助。宫颈息肉、宫颈腺囊肿可根据病理活检确诊。

(五)治疗

局部治疗为主,方法有物理治疗、药物治疗及手术治疗。

1.物理治疗

目的在于使糜烂面坏死、脱落，原有柱状上皮为新生鳞状上皮覆盖。

(1)电灼(熨)治疗:采用电灼器或电熨器对整个病变区电灼或电熨，直至组织呈乳白色或微黄色为止。一般近宫口处稍深，越近边缘越浅，深度为 2 mm 并超出病变区 3 mm，深入颈管内 0.5～1.0 cm，治愈率 50%～90%不等。术后涂抹磺胺粉或呋喃西林粉，用醋酸冲洗阴道，每天 1 次，有助于创面愈合。

(2)冷冻治疗:利用液氮快速达到超低温(－196 ℃)，使糜烂组织冻结、坏死、变性、脱落，创面修复而达到治疗目的。一般采用接触冷冻法，选择相应的冷冻头，覆盖全部病变区并略超过其范围 2～3 mm，根据快速冷冻、缓慢复温的原则，冷冻 1 分钟、复温 3 分钟、再冷冻 1 分钟。进行单次或重复冷冻，治愈率 80%左右。

(3)激光治疗:采用 CO_2 激光器使糜烂部分组织炭化、结痂，痂皮脱落后，创面修复而达到治疗目的。激光头距离糜烂面 3～5 cm，照射范围应超出糜烂面 2 mm，轻症的烧灼深度为 2～3 mm，重症可达 4～5 mm，治愈率 70%～90%。

(4)微波治疗:微波电极接触局部病变组织时，瞬间产生高热效应(44 ℃～61 ℃)而达到组织凝固的目的，并可出现凝固性血栓形成而止血，治愈率 90%左右。

(5)波姆光治疗:采用波姆光照射糜烂面，直至变为均匀灰白色为止，照射深度为 2～3 mm，治愈率可达 80%。

(6)红外线凝结法:红外线照射糜烂面，局部组织凝固、坏死，形成非炎性表浅溃疡，新生鳞状上皮覆盖溃疡面而达到治愈，治愈率 90%以上。

(7)高强度聚焦超声治疗:高强度聚焦超声是治疗宫颈糜烂的一种新方法，通过超声波在焦点处产生的热效应、空化效应和机械效应，破坏病变组织。与传统物理治疗方法有所不同的是，利用聚焦超声良好的组织穿透性和定位性，将声波聚焦在宫颈病变深部，对宫颈组织的损伤部位是在表皮下的一定深度，而不是直接破坏表面黏膜层，深部病变组织被破坏后，由深及浅，促进健康组织的再生和表皮的重建。

物理治疗的注意事项:①治疗时间应在月经干净后 3～7 天进行;②排除宫颈上皮内瘤样病变、早期宫颈癌、宫颈结核和急性感染期后方可进行;③术后阴道分泌物增多，甚至有大量水样排液，有时呈血性，脱痂时可引起活动性出血，如量较多先用过氧化氢清洗伤口，用消毒棉球局部压迫止血，24 小时后取出;④物理治疗的次数、持续时间、强度、范围应严格掌握;⑤创面愈合需要一段时间(2～8 周)，在此期间禁止盆浴和性生活;⑥定期复查，随访有无宫颈管狭窄。

2.药物治疗

适用于糜烂面积小和炎症浸润较浅的病例。

(1)硝酸银或重铬酸钾液:为强腐蚀剂，局部涂擦进行治疗，方法简单，但因疗效不佳，现基本已弃用。

(2)聚甲酚磺醛浓缩液或栓剂:目前临床上应用较多，聚甲酚磺醛是一种高酸物质，可使病变组织的蛋白质凝固脱落，对健康组织无损害且可增加阴道酸度，有利于乳酸杆菌生长。用法:将浸有聚甲酚磺醛浓缩液的棉签插入宫颈管，转动数次取出，然后将浸有浓缩液的纱布块轻轻敷贴于病变组织，纱布块应稍大于糜烂面，浸蘸的药液以不滴下为度，持续 1～3 分钟，每周 2 次，一个月经周期为 1 个疗程;聚甲酚磺醛栓剂为每隔天晚阴道放置一枚，12 次为 1 个疗程。

(3)免疫治疗:采用重组人 α-干扰素栓，每晚一枚，6 天为 1 个疗程。近年报道用红色奴卡放线菌细胞壁骨架(N-CWS)菌苗治疗宫颈糜烂,该菌苗具有非特异性免疫增强及消炎作用,能促进鳞状上皮化生,修复宫颈糜烂病变达到治疗效果。

(4)宫颈管内膜炎时,根据细菌培养和药敏试验结果,采用抗生素全身治疗。

3.手术治疗

对于糜烂面积广而深,或用上述方法久治不愈的患者可考虑行宫颈锥形切除术,多采取宫颈环形电切除术。锥形切除范围从病灶外缘0.3～0.5 cm开始,深入宫颈管1～2 cm,锥形切除,术后压迫止血。宫颈息肉可行息肉摘除术或电切术。

(李俊凤)

第四节 盆 腔 炎

一、概述

盆腔炎是妇女常见疾病,包括子宫内膜炎、附件炎、盆腔腹膜炎、盆腔结缔组织炎等。美国疾病控制与预防中心已将这一临床综合征定义为盆腔炎性疾病。既往盆腔炎性疾病多因产后、剖宫产后、流产后以及妇科手术后细菌进入创面感染而致病,近年来则多由下生殖道的性传播疾病及细菌性阴道病上行感染造成。发病可局限于一个部位、几个部位或整个盆腔脏器。

(一)发病率

盆腔炎性疾病在一些性生活紊乱及性病泛滥的国家中是最常见的疾病。在工业化国家中,生育年龄妇女每年盆腔炎性疾病的发生率可达2%,估计美国每年有高达100万人患此病,其中需住院治疗者约20万人。我国盆腔炎性疾病发病率亦有升高的趋势,但尚无此方面确切的统计数字。

(二)病原体

通过对上生殖道细菌培养的研究,明确证明盆腔炎性疾病的发生为多重微生物感染所致,且许多细菌为存在于下生殖道的正常菌群。常见的致病菌有以下几种。

1.需氧菌

(1)葡萄球菌:属革兰氏阳性球菌,其中以金黄色葡萄球菌致病力最强,多于产后、剖宫产后、流产后或妇科手术后细菌通过宫颈上行感染至子宫、输卵管黏膜。葡萄球菌对一般常用的抗生素可产生耐药,根据药物敏感试验用药较为理想,耐青霉素的金黄色葡萄球菌对头孢唑林钠、万古霉素、克林霉素及第三代头孢菌素敏感。

(2)链球菌:也属革兰氏阳性球菌,其中以乙型链球菌致病力最强,能产生溶血素及多种酶,使感染扩散。本菌对青霉素敏感,患病后只要及时、足量、足疗程治疗基本无死亡。此菌可在成年女性阴道长期寄居,有报道妊娠后期此类菌在阴道的携带率为5%～29%。

(3)大肠埃希菌:为肠道的寄生菌,一般不致病,但在机体抵抗力下降,或因外伤等侵入肠道外组织或器官时可引起严重的感染,甚至产生内毒素性休克,常与其他致病菌混合感染。本菌对卡那霉素、庆大霉素、头孢唑林钠、羧苄西林敏感,但易产生耐药菌株,可在药敏试验指导下用药。

此外,尚有肠球菌、克雷伯杆菌属、奈瑟淋病双球菌、阴道嗜血杆菌等。

2.厌氧菌

厌氧菌是盆腔感染的主要菌种。厌氧菌主要来源于结肠、直肠、阴道及口腔黏膜,肠腔中厌氧菌与需氧菌的数量比为100∶1,阴道内两者的比例为10∶1。女性生殖道内常见的厌氧菌有以下几种。

(1)消化链球菌:属革兰氏阳性菌,易滋生于产后子宫内坏死的蜕膜碎片或残留的胎盘中,其内毒素毒力低于大肠埃希菌,但能破坏青霉素的β-内酰胺酶,对青霉素有抗药性,还可产生肝素酶,溶解肝素。促进凝血,导致血栓性静脉炎。

(2)脆弱类杆菌:系革兰氏阴性菌,为严重盆腔感染中的主要厌氧菌,这种感染易造成盆腔脓肿,恢复期长,伴有恶臭。本菌对甲硝唑、克林霉素、头孢菌素、多西环素敏感,对青霉素易产生耐药。

(3)产气荚膜梭状芽孢杆菌:系革兰氏阴性菌,多见于创伤组织感染及非法堕胎等的感染,分泌物恶臭,组织内有气体,易产生中毒性休克、弥漫性血管内凝血及肾衰。对克林霉素、甲硝唑及第三代头孢菌素敏感。

3.性传播的病原体

如淋球菌、沙眼衣原体、支原体等。是工业化国家中导致盆腔炎性疾病的主要病原体,占60%～70%。性传播病原体与多种微生物感染导致的盆腔炎性疾病常可混合存在,且在感染过程中可相互作用。淋球菌、衣原体所造成的宫颈炎、子宫内膜炎为阴道内的细菌上行感染创造了条件,也有人认为在细菌性阴道病时,淋球菌及衣原体更易进入上生殖道。

(三)感染途径

盆腔炎性疾病主要由病原体经阴道、宫颈的上行感染引起。其他途径尚有以下几种。

1.经淋巴系统蔓延

细菌经外阴、阴道、宫颈裂伤、宫体创伤处的淋巴管侵入内生殖器及盆腔腹膜、盆腔结缔组织等部分,可形成产后感染、流产后感染或手术后感染。

2.直接蔓延

盆腔中其他脏器感染后,直接蔓延至内生殖器。如阑尾炎可直接蔓延到右侧输卵管,发生右侧输卵管炎。盆腔手术损伤后的继发感染亦可引起严重的盆腔炎。

3.经血液循环传播

病原体先侵入人体的其他系统,再经过血液循环达内生殖器,如结核菌感染,肺或其他器官的结核灶可经血液循环而传至内生殖器,菌血症也可导致盆腔炎症。

4.盆腔炎性疾病的预防

盆腔炎性疾病可来自产后、剖宫产、流产以及妇科手术操作后。因此必须做好宣传教育,注意孕期的预防,分娩时减少局部的损伤,对损伤部位的操作要轻,注意局部的消毒。月经期生殖器抵抗力较弱,宫颈口开放,易造成上行感染,故应避免手术。手术前应详细检查患者的健康状况,有无贫血及其他脏器的感染灶,如有应予以治疗。此外,也存在一些盆腔手术后发生的盆腔炎性疾病,妇科围术期应选用广谱类抗生素,常用的有氨苄西林、头孢羟氨苄、头孢唑林钠、头孢西丁钠、头孢噻肟钠、头孢替坦、头孢曲松钠等。多数学者主张抗生素应在麻醉诱导期,即术前30分钟一次足量静脉输注,20分钟后组织内抗生素浓度可达高峰。必要时加用抗厌氧菌类抗生素如甲硝唑、替硝唑、克林霉素等。如手术操作60～90分钟,在4小时内给第2次药。剖宫产术可在钳夹脐带后给药,可选用抗厌氧菌类药物。给药剂量及次数还需根据病变种类、手术的复杂性及患者情况而定。

可导致盆腔炎性疾病常见的其他手术,有各类需将器械伸入宫腔的操作,如人工流产,放、取环术,子宫输卵管造影等。我国在进行宫腔的计划生育手术前,需常规检查阴道清洁度、滴虫、真菌等,发现有阴道炎症者先给予治疗,有助于预防术后盆腔炎性疾病的发生。

性乱史是导致盆腔炎性疾病的重要因素。应加强对年轻妇女及其性伴侣的性传播疾病教育工作,包括延迟初次性交的时间,限制性伴侣的数量,避免与有性传播疾病者进行性接触,坚持使用屏障式的避孕工具,积极诊治无并发症的下生殖道感染等。

二、子宫内膜炎

子宫内膜炎是妇科常见的疾病,多与子宫体部的炎症并发,有急性子宫内膜炎及慢性子宫内膜炎两种。

(一)急性子宫内膜炎

1.概述

急性子宫内膜炎多发生于产后、剖宫产后、流产后以及宫腔内的手术后。一些妇女在月经期、身体抵抗力虚弱时性交,或医务人员在不适当的情况下(如宫腔或其他部位的脏器已有感染)进行刮宫术,宫颈糜烂的电熨术,输卵管通液或造影术等均可导致急性子宫内膜炎。感染的细菌最常见者为链球菌、葡萄球菌、大肠埃希菌、淋球菌、衣原体及支原体、厌氧菌等,细菌可突破子宫颈的防御功能侵入子宫内膜发生急性炎症。

(1)病理表现:子宫内膜炎时子宫内膜充血、肿胀,有炎性渗出物,可混有血,也可为脓性渗出物;重症子宫内膜炎内膜坏死,呈灰绿色,分泌物可有恶臭。镜下见子宫内膜有大量多核白细胞浸润,细胞间隙内充满液体,毛细血管扩张,严重者细胞间隙内可见大量细菌,内膜坏死脱落形成溃疡。如果宫颈开放,引流通畅,宫腔分泌物清除可自愈;但也有炎症向深部侵入导致子宫肌炎、输卵管炎;如宫颈肿胀,引流不畅则形成子宫腔积脓。

(2)临床表现:急性子宫内膜炎患者可见白带增多,下腹痛,白带呈水样、黄白色、脓性,或混有血,如系厌氧菌感染,则分泌物带有恶臭。下腹痛可向双侧大腿放射,疼痛程度根据病情而异。发生在产后、剖宫产后或流产后者则有恶露长时间不净,如炎症未治疗,可扩散至子宫肌层及输卵管、卵巢、盆腔结缔组织,症状可加重,高热可达 39 ℃～40 ℃,下腹痛加剧。体检子宫可增大,有压痛,全身体质衰弱。

2.诊断要点

主要根据病史和临床表现来诊断。

3.治疗方案

(1)全身治疗:本病全身治疗较重要,需卧床休息,给以高蛋白流食或半流食,在避免感冒情况下,开窗通风,体位以头高脚低位为宜,以利于宫腔分泌物引流。

(2)抗生素治疗:在药物敏感试验无结果前给以广谱抗生素,如青霉素,氨基糖苷类抗生素如庆大霉素、卡那霉素等对需氧菌有效,而甲硝唑对厌氧菌有效。细菌培养药物敏感试验结果得出后,可更换敏感药物。①庆大霉素:80 mg 肌内注射,每 8 小时 1 次。②头孢菌素:可用第三代产品,如头孢哌酮,对革兰氏阳性、阴性菌、球菌及杆菌均有效,急救情况下,可将此药 1 g 溶于 0.9％盐水100 mL中同时加入地塞米松 5～10 mg,静脉点滴,每天 1～2 次,经 3 天治疗后体温下降病情好转时,可改服头孢氨苄 0.25 g 每天 4 次,皮质激素也应逐渐减量至急性症状消失。如对青霉素过敏,可换用林可霉素 300~600 mg,静脉滴注,每天 3 次,体温平稳后,可改口服用药,每天 1.5~2 g,分 4 次给药,持续 1 周,病情稳定后停药。③诺氟沙星片:对变形杆菌、铜绿假单胞菌具有强大的抗菌作用,可抑制细菌 DNA 合成,服药后可广泛分布于全身,对急性子宫内膜炎有良好的治疗作用,每次 0.2 g,每天 3 次,连服 10~14 天,或氧氟沙星 200 mg 静脉滴注,每天 2~3 次,对喹诺酮类药物过敏者最好不用。④有条件者可对急性子宫内膜炎患者进行住院治疗,以解除症状及保持输卵管的功能。可选择抗生素方案:头孢西丁 2 g 静脉注射,每 6 小时 1 次,或头孢替坦 2 g 静脉注射,每 12 小时 1 次,加强力霉素 100 mg 每 12 小时 1 次口服或静脉注射,共 4 天,症状改善后 48 小时,继续使用多西环素 100 mg,每天 2 次,共 10~14 天。此方案对淋球菌及衣原体感染均有效。克林霉素 900 mg 静脉注射,每 8 小时 1 次,庆大霉素 2 mg/kg 静脉或肌内注射,此后约 1.5 mg/kg,每 8 小时 1 次,共 4 天,用药 48 小时后,如症状改善,继续用多西环素 100 mg,每天 2 次口服,共给药 10~14 天,此方案对厌氧菌及兼性革兰氏阴性菌有效。使用上述方案治疗后,体温下降或症状消失 4 小时后患者可出院,继续服用多西环素 100 mg,每 12 小时 1 次,共 10~14 天,对淋球菌及衣原体感染均有效。

(3)手术治疗:一般急性子宫内膜炎不做手术治疗,以免引起炎症扩散,但如宫腔内有残留物、宫颈引流不畅、宫腔内积留分泌物,或老年妇女宫腔积脓时,需在给大量抗生素、病情稳定后清除宫腔残留物及取出宫内避孕器,或扩张宫颈使宫腔分泌物引流通畅,尽量不做刮宫。

(二)慢性子宫内膜炎

1.概述

慢性子宫内膜炎常因宫腔内分泌物通过子宫口流出体外,症状不甚明显,仅有少部分患者因防御机制受损,或病原体作用时间过长,对急性炎症治疗不彻底而形成。其病因如下。

(1)分娩、产后、剖宫产术后:有少量胎膜或胎盘残留于子宫腔,子宫复旧不全,引起慢性子宫内膜炎。

(2)宫内避孕器:宫内避孕器的刺激常可引起慢性子宫内膜炎。

(3)更年期或绝经期:体内雌激素水平降低,子宫内膜菲薄,易受细菌感染,发生慢性子宫内膜炎。

(4)宫腔内有黏膜下肌瘤、息肉、子宫内膜腺癌:子宫内膜易受细菌感染发生炎症。

(5)子宫内膜下基底层炎症:常可感染子宫内膜功能层而发生炎症。

(6)老年性子宫内膜炎:常可与老年性阴道炎同时发生。

(7)细菌性阴道病:病原体上行感染至子宫内膜所致。

2.病理表现

其内膜间质常见有大量浆细胞及淋巴细胞,内膜充血、肿胀,有时尚可见到肉芽组织及纤维性变。

3.临床表现

慢性子宫内膜炎患者常诉有不规则阴道流血或月经不规则,有时有轻度下腹痛及白带增多。妇科检查子宫可增大,有触痛。少数子宫内膜炎可导致不孕。

4.诊断要点

主要依据患者病史和临床表现来诊断。

5.治疗方案

慢性子宫内膜炎在治疗上应去除原因,如在产后、剖宫产后、人工流产后疑有胎膜、胎盘残留者,如无急性出血,可给抗生素 3～5 天后做刮宫术;如因宫内避孕器而致病者,可取出宫内避孕器;如有黏膜下息肉、肌瘤或内膜腺癌者,可做相应的处理;如合并有输卵管炎、卵巢炎等则应做相应的处理;同时存在细菌性阴道病者,抗生素中应加用抗厌氧菌药物。

三、附件炎、盆腔腹膜炎

(一)概述

附件炎和盆腔腹膜炎,目前本病仍为多发病,国外以淋球菌及沙眼衣原体感染为最多,占 60%～80%,其他为厌氧菌及需氧菌多种微生物的混合感染;国内以后者感染为主,但由性传播疾病引起者亦有增加趋势。主要原因有以下几种。

1.产后、剖宫产后及流产后感染

内在及外来的细菌上行通过剥离面或残留的胎盘、胎膜、子宫切口等至肌层、输卵管、卵巢及盆腔腹膜发生炎症,也可经破损的黏膜、胎盘剥离面通过淋巴、血行播散到盆腔。通过对上生殖道细菌培养的研究,明确证明盆腔炎性疾病是多重微生物感染,包括阴道的需氧菌、厌氧菌、阴道加德纳菌、流感嗜血杆菌等,其中厌氧菌占 70%～80%。厌氧菌中以各类杆菌及脆弱类杆菌最常见。

2.月经期性交

月经期宫颈口开放,子宫内膜剥脱面有扩张的血窦及凝血块,均为细菌的上行及滋生提供了良好的环境。如在月经期性交或使用不洁的月经垫,可使细菌侵入发生炎症。

3.妇科手术操作

任何通过宫颈黏液屏障的手术操作导致的盆腔感染,都称医源性盆腔炎性疾病,如放置宫内避孕器、人工流产、输卵管通液、造影等。其他妇科手术如宫颈糜烂电熨术、腹腔镜绝育术、人工流产子宫穿孔,盆腔手术误伤肠管等均可导致急性炎症。

4.邻近器官炎症的蔓延

邻近器官的炎症最常见者为急性阑尾炎、憩室炎、腹膜炎等。

5.盆腔炎性疾病

再次急性发作盆腔炎性疾病所造成的盆腔粘连、输卵管积水、扭曲等后遗症,易造成盆腔炎性疾病的再次急性发作,尤其是在患者免疫力低下、有不洁性交史等情况下。

6.全身性疾病

如败血症、菌血症等,细菌也可波及输卵管及卵巢发生急性盆腔炎性疾病。

7.淋球菌及沙眼衣原体

多为上行性急性感染,病原体多来自尿道炎、前庭大腺炎、宫颈炎等。

(二)病理表现

1.附件炎

当多重微生物造成产后、剖宫产后、流产后的急性输卵管炎、卵巢炎、输卵管卵巢脓肿时,病变可通过子宫颈的淋巴播散至子宫颈旁的结缔组织,首先侵及输卵管浆膜层再达肌层,输卵管内膜受侵较轻,或可不受累。病变是以输卵管间质炎为主,由于输卵管管壁增粗,可压迫管腔变窄,轻者管壁充血、肿胀,重者输卵管肿胀明显,且弯曲,并有纤维素性渗出物,引起周围组织粘连。炎症如经子宫内膜向上蔓延,首先引起输卵管内膜炎,使输卵管内膜肿胀、间质充血、水肿及大量中性多形核白细胞浸润,重者输卵管内膜上皮可有退行性变或成片脱落,引起输卵管管腔粘连闭塞或伞端闭锁,如有渗出物或脓液积聚,可形成输卵管积脓,与卵巢粘连形成炎性包块。卵巢表面有一层白膜包被,很少单独发炎,卵巢多与输卵管伞端粘连,发生卵巢周围炎,进一步形成卵巢脓肿,如脓肿壁与输卵管粘连贯通则形成输卵管卵巢脓肿。脓肿可发生于初次感染之后,但往往是在反复发作之后形成。脓肿多位于子宫后方、阔韧带后叶及肠管间,可向阴道、直肠间贯通,也可破入腹腔,发生急性弥漫性腹膜炎。

2.盆腔腹膜炎

病变腹膜充血、肿胀,伴有含纤维素的渗出液,可形成盆腔脏器粘连,渗出物聚集在粘连的间隙内,形成多个小脓肿,或聚集在子宫直肠窝形成盆腔脓肿,脓肿破入直肠,症状可减轻;如破入腹腔则可引起弥漫性腹膜炎,使病情加重。

(三)临床表现

视病情及病变范围大小,表现的症状不同,轻者可以症状轻微或无症状。重者可有发热及下腹痛,发热前可先有寒战、头痛,体温可高达 39 ℃~40 ℃,下腹痛多为双侧下腹部剧痛或病变部剧痛,可与发热同时发生。如疼痛发生在月经期则可有月经的变化,如经量增多、月经期延长;在非月经期发作则可有不规则阴道出血,白带增多,性交痛等。由于炎症的刺激,少数患者也可有膀胱及直肠刺激症状如尿频、尿急、腹胀、腹泻等。体格检查患者呈急性病容,脉速,唇干。妇科检查见阴道充血,宫颈充血有分泌物,呈黄白色或黏液脓性,有时带恶臭,阴道穹隆有触痛,宫颈有举痛,子宫增大、压痛、活动受限;双侧附件有增厚,或触及包块,压痛明显。下腹部剧痛常拒按,或一侧压痛,摆动宫颈时更明显,炎症波及腹膜时呈现腹膜刺激症状。如已发展为盆腔腹膜炎,则整个下腹部有压痛及反跳痛。

(四)诊断要点

重症及典型的盆腔炎性疾病病例,根据病史、临床表现及实验室检查所见,诊断不难,但此部分患者只占盆腔炎性疾病的4%左右。临床上绝大多数盆腔炎性疾病为轻到中度及亚临床感染者。这部分患者可无明确病史,临床症状轻微,或仅表现有下腹部轻微疼痛,白带稍多,给临床诊断带来困难。有研究显示因感染造成的输卵管性不孕患者中,30%~75%无盆腔炎性疾病病史,急性盆腔炎性疾病有发热者仅占30%,有下腹痛、白带多、宫颈举痛者仅占20%。有鉴于此,美国疾病控制与预防中心提出了新的盆腔炎性疾病诊断标准:①至少必须具备下列3项主要标准,下腹痛、宫颈举痛、附件区压痛;②此外,下列标准中具备一项或一项以上时,增加诊断的特异性:体温>38 ℃、异常的宫颈或阴道排液、沙眼衣原体或淋病双球菌的实验室证据、红细胞沉降率加快或C-反应蛋白升高;③对一些有选择的病例必须有下列的确定标准:阴道超声或其他影像诊断技术的阳性发现,如输卵管增粗、伴或不伴管腔积液、输卵管卵巢脓肿或腹腔游离液体、子宫内膜活检阳性、腹腔镜下有与盆腔炎性疾病一致的阳性所见。

盆腔炎性疾病中有10%~20%伴有肝周围炎或局部腹膜炎,多在腹腔镜检查时发现,被认为是感染性腹腔液体直接或经淋巴引流到膈下区域造成,以沙眼衣原体引起者最多见,偶见有淋球菌及厌氧菌引起者。腹腔镜下见肝周充血,炎性渗出以及肝膈面与上腹、横隔形成束状、膜状粘连带。此种肝周炎很少侵犯肝实质,肝功能多正常。

1.阴道分泌物涂片检查

此方法简便、经济、实用。阴道分泌物涂片检查,若每个阴道上皮细胞中多于1个以上的多形核白细胞就会出现白带增多,每高倍视野有3个以上白细胞诊断盆腔炎性疾病的敏感性达87%,其敏感性高于红细胞沉降率、C-反应蛋白以及经过内膜活检或腹腔镜证实的有症状的盆腔

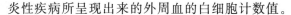

炎性疾病所呈现出来的外周血的白细胞计数值。

2.子宫内膜活检

可得到子宫内膜炎的组织病理学诊断,被认为是一种比腹腔镜创伤小而又能证实盆腔炎性疾病的方法,因子宫内膜炎常合并有急性输卵管炎。子宫内膜活检与腹腔镜检查在诊断盆腔炎性疾病上有90%的相关性。子宫内膜活检的诊断敏感性达92%,特异性为87%,并可同时取材做细菌培养,但有被阴道细菌污染的机会。

3.超声等影像学检查

在各类影像学检查方法中,B超是最简便、实用和经济的方法,且与腹腔镜检查有很好的相关性。在急性、严重的盆腔炎性疾病时,经阴道超声可见输卵管增粗、管腔积液或盆腔有游离液体。B超还可用于监测临床病情的发展,出现盆腔脓肿时,B超可显示附件区肿块,伴不均匀回声。CT、MRI有时也可显示出较清晰的盆腔器官影像,但由于其价格昂贵而不能普遍用于临床。对于早期、轻度的盆腔炎性疾病,B超敏感性差。

4.腹腔镜检查

目前被认为是诊断盆腔炎性疾病的金标准,因可在直视下观察盆腔器官的病变情况,并可同时取材行细菌鉴定及培养而无阴道污染之虑。腹腔镜下诊断盆腔炎性疾病的最低标准为输卵管表面可见充血、输卵管壁肿胀及输卵管表面与伞端有渗出物,也可显示肝包膜渗出、粘连。

5.其他实验室检查

其他实验室检查包括白细胞计数增多、红细胞沉降率增快、C-反应蛋白升高、血清CA125升高等,虽对临床诊断有所帮助,但均缺乏敏感性与特异性。

(五)治疗方案

盆腔炎性疾病治疗目的是缓解症状、消除当前感染及降低远期后遗症的危险。

1.全身治疗

重症者应卧床休息,给予高蛋白流食或半流食,体位以头高脚低位为宜,以利于宫腔内及宫颈分泌物排出体外,盆腔内的渗出物聚集在子宫直肠窝内而使炎症局限。补充液体,纠正电解质紊乱及酸碱平衡,高热时给以物理降温,并应适当给予止痛药,避免无保护性交。

2.抗生素治疗

近年来由于新的抗生素不断问世,细菌培养技术的提高以及药物敏感试验的配合,使临床上得以合理使用抗生素,对急性炎症可达到微生物学的治愈(治愈率为84%～98%),一般在药物敏感试验做出以前,先使用需氧菌、厌氧菌以及淋球菌、沙眼衣原体兼顾的广谱抗生素,待药敏试验做出后再更换,一般是根据病因以及发病后已用过何种抗生素作为参考来选择用药。急性附件炎、盆腔腹膜炎常用的抗生素如下。

(1)青霉素或红霉素与氨基糖苷类药物及甲硝唑联合:青霉素G每天240万～1 000万单位,静脉滴注,病情好转后改为每天120万～240万单位,每4～6小时1次,分次给药或连续静脉滴注。红霉素每天0.9～1.25 g静脉滴注,链霉素0.75 g肌内注射,每天1次。庆大霉素每天16万～32万单位,分2～3次静脉滴注或肌内注射,一般疗程<10天。甲硝唑500 mg静脉滴注,每8小时1次,病情好转后改口服400 mg,每8小时1次。

(2)第1代头孢菌素与甲硝唑合用:对第1代头孢菌素敏感的细菌有β溶血性链球菌、葡萄球菌、大肠埃希菌等。头孢噻吩每天2 g,分4次肌内注射;或头孢唑林钠每次0.5～1 g,每天2～4次,静脉滴注;或头孢拉定,静脉滴注每天量为100～150 mg/kg,分次给予,口服每天2～4 g,分

4 次空腹服用。

（3）克林霉素与氨基糖苷类药物联合：克林霉素每次 600 mg，每 6 小时 1 次，静脉滴注，体温降至正常后 24～48 小时改口服，每次 300 mg，每 6 小时 1 次。克林霉素对多数革兰氏阳性和厌氧菌（如类杆菌、消化链球菌等）及沙眼衣原体有效，与氨基糖苷类药物合用有良好的效果，但此类药物与红霉素有拮抗作用，不可与其联合。

（4）林可霉素：其作用与克林霉素相同，用量每次 300～600 mg，每天 3 次，肌内注射或静脉滴注。

（5）第 2 代头孢菌素：对革兰氏阴性菌的作用较为优越，抗酶性能强，抗菌谱广。临床用于革兰氏阴性菌。如头孢呋辛，每次 0.75～0.5 g，每天 3 次肌内注射或静脉滴注；头孢孟多轻度感染每次 0.5～1 g，每天 4 次静脉滴注，较重的感染每天 6 次，每次 1 g；头孢西丁对革兰氏阳性及阴性需氧菌与厌氧菌包括脆弱类杆菌均有效，每次 1～2 g，每 6～8 小时 1 次静脉注射或静脉滴注，可单独使用。

（6）第 3 代头孢菌素：对革兰氏阴性菌的作用较第 2 代头孢菌素更强，抗菌谱广，耐酶性能强，对第 1、2 代头孢菌素耐药的一些革兰氏阴性菌株常可有效。头孢噻肟对革兰氏阴性菌有较强的抗菌效能，但对脆弱杆菌较不敏感。一般感染每天 2 g，分 2 次肌内注射或静脉注射，中度或重度感染每天 3～6 g，分 3 次肌内注射或静脉注射；头孢曲松钠 1～2 g，每天 2 次静脉注射。

（7）哌拉西林：对多数需氧菌及厌氧菌均有效，每天 4～12 g，分 3～4 次静脉注射或静脉滴注，严重感染每天可用 16～24 g。

（8）喹诺酮类药物：如诺氟沙星、氧氟沙星、环丙沙星等，其抗菌谱广，对革兰氏阳性、阴性菌均有抗菌作用，且具有较好的组织渗透性，口服量每天 0.2～0.6 g，分 2～3 次服用。其中氟罗沙星由于其半衰期长，每天 1 次服 0.2～0.4 g 即可。

3.手术治疗

（1）经药物治疗 48～72 小时，体温持续不降，肿块增大，出现肠梗阻、脓肿破裂或中毒症状时，应及时行手术处理。年轻妇女要考虑保留卵巢功能，对体质衰弱的患者，手术范围需根据具体情况决定。如为盆腔脓肿，可在 B 超、CT 等影像检查引导下经腹部或阴道切开排脓，也可在腹腔镜下行盆腔脓肿切开引流，同时注入抗生素。

（2）输卵管脓肿、卵巢脓肿，经保守治疗病情好转，肿物局限，也可行手术切除肿物。

（3）脓肿破裂，患者出现腹部剧痛，伴高热、寒战、恶心、呕吐，腹胀、拒按等情况时应立即剖腹探查。

四、盆腔结缔组织炎

（一）急性盆腔结缔组织炎

1.概述

盆腔结缔组织是腹膜外的组织，位于盆腔腹膜的后方，子宫两侧及膀胱前间隙处，这些部位的结缔组织间并无明显的界限。急性盆腔结缔组织炎是指盆腔结缔组织初发的炎症，不是继发于输卵管、卵巢的炎症，是初发于子宫旁的结缔组织，然后再扩展至其他部位。

本病多由于分娩或剖宫产时宫颈或阴道上端的撕裂，困难的宫颈扩张术时宫颈裂伤，经阴道的子宫全切除术时阴道残端周围的血肿以及人工流产术中误伤子宫及宫颈侧壁等情况时细菌侵入发生感染。

本病的常见病原体多为链球菌、葡萄球菌、大肠埃希菌、厌氧菌、淋球菌、衣原体、支原体等。

2.病理表现

发生急性盆腔结缔组织炎后,局部组织出现肿胀、充血,并有多量白细胞及浆细胞浸润。炎症初起时多位于生殖器受到损伤的部位,如自子宫颈部的损伤浸润至子宫颈一侧盆腔结缔组织,逐渐可蔓延至盆腔对侧的结缔组织及盆腔的前半部分。病变部分易化脓,形成大小不等的脓肿,如未能及时控制,炎症可通过淋巴向输卵管、卵巢或髂窝处扩散,由于盆腔结缔组织与盆腔内血管接近,可引起盆腔血栓性静脉炎。如阔韧带内已形成脓肿未及时切开引流,脓肿可向阴道、膀胱、直肠破溃,高位的脓肿也可向腹腔破溃引起弥漫性腹膜炎、脓毒血症使病情急剧恶化,但引流通畅后,炎症可逐渐消失。如排脓不畅,也可发生长期不愈的窦道。

3.临床表现

炎症初期患者可有高热,下腹痛,体温可达 39 ℃～40 ℃,下腹痛多与急性输卵管卵巢炎相似。如病史中在发病前曾有全子宫切除术、剖宫产术时有单侧壁或双侧壁损伤,诊断更易。如已形成脓肿,除发热、下腹痛外,常见有直肠、膀胱压迫症状如便意频数、排便痛、恶心、呕吐、尿频、尿痛等症状。

妇科检查,在发病初期,子宫一侧或双侧有明显的压痛与边界不明显的增厚感,增厚可达盆壁,子宫略大,活动差,压痛,一侧阴道或双侧阴道穹隆可触及包块,包块上界常与子宫底平行,触痛明显。如已形成脓肿则因脓液向下流入子宫后方,阴道后穹隆常可触及较软的包块,且触痛明显。

4.诊断要点

根据病史、临床症状及妇科检查所见诊断不难,但需做好鉴别诊断。

(1)输卵管妊娠破裂:有停经史,下腹痛突然发生,面部苍白,急性病容,腹部有腹膜刺激症状,阴道出血少量,尿 HCG(＋),后穹隆穿刺为血液。

(2)卵巢囊肿蒂扭转:有突发的一侧性下腹痛,有或无肿瘤史,有单侧腹膜刺激症状,触痛明显,妇科检查子宫一侧触及肿物及触痛,无停经史。

(3)急性阑尾炎:疼痛缓慢发生,麦氏点有触痛,妇科检查无阳性所见。

5.治疗方案

与急性输卵管卵巢炎同。

(1)抗生素治疗:可用广谱抗生素如青霉素、头孢菌素、氨基糖苷类抗生素、林可霉素、克林霉素、多西环素及甲硝唑等。待细菌药物敏感试验出结果后,改用敏感的抗生素。

(2)手术治疗:急性盆腔结缔组织炎,轻症者一般不作手术治疗,以免炎症扩散或出血,但有些情况需手术处理。①宫腔内残留组织伴阴道出血:首先应积极抗炎,如无效或出血较多时,在用药物控制感染的同时,用卵圆钳清除宫腔内容物,而避免做刮宫术。②子宫穿孔:如无肠管损伤及内出血,可不必剖腹修补。③宫腔积脓:应扩张宫口使脓液引流通畅。④已形成脓肿者:根据脓肿的部位采取切开排脓手术,如系接近腹股沟韧带的脓肿,应等待脓肿扩大后再作切开;如脓肿位于阴道一侧则应自阴道作切开,尽量靠近中线,以免损伤输尿管或子宫动脉。

(二)慢性盆腔结缔组织炎

1.概述

慢性盆腔结缔组织炎多由于急性盆腔结缔组织炎治疗不彻底,或患者体质较差,炎症迁延而成慢性。由于宫颈的淋巴管直接与盆腔结缔组织相通,故也可因慢性宫颈炎发展至盆腔结缔组织炎。

2.病理表现

本病的病理变化多为盆腔结缔组织由充血、肿胀,转为纤维组织、增厚、变硬的瘢痕组织,与盆壁相连,子宫被固定不能活动,或活动受限,子宫常偏于患侧的盆腔结缔组织。

3.临床表现

轻度慢性盆腔结缔组织炎,一般多无症状,偶尔于身体劳累时有腰痛,下腹坠痛,重度者可有较严重的下腹坠痛,腰酸痛及性交痛。妇科检查,子宫多呈后倾后屈位,三合诊时触及宫骶韧带增粗呈索条状,有触痛,双侧宫旁组织肥厚、有触痛,如为一侧性者可触及子宫变位,屈向于患侧,如已形成冰冻骨盆,则子宫的活动完全受到限制。

4.诊断要点

根据有急性盆腔结缔组织炎史、临床症状与妇科检查,诊断不难,但需与子宫内膜异位症、结核性盆腔炎、卵巢癌以及陈旧性异位妊娠等鉴别。

(1)子宫内膜异位症:多有痛经史,且进行性加重。妇科检查可能触及子宫骶韧带处有触痛结节,或子宫两侧有包块,B超及腹腔镜检查有助于诊断。

(2)结核性盆腔炎:多有其他脏器结核史,腹痛常为持续性,腹胀,偶有腹部包块,有时有闭经史,可同时伴子宫内膜结核,X线检查下腹部可见钙化灶,包块位置较慢性盆腔结缔组织炎高。

(3)卵巢癌:包块多为实质性,较硬,表面不规则,常有腹水,患者一般情况差,晚期患者有下腹痛,诊断时有困难,B超、腹腔镜检查、肿瘤标志物及病理活组织检查有助于诊断。

(4)陈旧性异位妊娠:多有闭经史及阴道出血,下腹痛偏于患侧,妇科检查子宫旁有境界不清的包块,触痛,B超及腹腔镜检查有助于诊断。

5.治疗方案

需积极治疗慢性宫颈炎及急性盆腔结缔组织炎。慢性宫颈炎的治疗包括物理治疗如超短波、激光、微波,中波直流电离子透入紫外线等。对慢性盆腔结缔组织炎可用物理治疗,以减轻疼痛。对急性盆腔结缔组织炎需积极彻底治疗,不使病原体潜伏于体内。应用抗生素治疗可取得一定的疗效,与物理治疗合用效果较好。慢性盆腔结缔组织炎经治疗后症状可减轻,但易复发,如月经期后、性交后以及过度体力劳动后。

五、盆腔血栓性静脉炎

(一)病因

盆腔血栓性静脉炎一般继发于以下各种情况:妇科感染;手术(宫颈癌根治术、盆腔淋巴结清扫术、外阴癌根治术等)后;术前盆腔放疗;长期卧床休息,导致盆腔静脉血液回流缓慢;手术时血管壁损伤或结扎;产后胎盘剥离处许多栓塞性小血管是细菌滋生的良好场所,厌氧性链球菌及类杆菌等侵犯盆腔静脉丛,可能产生肝素酶降解肝素,促进血凝,导致盆腔血栓性静脉炎。

(二)临床表现

盆腔血栓性静脉炎可累及卵巢静脉、子宫静脉、髂内静脉甚至髂总静脉或阴道静脉,尤其以卵巢血栓性静脉炎最常见。常为单侧,由左卵巢静脉向上扩散至左肾静脉甚至左侧肾脏,右侧可扩散至下腔静脉。常有术后或产后1周左右出现寒战、高热,持续数周不退,伴下腹一侧或双侧疼痛,并向肋脊角、腹股沟、腰部放射。检查下腹深压痛,妇科检查宫颈举痛,宫旁触痛,或触及疼痛明显的静脉丛,术后或产后发热不退应想到此病。

（三）诊断

根据病史、症状及体征即可作出初步诊断。为了解血栓性静脉炎的部位、范围及通畅程度，则需进一步检查：

1.多普勒超声血流图像检查

可了解静脉是否通畅，有无血栓形成。

2.静脉造影

了解血栓部位、范围、形态，侧支循环形成情况。

3.血浆D-二聚体

静脉血栓形成时，D-二聚体浓度升高，小于 0.5 mg/L 可除外此病。

4.其他

纤维蛋白原摄取试验。

（四）治疗

1.一般治疗

绝对卧床休息（平卧位），高热者物理降温，补液，注意水电解质平衡，给予支持治疗。

2.积极抗感染

选择对需氧菌和厌氧菌有较强作用的抗生素联合应用。

3.抗凝疗法

持续高热不退，在大剂量抗生素联合应用的同时，可加用肝素治疗。每 6 小时静脉滴注肝素 50 mg，连用 10 天，使活化钠部分凝血酶时间维持于正常值的 1.5～2 倍。急性期除用肝素外，亦可用华法林口服，第一天10 mg，第二天 5 mg，第三天减量为 2.5 mg 维持，使凝血酶原时间维持在正常值的 1.5 倍。抗凝疗法应在患者恢复正常生活后才能停止。

4.手术治疗

仅用于少数患者。手术指征为：①药物治疗无效；②脓毒血症继续扩展；③禁忌使用抗凝疗法者。

手术范围包括双侧卵巢静脉结扎或下腔静脉结扎。病程中一旦发现盆腔脓肿，立即行后穹隆切开引流术或经腹脓肿切开引流术。术中根据盆腔感染的性质、范围和患者自身情况决定是否切除子宫及双侧附件，术后仍需给予支持治疗和抗感染治疗，并根据病情决定是否继续应用抗凝疗法。

六、盆腔炎性疾病后遗症

盆腔炎性疾病后遗症（sequelae of PID）是盆腔炎性疾病的遗留病变，相当于过去所称的慢性盆腔炎。

（一）病理

盆腔炎性疾病后遗症主要病理改变为组织破坏、广泛粘连、增生及瘢痕形成。输卵管-卵巢炎的遗留病变可造成输卵管粘连阻塞、输卵管增粗；输卵管卵巢粘连形成输卵管卵巢肿块；输卵管伞端闭锁、浆液性渗出物聚集形成输卵管积水；输卵管积脓或输卵管卵巢脓肿的脓液吸收，被浆液性渗出物代替形成输卵管积水或输卵管卵巢囊肿。盆腔结缔组织炎的遗留改变为纤维结缔组织增生，主、骶韧带增生、变厚，逐渐成为坚硬瘢痕组织，若病变广泛，可使子宫固定，甚至形成"冰冻骨盆"。

（二）临床表现

盆腔炎性疾病后遗症的发生率在 25％ 左右，主要表现为不孕、异位妊娠、慢性盆腔痛以及盆腔炎性疾病的反复发作。妇科检查可有以下发现：①若为输卵管病变，则在子宫一侧或两侧触到呈条索状增粗的输卵管，并有轻度压痛；②若为输卵管积水或输卵管卵巢囊肿，则在盆腔一侧或两侧触及囊性肿物，活动多受限；③若为盆腔结缔组织病变，子宫常呈后倾后屈，活动受限或粘连固定，子宫一侧或两侧宫旁组织有片状增厚、压痛，骶韧带增粗、变硬呈条束状，触痛。

1.不孕

PID 后不孕发生率为 20％～30％，多为输卵管性不孕。不孕的发生与 PID 发作的次数及严重程度直接相关。据统计第一次 PID 发作，不孕危险为 8％～13％，第二次为 19.5％～36％，第三次为 40％～60％；轻度 PID，不孕的发生率为 0.6％，中度 PID 为 6.2％，重度则升高到 21.4％。

2.异位妊娠

PID 后异位妊娠的发生率是正常妇女的 8～10 倍，组织学研究证实，约 50％ 的异位妊娠发生在既往因输卵管炎而损害的输卵管，异位妊娠发生的危险性与 PID 发作次数有关。

3.慢性盆腔痛

慢性盆腔疼痛常发生在 PID 急性发作后的 4～8 周，主要表现为下腹部坠胀、腰骶部酸痛，且在劳累、性交后及月经前后加剧。PID 后遗症形成的粘连、瘢痕以及盆腔充血是造成慢性盆腔痛的原因。文献报道约 20％PID 发作后遗留慢性盆腔痛，其发生亦与 PID 发作的次数及严重程度相关，1 次发作后 12％发生慢性盆腔痛，发作 3 次或以上者慢性盆腔痛发生率上升为 67％。

4.PID 反复发作

PID 发作后造成的输卵管组织结构的破坏，输卵管的扭曲、积水，以及患者免疫力降低等因素，可导致再次感染发作。有 PID 病史者，约 25％将再次急性发作。

（三）诊断

有急性 PID 病史以及症状、体征明显者，诊断多无困难。但不少患者自觉症状较多，而无明显 PID 病史及阳性体征时，诊断较困难，有时需行腹腔镜检查以明确诊断。

PID 后遗症需与子宫内膜异位症、卵巢囊肿鉴别。子宫内膜异位症痛经常呈继发性、进行性加重，若能触及典型质硬触痛结节，有助于鉴别。卵巢囊肿周围无粘连，包块活动，而输卵管积水或输卵管卵巢囊肿肿块呈腊肠状，囊壁薄，周围有粘连，不活动。

（四）治疗

对于 PID 后遗症，目前尚无特殊有效的治疗方法，重点在于预防。由于输卵管病变常为不可逆损害，不孕患者采用保守治疗多无效，常需要辅助生育技术协助受孕。对于慢性盆腔痛，可采用保守的药物或物理治疗，必要时可考虑手术治疗。

1.药物治疗

（1）中药治疗：以温经散寒、理气活血、化瘀止痛、益气扶正为主。方剂有少腹逐瘀汤、下瘀血汤和四逆散方。中药保留灌肠有一定疗效，其药物组成：红藤 30 g，败酱草 30 g，蒲公英 30 g，紫地丁 30 g，元胡 15 g，浓煎 100 mL，每天一次保留灌肠。

（2）封闭疗法：阻断恶性刺激，改善组织营养。采用 0.25％普鲁卡因 40 mL 骶前封闭，每周 1～2 次，每疗程 4～5 次；或 0.25％普鲁卡因 10 mL 阴道侧穹隆缓慢注射，每天 1 次，5～7 次为 1 个疗程。

（3）透明质酸酶 1 500 U 或 α-糜蛋白酶 5 mg，肌内注射，隔天 1 次，7～10 次为 1 个疗程，以利炎症和粘连的吸收。

（4）抗生素治疗：对 PID 再次急性发作者，可行抗生素治疗。由于细菌常对一般抗生素有耐药性，应选择新型广谱的抗生素。

2.物理疗法

可促进局部血液循环，改善组织的营养状态，提高新陈代谢，以利炎症吸收和消退。如温热水坐浴、微波、超短波、紫外线、激光或红外线照射治疗等。注意应用物理治疗的禁忌证：①月经期及孕期；②生殖道恶性肿瘤；③伴有出血；④内科并发症如心、肝、肾功能不全；⑤活动性结核；⑥高热；⑦过敏性体质。

3.手术治疗

手术指征有：①久治无效的较大炎性包块，包括输卵管积水和输卵管卵巢囊肿；②存在感染灶，反复引起炎症急性发作；③伴有严重盆腔疼痛，经保守治疗无效者。手术原则是力求彻底清除病灶，避免遗留导致复发。手术范围应根据患者年龄、生育情况及病变轻重而定，可行单侧附件切除术或全子宫双附件切除术，年轻患者尽量保留卵巢功能。对输卵管粘连性不孕，可行输卵管造口术或开窗术。

（张　婧）

第五节　生殖器结核

结核病是由结核分枝杆菌引起的慢性传染病，严重危害人民健康。全世界约 1/3 人口感染结核菌，每年约 900 万人口患结核，发展中国家更常见。我国属世界上 22 个结核病高流行国家之一，全国约有 3 亿以上人口受到结核杆菌感染的威胁。据统计，我国目前约有 500 万活动性结核病患者，其中传染性肺结核患者数达 200 余万人，每年新增 113 万新结核病患者。由于流动人口的增加、HIV 感染、耐药性结核增多，使结核病的治疗遇到了巨大的挑战。女性生殖器结核（female genital tuberculosis，FGTB）是全身结核的一种表现，常继发于肺结核、肠结核、腹膜结核等，约 10% 的肺结核伴有生殖器结核。生殖器结核的发病率在过去 10 年成倍增加，占肺外结核的 11.9%，占盆腔炎性疾病的 37%，占所有结核病患者的 1.32%，占所有妇产科疾病的 0.45%，占不孕症患者的 4.2%～15%。80%～90% 的患者为 20～40 岁生育年龄妇女。有报道显示，发病年龄有后延趋势。

一、发病机制

（一）病原菌

结核杆菌属放线菌目分枝杆菌科分枝杆菌属。因涂片染色具有抗酸性，故称抗酸杆菌。对人类有致病力的结核杆菌有人型及牛型两种亚型，其中以人型结核杆菌为主要致病菌。人型结核杆菌首先感染肺部，牛型结核杆菌首先感染消化道，然后再传播至其他器官。由于对食用牛的严格检疫，目前人类的牛型结核杆菌感染已极少见。但近年来非结核杆菌感染引起的结核样病变有增加趋势。

机体初次遭结核杆菌感染后，随即产生两种形式的免疫反应，即细胞介导免疫反应和迟发超敏反应。结核菌的致病性、病变范围及发病时间常取决于人体免疫状态,尤其是过敏性与免疫力两者间的平衡。免疫力强,结核杆菌可被吞噬清除,免于发病或病变趋于局限。

结核杆菌亦可长期潜伏于巨噬细胞内,待日后复苏时播散致病。若免疫力不足或入侵菌量大、毒力强,又因迟发超敏反应,则导致结核发病或病变扩散。目前多认为再次感染的结核杆菌几乎全部为初次感染灶内细胞经内源性播散所引起。

绝大多数生殖器结核属继发性;感染主要来源于肺或腹膜结核。据文献报道,生殖器结核合并肺部或胸膜结核者占20%～50%。部分患者发病时虽未见肺部或其他器官的结核病灶,但不排除原发结核病灶已消失的可能。是否有原发性生殖器结核尚有争论。

（二）传播途径

生殖器结核的主要传播途径有以下几种。

1.血行传播

血行传播是主要的传播途径。结核杆菌首先侵入呼吸道,在肺部、胸膜或淋巴结等处形成病灶,随后在短期内进入血液循环,传播至体内其他器官。青春期正值生殖器发育,血供丰富,结核杆菌多经血行传播累及内生殖器。但各个器官受感染的机会不等,这与器官的组织构造是否有利于结核杆菌的潜伏有关。输卵管黏膜的构造有利于结核杆菌潜伏,结核杆菌可在局部隐伏1～10年甚至更长,一旦机体免疫力低下,方才重新激活而发病。输卵管结核多为双侧性,双侧输卵管可能同时或先后受到感染。

2.直接蔓延

结核性腹膜炎、肠道或肠系膜淋巴结结核的干酪样病灶破裂或与内生殖器广泛粘连时,结核病变可直接蔓延至生殖器表面。输卵管结核与腹膜结核亦可通过直接蔓延而相互感染。生殖器结核患者中约50%合并腹膜结核。

3.淋巴传播

肠结核可能通过淋巴管逆行传播而感染内生殖器,但较少见。

二、病理

女性生殖器结核大多数首先感染输卵管,然后逐渐蔓延至子宫内膜、卵巢、子宫颈等处。

（一）输卵管结核

最多见。女性生殖器结核中输卵管受累者占90%～100%。病变多为双侧性,两侧的严重程度不一定相同。血行播散者,首先累及输卵管内膜,黏膜充血肿胀,黏膜皱襞有肉芽肿反应及干酪样坏死,在镜下可见到典型的结核结节。直接蔓延者先侵犯输卵管浆膜,在浆膜面散布灰白色粟粒样小结节。随病情发展,可表现为两种类型。

1.增生粘连型

增生粘连型较常见。输卵管增粗、僵直,伞端肿大、外翻,状如烟斗嘴,管腔狭窄或阻塞,黏膜及肌壁见干酪样结节样病变,浆膜表面散布多量黄白色粟粒样结节。病程迁延的慢性患者可能发生钙化。输卵管、卵巢、盆腔腹膜、肠曲及网膜等可有广泛紧密粘连,期间可有渗液积聚,形成包裹性积液。严重者可并发肠梗阻。

2.渗出型

渗出型输卵管显著肿胀,黏膜破坏明显,伞端粘连闭锁,管壁有干酪样坏死,管腔内充满干酪样物质及渗出液,形成输卵管积脓,或波及卵巢形成输卵管卵巢脓肿。此时容易合并化脓性细菌

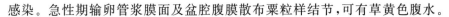

感染。急性期输卵管浆膜面及盆腔腹膜散布粟粒样结节,可有草黄色腹水。

(二)子宫结核

子宫结核占女性生殖器结核的 50%～60%。多由输卵管结核蔓延而来。主要侵犯子宫内膜,常累积于内膜基底层。因此,即使部分结核病灶随着子宫内膜周期性脱落而排出,增生的功能层内膜仍会再度感染,致使病程迁延。

病程早期内膜充血水肿,仅散在少量肉芽肿性结节。随着病情进展,可出现干酪样坏死及表浅溃疡,进而大部分内膜层遭破坏,甚至侵及肌层。子宫腔内大量瘢痕形成,致使宫腔粘连、变形、挛缩。子宫内膜结核结节周围的腺体对性激素的反应不良,表现为持续性增生期或分泌不足状态。

(三)卵巢结核

由于卵巢表面其感染率较低,卵巢结核在女性生殖器结核中占 20%～30%。一旦感染常双侧受累。可表现为两种类型。①卵巢周围炎:由输卵管结核蔓延而来,卵巢表面或皮质区有结核性肉芽肿,可见干酪样坏死;②卵巢炎:通常经血行感染,在卵巢深部间质中形成结核结节或干酪样脓肿,但少见。

(四)子宫颈结核

子宫颈结核较少见,占 5%～15%。大多数由子宫内膜结核直接蔓延,可表现为不规则的表浅溃疡,其边界清晰,基底呈灰黄色,高低不平,触之出血。亦有呈乳头状或结节状增生,状如菜花。

(五)外阴、阴道结核

外阴、阴道结核少见,仅占 1%～2%。由子宫及子宫颈结核向下蔓延或由血行感染。病灶表现为单个或多个浅表溃疡,经久不愈,可能形成窦道,偶尔可见灰白色肉芽肿或灰黄色结节。

三、临床表现

生殖器结核的临床表现同急性 PID 后遗症,依病情轻重而异。

(一)症状

1.不孕

生殖器结核患者基本上均有原发或继发性不孕,尤其以原发不孕多见。根据学者相关研究结果显示,在 1878 例原发性不孕症患者中发现 FGTB 350 例(18.64%);在继发不孕症患者 1 422 例中发现 FGTB 122 例(8.58%),总体生殖器结核性不孕的患病率为 14.30%。以不孕为唯一症状者占生殖器结核患者的 40%～50%。不孕主要由于输卵管黏膜遭结核破坏,伞端或管腔粘连闭锁;或纤毛受损、管壁僵硬,周围粘连致蠕动输送功能障碍。子宫内膜受累,也是导致不孕的原因。

2.月经异常

与病情严重程度及病程长短有关。早期因子宫内膜炎症充血及溃疡形成而有经量增多、经期延长或不规则子宫出血。随着内膜破坏逐渐加剧,渐次表现为经量减少,乃至闭经。据国内早期报道,闭经者占 29.9%,然而国外报道及近年所见,则以经量增多、经期延长等早期症状多见,约占 40%。

3.下腹疼痛

由于盆腔炎症和粘连,约 35%的患者有轻中度的下腹坠痛,经期腹痛加重,甚至可有较重的痛经。

4.全身症状

结核病变活跃者,可有发热、盗汗、乏力、食欲缺乏、体质量减轻等症状。发热多表现为午后低热,部分患者可有经期发热。

5.其他症状

子宫颈或阴道结核患者可有白带增多、血性白带或接触性出血等症状。外阴结核者则可因溃疡而伴有阴部疼痛。

(二)体征

由于病变轻重程度及受累范围不同,体征差异颇大。约 50% 的患者可无异常发现。伴有腹膜结核存在时,腹部有压痛、柔韧感或腹水积液征。形成包裹性积液时,可扪及不活动包块,包块多与肠管粘连,可有轻度触痛。若发育期即遭结核感染,子宫小于正常大小。随病情进展,可在附件区扪及呈索条状增粗的输卵管或大小不等、质地不均的肿块,与子宫粘连甚紧,固定而有触痛,其周围组织增厚,甚至质硬如板状。

四、辅助检查

(一)病理组织学诊断

(1)诊断性刮宫、子宫内膜病理检查:是诊断子宫内膜结核可靠而常用的方法,有重要的诊断价值。在月经期前 1~3 天进行诊断性刮宫,注意刮取子宫两侧角部的内膜,将部分组织送结核杆菌培养并做动物接种,其余部分可进行病理组织学检查。但阴性结果亦不能排除结核可能,必要时可重复刮宫 2~3 次。闭经时间长、内膜大部分破坏者可能刮不出内膜。为预防刮宫导致结核病变扩散,应在手术前后每天肌内注射链霉素 0.75 g 各 3 天。

(2)子宫颈、外阴及阴道结核均通过活检组织病理检查确诊。

(二)影像学诊断

1.B 型超声检查

发现腹水、包裹性积液、腹膜增厚、附件包块或子宫内膜受累等征象时,应警惕生殖器结核的可能。

2.X 线检查

(1)子宫输卵管碘油造影:有助于内生殖器结核的诊断。实用价值较大。造影显示内生殖器结核较典型的征象有:①子宫腔呈不同程度的狭窄或变形,边缘不规则呈锯齿状;②输卵管腔内有多处狭窄呈串珠状或管腔细小、僵直,远端阻塞;③造影剂进入子宫壁间质或宫旁淋巴管、血管;④卵巢钙化,呈环状钙化影或盆腔散在多个钙化阴影。

碘油造影检查前后肌内注射链霉素数天,防止病变扩散。有发热或附件炎性包块者不宜行子宫输卵管碘油造影检查。

(2)盆腔 X 线平片:发现多个散在的钙化阴影,即提示盆腔结核可能。但阴性不能排除结核。

(3)胸部 X 线片:必要时行消化道或泌尿道造影检查。

3.CT、MRI

有一定的参考价值,但无特异性。

（三）腹腔镜和宫腔镜检查

对于根据病史和体格检查高度怀疑结核性不孕但细菌学或病理学检查阴性者,可考虑行腹腔镜检查,这对经常规方法诊断困难的、非活动期结核患者尤为适用。腹腔镜用于诊断盆腔疾病直观而又准确。对于除不孕外无其他明显症状、体征的早期结核病变,其诊断价值高于内膜活检。但腹腔镜检查属于有创伤性检查,有一定的风险性,特别是盆腔、腹腔广泛粘连时更有损伤脏器之虞。故应严格掌握指征,并由有经验的医师操作。宫腔镜检查已成为多数医院诊断结核性不孕的常规手段之一,可评价宫腔和内膜情况并进行定点活检,其诊断效能较盲目诊断性刮宫大为提高。采用低压膨宫技术一般不会导致结核播散。

（四）实验室检查

1.结核菌素试验

结核菌素试验阳性表明曾经有过结核感染,其诊断意义不大。若为强阳性,则提示有活动性病灶存在,但不表明病灶部位。阴性结果亦不能排除结核病。

2.血清学诊断

活动性结核病患者血清抗体水平明显升高,其升高的程度与病变活动程度成正比,且随病情好转而恢复。特异性强的脱氧核糖核酸（DNA）探针技术与灵敏性高的聚合酶链反应（PCR）技术结合,形成诊断结核病的新途径。但开发敏感性与特异性俱佳的方法仍旧是个棘手问题。

3.结核菌培养与动物接种

可用月经血或刮宫所获的子宫内膜进行结核菌培养或动物接种。但阳性率不高,耗时长,临床很少采用。

4.其他

白细胞计数一般不高,分类计数中淋巴细胞增多。结核活动期红细胞沉降率可增快,但红细胞沉降率正常亦不能除外结核。

五、诊断

重症患者有典型症状、体征,诊断一般无困难。但生殖器结核大多为慢性炎症,缺乏典型的结核中毒症状,腹胀、腹水、盆腔包块易被误诊为卵巢肿瘤、子宫内膜异位症或盆腔炎性疾病,又因临床上相对不多见,认识不足,警惕性不够,因此早期诊断很困难,误诊率可达85%。应注意详细询问病史,拓宽诊断思路。若患者对抗生素治疗无效时应怀疑生殖器结核可能。原发不孕患者伴有月经改变;经量增多、经期延长或月经稀少甚至闭经;盆腔炎久治不愈;未婚女青年有低热、盗汗、盆腔炎或腹水,皆应高度怀疑生殖器结核。既往曾患有肺结核、胸膜结核、肠结核或有结核接触史者应警惕。根据可能的病史、体征,进一步借助子宫内膜活检及子宫输卵管造影等辅助检查可明确诊断。经血和内膜组织的结核杆菌培养是诊断的"金标准",但技术要求高、阳性率低、需时也较长。

六、鉴别诊断

临床上常需与生殖器结核鉴别的病变有以下几种。

（一）盆腔炎性疾病后遗症

既往多有急性 PID 病史,有宫腔手术史或流产史,月经量减少和闭经少见。诊断性刮宫、子宫输卵管碘油造影及腹腔镜检查有助于明确诊断。

（二）子宫内膜异位症

两者亦有很多相似之处。但子宫内膜异位症患者痛经更明显,妇科检查可在子宫后壁或骶韧带处扪及有触痛的小结节,输卵管大多通畅。

（三）卵巢肿瘤

结核性包裹性积液应与卵巢囊性肿瘤鉴别。卵巢囊性肿瘤大多表面光滑、活动,再结合病程、临床表现、B超特征等予以鉴别。卵巢恶性肿瘤伴盆、腹腔转移时,患者可有发热、消瘦,检查可发现与子宫粘连的不规则肿块,可有乳头状或结节样突起,伴腹水。血清CA125值明显升高。此时与严重内生殖器结核或合并腹膜结核者常难以区分。诊断困难时,应及早剖腹探查,以免延误治疗。

（四）子宫颈癌

子宫颈结核可有乳头状增生或溃疡,出血明显,肉眼观察与子宫颈癌不易区分。通过子宫颈活检即可明确诊断。

七、治疗

生殖器结核一经明确诊断,不论病情轻重均应积极治疗,由于结核分枝杆菌的特性,对结核病的治疗应坚持长期用药。

（一）一般治疗

适当休息,加强营养,增强机体抵抗力,提高免疫功能有利于恢复。急性期有发热或重症患者需卧床休息,住院治疗。

（二）预防性治疗

结核菌素试验阳性而无临床症状阶段应给予预防性治疗,既可防止具有明显临床症状的活动性病例出现,又可阻止细菌的传播。可选择异烟肼每天300 mg和维生素B_6每天50 mg同服,持续服用3～6个月。已证实异烟肼预防活动性结核的有效率为60%～90%,甚至高达98%。

（三）活动性结核的治疗

抗结核药物对绝大多数生殖器结核有效,是最重要的首选治疗。抗结核疗效好、不良反应少的药物有异烟肼、利福平、乙胺丁醇、吡嗪酰胺及链霉素等,多作为初治的首选药物,称为一线药。对氨基水杨酸钠、乙硫异烟胺、丙硫异烟肼和卡那霉素等为二线药物。异烟肼联合利福平可治愈85%的结核患者,但对耐多药结核病无效。近年研究表明,氟喹诺酮类药物具有抗分枝杆菌活性,疗效良好。某些品种(如环丙沙星、司帕沙星、氧氟沙星和左氧氟沙星)被作为二线抗TB药物,在治疗耐多药结核病以及对耐受一线抗TB药物的患者使用中发挥着重要作用。

1.常用抗结核药

（1）异烟肼(Isoniazid,H):对结核杆菌有选择性抗菌作用,对生长旺盛的结核菌有杀灭作用,能杀灭细胞内外的结核菌,但对静止期结核菌仅有抑制作用。其用量较小,疗效较好,毒性相对较低。口服吸收快而完全,生物利用度为90%,服药后1～2小时血药浓度达峰值。通常每天300 mg一次顿服,需要时可肌内注射或静脉注射。不良反应可有周围神经炎、肝损害等,多在大量或长期应用时发生。加服维生素B_6 30 mg/d可预防神经炎。用药时注意监测肝功能。

（2）利福平(Rifampicin,R):为利福霉素的半合成衍生物,是对结核菌有明显杀菌作用的全效杀菌药。对增殖期结核菌作用最强,浓度较高时对静止期结核菌亦有杀菌作用。能渗入细胞内,对吞噬细胞内的结核菌亦有杀灭作用。口服吸收迅速而完全,生物利用度为90%～95%。

每天 0.45~0.60 g 空腹顿服。不良反应轻,可有胃肠道症状、药疹热、皮疹等,少数有肝损害、粒细胞和血小板计数减少等。

(3)乙胺丁醇(Ethambutol,E):对增殖期结核菌有较强的抑制作用。口服吸收约为 80%,常用剂量 15~25 mg/(kg·d),一次顿服。不良反应较少,大剂量长时间用药偶可见视神经炎,用 15 mg/(kg·d)则很少发生。

(4)吡嗪酰胺(Pyrazinamide,Z):对细胞内结核杆菌有杀灭作用,在酸性环境中杀菌作用更强。口服易吸收,每天剂量 0.75~1.50 g。不良反应少,可有高尿酸血症及肝毒性。

(5)链霉素(Streptomycin,S):对细胞外结核菌的杀灭作用大于对细胞内菌群的作用。其抗结核菌作用弱于异烟肼和利福平,口服不吸收,剂量 0.75 g 肌内注射,疗程以 2~3 个月为宜,主要不良反应为听觉器官及前庭功能损害,偶见肾脏损害。

2.氟喹诺酮类药物

氧氟沙星、左氧氟沙星、环丙沙星等为常用药物。该类药物主要通过抑制结核菌的 DNA 旋转酶(拓扑异构酶Ⅱ)A 亚单位,从而抑制细菌 DNA 的复制和转录,达到抗菌目的。氟喹诺酮类药物对细胞内外的结核菌均有杀灭作用,且有在巨噬细胞内聚积的趋势。与其他抗结核药多呈协同或相加作用。氧氟沙星用量 300~800 mg/d,口服吸收迅速,生物利用度高,不良反应少。

3.其他新型抗结核药

如利福霉素类药物中的利福喷汀、克拉霉素、阿奇霉素、罗红霉素以及近年开发的 5-硝基咪唑衍生物等均具有肯定的抗结核作用。

抗结核治疗应严格遵照"早期、联合、适量、规律、全程"的原则,制定合理的化疗方案。20 世纪 70 年代以来,短疗程方案日益盛行,其用药时间短,剂量减少,患者经济负担减轻,疗效好。大多以异烟肼、利福平和吡嗪酰胺为基础,在开始 2 个月内可加用链霉素或乙胺丁醇,进行 6~9 个月的短程化疗。活动性结核病常用治疗方案如下。

(1)2SHRZ/4HRE,世界卫生组织提出的短程化疗方案即每天用链霉素(S)、异烟肼(H)、利福平(R)、吡嗪酰胺(Z)2 个月,以后用异烟肼(H)、利福平(R)、乙胺丁醇(E)4 个月。在此基础上改良的服药方法有多种。

(2)2HRSZ/6H3R3E3,即每天用 HRSZ 2 个月后再改为 HRE,每周 3 次,用 6 个月。

(3)2SHR/2S2H2R2/5S2H2,每天用药 SHR 2 个月,每周用 SHR 2 次 2 个月,每周用 SH 2 次 5 个月。

(4)2SHRZ/4~6TH,每天给 SHRZ 治疗 2 个月,以后 4~6 个月给氨硫脲(T)和异烟肼。

(5)2SHRE/4H3R3,每天链霉素、异烟肼、利福平、乙胺丁醇口服,连续应用 2 个月,然后每周 3 次给予异烟肼、利福平,连续应用 4 个月。

(四)手术治疗

由于药物治疗可获得满意疗效,大多数生殖器结核患者不需手术治疗。

1.手术适应证

手术治疗主要适用于以下几方面。

(1)输卵管卵巢炎经药物治疗无效或治疗后又反复发作者。

(2)多种药物耐药。

(3)瘘管形成,药物治疗未能愈合。

(4)怀疑有生殖道肿瘤并存。

2.手术范围

手术范围依据患者的年龄及病灶范围而定。为求彻底治疗,一般以双附件及全子宫切除为宜,年轻患者应尽量保留卵巢功能。术前做好肠道准备,术时注意解剖关系,细心分离粘连,避免损伤邻近脏器。为了避免手术导致感染扩散,减少炎症反应所致手术操作困难,术前应给予抗结核药物1～2个月,术后视结核活动情况及手术是否彻底而决定是否继续抗结核治疗。若盆腔病灶已全部切除,又无其他器官结核并存者,术后再予抗结核药物治疗1～2个月即可。有生育要求的宫腔粘连患者可行宫腔镜下宫腔粘连松解术。

八、预防

生殖器结核多为继发性感染,原发病灶以肺结核为主,因此积极防治肺结核,对预防生殖器结核有重要意义。加强防痨宣传,新生儿接种卡介苗,3个月以后的婴儿直至青春期少女结核菌素阴性者应行卡介苗接种。结核活动期应避免妊娠。此外,生殖器结核患者其阴道分泌物及月经血内可能有结核菌存在,应加强隔离,避免传染。

九、生殖器结核与妊娠

绝大多数生殖器结核患者均并发不孕。个别早期轻症输卵管结核或腹膜结核患者偶尔受孕,但妊娠可能使原已静止的结核病变再度活动甚至经血行播散,同时导致流产。

十、临床特殊情况的思考和建议

(一)生殖器结核的早期诊断

因生殖器结核多发生于年轻女性,疾病的迁延不愈导致输卵管结构和子宫内膜组织破坏严重,严重影响日后的生育功能。因此如何提高该病的早期诊断尤为重要。生殖器结核发病部位90%～100%在输卵管,多为双侧性,一般始发于输卵管壶腹部,逐渐向近端扩散,约50%累及子宫内膜。病程早期,局限于输卵管的结核多为粟粒样结节,病灶主要在输卵管的表面,由于期别早,结核杆菌的数量相对较少、耐药菌株少等,此时得以早期诊断并及时治疗,治疗效果是最理想的。仍强调仔细询问病史,对既往有结核病史或有接触史者应警惕,对原发不孕患者伴有月经改变:经量增多、经期延长逐渐月经稀少甚至闭经;盆腔炎久治不愈;未婚女青年有低热、盗汗、盆腔炎或腹水,皆应高度怀疑生殖器结核。传统的病原学诊断阳性率低,临床意义不大。随着分子生物学的发展,将特异性强的 DNA 探针和灵敏度高 PCR 技术相结合,有利于早期诊断生殖器结核。对不孕患者尽早进行子宫输卵管碘油造影有助于协助早期诊断。及时进行腹腔镜检查有助于疾病的早期诊断和及时治疗。采取月经血进行 PCR 检测因其无创、方便,有望成为未来结核杆菌检测的重要方法。

(二)耐药结核病及其治疗

目前抗结核药物治疗的难点是迅速出现的耐药,尤为多重耐药性问题。结核病治疗不当或治疗管理不当是多重耐药的关键。耐多药结核病(multidrug resistance tuberculosis,MDR-TB)是指对两种或更多的一线抗结核药耐药;泛耐药结核病(extensively drug resistance tuberculosis,XDR-TB)是指在耐多药结核病的基础上,同时对氟喹诺酮类药物中的 1 种和对 3 种二线注射药物(硫酸卷曲霉素、卡那霉素和阿米卡星)中至少 1 种具有耐药的结核病。由于耐多药结核的出现,美国 CDC 推荐初始治疗应同时应用 5 种药物,直至结核杆菌培养结果明确后将抗结核药减少至 2～3 种。对于 MDR-TB 者应给予 5 种药物抗结核治疗。

（三）生殖器结核与不孕

生殖器结核可导致生殖道解剖学的异常、胚胎着床障碍和卵巢功能的异常而严重影响生育能力，绝大多数患者均并发不孕。对导致不孕的患者除了抗结核的药物治疗、手术治疗外，必要时需助孕治疗。但因双侧输卵管的结构及功能往往严重受损，人工授精不能提高妊娠率，体外受精-胚胎移植(IVF-ET)虽能提高受孕能力，但明显低于非生殖器结核合并不孕者。生殖器结核患者能否恢复生育能力，取决于治疗是否及时彻底。病变轻微者，经积极治疗可能恢复生育能力，但由于早期诊断不易，正常妊娠机会少。有学者综合 7 000 余例患者的妊娠，获正常宫内妊娠者仅 31 例，占0.44％，其余为输卵管妊娠 125 例，流产 67 例。张丹等研究表明，早期生殖器结核中妊娠率为 42.11％(16/38)，中晚期结核患者妊娠率仅 6.19％，流产率高达 39.29％。因此须强调结核的早期诊断和严格遵照"早期、联合、适量、规律、全程"的治疗原则。

（张 婧）

第五章
女性生殖内分泌疾病

第一节 经前期综合征

经前期综合征(premenstrual syndromes,PMS)又称经前紧张症(premenstrual tension, PMS)或经前紧张综合征(premenstrual tension syndrome,PMTS),是育龄妇女常见的问题。PMS是指月经来潮前7～14天(即在月经周期的黄体期),周期性出现的躯体症状(如乳房胀痛、头痛、小腹胀痛、水肿等)和心理症状(如烦躁、紧张、焦虑、嗜睡、失眠等)的总称。PMS症状多样,除上述典型症状外,自杀倾向、行为退化、嗜酒、工作状态差甚至无法工作等也常出现于PMS。由于PMS临床表现复杂且个体差异巨大,因此诊断的关键是症状出现的时间及严重程度。PMS发生于黄体期,随月经的结束而完全消失,具有明显的周期性,这是区分PMS和心理性疾病的重要依据;上述心理及躯体症状只有达到影响女性正常的工作、生活、人际交往的程度才称为PMS。

一、历史、概念及在疾病分类学中的位置

有关PMS的定义、概念以及其在疾病分类学中的位置在相当一段时间并无定论。Dalton的定义为"经前再发症状,月经后期则缺乏症状"。美国精神病协会(APA)出版的《精神障碍诊断与统计手册》(DSM)第三修订版用"黄体后期心境恶劣障碍(late-luteal phasedysphoric disorder,LLPDD)"来概括经前出现的一组症状,后来在《诊断统计手册第四版》更名为"经前心境恶劣障碍(premenstrual dysphoric disorder,PMDD)"。国际疾病分类(ICD)系统将大多数疾病实体按他们的主要表现分类,PMS被包括在"泌尿生殖疾病"类目之下,犹如伴发于女性生殖器和月经周期的疼痛或其他状态一样。因此,国际上两大分类系统对PMS作了不同的处理,DSM认为它可能是一种心境障碍,ICD则视为妇科疾病。《中国精神疾病分类方案与诊断标准第二版》修订将PMS列入"内分泌障碍所致精神障碍"类目中,认为PMS"能明确内分泌疾病性质",但命名为经前期精神障碍(经前期紧张综合征)。

PMS的临床特点必须考虑:①在大多数月经周期的黄体期,再发性或循环性出现症状;②症状于月经至不久缓解,在卵泡期持续不会超过1周;③招致情绪或躯体苦恼或日常功能受累或受损;④症状的再发,循环性和定时性,症状的严重性和无症状期均可通过前瞻性逐日评定得到证实。

二、流行病学研究

PMS 的患病率各地报道不一,这与评定方法(回顾性或前瞻性)、调查者的专业、调查样本人群、症状严重水平不一,以及一些尚未确定的因素有关。在妇女生殖阶段可发生,初潮后未婚少女的患病率低,产后倾向出现 PMS。

美国妇产科学院委员会指出,一般认为 20%~40%妇女在经前体验到一些症状,只有 5%对工作或生活方式带来显著的影响。

对生活方式不同(包括尼姑、监狱犯人、女同性恋者)的 384 名妇女进行 147 项问卷研究,结果发现家庭主妇和教育水平低者有较多的水潴留,自主神经症状和负性情感,但年龄、种族、性偏向、显著的体育活动、婚姻状态或收入与 PMS 的发生率不相关(Friedman 和 Jaffe,1985)。双生儿研究显示单卵双生儿发生 PMS 的同病率为 94%,双卵双生儿为 44%,对照组为 31%(Dalton等,1987)。另一项来自伯明翰的 462 对妇女双生儿的研究亦支持 Dalton 等的结果,并认为 PMS 是具遗传性的。月经长周期(>40 天)和周期不规律者 PMS 发生率低,而且主要表现为躯体症状如胃痛、背痛和嗜睡。月经周期长度在 31~40 天者体验到较多的经前症状,而且躯体症状和情绪症状均明显。短而不规律的月经周期妇女则经前症状主要表现为情绪症状,如抑郁、紧张和激惹。

PMS 与产后抑郁症呈正相关,已得到证实。Dalton 报告 610 例 PMS 妇女中,56%在产后出现抑郁症。一些妇女回忆 PMS 是继产后抑郁症之后发生的,另一些则报告受孕前出现 PMS,但 PMS 的严重程度却在产后抑郁症减轻后加重。

PMS 与围绝经期综合征的相关性也为多数学者研究证实。PMS 与围绝经期综合征均有心理症状及躯体症状,均可表现为与卵巢激素水平波动相关的烦躁、抑郁、疲惫、失眠及乳房胀痛、水肿等,在激素水平稳定后(月经结束及绝经后数年)原有症状及体征消失。在经前期和围绝经期原有的抑郁等心理疾病可表现增强,因此 PMS 和围绝经期抑郁均需和原发心理疾病相鉴别。除了临床表现的相关性,围绝经期综合征和 PMS 在流行病学上也密切相关。Harlow 等的研究发现,围绝经期综合征的女性在抑郁流行病学评分(CES-D)中表现为明显抑郁者,多数患有PMS。同样 Becker 等用视觉模拟评分(VAS)评价女性的心情状态,也发现女性围绝经期的情绪感受与既往经前期的心境变化明显相关。Freeman 等的研究认为患有 PMS 的女性在围绝经期出现抑郁、失眠、性欲低下的可能性大。因此,PMS 在一定程度上可以预测围绝经期抑郁的出现。在易感人群中,PMS 和围绝经期抑郁不但易相继出现,还常常同时发生。围绝经期女性,患有围绝经期抑郁的较未患者出现月经周期相关症状及 PMDD 的明显增多。在 Richards 等的研究中有 21%的围绝经期抑郁患者同时伴有中度以上的 PMDD,而仅有 3%的围绝经期非抑郁女性出现这一疾病。此外,患有 PMS 及围绝经期抑郁的女性也常伴有其他激素相关的情绪异常如产褥期抑郁,及其他激素非相关的心理疾病如抑郁症。

经前期综合征与精神疾病关系受到妇科学家、心理学家、精神病学家较多的重视与研究。妇女复发性精神病状态,不论是认知、情感或混合功能障碍均易于在经前复发。国外有学者报告类似结果,情感性疾病患者不仅 PMS 发生率高(72%),症状严重,出现经前不适症状亦较正常人多,并且现存的情感症状在经前趋向恶化。精神分裂症患者往往在经前恶化,急性精神病症状掩盖了经前不适,导致对检出 PMS 发生率带来困难。多数研究指出,经前期和月经期妇女自杀较之其他阶段多,但这些资料的取得多系回顾性。

三、病因与发病机制

近年研究表明,PMS病因涉及诸多因素的联合,如社会心理因素、内分泌因素及神经递质的调节等。但PMS的准确机制仍不明,一些研究结果尚有矛盾之处,进一步的深入研究是必要的。

(一)社会心理因素

情绪不稳定及神经质、特质焦虑者容易体验到严重的PMS症状。应激或负性生活事件可加重经前症状,而休息或放松可减轻之,均说明社会心理因素在PMS的发生或延续上发挥作用。

(二)内分泌因素

1.孕激素

英国妇产科学家Dalton推断PMS是由于经前黄体酮不足或缺陷,而且应用黄体酮治疗可以获得明显效果。然而相反的报道则发现PMS妇女黄体酮水平升高。Hammarback等对18例PMS妇女连续2月逐日测定血清雌二醇和黄体酮,发现严重PMS症状与黄体期血清这两种激素水平高相关。黄体酮常见的不良反应如心境恶劣和焦虑,类似普通的经前症状。

这一疾病仅出现于育龄女性,青春期前、妊娠期、绝经后期均不会出现,且仅发生于排卵周期的黄体期。给予外源性孕激素可诱发此病,在激素替代治疗(hormone replace therapy,HRT)中使用孕激素建立周期引发的抑郁情绪和生理症状同PMS相似;曾患有严重PMS的女性,行子宫加双附件切除术后给予HRT,单独使用雌激素不会诱发PMS,而在联合使用雌孕激素时PMS复发。相反,卵巢内分泌激素周期消失,如双卵巢切除或给予促性腺激素释放激素激动剂(GnRHa)均可抑制原有的PMS症状。因此,卵巢激素尤其是孕激素可能与PMS的病理机制有关,孕激素可增加女性对甾体类激素的敏感性,使中枢神经系统受激素波动的影响增加。

2.雌激素

(1)雌激素降低学说:正常情况下雌激素有抗抑郁效果,经前雌激素水平下降可能与PMS,特别是经前心境恶劣的发生有关。Janowsky强调雌激素波动(中期雌激素明显上升,继之降低)的作用。

(2)雌激素过多学说:持此学说者认为雌激素水平绝对或相对高,或者对雌激素的特异敏感性可招致PMS。有学者报告给妇女注入雌激素可产生PMS样症状。雌孕激素比例异常可能与PMS发生有关。

3.雄激素

Lahmeyer指出,妇女雄激素来自卵巢和肾上腺。在排卵前后,血中睾酮水平随雌激素水平的增高而上升,且由于大部分来自肾上腺,故于围月经期并不下降,其时睾酮/雌激素及睾酮/孕激素之比处于高值。睾酮作用于脑可增强两性的性驱力和攻击行为,而雌激素和黄体酮可对抗之。经前期雌激素和黄体酮水平下降,脑中睾酮失去对抗物,这至少与一些人PMS的发生有关,特别是心境改变和其他精神病理表现。

(三)神经递质

研究表明在PMS女性中血清性激素的浓度表现为正常,这表明除性激素外还可能有其他因素作用。PMS患者常伴有中枢神经系统某些神经递质及其受体活性的改变,这种改变可能与中枢对激素的敏感性有关。一些神经递质可受卵巢甾体激素调节,如5-羟色胺(5-HT)、乙酰胆碱、去甲肾上腺素、多巴胺等。

1.乙酰胆碱（Ach）

Ach 单独作用或与其他机制联合作用与 PMS 的发生有关。在人类 Ach 是抑郁和应激的主要调节物,引起脉搏加快和血压上升,负性情绪,肾上腺交感胺释放和止痛效应。经前胆碱能占优势。

2.5-HT 与 γ-氨基丁酸

经前 5-HT 缺乏或胆碱能占优势可能在 PMS 的形成上发挥作用。选择性 5-HT 再摄取阻断剂(SSRLs)如氟西汀、舍曲林问世后证明它对 PMS 有效,而那些主要作用于去甲肾上腺素能的三环抗抑郁剂的效果较差,进一步支持 5-HT 在 PMS 病理生物学中的重要作用。PMDD 患者与患 PMS 但无情绪障碍者及正常对照组相比,5-HT 在卵泡期增高,黄体期下降,波动明显增大,因此 Inoue 等认为,5-HT 与 PMS、PMDD 出现的心理症状密切相关。5-羟色胺能系统对情绪、睡眠、性欲、食欲和认知具有调节功能,在抑郁的发生发展中起到重要作用。雌激素可增加 5-HT 受体的数量及突触后膜对 5-HT 的敏感性,并增加5-HT 的合成及其代谢产物 5-羟吲哚乙酸的水平。有临床研究显示选择性 5-HT 再摄取抑制剂(SSRIs)可增加血液中 5-HT 的浓度,对治疗 PMS/PMDD 有较好的疗效。

另外,有研究认为在抑郁、PMS、PMDD 的患者中 γ-氨基丁酸(GABA)活性下降,Epperson 等用磁共振质谱分析法测定 PMDD 及正常女性枕叶皮质部的 GABA、雌激素、孕激素等水平发现,PMDD 者卵泡期 GABA 水平明显低于对照组;同时 Epperson 等认为 PMDD 患者可能存在 GABA 受体功能的异常。PMS 女性黄体期异孕烷醇酮水平较低,而异孕烷醇酮有 GABA 激活作用,因此低水平的异孕烷醇酮使 PMS 女性 GABA 活性降低,产生抑郁。此外,雌激素兼具增加 GABA 的功能及 GABA 受体拮抗剂的双重功能。

3.类阿片物质与单胺氧化酶

有学者认为内啡肽水平变化与 PMS 的发生有关。他们推测 PMS 的许多症状类似类阿片物质撤出。目前认为在性腺类固醇激素影响下,过多暴露于内源性阿片肽并继之脱离接触可能参与 PMS 的发生。持单胺氧化酶(MAO)学说则认为 PMS 的发生与血小板 MAO 活性改变有关,而这一改变是受黄体酮影响的。正常情况下,雌激素对 MAO 活性有抑制效应,而黄体酮对组织中 MAO 活性有促进作用。MAO 活性增强被认为是经前抑郁和雌激素/孕激素不平衡发生的中介。MAO 活性增加可以减少有效的去甲肾上腺素,导致中枢神经元活动降低和减慢。MAO 学说可解释经前抑郁和嗜睡,但无法说明其他众多的症状。

4.其他

前列腺素可影响钠潴留,以及精神、行为、体温调节及许多 PMS 症状,前列腺素合成抑制剂能改善 PMS 躯体症状。一般认为此类非甾体抗炎药物可降低引起 PMS 症状的中介物质的组织浓度起到治疗作用。维生素 B_6 是合成多巴胺与五羟色胺的辅酶,维生素 B_6 缺乏与 PMS 可能有关,一些研究发现维生素 B_6 治疗似乎比安慰剂效果好,但结果并非一致。

四、临床表现

历来提出的症状甚为分散,可达 200 项之多,近年研究提出大约 20 类症状是常见的,包括躯体、心理和行为 3 个方面。其中恒定出现的是头痛、疼痛、肿胀、嗜睡、易激惹和抑郁,行为笨拙,渴望食物。但表现有较大的个体差异,取决于躯体健康状态,人格特征和环境影响。

（一）躯体症状

1.水潴留

经前水潴留一般多见于踝、小腿、手指、腹部和乳房，可导致乳房胀痛、体质量增加、面部虚肿和水肿，腹部不适或胀满或疼痛，排尿量减少。这些症状往往在清晨起床时明显。

2.疼痛

头痛较为常见，背痛、关节痛、肌肉痛、乳房痛发生率亦较高。

3.自主神经功能障碍

常见恶心、呕吐、头晕、潮热、出汗等。可出现低血糖，许多妇女渴望摄入甜食。

（二）心理症状

主要为负性情绪或心境恶劣。

1.抑郁

心境低落、郁郁不乐、消极悲观、空虚孤独，甚至有自杀意念。

2.焦虑、激动

烦躁不安，似感到处于应激状态。

3.运动共济和认知功能改变

可出现行动笨拙、运动共济不良、记忆力差、自感思路混乱。

（三）行为改变

可表现为社会退缩，回避社交活动；社会功能减低，判断力下降，工作时失误；性功能减退或亢进等改变。

五、诊断与鉴别诊断

（一）诊断标准

PMS具有三项属性（经前期出现；在此以前无同类表现；经至消失），诊断一般不难。

美国国立精神卫生研究院的工作定义如下：一种周期性的障碍，其严重程度是以影响一个妇女生活的一些方面（如为负性心境，经前一周心境障碍的平均严重程度较之经后一周加重30%），而症状的出现与月经有一致的和可以预期的关系。这一定义规定了PMS的症状出现与月经有关，对症状的严重程度做出定量化标准。美国精神学会对经前有精神症状（premenstrual dysphoric disorder，PMDD）的PMS测定的诊断标准见表5-1。

表5-1　PMDD的诊断标准

对患者2~3个月经周期所记录的症状前瞻性评估。在黄体期的最后一个星期存在5个（或更多）下述症状，并且在经后消失，其中至少有1种症状必须是1、2、3或4。
1.明显的抑郁情绪，自我否定意识，感到失望。
2.明显焦虑、紧张、感到"激动"或"不安"。
3.情绪不稳定，比如突然伤感、哭泣或对拒绝增加敏感性。
4.持续和明显易怒或发怒或与他人的争吵增加。
5.对平时活动（如工作、学习、友谊、嗜好）的兴趣降低。
6.主观感觉注意力集中困难。
7.嗜睡、易疲劳或能量明显缺乏。

8.食欲明显改变,有过度摄食或产生特殊的嗜食渴望。

9.失眠。

10.主观感觉不安或失控。

11.其他身体症状,如乳房触痛或肿胀、头痛、关节或肌肉痛、肿胀感、体质量增加。

这些失调必是明显干扰工作、学习或日常的社会活动及与他人的关系(如逃避社会活动,生产力和工作学习效率降低)。

这些失调务必不是另一种疾病加重的表现(如重症抑郁症、恐慌症、恶劣心境或人格障碍)

（二）诊断方法

前瞻性每天评定计分法目前获得广泛应用,它在确定 PMS 症状的周期性方面是最为可信的,评定周期需患者每天记录症状,至少记录 2～3 个周期,见表5-2。

表 5-2　经前症状日记

姓名			日期			末次月经	
	周一	周二	周三	周四	周五	周六	周日
月经(以×表示)							
体质量增加							
臂/腿肿胀							
乳房肿胀							
腹部肿胀							
痛性痉挛							
背痛							
身体痛							
神经紧张							
情绪波动							
易怒							
不安							
失去耐心							
焦虑							
紧张							
头晕							
抑郁							
健忘							
哭闹							
精神错乱							
失眠							
嗜甜食							
食欲增加							
头痛							

姓名			日期			末次月经	
	周一	周二	周三	周四	周五	周六	周日
疲劳							
兴奋							
松弛							
友好							
活力							
每天体质量							
每天基础体温							

1.每晚记下你注意到的上述症状:无,空格;轻,记1;中,记2(干扰每天生活);重,记3(不能耐受)。2.记录每天清晨的体质量(排空膀胱)。3.起床前测基础体温

（三）鉴别诊断

1.月经周期性精神病

PMS可能是在内分泌改变和心理社会因素作用下起病的,而月经周期性精神病则有着更为深刻的原因和发病机制。PMS的临床表现是以心境不良和众多躯体不适组成,不致发展为重性精神病形式,可与月经周期性精神病区别。

2.抑郁症

PMS妇女有较高的抑郁症发生风险以及抑郁症患者较之非情感性障碍患者有较高的PMS发生率已如上述。根据PMS和抑郁症的诊断标准,可作出鉴别。

3.其他精神疾病经前恶化

根据PMS的诊断标准与其他精神疾病经前恶化进行区别。

须注意疑难病例诊断过程中妇科、心理、精神病专家协作的重要性。

六、治疗

PMS的治疗应针对躯体、心理症状、内在病理机制和改变正常排卵性月经周期等方面。此外,心理治疗和家庭治疗亦受到较多的重视。轻症PMS病例采取环境调整、适当膳食、身体锻炼、改善生活方式、应激处理和社会支持等措施即可,重症患者则需实施以下治疗。

（一）调整生活方式

包括合理的饮食与营养、适当的身体锻炼、戒烟、限制盐和咖啡的摄入。可改变饮食习惯,增加钙、镁、维生素 B_6、维生素E的摄入等,但尚没有确切一致的研究表明以上维生素和微量元素治疗的有效性。体育锻炼可改善血液循环,但其对PMS的预防作用尚不明确,多数临床专家认为每天锻炼20～30分钟有助于加强药物治疗和心理治疗。

（二）心理治疗

心理因素在PMS发生中所起的作用是不容忽视的。精神刺激可诱发和加重PMS。要求患者日常保持乐观情绪,生活有规律,参加运动锻炼,增强体质,行为疗法曾用以治疗PMS,放松技术有助于改善疼痛症状。生活在经前综合征妇女身边的人,如父母、丈夫、子女等,要多关心患者,对她们在经前出现的心境烦躁,易激惹等给以容忍和同情。工作周围的人也应体谅她们经前

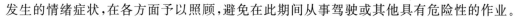

发生的情绪症状,在各方面予以照顾,避免在此期间从事驾驶或其他具有危险性的作业。

（三）药物治疗

1.精神药物

(1)抗抑郁药:5-羟色胺再摄取抑制剂(selective serotonergic reuptake inhibitors,SSRIs)对PMS有明显疗效,达60%～70%且耐受性较好,目前认为是一线药物。如氟西汀20 mg每天一次,经前口服至月经第3天。减轻情感症状优于躯体症状。舍曲林(Sertraline)剂量为每天50～150 mg。三环类抗抑郁药氯丙咪嗪(Clomipramine)是一种三环类抑制5-羟色胺和去甲肾上腺素再摄取的药物,每天25～75 mg对控制PMS有效,黄体期服药即可。SSRIs与三环类抗抑郁药物相比,无抗胆碱能、低血压及镇静等不良反应,并具有无依赖性和无特殊的心血管及其他严重毒性作用的优点。SSRIs除抗抑郁外也有改善焦虑的效应,目前应用明显多于三环类。

(2)抗焦虑药:苯二氮䓬类用于治疗PMS已有很长时间,如阿普唑仑为抗焦虑药,也有抗抑郁性质,用于PMS获得成功,起始剂量为0.25 mg,1天2～3次,逐渐递增,每天剂量可达2.4 mg或4 mg,在黄体期用药,经至即停药,停药后一般不出现戒断症状。

2.抑制排卵周期

(1)口服避孕药:作用于H-P-O轴可导致不排卵,常用以治疗周期性精神病和各种躯体症状。口服避孕药对PMS的效果不是绝对的,因为一些亚型用本剂后症状不仅未见好转反而恶化。就一般病例而论复方短效单相口服避孕药均有效。国内多选用复方炔诺酮或复方甲地黄体酮。

(2)达那唑:一种人工合成17α-乙炔睾酮的衍生物,对下丘脑-垂体促性腺激素有抑制作用。100～400 mg/d对消极情绪、疼痛及行为改变有效,200 mg/d能有效减轻乳房疼痛。但其雄激素活性及致肝功能损害作用,限制了其在PMS治疗中的临床应用。

(3)促性腺激素释放激素激动剂(GnRHa):GnRHa在垂体水平通过降调节抑制垂体促性腺激素分泌,造成低促性腺激素水平及低雌激素水平,达到药物切除卵巢的疗效。有随机双盲安慰剂对照研究证明GnRHa治疗PMS有效。单独应用GnRHa应注意低雌激素血症及骨量丢失,故治疗第3个月应采用反加疗法(add-back therapy)克服其不良反应。

(4)手术切除卵巢或放射破坏卵巢功能:虽然此方法对重症PMS治疗有效,但卵巢功能破坏导致绝经综合征及骨质疏松性骨折、心血管疾病等风险增加,应在其他治疗均无效时酌情考虑。对中、青年女性患者不宜采用。

3.其他

(1)利尿剂:PMS的主要症状与组织和器官水肿有关。醛固酮受体拮抗剂螺内酯不仅有利尿作用,对血管紧张素功能亦有抑制作用。剂量为25 mg每天2～3次,可减轻水潴留,并对精神症状亦有效。

(2)抗前列腺素制剂:经前子宫内膜释放前列腺素,改变平滑肌张力、免疫功能及神经递质代谢。抗前列腺素如甲芬那酸250 mg每天3次,于经前12天起服用。餐中服可减少胃刺激。如果疼痛是PMS的标志,抗前列腺素有效。除对痛经、乳胀、头痛、痉挛痛、腰骶痛有效,对紧张易怒症状也有报告有效。

(3)多巴胺拮抗剂:高催乳激素血症与PMS关系已有研究报道。溴隐亭为多巴胺拮抗剂,可降低PRL水平并改善经前乳房胀痛。剂量为2.5 mg,每天2次,餐中服药可减轻不良反应。

（陈　敏）

第二节 痛　经

痛经(dysmenorrhea)是指伴随着月经的疼痛,疼痛可以出现在行经前后或经期,主要集中在下腹部,常呈痉挛性,通常还伴有其他症状,包括腰腿疼、头痛、头晕、乏力、恶心、呕吐、腹泻、腹胀等。痛经是育龄期妇女常见的疾病,发生率很高,文献报道为 30%～80% 不等,每个人的疼痛阈值差异及临床上缺乏客观的评价指标使得人们对确切的发病率难以评估。我国痛经发生率为33.19%,其中原发性痛经占 36.06%,其余为继发性痛经。不同年龄段痛经发生率不同,初潮时发生率较低,随后逐渐升高,16～18 岁达顶峰,30～35 岁时下降,生育期稳定在 40% 左右,以后更低,50 岁时约为 20%。

痛经分为原发性和继发性两种。原发性痛经(primary dysmenorrhea)是指不伴有其他明显盆腔疾病的单纯性功能性痛经;继发性痛经(secondary dysmenorrhea)是指因盆腔器质性疾病导致的痛经。

一、原发性痛经

青春期和年轻的成年女性的痛经大多数是原发性痛经,是功能性的,与正常排卵有关,没有盆腔疾病;但有大约 10% 的严重痛经患者可能会查出有盆腔疾病,如子宫内膜异位症或先天性生殖道发育异常。原发性痛经的发病原因和机制尚不完全清楚,研究发现原发性痛经发作时有子宫收缩的异常,而造成收缩异常的原因有局部前列腺素、白三烯类物质、血管升压素、催产素的增高等。

(一)病因和病理生理

1.子宫收缩异常

正常月经期子宫的基础张力<1.33 kPa,宫缩时可达 16 kPa,收缩频率为 3～4 次/分钟。痛经时宫腔的基础压力提高,收缩频率增高且不协调。因此原发性痛经可能是子宫肌肉活动增强、过渡收缩所致。

2.前列腺素(PG)的合成和释放过多

子宫内膜是合成前列腺素的主要场所,子宫合成和释放前列腺素过多可能是导致痛经的主要原因。PG 的增多不仅可以刺激子宫肌肉过度收缩,导致子宫缺血,并且使神经末梢对痛觉刺激敏感化,使痛觉阈值降低。

3.血管紧张素和催产素过高

原发性痛经患者体内的血管紧张素增高,血管紧张素可以引起子宫肌层和血管的平滑肌收缩加强,因此,被认为是引起痛经的另一重要因素。催产素是引起痛经的另一原因,临床上应用催产素拮抗剂可以缓解痛经。

4.其他因素

主要是精神因素,紧张、压抑、焦虑、抑郁等都会影响对疼痛的反应和主观感受。

(二)临床表现

原发性痛经主要发生在年轻女性身上,初潮或初潮后数月开始,疼痛发生在月经来潮前或来潮后,在月经期的 48～72 h 持续存在,疼痛呈痉挛性,集中在下腹部,有时伴有腰痛,严重时伴有恶心、呕吐、面色苍白、出冷汗等,影响日常生活和工作。

(三)诊断与鉴别诊断

诊断原发性痛经,首先要排除器质性盆腔疾病的存在。全面采集病史,进行全面的体格检查,必要时结合辅助检查,如 B 超、腹腔镜、宫腔镜、子宫输卵管碘油造影等,排除子宫器质性疾病。鉴别诊断主要排除子宫内膜异位症、子宫腺肌症、盆腔炎等疾病,并区别于继发性痛经,还要与慢性盆腔痛相区别。

(四)治疗

1.一般治疗

对痛经患者,尤其是青春期少女,必须进行有关月经的生理知识教育,消除其对月经的心理恐惧。痛经时可卧床休息,热敷下腹部,还可服用非特异性的止痛药。研究表明,对痛经患者施行精神心理干预可以有效减轻症状。

2.药物治疗

(1)前列腺素合成酶抑制剂:非甾体类抗炎药是前列腺素合成酶抑制剂,通过阻断环氧化酶通路,抑制前列腺素合成,使子宫张力和收缩力下降,达到止痛的效果。有效率为 60%～90%,服用简单,不良反应小,还可以缓解其他相关症状,如恶心、呕吐、头痛、腹泻等。用法:一般于月经来潮、痛经出现前开始服用,连续服用 2～3 天,因为前列腺素在月经来潮的最初 48 小时释放最多,连续服药的目的是减少前列腺素的合成和释放。因此疼痛时临时间断给药效果不佳,难以控制疼痛。

常用于治疗痛经的非甾体类药物及剂量见表 5-3。

表 5-3　常用治疗痛经的非甾体类止痛药

药物	剂量
甲芬那酸	首次 500 mg,250 mg/6 h
氟芬那酸	100～200 mg/6～8 h
吲哚美辛	25～50 mg/6～8 h
布洛芬	200～400 mg/6 h
酮洛芬	50 mg/8 h
芬必得	300 mg/12 h

布洛芬和酮洛芬的血药浓度 30～60 分钟达到峰值,起效很快。吲哚美辛等对胃肠道刺激较大,容易引起消化道大出血,不建议作为治疗痛经的一线药物。

(2)避孕药具:短效口服避孕药和含左炔诺黄体酮的宫内节育器(曼月乐)适用于需要采用避孕措施的痛经患者,可以有效地治疗原发性痛经。口服避孕药可以使 50% 的患者疼痛完全缓解,40% 明显减轻。曼月乐对痛经的缓解的有效率也高达 90% 左右。避孕药的主要作用是抑制子宫内膜生长、抑制排卵、降低前列腺素和血管升压素的水平。各类雌、孕激素的复合避孕药均可以减少痛经的发生,它们减轻痛经的程度无显著差异。

(3)中药治疗:中医认为痛经是由于气血运行不畅引起,因此一般以通调气血为主,治疗原发性痛经一般用当归、川芎、茯苓、白术、泽泻等组成的当归芍药散,效果明显。

3.手术治疗

以往对原发性痛经药物治疗无效者的顽固性病例,可以采用骶前神经节切除术,效果良好,但有一定的并发症。近年来,主要用子宫神经部分切除术。无生育要求者,可进行子宫切除术。

二、继发性痛经

继发性痛经是指与盆腔器官的器质性病变有关的周期性疼痛。常在初潮后数年发生。

(一)病因

有许多妇科疾病可能引起继发性痛经,它们包括以下。

1.典型周期性痛经的原因

处女膜闭锁、阴道横隔、宫颈狭窄、子宫异常(先天畸形、双角子宫)、子宫腔粘连(Asherman综合征)、子宫内膜息肉、子宫平滑肌瘤、子宫腺肌病、盆腔瘀血综合征、子宫内膜异位症、宫内节育器(IUD)等。

2.不典型的周期性痛经的原因

子宫内膜异位症、子宫腺肌病、残留卵巢综合征、慢性功能性囊肿形成、慢性盆腔炎等。

(二)病理生理

研究表明,子宫内膜异位症和子宫腺肌症患者体内产生过多的前列腺素,可能是痛经的主要原因之一。前列腺素合成抑制制剂可以缓解该类疾病的痛经症状。环氧化酶(COX)是前列腺素合成的限速酶,在子宫内膜异位症和子宫腺肌症患者体内表达量过度增高。这些均说明前列腺素合成代谢异常与继发性痛经的疼痛有关。

宫内节育器(IUD)的不良反应主要是月经过多和继发痛经,其痛经的主要原因可能是子宫的局部损伤和IUD局部的白细胞浸润导致的前列腺素合成增加。

(三)临床表现

痛经一般发生在初潮后数年,生育年龄妇女较多见。疼痛多发生在月经来潮之前,月经前半期达到高峰,此后逐渐减轻,直到结束。继发性痛经症状常有不同,伴有腹胀、下腹坠痛、肛门坠痛等。但子宫内膜异位症的痛经也有可能发生在初潮后不久。

(四)诊断和鉴别诊断

诊断继发性痛经,除了详细询问病史外,主要通过盆腔检查,相关的辅助检查,如B超、腹腔镜、宫腔镜及生化指标的化验等,找出相应的病因。

(五)治疗

继发性痛经的治疗主要是针对病因进行治疗,具体方法参阅相关章节。

(陈　敏)

第三节　功能失调性子宫出血

正常月经是下丘脑-垂体-卵巢轴生理调节控制下的周期性子宫内膜剥脱性出血。正常月经的周期、持续时间、月经量呈现明显的规律性和自限性。当机体受到内部和外部各种因素诸如精神过度紧张、情绪变化、环境气候改变、营养不良、贫血、代谢紊乱、甲状腺、肾上腺功能异常等影

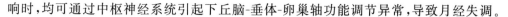

响时,均可通过中枢神经系统引起下丘脑-垂体-卵巢轴功能调节异常,导致月经失调。

功能失调性子宫出血(DUB)简称功血,是由下丘脑-垂体-卵巢轴功能失调引起的异常子宫出血。按发病机制可分无排卵性和排卵性功血两大类,前者占 70%~80%,多见于青春期和绝经过渡期妇女;后者占 20%~30%,多见于育龄妇女。

一、无排卵性功能失调性子宫出血

卵巢不排卵可导致孕激素缺乏,子宫内膜仅受雌激素的作用,可呈现不同程度的增殖改变。继后,可因雌激素量的不足,子宫内膜发生突破性出血;抑或因雌激素持续作用的撤退,子宫内膜发生出血自限机制异常,出现月经量增多或经期延长。常见于卵巢功能初现期和衰退期。

(一)病因和病理生理

无排卵性功血主要包括青春期功血和绝经过渡期功血,育龄期少见。各期无排卵性功血发病机制不同。

1.青春期功血

青春期女性初潮后需要 1.5~6 年时间(平均 4.2 年)建立稳定的月经周期性调控机制。由于该时期下丘脑-垂体-卵巢轴尚未成熟,FSH 呈持续低水平,虽有卵泡生长,但不能发育为成熟卵泡,合成、分泌的雌激素量未能达到促使 LH 高峰(排卵必需)释放的阈值,故无排卵。此外,青春期少女正处于生理与心理的急剧变化期,情绪多变,感情脆弱,发育不健全的下丘脑-垂体-卵巢轴更易受到内、外环境的多因素影响,导致排卵障碍。

2.绝经过渡期功血

该时期女性卵巢功能逐渐衰退,卵泡逐渐耗尽,剩余卵泡对垂体促性腺激素反应性降低,卵泡未能发育成熟,雌激素分泌量波动不能形成排卵前高峰,故不排卵。

3.生育期无排卵功血

生育期妇女既可因内、外环境刺激,如劳累、应激、流产、手术和疾病等引起短暂的无排卵,也可因肥胖、多囊卵巢综合征、高催乳素血症等引起持续无排卵。

各种原因引起的无排卵均可导致子宫内膜受单纯雌激素影响,达到或超过雌激素的内膜出血阈值,而无孕激素对抗,从而发生雌激素突破性出血。雌激素突破性出血分为阈值雌激素水平和高雌激素水平突破性出血两种类型。突破性出血与雌激素浓度之间存在半定量关系。雌激素水平过低可无子宫出血;雌激素达到阈值水平可发生间断性少量出血,内膜修复慢,出血时间延长,临床上表现为出血淋漓不尽;雌激素超过阈值水平并维持较长时期,可引起一定时间的闭经,因无孕激素参与,内膜增厚但不牢固,易发生急性突破性出血,血量汹涌,犹如"血崩"。无排卵性功血也可因雌激素持续作用撤退出血引起,子宫内膜在单纯雌激素的刺激下持续增生,此时可因一批卵泡闭锁导致雌激素水平下降,内膜失去支持而剥脱出血。

无排卵性功血的子宫出血尚与子宫内膜出血的自限性机制缺陷有关。①子宫内膜组织脆性增加:因子宫内膜受单纯雌激素影响,腺体持续增生,间质因缺乏孕激素作用而反应不足,导致子宫内膜组织脆弱,易自发溃破出血;②子宫内膜脱落不全:正常月经前子宫内膜各部剥脱同步、完全、快速,无排卵性功血子宫内膜由于雌激素的波动,脱落不规则和不完整,缺乏足够的功能层组织丢失而难以有效刺激内膜的再生和修复;③血管结构与功能异常:不规则的组织破损和多处血管断裂,以及小动脉螺旋化缺乏,收缩乏力,造成流血时间延长、流血量增多;④凝血与纤溶异常。多次子宫内膜组织的破损不断活化纤溶酶,导致局部纤维蛋白裂解增强,纤溶亢进,凝血功能异

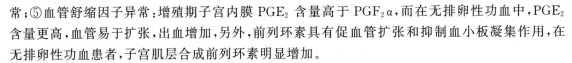

常;⑤血管舒缩因子异常:增殖期子宫内膜 PGE_2 含量高于 $PGF_2\alpha$,而在无排卵性功血中,PGE_2 含量更高,血管易于扩张,出血增加,另外,前列环素具有促血管扩张和抑制血小板凝集作用,在无排卵性功血患者,子宫肌层合成前列环素明显增加。

(二)子宫内膜病理改变

无排卵性功血患者子宫内膜由于受雌激素持续影响而无孕激素拮抗,发生不同程度的增生性改变,少数亦可呈萎缩性改变。

1.子宫内膜增生症

根据世界卫生组织(WHO)制定的标准分型如下所述。

(1)单纯性增生:以前称腺囊型增生过长。组织学特点是内膜腺体和间质细胞增生程度超过正常周期的增殖晚期,常呈局部腺体密集、大小轮廓不规则、腺腔囊性扩大,犹如瑞士干酪样外观,故又称瑞士干酪样增生。腺上皮细胞为高柱状,呈假复层排列;间质细胞质少,排列疏松;螺旋动脉发育差、直竖。表面毛细血管和小静脉增多,常呈充血扩张。

(2)复杂性增生:以前称腺瘤型增生过长。内膜常增生,呈息肉状。腺体增生拥挤,结构复杂。子宫内膜腺体高度增生,呈出芽状生长,形成子腺体或突向腺腔,腺体数目明显增多,腺体背靠背,致使间质明显减少。腺上皮呈复层或假复层排列,细胞核大深染,位于中央,有核分裂象,胞浆界限明显但无不典型性改变。

(3)不典型性增生:腺上皮出现异型性改变,表现为腺上皮细胞增生,层次增多,排列紊乱,细胞核大深染有异型性。

不论为单纯性或复杂性增生,只要腺上皮细胞出现不典型增生改变,都应归于不典型增生。此类改变已不属于功血的范畴,属癌前期病变,10%~15%可转化为子宫内膜癌。

各型增生之间的关系:单纯性增生通常是单独存在,但有时也与复杂性增生或不典型增生同时存在。如果组织结构为单纯性增生,而细胞学上具有不典型改变,则为单纯性不典型增生。如果组织结构为复杂性增生,而细胞学上具有不典型改变,则为复杂性不典型增生。内膜不典型增生分为轻、中、重三度。

内膜不典型增生与无不典型增生的单纯性与复杂性增生有以下几点区别。

形态学上的不同:组织结构与细胞异型性有一定关系,往往是结构越复杂,有不典型细胞的可能性越大。在不典型区域,腺上皮细胞排列紊乱,极性消失,细胞多形性,有的见多核细胞,筛状结构和"迷宫"样结构尤为明显。

组织计量学上的比较:不典型增生及无不典型增生的细胞体积,胞核的大小(包括面积、周长、短径和长径等)以及细胞形态等形态学测量提示,它们之间的区别主要在核的变化,不典型增生特别是重度不典型增生与分化好的腺癌无明显差异。

细胞 DNA 合成间期与细胞倍增时间:不典型增生与腺癌相似,而无不典型增生与正常增殖相似。

对黄体酮的反应:细胞无不典型增生者比细胞有不典型增生者对黄体酮的反应更明显。

2.增殖期子宫内膜

子宫内膜的形态表现与正常月经周期中的增殖期内膜无区别,只是在月经周期后半期甚至月经期,仍表现为增殖期形态。

3.萎缩性子宫内膜

子宫内膜萎缩菲薄,腺体少而小,腺管狭而直,腺上皮为单层立方形或低柱状细胞,间质少而致密,胶原纤维相对增多。

（三）临床表现

无排卵性功血失去正常周期性和出血自限性,临床上最主要的症状是子宫不规则出血:出血间隔长短不一,短者几日,长者数月,常误诊为闭经;出血量多少不一,出血量少者仅为点滴出血,多者大量出血,不能自止,可能导致贫血甚至休克。出血期间一般无腹痛或其他不适。

（四）诊断

主要依据病史、体格检查及辅助检查作出诊断。

1.病史

详细了解异常子宫出血的表现(经期长短、经量多少、经血的性质)、发病时间、病程经过、目前出血情况、发病前有无停经史、以往治疗经过。应询问患者的年龄、月经史、婚育史、避孕措施、激素类药物使用史及全身与生殖系统有无相关疾病如肝病、血液病、高血压及代谢性疾病如甲状腺功能亢进或减退、肾上腺或垂体疾病等。

2.体格检查

体格检查包括全身检查和妇科检查,以排除全身性及生殖系统器质性病变。

3.辅助检查

在排除器质性病变后,主要了解血凝功能、有无贫血、卵巢是否排卵和了解子宫内膜情况等。

（1）血凝功能测试:血小板计数,出、凝血时间,凝血酶原时间,活化部分凝血酶原时间等。

（2）血红蛋白、血红细胞计数及血细胞比容:了解患者贫血情况。

（3）妊娠试验:有性生活史者应行妊娠试验,以排除妊娠及妊娠相关疾病。

（4）超声检查:可了解子宫大小、形状,宫腔内有无赘生物,子宫内膜厚度等。

（5）诊断性刮宫:简称诊刮,其目的包括止血和取材做病理学检查。年龄＞40 岁的生育期和绝经过渡期妇女、异常子宫出血病程超过半年者、子宫内膜厚度＞12 mm 者,或药物治疗无效、具有子宫内膜癌高危因素患者,应采用诊断性刮宫,以了解子宫内膜有无其他病变。对未婚患者,若激素治疗无效或疑有器质性病变,也应经患者和其家属知情同意后考虑诊刮。不规则流血或大量出血者应及时刮宫,拟确定排卵或了解子宫内膜增生程度,宜在经前期或月经来潮后 6 小时内刮宫。刮宫要全面、特别注意两侧宫角部;注意宫腔大小、形态、宫壁是否光滑、刮出物性质和量。刮出物应全部送病理学检查。

（6）宫腔镜检查:在宫腔镜直视下选择病变区进行活检,较盲取内膜的诊断价值高,尤其可排除早期子宫内膜病变如子宫内膜息肉、子宫黏膜下肌瘤、子宫内膜癌等。

（7）基础体温测定(BBT):基础体温呈单相型,提示无排卵。

（8）激素测定:酌情检查 FSH、LH、E_2、P 及 PRL。为确定有无排卵,可于经前 1 周测定血清黄体酮。

（9）阴道脱落细胞涂片检查:一般表现为中、低度雌激素影响。

（10）宫颈黏液结晶检查:经前检查出现羊齿植物叶状结晶提示无排卵。

（11）宫颈细胞学检查:巴氏分类法或 TBS 报告系统,用于排除宫颈癌及其癌前病变。

（五）鉴别诊断

诊断功血,必须排除以下病理原因的子宫出血。

（1）异常妊娠或妊娠并发症:如流产、异位妊娠、葡萄胎、子宫复旧不良、胎盘残留、胎盘息肉或滋养细胞病变等。常可通过仔细询问病史及血或尿 HCG 测定,B 超检查等协助鉴别。

（2）生殖器肿瘤：如子宫内膜癌、宫颈癌、滋养细胞肿瘤、子宫肌瘤、卵巢肿瘤等。一般通过盆腔检查、B超、诊刮及相关特殊检查等鉴别。

（3）生殖器感染：如急性阴道炎或急、慢性子宫内膜炎、子宫肌炎等。妇科检查可有宫体压痛等。

（4）生殖道损伤：如阴道裂伤出血。

（5）性激素类药物使用不当、宫内节育器或异物引起的子宫不规则出血。

（6）全身性疾病：如血液病、肝肾衰竭、甲状腺功能亢进或减退等。可以通过查血常规、肝功能，以及根据甲状腺病变的临床表现和甲状腺激素的测定来作出鉴别诊断。

（六）治疗

1.一般治疗

贫血者应补充铁剂、维生素C和蛋白质，严重贫血者需输血。流血时间长者给予抗生素预防感染。出血期间应加强营养，避免过度劳累和剧烈运动，保证充分休息。

2.青春期及生育期无排卵性功血的治疗

以止血、调整周期为治疗原则，有生育要求者需促排卵治疗。

（1）止血：首先采用大剂量雌激素或雌、孕激素联合用药。根据出血量采用合适的制剂和使用方法。①大量出血：要求6～8小时内见效，24～48小时内出血基本停止，若96小时以上仍不止血，应考虑有器质性病变存在的可能。大剂量雌激素可迅速促使子宫内膜生长，短期内修复创面而止血，也称"子宫内膜修复法"，适用于出血时间长、量多、血红蛋白<80 g/L的患者。主要药物为苯甲酸雌二醇、结合雌激素及戊酸雌二醇。具体用法如下：一是苯甲酸雌二醇，初始剂量3～4 mg/d，分2～3次肌内注射，若出血明显减少，则维持；若出血量未见减少，则加量，也可从6～8 mg/d开始，每天最大量一般不超过12 mg。出血停止3天后开始减量，通常以每3天递减1/3量为宜。二是结合雌激素，25 mg，静脉注射，可4～6小时重复1次，一般用药2～3次；次日应给予结合雌激素，3.75～7.5 mg/d，口服，并按每3天递减1/3量为宜。也可在24～48小时内开始用口服避孕药。三是口服结合雌激素每次1.25 mg或戊酸雌二醇（补佳乐）每次2 mg，每4～6小时1次，血止3天后按每3天递减1/3量为宜。大剂量雌激素止血对存在血液高凝状态或有血栓性疾病史的患者应禁用。血红蛋白增加至90 g/L以上后均必须加用孕激素，有利于停药后子宫内膜的完全脱落。若激素治疗无效或疑有器质性病变，应经患者和其家属知情同意后考虑诊刮。②少量出血：使用最低有效量激素，减少药物不良反应。采用孕激素占优势的口服避孕药，如去氧孕烯炔雌醇片、复方孕二烯酮片或复方醋酸环丙孕酮。用法为每次1～2片，1天2～3次，血止3天后逐渐减量至1天1片，维持至出血停止后21天周期结束。

（2）调整月经周期：血止后，需恢复正常的内分泌功能，以建立正常月经周期。①孕激素后半周期疗法：适用于有内源性雌激素的青春期或生育期功血患者。于月经周期后半期（撤药性出血的第16～25天）口服地屈黄体酮片10 mg/d，每天2次，共10天，或微粒化黄体酮200～300 mg/d，5～7天，或醋酸甲羟孕酮10 mg/d，连用10天，或肌内注射黄体酮20 mg/d，共5天。②雌、孕激素序贯法（即人工周期）：模拟月经周期中卵巢分泌的雌、孕激素变化，将雌、孕激素序贯应用，使子宫内膜发生相应变化。适用于青春期功血或生育期功血内源性雌激素较低者。戊酸雌二醇1 mg或结合雌激素0.625 mg，于月经期第5天口服，每晚1次，连服21天，至服药第11～16天，每天加用醋酸甲羟孕酮片10 mg口服，或地屈黄体酮10 mg，每天2次口服。停药后3～7天月经来潮，此为1周期。连用2～3个周期后，部分患者能自发排卵。若正常月经仍未建

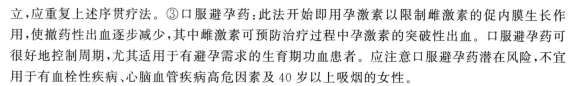

立,应重复上述序贯疗法。③口服避孕药:此法开始即用孕激素以限制雌激素的促内膜生长作用,使撤药性出血逐步减少,其中雌激素可预防治疗过程中孕激素的突破性出血。口服避孕药可很好地控制周期,尤其适用于有避孕需求的生育期功血患者。应注意口服避孕药潜在风险,不宜用于有血栓性疾病、心脑血管疾病高危因素及 40 岁以上吸烟的女性。

3.绝经过渡期功血

以止血、调整周期、减少经量,防止子宫内膜病变为治疗原则。常采用性激素药物止血和调整月经周期。

年龄>40 岁的妇女、具有子宫内膜癌高危因素或子宫内膜厚度>12 mm 者,应首先采用诊断性刮宫,以排除子宫内膜其他病变。

(1)止血:主要采用孕激素,也称"内膜萎缩法"。合成孕激素止血的机制是使雌激素作用下持续增生的子宫内膜转化为分泌期,并有对抗雌激素作用,使内膜萎缩,从而达到止血目的。

急性出血:可选用炔诺酮 5 mg 口服,每 6 小时 1 次,一般用药 4 次后出血量明显减少或停止,改为 8 小时 1 次,血止 3 天后按每 3 天减量 1/3,直至维持量每天 5 mg。

生命体征稳定,血红蛋白>80 g/L 的患者也可采用孕激素"内膜脱落法"或"药物刮宫":孕激素停药后,子宫内膜脱落较完全,从而达到止血效果。药物及用法如下:①黄体酮 20~40 mg,肌内注射,每天1 次,共 5 天;②口服地屈黄体酮片(达芙通)每次 10 mg,1 天 2 次,共 10 天;③口服微粒化黄体酮(琪宁),每天 200~300 mg,5~7 天;④口服醋酸甲羟孕酮片 8~10 mg/d,共10 天。

此外还可加用雄激素。雄激素有拮抗雌激素、增强子宫平滑肌及子宫血管张力的作用,减轻盆腔充血而减少出血量,但无止血作用,大出血时单独应用效果不佳。

(2)调整月经周期、减少经量:多应用口服炔诺酮周期治疗,4.375~5 mg/d,于月经期第 5 天口服,共 20 天。也可于月经第16~25 天采用孕激素后半周期疗法,具体方法同上。

对于药物治疗效果不佳或不宜用药、无生育要求的患者,尤其是不易随访的年龄较大者及内膜病理为癌前病变或癌变者,应考虑手术治疗。手术治疗包括:①子宫内膜去除术,适用于激素等药物治疗无效或复发者;②子宫全切除术。

4.辅助治疗

抗纤溶药物和促凝药物治疗。抗纤溶药物氨甲环酸(妥塞敏):静脉注射或静脉滴注,每次 0.25~0.5 g,1 天 0.75~2 g;口服,每次 500 mg,每天 3 次。还可以用巴曲酶、酚磺乙胺、维生素 K等。有减少出血量的辅助作用,但不能赖以止血。

二、排卵性功能失调性子宫出血

排卵性功血较无排卵性功血少见,多发生于生育期妇女。患者虽有排卵,但黄体功能异常。常见有两种类型。

(一)黄体功能不足(LPD)

月经周期中有卵泡发育及排卵,但黄体期孕激素分泌不足或黄体过早衰退,导致子宫内膜分泌反应不良。

1.发病机制

足够水平的 FSH 和 LH、LH/FSH 比值及卵巢对 LH 良好的反应是黄体健全发育的必要前提。黄体功能不足有多种因素。

(1)卵泡发育不良:卵泡颗粒细胞数目和功能分化缺陷,特别是颗粒细胞膜上 LH 受体缺陷,引起排卵后颗粒细胞黄素化不良及分泌黄体酮量不足。神经内分泌调节功能紊乱可导致卵泡期 FSH 缺乏,卵泡发育缓慢,雌激素分泌减少,从而对下丘脑及垂体正反馈不足。

(2)LH 排卵高峰分泌不足:卵泡成熟时 LH 排卵峰分泌量不足,促进黄体形成的功能减弱,是黄体功能不足的常见原因。循环中雄激素水平偏高和垂体泌乳激素升高等因素都可抑制 LH 排卵峰。

(3)LH 排卵峰后低脉冲缺陷:LH 排卵峰后的垂体 LH 低脉冲分泌是维持卵泡膜黄体细胞功能的重要机制,若此分泌机制缺陷将导致黄体功能不足。

2.病理

子宫内膜形态表现为分泌期腺体呈分泌不良,间质水肿不明显或腺体与间质发育不同步,或在内膜各个部位显示分泌反应不均,如在血管周围的内膜,孕激素水平稍高,分泌反应接近正常,远离血管的区域则分泌反应不良。内膜活检显示分泌反应较实际周期日至少落后 2 天。

3.临床表现

一般表现为月经周期缩短,因此月经频发。有时月经周期虽在正常范围内,但卵泡期延长、黄体期缩短(<11 天)。在育龄妇女常可表现为不易受孕或在孕早期流产。

4.诊断

根据月经周期缩短、不孕或早孕时流产,妇科检查无引起功血的生殖器器质性病变;基础体温双相型,但排卵后体温上升缓慢,上升幅度偏低,高温期短于 11 天。经前子宫内膜活检显示分泌反应至少落后 2 天,可作出诊断。

5.治疗

(1)促进卵泡发育:针对其发生原因,调整性腺轴功能,促使卵泡发育和排卵,以利于正常黄体的形成。

促卵泡发育治疗:首选药物为氯米芬,适用于黄体功能不足卵泡期过长者。氯米芬可通过与内源性雌激素受体竞争性结合而促使垂体释放 FSH 和 LH,达到促进卵泡发育的目的。可于月经第 2~5 天开始每天口服氯米芬 50 mg,共 5 天。应用 3 个周期后停药并观察其恢复情况。疗效不佳,尤其不孕者,考虑每天口服氯米芬量增加至 100~150 mg 或采用 HMG-HCG 疗法,以促进卵泡发育和诱发排卵,促使正常黄体形成。

(2)促进月经中期 LH 峰形成:在监测到卵泡成熟时,使用绒促性素 5 000~10 000 U 肌内注射,以加强月经中期 LH 排卵峰,达到促进黄体形成和提高其分泌黄体酮的功能。

(3)黄体功能刺激疗法:于基础体温上升后开始,肌内注射 HCG 1 000~2 000 U 每周 2 次或隔天 1 次,共 2 周,可使血浆黄体酮明显上升。

(4)黄体功能替代疗法:一般选用天然黄体酮制剂。自排卵后或预期下次月经前 12~14 天开始,每天肌内注射黄体酮 10~20 mg,共 10~14 天;也可口服天然微粒化黄体酮,以补充黄体分泌黄体酮的不足。

(5)黄体功能不足合并高催乳素血症的治疗:使用溴隐亭每天 2.5~5 mg,可使催乳激素水平下降,并促进垂体分泌促性腺激素及增加卵巢雌、孕激素分泌,从而改善黄体功能。

(二)子宫内膜不规则脱落

月经周期中有卵泡发育及排卵,黄体发育良好,但萎缩过程延长,导致子宫内膜不规则脱落。

1.发病机制

由于下丘脑-垂体-卵巢轴调节功能紊乱或溶黄体机制异常引起黄体萎缩不全,内膜持续受孕激素影响,以致不能如期完全脱落。

2.病理

正常月经第3～4天时,分泌期子宫内膜已全部脱落,代之以再生的增殖期内膜。但在黄体萎缩不全时,月经期第5～6天仍能见到呈分泌反应的子宫内膜。由于患者经期较长,使内膜失水,间质变致密,腺体皱缩,腺腔呈梅花状或星状,腺细胞透亮、核固缩,间质细胞大,间质中螺旋血管退化。此时刮宫,子宫内膜常表现为混合型子宫内膜,即残留的分泌期内膜与出血坏死组织及新增殖的内膜混合共存。有些区域内膜尚有出血,另一些区域已有新的增殖期内膜出现。

3.临床表现

表现为月经周期正常,但经期延长,长达9～10天,且出血量多,甚至淋漓数天方止。

4.诊断

临床表现为月经周期正常,经期延长,经量增多,基础体温呈双相型,但下降缓慢。在月经第5～6天行诊断性刮宫,病理检查仍能见到呈分泌反应的内膜,且与出血期及增殖期内膜并存。

5.治疗

(1)孕激素:通过下丘脑-垂体-卵巢轴的负反馈功能,使黄体及时萎缩,内膜按时完整脱落。方法:自排卵后第1～2天或下次月经前10～14天开始,每天口服甲羟黄体酮10 mg,连服10天。有生育要求者可肌内注射黄体酮注射液或口服天然微粒化黄体酮。无生育要求者也可口服避孕药,月经第5天开始,每天1片,连续21天为1周期。

(2)绒促性素:用法同黄体功能不足,HCG有促进黄体功能的作用。

(陈 敏)

第四节 多囊卵巢综合征

多囊卵巢综合征(PCOS)是一种以高雄激素血症、排卵障碍以及多囊卵巢为特征的病变。1935年Stein和Leventhal首次报道,故又称Stein-Leventhal综合征。至今,多囊卵巢综合征的定义和诊断标准尚未被广泛接受。因此,其发生率亦不相同。一般认为,多囊卵巢综合征在青春期及育龄期妇女中发生率均较高,为5%～10%,无排卵性不孕妇女中约为75%,多毛妇女可高达85%以上。

一、发病相关因素

病因至今尚不十分清楚,其发病相关因素仍以胰岛素抵抗为主。其他的相关因素有遗传学因素和非遗传学因素。

(一)胰岛素抵抗和高胰岛素血症

胰岛素促进器官、组织和细胞吸收、利用葡萄糖的效能下降时称胰岛素抵抗。为维持正常的血糖水平,机体代偿性分泌更多的胰岛素,形成高胰岛素血症。高水平的胰岛素可促进肾上腺和卵巢产生雄激素,另可使性激素结合球蛋白量下降,从而增加循环血中的有生物活性的雄激素,导致高雄激素血症。

（二）遗传因素

部分 PCOS 患者存在明显的家族聚集性，主要以常染色体显性遗传方式遗传。研究提示 P-COS 的候选基因位于 19p13.3，而位于 15q24.1 的 *CYP*11*A*1 基因可能与 PCOS 患者的高雄激素血症相关。此外 *LH-β* 基因突变也可能与 PCOS 有关。但临床上患 PCOS 的单卵双胎的同胞不一定患病，故 PCOS 的发病可能与遗传因素和必要的环境因素共同作用有关。

二、病理生理

PCOS 的发病机制非常复杂，有关研究仍在发展过程中。目前已认识到 PCOS 是涉及内分泌、代谢和遗传等许多因素的内分泌与代谢紊乱的疾病。PCOS 是高度异质性的临床症候群，不同患者的病理生理特征差异较大，包括高雄激素血症、胰岛素抵抗和高胰岛素血症、高 LH 水平伴有正常或低水平的 FSH、无周期性波动的雌激素水平且雌酮（E_1）＞雌二醇（E_2）等。

（一）胰岛素抵抗

胰岛素抵抗是指外周组织对胰岛素敏感性降低，使胰岛素的生物效能低于正常。胰岛素通过细胞内的信号传导途径发挥对卵巢的作用，包括调节葡萄糖代谢的促代谢途径和引起卵巢细胞分裂增殖作用的促分裂途径。胰岛素和胰岛素样生长因子通过共享细胞内蛋白激酶或信号蛋白机制，实现作用的相互交叉。40％～60％ PCOS 患者（特别是肥胖者）存在胰岛素抵抗，其原因包括胰岛素受体丝氨酸残基的过度磷酸化从而减弱了信号传导，或胰岛素受体基因突变、受体底物-I（IRS-I）或受体后葡萄糖转运的缺陷。胰岛素抵抗因促代谢作用途径受损，机体代偿性升高胰岛素水平形成高胰岛素血症，细胞内胰岛素/类胰岛素样生长因子的促分裂途径的作用因而放大，导致卵泡膜细胞和间质细胞的过度增殖，生成更多的雄激素，加重高雄激素血症。高胰岛素血症又通过抑制肝脏的性激素结合球蛋白合成，使体内游离性激素增加，促进其生物学作用。而雄激素在外周组织转化为 E_1，更增加垂体 LH 的分泌，过多的 LH 和胰岛素共同刺激卵巢的卵泡膜细胞和间质细胞。促分裂作用的加强使卵泡的募集增加，而 FSH 的相对不足，卵泡发育停滞，卵泡的选择障碍，导致无排卵和多囊卵巢形成。

（二）下丘脑-垂体-卵巢轴调节功能紊乱

PCOS 患者的雄激素过多，其中的雄烯二酮在外周脂肪组织转化为 E_1，又由于卵巢内多个小卵泡而无主导卵泡形成，持续分泌较低水平的 E_2，因而 E_1＞E_2。外周循环这种失调的雌激素水平使下丘脑 GnRH 脉冲分泌亢进，主要使垂体分泌过量 LH，雌激素对 FSH 的负反馈使 FSH 相对不足，升高的 LH 刺激卵巢卵泡膜细胞和间质细胞产生过量的雄激素，进一步升高雄激素的水平，从而形成"恶性循环"。FSH 的相对不足以及异常的激素微环境，使卵泡发育到一定程度即停滞，导致多囊卵巢形成，并出现 PCOS 患者特征性的生殖内分泌改变。高雄激素则导致多毛、痤疮等临床表现。

三、临床表现

PCOS 常发病于青春期、生育期，以无排卵、不孕和肥胖、多毛等典型临床表现为主；中老年则出现因长期的代谢障碍导致的高血压、糖尿病、心血管疾病等。因此，未得到恰当处理的 PCOS 可影响患者的一生。

（一）月经失调

患者的初潮年龄多为正常，但常在初潮后即出现月经失调，主要表现为月经稀发、经量少或闭经。临床上可见从月经稀发（周期逐渐延长）至闭经的发展过程。少数患者表现为月经过多或不规则出血。

（二）不孕

PCOS患者由于持续的无排卵状态，导致不孕。异常的激素环境可影响卵子的质量、子宫内膜的容受性、甚至胚胎的早期发育，即使妊娠也易发生流产。

（三）男性化表现

在高雄激素的影响下，PCOS女性呈现不同程度的多毛，发生率为17%～18%。多毛以性毛（阴毛和腋毛）浓密为主，尤其是阴毛，分布呈男性型，甚至下延及肛周，上及腹股沟或腹中线。毛发也可分布于面部口周、乳周、下颌、大腿根部等处。多毛的程度与血雄激素升高并不平行，白种患者更为常见。过多的雄激素转化为活性更强的双氢睾酮后，刺激皮脂腺分泌过盛，可出现痤疮。痤疮多分布在额部、颧部及胸背部，伴有皮肤粗糙、毛孔粗大，具有症状重、持续时间长、顽固难愈、治疗反应差的特点。另外，还可有阴蒂肥大、乳腺萎缩等。极少数病例有男性化征象如声音低沉、喉结突出。

（四）肥胖

PCOS患者中40%～60%的体质量指数（BMI）≥25。可能是由于雄激素过多或长期的雌激素刺激，或其他内分泌、代谢紊乱和遗传特征，引起脂肪的堆积，不但腹壁，而且腹腔内脏器官间也出现脂肪堆积。后者的危害更大，更易导致代谢异常、心血管疾病等远期合并症。肥胖的发生与PCOS的发生发展存在相互促进的作用，肥胖患者的胰岛素抵抗及高胰岛素血症促进PCOS的发展。

（五）黑棘皮症

PCOS患者可出现局部皮肤或大或小的天鹅绒样、片状、角化过度、呈灰棕色的病变，常分布在颈后、腋下、外阴、腹股沟等皮肤皱褶处，称黑棘皮症，与高雄激素和胰岛素抵抗及高胰岛素血症有关。

（六）卵巢增大

盆腔检查有时可触及一侧或双侧增大的卵巢。B超检查可见一侧或双侧卵巢直径2～9 mm的卵泡≥12个，和（或）卵巢体积≥10 cm³。

（七）内分泌改变

1.雄激素水平高

血清睾酮（T）、雄烯二酮（A）水平升高，少数患者脱氢表雄酮（DHEA）和硫酸脱氢表雄酮（DHEAS）升高，性激素结合球蛋白（SHBG）水平降低。

2.雌激素改变

PCOS分泌雌酮（E_1）明显增多，雌二醇（E_2）相当于早、中卵泡期水平。E_1除了与E_2之间的相互转化外，大部分来自A在外周组织局部芳香化酶作用下的转化，无周期性变化，这些患者体内总体雌激素处于较高水平。

3.促性腺激素变化

LH水平升高较恒定地维持在正常妇女月经周期中卵泡期上下水平，而FSH则相当于早卵泡期水平，因此LH/FSH比值多升高。

4.胰岛素抵抗及高胰岛素血症

50％～60％PCOS患者呈现高胰岛素分泌和IR,有发展为糖耐量受损和2型糖尿病的危险。

5.血清催乳素(PRL)水平升高

10％～15％PCOS患者表现为轻度的高催乳素血症,其可能为雌激素持续刺激所致。明显的高催乳素血症或催乳素瘤是PCOS的鉴别诊断之一。

(八)远期合并症

1.肿瘤

持续的、无周期性的、相对偏高的雌激素水平和升高的雌酮与雌酮/雌二醇比值对子宫内膜的刺激,又无孕激素拮抗,可增加子宫内膜癌和乳腺癌发病率。

2.心血管疾病

血脂代谢紊乱易引起动脉粥样硬化,从而导致冠心病、高血压等。

3.糖尿病

胰岛素抵抗和高胰岛素血症、肥胖,易发展为隐性糖尿病或糖尿病。

四、诊断

不同专家组认可的诊断标准不一:美国NIH的诊断标准为高雄激素血症和月经稀发或闭经;欧洲人类生殖和胚胎与美国生殖医学学会的(ESHRE/ASRM)鹿特丹专家会议诊断标准为月经稀发或闭经、高雄激素血症以及超声检查诊断多囊卵巢3项指标中任何2项;但一致认为,诊断时首先需除外高雄激素血症的其他原因。

(一)推荐的诊断标准

目前,中华医学会妇产科分会推荐采用欧洲人类生殖和胚胎与美国生殖医学学会的鹿特丹专家会议推荐的标准。

1.稀发排卵或无排卵

临床表现为闭经、月经稀发、初潮2～3年不能建立规律月经以及基础体温呈现单相。有时,月经规律者却并非有排卵性月经。

2.高雄激素的临床表现和(或)高雄激素血症

临床表现有痤疮、多毛。高雄激素血症者血清总睾酮、游离睾酮指数或游离睾酮高于检测单位实验室参考正常值。

3.卵巢多囊性改变

B超检查可见一侧或双侧卵巢直径2～9 mm的卵泡≥12个,和(或)卵巢体积≥10 cm³。

符合上述3项中任何2项者,即可诊断PCOS。

(二)辅助检查

美国妇产科医师协会(ACOG)建议,若疑及PCOS时,可采用以下辅助检查,以便正确诊断、恰当治疗。

1.体格检查

测定血压、确定BMI、腰围,了解有无高血压和肥胖,确定肥胖类型。

2.实验室测定

了解是否存在生化高雄激素血症、代谢综合征以及下丘脑性闭经。

（1）总睾酮、生物活性睾酮或游离睾酮、性激素结合蛋白测定：PCOS 患者血清睾酮、双氢睾酮、雄烯二酮水平升高,性激素结合蛋白（SHBG）水平下降,部分患者表现为血清总睾酮水平不高,但血清游离睾酮升高。由肾上腺产生的脱氢表雄酮或硫酸脱氢表雄酮正常或轻度升高。

（2）TSH、PRL、17-羟黄体酮测定：以排除甲状腺功能异常和高催乳素血症引起的高雄激素血症。尿 17-酮皮质类固醇升高时提示肾上腺功能亢进。

（3）2 小时口服葡萄糖耐量试验：空腹血糖值：正常为＜6.1 mmol/L(110 mg/dL)；损害为 6.1～8.3 mmol/L(110～150 mg/dL)；2 型糖尿病则＞7 mmol/L(126 mg/dL)。口服 75 mg 葡萄糖后 2 小时血糖值：正常糖耐量为＜7.8 mmol/L(140 mg/dL)；糖耐量损害为 7.8～11.0 mmol/L(140～199 mg/dL)；2 型糖尿病则＞11.1 mmol/L。

（4）空腹血脂、脂蛋白测定。正常者：高密度脂蛋白＞1.3 mmol/L(50 mg)，三酰甘油＜1.7 mmol/L(150 mg/dL)。

根据患者情况,可选择以下测定。

促性腺激素测定：PCOS 患者 FSH 正常或偏低,约 60% 的患者 LH 升高,LH/FSH≥2。如 LH/FSH≥3 以上,更有助于诊断。约 95% 患者的 LH/FSH 升高。GnRH 刺激后,LH 反应亢进,FSH 反应偏低。

空腹胰岛素水平：年轻 PCOS 患者、接受促排卵治疗 PCOS 患者以及具有胰岛素抵抗或高雄激素血症临床特征者应测定空腹胰岛素水平。

24 小时尿游离皮质醇测定或低剂量地塞米松抑制试验：适用于晚发型 PCOS 患者或库欣综合征患者。

3.B 超检查

卵巢多囊性改变为一侧或双侧卵巢中见≥12 个 2～9 mm 直径卵泡,卵巢＞10 cm³。一侧卵巢见上述改变也可诊断。阴道超声检查较为准确,无性生活史的患者应经直肠超声检查。宜选择在卵泡早期（月经规律者）或无优势卵泡状态下做超声检查。卵巢体积计算（cm³）：0.5×长(cm)×宽(cm)×厚(cm)；卵泡数目测量应包括横面与纵面扫描；若卵泡直径＜10 mm,则可取卵泡横径与纵径的平均数。

五、鉴别诊断

首先需与 PCOS 鉴别的主要疾病为引起高雄激素的疾病,如先天性肾上腺皮质增生、库欣综合征、雄激素分泌性肿瘤、高催乳素血症和甲状腺功能异常、外源性雄激素应用等。

（一）产生雄激素的卵巢肿瘤

如门细胞瘤、支持-间质细胞瘤,可产生大量雄激素,可出现男性化表现如喉结大、阴蒂增大、血雄激素水平较高,可行 B 超、CT 检查协助诊断。

（二）先天性肾上腺皮质增生（CAH）

一种常染色体隐性遗传病,分为早发型和迟发型,是由于皮质醇生物合成过程中有酶的缺陷,其中以 21-羟化酶缺陷最常见,可引起 17α-羟黄体酮和雄激素水平增高,对 ACTH 兴奋试验反应亢进。

（三）库欣综合征

库欣综合征是由各种原因导致肾上腺皮质功能亢进,促使皮质醇及其中间产物雄激素的过量分泌所致。本病少见,典型表现有满月脸,水牛背,向心性肥胖,另外皮肤紫纹、多毛、痤疮、高

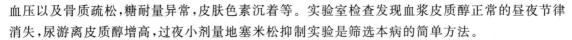

血压以及骨质疏松,糖耐量异常,皮肤色素沉着等。实验室检查发现血浆皮质醇正常的昼夜节律消失,尿游离皮质醇增高,过夜小剂量地塞米松抑制实验是筛选本病的简单方法。

（四）甲状腺功能异常

甲状腺功能异常可引起下丘脑-垂体-卵巢轴异常,从而引起持续不排卵。临床上可有月经失调或闭经,可检测血清 TSH 鉴别之。

六、治疗

PCOS 的治疗主要为调整月经周期、治疗高雄激素与胰岛素抵抗以及有生育要求者的促排卵治疗。其次,无论有生育要求与否,均应进行生活方式调整,控制饮食、锻炼以及戒烟、戒酒。

（一）调整月经周期

可采用口服避孕药和孕激素后半周期疗法,有助于调整月经周期、纠正高雄激素血症,改善高雄激素的临床表现。其周期性撤退性出血可改善子宫内膜状态,预防子宫内膜癌的发生。

1.口服避孕药作用及注意点

此法开始即用孕激素以限制雌激素的促内膜生长作用,使撤药性出血逐步减少,其中雌激素可预防治疗过程中孕激素的突破性出血。口服避孕药可很好地控制周期,尤其适用于有避孕需求的生育期患者。应注意口服避孕药潜在风险,不宜用于有血栓性疾病、心脑血管疾病高危因素及 40 岁以上吸烟的女性。PCOS 患者常有糖、脂代谢紊乱,用药期间应监测血糖、血脂变化。青春期女孩应用口服避孕药前,应做好充分的知情同意。

2.孕激素后半周期疗法

适用于无严重高雄症状和代谢紊乱的患者。于月经周期后半期(月经第 16～25 天)口服地屈黄体酮片 10 mg/d,每天 2 次,共 10 天,或微粒化黄体酮 200～300 mg/d,5～7 天,或醋酸甲羟孕酮10 mg/d,连用10 天,或肌内注射黄体酮 20 mg/d,共 5 天。孕激素可能通过减慢 GnRH-LH 脉冲分泌频率,在一定程度上降低雄激素水平。

（二）多毛、痤疮及高雄激素治疗

可采用短效口服避孕药,首选复方醋酸环丙孕酮。

复方醋酸环丙孕酮作用机制、用法及注意事项:该药含有醋酸环丙孕酮(CPA)2 mg 和乙炔雌二醇(EE)35 μg。乙炔雌二醇可以升高 SHBG,以降低游离睾酮水平;醋酸环丙孕酮可抑制 P450c17/17,20-裂解酶活性,减少雄激素合成,并在靶器官与雄激素竞争结合受体,阻断雄激素的外周作用;通过抑制下丘脑-垂体 LH 分泌而抑制卵泡膜细胞高雄激素生成。痤疮治疗需用药 3 个月,多毛治疗需用药 6 个月,但停药后高雄激素症状将恢复。注意事项同口服避孕药。

（三）胰岛素抵抗的治疗

适用于肥胖或有胰岛素抵抗的患者,可采用二甲双胍治疗。

二甲双胍作用机制、用法及注意事项:二甲双胍可增强周围组织对葡萄糖的摄入、抑制肝糖产生并在受体后水平增强胰岛素敏感性、减少餐后胰岛素分泌,改善胰岛素抵抗,可预防代谢综合征的发生。用法:500 mg,每天 2 次或 3 次,3～6 个月复诊,了解月经和排卵恢复情况,有无不良反应,复查血胰岛素。若无月经,须加用孕激素调整月经。二甲双胍最常见的是胃肠道反应,餐中用药可减轻反应。初起可每次250 mg,每天 2～3 次,2～3 周后可根据病情调整用量。严重的不良反应是可能发生肾功能损害和乳酸性酸中毒。须定期复查肾功能。

（四）促排卵治疗

适用于有生育要求患者。首选氯米芬治疗。若无效,可采用促性腺激素、腹腔镜下卵巢打孔术以及体外受精-胚胎移植。

1.氯米芬作用机制、用法及注意事项

氯米芬有弱的抗雌激素作用,可与下丘脑和垂体的内源性雌激素受体相竞争,解除对垂体分泌促性腺激素的抑制,促进 FSH 和 LH 的分泌,从而诱发排卵。氯米芬也能影响宫颈黏液,使精子不易生存与穿透;影响输卵管蠕动及子宫内膜发育,不利于胚胎着床。应用氯米芬时,也可于近排卵期适量加用戊酸雌二醇等天然雌激素,以减少其抗雌激素作用对子宫内膜及宫颈黏液的不良影响。用法:自然或人工诱发月经周期的第 5 天起,50～150 mg/d(可根据患者体质量及以往治疗反应决定),共 5 天。如能应用 B 超监测卵泡发育,则更能确定是否排卵及卵泡发育情况。卵泡直径达 18～20 mm 时,可肌内注射 HCG 5 000～10 000 IU,以诱发排卵。治疗后排卵率为 60%～80%,妊娠率为 30%～40%。20%～25%的患者治疗无效。

2.促性腺激素:尿促性素(HMG)

每支含 FSH、LH 各 75 IU,常规用法:自然月经来潮或黄体酮撤退出血第 5 天,每天肌内注射 HMG 1 支,根据 B 超监测卵泡发育情况增减用量,优势卵泡直径达 18 mm 时,肌内注射 HCG 5 000～10 000 IU,以诱发排卵。若有 3 个卵泡同时发育,应停用 HCG,以避免卵巢过度刺激综合征发生。HMG 也可和氯米芬联合应用,以促卵泡发育。尿促性素排卵率 70%～90%,单卵泡发育率 50%～70%,周期妊娠率10%～20%,卵巢过度刺激综合征(OHSS)发生率 0～5%。

3.腹腔镜下卵巢打孔术

主要适用于 BMI≤34,LH>10 mIU/mL,游离睾酮高者以及氯米芬和常规促排卵治疗无效的患者。现多采用激光或单极电凝将卵泡气化和电凝。许多妊娠发生在腹腔镜术后 1～6 个月。作用机制:破坏产生雄激素的卵巢间质,间接调节垂体-卵巢轴,血清 LH 及睾酮水平下降,增加妊娠机会,并可能降低流产的危险。其主要合并症为盆腔粘连,偶有卵巢萎缩。

（五）体外受精-胚胎移植

难治性 PCOS 患者(应用促排卵治疗 6 个周期无排卵者或有排卵,但未妊娠者)可采用体外受精、胚胎移植方法助孕。

（陈　敏）

第五节　闭　经

闭经为月经从未来潮或异常停止。闭经可分生理性闭经和病理性闭经。本节仅介绍病理性闭经。

病理性闭经分为两类:原发性闭经和继发性闭经。原发性闭经是指女性年逾 14 岁,而无月经及第二性征发育,或年逾 16 岁,虽有第二性征发育,但无月经,约占 5%。继发性闭经为曾有月经,但现停经时间超过 6 个月,或≥原 3 个月经周期的时间,约占 95%。

病理性闭经是一种常见症状,可由多种原因所致,应仔细寻找病因,正确诊断和及时治疗。

一、分类

正常月经的建立和维持,有赖于下丘脑-垂体-卵巢轴的神经内分泌调节,以及子宫内膜(靶器官)对性激素的周期性反应和下生殖道通畅性,其中任何一个环节发生障碍均可导致闭经。

(一)按病变部位分类

可分为 4 种:①子宫性闭经;②卵巢性闭经;③垂体性闭经;④中枢神经-下丘脑性闭经。

(二)按促性腺激素水平分类

有高促性腺激素闭经和低促性腺激素闭经。由于两者性腺功能均处低落状态,故亦称高促性腺激素性腺功能低落和低促性腺激素性腺功能低落。

1.高促性腺激素性腺功能低落

高促性腺激素性腺功能低落指促性腺激素 FSH≥30 IU/L 的性腺功能低落者,提示病变环节在卵巢。

2.低促性腺激素性腺功能低落

低促性腺激素性腺功能低落指促性腺激素 FSH 和 LH 均<5 IU/L 的性腺功能低落者,提示病变环节在中枢(下丘脑或垂体)。

(三)按卵巢功能障碍的程度分类

将闭经分为两度闭经。

1.Ⅰ度闭经

Ⅰ度闭经为子宫内膜已受一定量的雌激素作用,用孕激素后有撤退性子宫出血,提示卵巢具有分泌雌激素功能。

2.Ⅱ度闭经

Ⅱ度闭经为子宫内膜未受雌激素影响,用孕激素后不出现撤退性子宫出血,提示卵巢分泌雌激素功能缺陷或停止。

二、病因和病理生理

原发性闭经多由先天性疾病和生殖道畸形,或功能失调及继发疾病发生于青春期前所致。继发性闭经常由器官功能障碍或肿瘤引起。以下按下丘脑-垂体-卵巢-子宫轴解剖部位介绍引起闭经的相关病变。

(一)中枢神经-下丘脑性闭经

它包括精神应激性、体质量下降、神经性厌食、过度运动、药物等引起的下丘脑分泌 GnRH 功能失调或抑制;另外,尚有先天性疾病或脑发育畸形及肿瘤引起的下丘脑 GnRH 分泌缺陷。

1.精神应激性

环境改变、过度紧张或精神打击等应激引起的应激反应,最重要的是促肾上腺皮质激素释放激素(CRH)和皮质素分泌的增加。CRH 可能通过增加内源性阿片肽分泌,抑制垂体促性腺激素分泌而导致闭经。

2.下丘脑多巴胺分泌下降

多巴胺为下丘脑分泌的垂体催乳激素抑制因子。下丘脑多巴胺分泌的下降可引起垂体催乳激素病理性分泌增加,从而产生对生殖轴的抑制。

3.体质量下降、神经性厌食

神经性厌食起病于强烈惧怕肥胖而有意节制饮食;体质量骤然下降将导致促性腺激素低下状态,原因未明。当体质量降低正常体质量的 15％以上时,即出现闭经,继而出现进食障碍和进行性消瘦及多种激素改变;促性腺激素逆转至青春期前水平。此症多发生于 25 岁以下年轻女性,是一种威胁生命的疾病,死亡率高达 9％。

4.运动性闭经

竞争性的体育运动以及强运动和其他形式的训练,如芭蕾和现代舞蹈,可引起闭经,称运动性闭经,系因体内脂肪减少及应激本身引起下丘脑 GnRH 分泌受抑制。最近的研究还提示强运动的同时不适当地限制能量摄入(低能量摄入)比体脂减少更易引起闭经。现认为,体内脂肪下降及营养低下引起瘦素下降是生殖轴功能抑制的机制之一。

5.嗅觉缺失综合征

一种下丘脑 GnRH 先天性分泌缺陷,同时伴嗅觉丧失或嗅觉减退的低促性腺激素性腺功能低落,称嗅觉缺失综合征。临床表现为原发性闭经,性征发育缺如,伴嗅觉减退或丧失。

6.药物性闭经

口服避孕药或肌内注射甲羟黄体酮避孕针引起继发性闭经,是由于药物对下丘脑 GnRH 分泌的抑制。另外,尚有一些药物如氯丙嗪、利血平等通过抑制下丘脑多巴胺使垂体分泌催乳激素增加引起闭经。药物性闭经是可逆的,但若在停药后 6 个月仍不能恢复月经者,应注意排除其他问题。

7.肿瘤

颅咽管瘤是最常见的下丘脑肿瘤,发生于蝶鞍上的垂体柄漏斗部前方。该肿瘤沿垂体柄生长可压迫垂体柄,影响下丘脑 GnRH 和多巴胺向垂体的转运,从而导致低促性腺激素闭经伴垂体催乳激素分泌增加。

(二)垂体性闭经

指垂体病变使促性腺激素分泌降低引起的闭经。有先天性和获得性两大类,先天性很少见。常见的获得性垂体病变如下所述。

1.垂体肿瘤

位于蝶鞍内的腺垂体各种腺细胞均可发生肿瘤,最常见的是分泌催乳激素的腺瘤。若肿瘤压迫分泌促性腺激素的细胞可使促性腺激素分泌减少引起闭经。肿瘤过多分泌催乳激素使血循环中催乳激素升高,可激发下丘脑多巴胺而抑制 GnRH 分泌;同时,催乳激素的升高可降低卵巢对促性腺激素敏感性。闭经程度与催乳激素对下丘脑 GnRH 分泌的抑制程度呈正相关;微量的垂体催乳激素有时也可引起闭经。

2.空蝶鞍综合征

由于蝶鞍隔先天性发育不全或肿瘤及手术破坏蝶鞍隔,而使充满脑脊液的蛛网膜下腔向垂体窝(蝶鞍)延伸,使腺垂体逐渐被脑脊液压扁,蝶鞍被脑脊液充盈,称空蝶鞍。由于脑脊液对垂体柄的压迫使下丘脑 GnRH 和多巴胺经垂体门脉循环向垂体的转运受阻,临床表现为闭经,可伴溢乳。实验室检查催乳激素可高于正常。

3.希恩综合征

由于产后出血和休克导致腺垂体急性梗死和坏死,使腺垂体丧失正常功能引起一系列腺垂体功能低下的症状,包括产后无乳,脱发、阴毛腋毛脱落,低促性腺激素闭经,以及肾上腺皮质、甲状腺功能减退症状,如低血压、畏寒、嗜睡、胃食欲缺乏、贫血、消瘦等。

(三)卵巢性闭经

指卵巢先天性发育不全,或卵巢功能衰退或继发性病变所引起的闭经。

1.性腺先天性发育不全

性腺条索状或发育不全,性腺内卵泡缺如或少于正常。临床多表现为性征幼稚的原发性闭经,性腺发育不全者由于性激素分泌功能缺陷故促性腺激素升高,属高促性腺激素闭经。占原发性闭经的35%,分为染色体正常和异常两类。性腺发育不全者,75%患者存在染色体异常;25%患者染色体正常。染色体正常的性腺体发育不全称单纯性性腺发育不全。原发性闭经性腺发育不全最常见的核型异常为45,XO(50%);其次为45,XO的嵌合型(25%)和46,XX(25%);少见的尚有46,XY单纯性腺发育不全和45,XO/46,XY嵌合型性腺发育不全。继发性闭经性腺发育不全最常见的核型为46,XX,按发生频率尚有45,XO嵌合型、X短臂和长臂缺失、47,XXX及45,XO。

45,XO患者除性腺发育不全发生高促性腺激素低雌激素闭经外,尚具有一系列体格发育异常特征:如身材矮小(不足150 cm),蹼颈,盾状胸,肘外翻,称Turner综合征。

46,XY单纯性腺发育不全(Swyer综合征):具有女性生殖系统,但无青春期性发育,表现为性幼稚型原发性闭经。性腺可在任何年龄发生肿瘤,因此一旦确诊必须切除性腺。

2.抵抗性卵巢综合征或称不敏感卵巢

特征为卵巢具有多数始基卵泡及初级卵泡,形态饱满,但对促性腺激素不敏感,故卵泡不分泌雌二醇,促性腺激素升高。临床表现为原发性闭经,但性征发育接近正常。其维持性征发育的雌激素来源于卵巢间质在高LH刺激下产生的雄烯二酮在外周组织的转化。

3.卵巢早衰

40岁前由于卵巢内卵泡耗竭或被破坏,或因手术切除卵巢而发生的卵巢功能衰竭,称卵巢早衰。卵巢外观呈萎缩状。由于卵巢分泌性激素功能衰竭,促性腺激素升高,80%以上患者有潮热等绝经过渡期症状。多数患者无明确诱因,属特发性。部分患者由自身免疫性疾病的自身免疫性卵巢炎所致。另外,盆腔放射及全身化疗对卵母细胞有损害作用,儿童期腮腺炎病毒可破坏卵巢卵母细胞可发生卵巢早衰。

(四)子宫性闭经

由先天性子宫畸形或获得性子宫内膜破坏所致闭经。

1.先天性无子宫

因双侧副中肾管形成子宫段未融合,退化所致,常合并无阴道。卵巢发育正常。

2.宫腔粘连(Asherman综合征)

Asherman综合征是指子宫内膜破坏引起继发性闭经。一般发生于产后或流产后过度刮宫引起的子宫内膜基底层损伤和粘连;粘连可使宫腔、宫颈内口、宫颈管或上述多处部位部分或全部阻塞,从而引起子宫内膜不应性或阻塞性闭经,称Asherman综合征或宫腔粘连。

3.其他

子宫内膜结核可破坏子宫内膜引起闭经。此外,也有宫内节育器引起宫内感染发生闭经的报道。

(五)先天性下生殖道发育异常

处女膜无孔、阴道下1/3段缺如,均可引起经血引流障碍而发生闭经,其特点是周期性腹痛

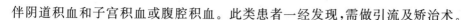

伴阴道积血和子宫积血或腹腔积血。此类患者一经发现,需做引流及矫治术。

三、诊断

(一)病史

病史包括月经史、婚育史、服药史、子宫手术史、家族史以及发病可能起因和伴随症状,如环境变化、精神心理创伤、情感应激、运动性职业或过强运动、营养状况及有无头痛、溢乳等。原发性闭经者应了解青春期生长和第二性征发育进程。

(二)体格检查

体格检查包括智力、身高、体质量,第二性征发育状况,有无体格发育畸形,甲状腺有无肿大,乳房有无溢乳,皮肤色泽及毛发分布。原发性闭经性征幼稚者还应检查嗅觉有无缺失,头痛或溢乳者还应行视野测定。

(三)妇科检查

内、外生殖器发育情况及有无畸形;外阴色泽及阴毛生长情况;已婚妇女可用阴道窥器暴露阴道和宫颈,通过检查阴道壁皱褶多少及宫颈黏液了解体内雌激素的水平。

(四)实验室辅助检查步骤

已婚妇女月经停止必须首先排除妊娠;通过病史及体格检查应对闭经病变环节及病因应有初步印象。辅助检查的目的是通过选择项目的检查以确定诊断。

1.评估雌激素水平以确定闭经程度

(1)宫颈评分法:根据宫颈黏液量、拉丝度、结晶及宫颈口开张程度评分;每项3分,共12分。见表5-4。

表 5-4　Insler宫颈雌激素作用程度评分法

项目	评分			
	0	1	2	3
黏液量	无	颈管内	颈管口见黏液	溢出宫颈口
拉丝度	无	达阴道 1/4	达阴道 1/2	达阴道口
结晶	无	少许细条结晶	羊齿结晶	典型结晶
宫颈口	无	裂隙	部分开张	开张(瞳孔样)

(2)阴道上皮脱落细胞检查:根据阴道上皮脱落细胞中伊红染色或角化细胞所占比例了解雌激素影响程度。

(3)孕激素试验:肌内注射黄体酮100 mg(每天20 mg,连用5天,或100 mg一次注射)。停药后有撤退流血者表明体内有一定内源性雌激素水平,为Ⅰ度闭经;停药后无撤退性流血者可能存在两种情况:①Ⅱ度闭经,内源性雌激素水平低落;②子宫病变所致闭经。

2.雌激素试验

每天口服己烯雌酚1 mg或妊马雌酮1.25 mg或雌二醇2 mg,共服20天。最后5～7天口服甲羟黄体酮,每天10 mg。停药后有撤退性流血者可排除子宫性闭经;无撤退性流血者则应再重复上述用药方法,停药仍无撤退性流血者可确定子宫性闭经。但如病史及妇科检查已排除子宫性闭经及下生殖道发育异常,此步骤可省略。

3.激素测定

(1)催乳激素(PRL)的测定:①PRL升高者,测定 TSH。TSH升高者,为甲状腺功能减退所致闭经;TSH 正常,PRL>100 ng/mL 时应行头颅及蝶鞍部位磁共振显像(MRI)或 CT 以明确蝶鞍或蝶鞍以上部位肿瘤或空蝶鞍;MRI 对颅咽管肿瘤、蝶鞍肿瘤及肿瘤向蝶鞍以外部位延伸和空蝶鞍的检测优于 CT。②PRL正常者,测定促性腺激素值。

(2)促性腺激素测定:以区分以下情况闭经。①孕激素试验阴性者:FSH<5 IU/L 为低促性腺激素性腺功能低落,提示病变环节在下丘脑或垂体;FSH>30 IU/L 为高促性腺激素性腺功能低落,提示病变环节在卵巢,应行染色体检查,明确遗传学病因。②孕激素试验阳性者:LH>FSH且 LH/FSH 的比例>3 时提示多囊卵巢综合征;LH、FSH 正常范围者为下丘脑功能失调性闭经。

(3)垂体兴奋试验:又称 GnRH 刺激试验。通过静脉注射 GnRH 测定 LH 和 FSH,以了解垂体 LH 和 FSH 对 GnRH 的反应性。将戈那瑞林 25 μg 溶于生理盐水 2 mL,在静息状态下经肘静脉快速推入,注入后 30、90 min 采血测定 LH 和 FSH。临床意义:①LH 正常反应型,注入后 30 min LH 高峰值比基值升高 2~4 倍。②LH 无反应或低弱反应,注入后 30 min LH 值无变化或上升不足 2 倍,提示垂体功能减退,如希恩综合征、垂体手术或放射线严重破坏正常组织时。③LH 反应亢进型。30 分钟时刻 LH 高峰值比基值升高 4 倍以上,此时须测定 FSH 反应型以鉴别多囊卵巢综合征与卵巢储备功能降低两种不同的生殖内分泌失调,多囊卵巢综合征时 LH 反应亢进,但 FSH 反应低下,30 min,90 min FSH 峰值<10 IU/L;卵巢储备功能降低(卵巢功能衰退)时 LH、FSH 反应均亢进,30 分钟,90 分钟 FSH 峰值>20 IU/L。

(4)其他激素测定:肥胖或临床上存在多毛、痤疮等高雄激素体征时尚须测定胰岛素、雄激素(血睾酮,硫酸脱氢表雄酮;尿 17-酮等)和 17-羟黄体酮,以确定是否存在胰岛素抵抗、高雄激素血症或先天性 21-羟化酶缺陷所致的青春期延迟或闭经。必要时还应行卵巢和肾上腺超声或 MRI 检查以排除肿瘤。

4.其他辅助检查

(1)基础体温测定:了解卵巢排卵功能。

(2)子宫内膜活检:了解子宫内膜有无增生性病变。

(3)子宫输卵管造影:了解有无子宫腔病变和宫腔粘连。

(4)宫腔镜检查:诊断宫腔粘连较子宫造影精确,且能发现轻度宫腔粘连。

(5)超声/腹腔镜检查:对诊断多囊卵巢综合征及卵巢肿瘤有价值。

四、治疗

确定闭经病因后,根据病因给予治疗。

(一)一般处理

疏导神经精神应激起因的精神心理,以消除患者精神紧张、焦虑及应激状态。低体质量或因节制饮食消瘦致闭经者应调整饮食,加强营养,以期恢复标准体质量。运动性闭经者应适当减少运动量及训练强度,必须维持运动强度者,应供给足够营养及纠正激素失衡。因全身性疾病引起闭经者应积极治疗。

(二)内分泌药物治疗

根据闭经的病因及其病理生理机制,采用天然激素及其类似物或其拮抗剂,补充机体激素不

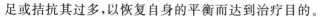

足或拮抗其过多,以恢复自身的平衡而达到治疗目的。

1.抑制垂体催乳激素过多分泌

(1)溴隐亭:为多巴胺激动剂,与多巴胺受体结合后,起到类似多巴胺作用,直接抑制垂体PRL分泌,从而降低循环中PRL,恢复排卵。还可直接抑制垂体分泌PRL肿瘤细胞的生长和肿瘤细胞PRL的分泌。无肿瘤的功能性催乳激素分泌过多,口服剂量为每天2.5~5 mg,一般在服药的第5~6周能使月经恢复。垂体肿瘤患者每天口服溴隐亭5~7.5 mg,敏感患者在服药的后3个月可见肿瘤明显缩小。不良反应为胃肠道不适,应餐中服。不良反应重者,可经阴道给药(睡前),阴道给药较口服吸收完全,且避免药物肝脏首过效应,不良反应小。溴隐亭长效针剂,肌内注射,作用较口服迅速,适合于大肿瘤对视野有急性损害者。

(2)甲状腺片:适用于甲状腺功能减退所致的高催乳激素血症。

2.雌、孕激素替代治疗

(1)雌孕激素人工周期替代疗法:用于低雌激素性腺功能低落患者。其重要性:①维持女性生殖健康及全身健康,包括神经系统、心血管、骨骼(维持骨矿含量)和皮肤等。②维持性征和引起月经。③维持子宫发育为诱发排卵周期作受孕准备。方法:补戊酸雌二醇1 mg或结合雌激素0.625 mg,于月经期第5天口服,每晚1次,连服21天,至服药第11~16天,每天加用醋酸甲羟孕酮片10 mg口服,或地屈黄体酮10 mg,每天2次口服。停药后3~7天月经来潮,此为1个周期。

(2)孕激素后半周期疗法:适合于体内有一定内源性雌激素的I度闭经患者,以阻断雌激素对内膜持续作用引起的增生,并引起子宫内膜功能层剥脱性出血。于月经周期后半期(撤药性出血的第16~25天)口服地屈黄体酮片10 mg/d,每天2次,共10天,或微粒化黄体酮200~300 mg/d,5~7天,或醋酸甲羟孕酮10 mg/d,连用10天,或肌内注射黄体酮20 mg/d,共5天。

(3)短效口服避孕药:适用于I、II度闭经、同时短期内无生育要求者。其机制是雌、孕激素联合可抑制垂体LH的合成和分泌,从而减少对卵巢的过度刺激。另外,避孕药中的雌激素(炔雌醇)具有升高循环中性激素结合蛋白的作用,从而降低循环中的游离雄激素。方法:去氧孕烯炔雌醇片、复方孕二烯酮片或复方醋酸环丙孕酮,每天1片,计21天。

(三)手术治疗

针对器质性病因,采用相应的手术治疗。

1.生殖道畸形

经血引流障碍阻塞部位行切开术,并通过手术矫正(成形术)建立通道。

Asheman综合征:手术分解宫颈及宫腔粘连,既往采用宫颈扩张器和刮宫术分解粘连,现采用宫腔镜下直视的机械性(剪刀)切割或激光切割粘连带,效果比盲目操作为佳。需生育者还应服用大剂量雌激素,每天口服结合雌激素2.5 mg/d,连服3周后加用如地屈黄体酮10 mg/d或甲羟黄体酮4~8 mg/d,共10~12天;连用2~3个周期。

2.肿瘤

卵巢肿瘤一经确诊应手术切除。颅内蝶鞍部位肿瘤应根据肿瘤大小、性质及是否有压迫症状决定治疗方案。垂体催乳激素肿瘤可口服溴隐亭,除非肿瘤过大产生急性压迫症状或对药物不敏感,一般不需手术治疗。颅咽管肿瘤属良性肿瘤,手术可能损伤下丘脑,无压迫症状者也不需手术,至于肿瘤对生殖轴功能的影响可采用激素替代治疗。高促性腺激素闭经、染色体含Y者性腺易发生肿瘤,一经确诊应立即行性腺切除术。

(陈 敏)

第六节　高催乳素血症

任何原因导致血清催乳激素(PRL)水平异常升高,超过其检测实验室标准上限数值者(一般>1.14 nmol/L,或 25 μg/L)应视为高催乳激素血症。

一、病因

导致高催乳素血症的原因主要有以下病变和药物。

(一)分泌催乳素的垂体肿瘤

分泌催乳素的垂体肿瘤是高催乳激素血症最常见的原因。此类垂体肿瘤主要为催乳激素瘤。按催乳激素瘤直径大小分微腺瘤(<1 cm)和大腺瘤(≥1 cm)。多数催乳激素瘤患者血清PRL 水平可达100 μg/L,并伴有溢乳。随着催乳激素瘤增大,其可压迫垂体柄,从而阻断下丘脑多巴胺的抑制作用。

(二)影响下丘脑激素神经递质生成、输送的病变

下丘脑分泌的催乳激素抑制因子(PIF)途经垂体柄至垂体,可抑制垂体 PRL 的分泌,PIF 主要是多巴胺。空蝶鞍综合征、颅咽管瘤、神经胶质瘤、脑膜炎症、颅脑外伤、脑部放疗等影响 PIF的分泌和传递,均可引起 PRL 的升高。下丘脑功能失调也可使 PRL 升高,例如假孕。

(三)内分泌疾病

原发性甲状腺功能减退、多囊卵巢综合征都可引起 PRL 的升高。原发性甲状腺功能减退时,由于血清甲状腺素水平低下,引起甲状腺激素释放激素(TRH)分泌增加,TRH 可刺激垂体前叶的分泌促甲状腺素细胞和分泌催乳激素细胞,从而引起促甲状腺素和 PRL 增高。多囊卵巢综合征则通过雌激素的刺激,提高分泌催乳激素细胞的敏感性,引起 PRL 分泌增加。

(四)胸部疾病

如胸壁的外伤、手术、烧伤、带状疱疹等也可能通过反射引起 PRL 升高。

(五)其他

肾上腺瘤、异位性癌肿(如支气管癌、肾癌)也可能有 PRL 升高。肾功能不全、肝硬化影响到全身内分泌稳定时也会使 PRL 升高。手术切除卵巢及子宫后,PRL 也可异常增高。

(六)特发性高催乳激素血症

PRL 多为 60~100 μg/L,无明确原因。诊断前需排除垂体微腺瘤。脑部 CT 检查发现许多此类疾病患者数年后常发展为垂体微腺瘤。

(七)药物影响

长期服用多巴胺受体阻断剂、儿茶酚胺耗竭类、鸦片类和抗胃酸类药物以及避孕药等可使垂体分泌 PRL 增多。

二、临床表现

(一)溢乳

大于 50% 的高催乳激素血症患者伴有溢乳。在非妊娠和非哺乳期出现溢乳或挤出乳汁,或

断奶数月仍有乳汁分泌,通常是乳白、微黄色或透明液体,非血性。部分患者 PRL 水平较高但无溢乳表现,可能与其分子结构有关。

（二）闭经或月经紊乱

高水平的 PRL 可影响垂体前叶促性腺激素的分泌,导致黄体期缩短或无排卵性月经失调;约 20％的患者伴有月经稀发甚至闭经。后者与溢乳表现合称为闭经-溢乳综合征。

（三）不育或流产

卵巢排卵障碍或黄体功能不足可导致不孕或流产。

（四）头痛、眼花及视觉障碍

微腺瘤一般无明显症状;大腺瘤可压迫蝶鞍隔出现头痛、头胀等;当腺瘤向前侵犯或压迫视交叉或影响脑脊液回流时,也可出现头痛、呕吐和眼花,甚至视野缺损和动眼神经麻痹。

（五）性功能改变

部分患者因卵巢功能障碍,表现低雌激素状态,阴道壁变薄或萎缩,分泌物减少,性欲减低。

三、辅助检查

（一）血清学检查

血清 PRL 水平持续异常升高,＞1.14 nmol/L（25 μg/L）。多囊卵巢综合征合并高催乳激素血症患者 LH 和雄激素可升高。

（二）影像学检查

当血清 PRL 水平高于 4.55 nmol/L（100 μg/L）时,应注意是否存在垂体腺瘤,CT 和 MRI 可明确下丘脑、垂体及蝶鞍情况,是有效的诊断方法。其中 MRI 对软组织的显影较 CT 清晰,因此对诊断空蝶鞍症最为有效,也可使视神经、海绵窦及颈动脉清楚显影。

（三）眼底、视野检查

垂体肿瘤增大可侵犯和（或）压迫视交叉,引起视盘水肿;也可因肿瘤损伤视交叉不同部位而有不同类型视野缺损,因而眼底、视野检查有助于确定垂体腺瘤的部位和大小。

四、诊断

根据血清学检查 PRL 持续异常升高,同时出现溢乳、闭经及月经紊乱、不育、头痛、眼花、视觉障碍及性功能改变等临床表现,可诊断为高催乳素血症。诊断时应注意某些生理状态如妊娠、哺乳、夜间睡眠、长期刺激乳头乳房、性交、过饱或饥饿、运动和精神应激等都会导致 PRL 轻度升高。因此,临床测定 PRL 时应避免生理性影响,在 9～12 时取血测定较为合理。诊断高催乳激素血症后,根据病情做必要的辅助检查,以进一步明确发病原因及病变程度,便于治疗。在包括MRI 或 CT 等各种检查后未能明确催乳激素异常增高原因的患者可诊断为特发性高催乳激素血症,但应注意对其长期随访,小部分患者甚至 10～20 年后出现垂体瘤。

五、治疗

根据病因而定。

（一）随访

对特发性高催乳素血症、PRL 轻微升高、月经规律、卵巢功能未受影响、无溢乳且未影响正常生活时,可不必治疗,应定期复查,观察临床表现和 PRL 的变化。

（二）药物治疗

1.溴隐亭

溴隐亭为非特异性多巴胺受体激动剂，可兴奋多巴胺 D_1 和 D_2 受体，抑制催乳素的合成分泌，是治疗高催乳激素血症最常用的药物。一般每天 2.5～5 mg 可降低 PRL 水平、抑制溢乳、恢复排卵，但少数患者需每天 12.5 mg 才见效。对无垂体肿瘤的高催乳激素血症者不必长期用药，一般1年后停药，观察 PRL 情况，再做处理。对于催乳激素腺瘤患者，应长期用药，可使部分腺瘤萎缩、退化或停止生长。

对有生育要求的患者应待 PRL 正常稳定一段时间后再妊娠为宜。尽管目前认为溴隐亭对妊娠是安全的，但仍主张一旦妊娠，应考虑停药。虽然，妊娠期催乳激素腺瘤增大情况少见，但仍应加强监测，定期复查视野（妊娠 20、28、38 周）。若有异常，应及时行 MRI 检查。溴隐亭不良反应主要有恶心、呕吐、眩晕、疲劳和直立性低血压等，用药数天后可自行消失，故治疗应从小剂量开始，逐渐增量至有效维持量，可在晚餐后或睡觉前服。新型溴隐亭长效注射剂克服了因口服造成的胃肠道功能紊乱，每次 50～100 mg，28 天一次，是治疗大催乳激素腺瘤安全有效的方法，可长期控制肿瘤的生长并使瘤体缩小，不良反应较少，用药方便。

2.诺果宁

若溴隐亭不良反应无法耐受或无效时可改用诺果宁。本药是选择性多巴胺 D_2 受体激动剂，不良反应更少。

3.维生素 B_6

维生素 B_6 作为辅酶在下丘脑中多巴向多巴胺转化时加强脱羟及氨基转移作用，与多巴胺受体激动剂起协同作用。临床用量可达 60～100 mg，每天 2～3 次。

（三）手术治疗

垂体腺瘤如无视神经压迫症状不必手术。但垂体肿瘤产生明显压迫及神经系统症状或药物治疗无效时，应考虑手术治疗。经蝶窦手术是最为常用的方法，开颅手术少用。术前可用溴隐亭使肿瘤减小，减少术中出血。手术后应观察 PRL 水平和垂体的其他功能状况。

（四）放射治疗（放疗）

放疗适用于药物治疗无效或不能坚持和耐受、不愿手术或因其他禁忌证不能手术以及手术后患者的辅助治疗，一般不单独使用。近年兴起的 γ 刀技术也被应用于垂体肿瘤的治疗。放射治疗会影响瘤体周围的组织，从而有可能影响垂体功能，诱发其他肿瘤，损伤周围神经等。

（陈　敏）

第七节　绝经综合征

绝经指永久性无月经状态，是因为卵巢功能逐渐衰退，月经停止的现象。绝经的判断是回顾性的，停经后 12 个月随诊方可判定绝经。围绝经期是妇女自生育期的规律月经过渡到绝经后的阶段，包括从出现与卵巢功能下降有关的内分泌、生物学和临床特征起，至最后一次月经后 1 年。绝经综合征（MPS）指妇女绝经前后出现的一系列绝经相关症状。

绝经可分为自然绝经和人工绝经两种。前者指卵巢内卵泡耗竭，或剩余的卵泡对促性腺激

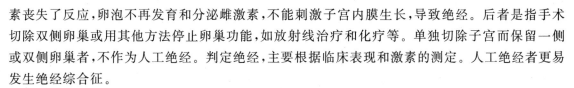

素丧失了反应,卵泡不再发育和分泌雌激素,不能刺激子宫内膜生长,导致绝经。后者是指手术切除双侧卵巢或用其他方法停止卵巢功能,如放射线治疗和化疗等。单独切除子宫而保留一侧或双侧卵巢者,不作为人工绝经。判定绝经,主要根据临床表现和激素的测定。人工绝经者更易发生绝经综合征。

中国北方城市妇女平均绝经年龄为 49.5 岁,农村为 47.5 岁;而中国南方妇女平均绝经年龄为48.99 岁;美国中位绝经年龄为51.3(48~55)岁。绝经年龄与曾服用避孕药、营养、地区、环境、吸烟等因素有关,而与受教育程度、体形、初潮年龄、妊娠次数、末次妊娠年龄等因素无明显关系。

一、围绝经期和绝经后的性激素分泌变化

围绝经期最早的变化是卵巢功能的衰退,继后下丘脑-垂体功能退化。

（一）雌激素

卵巢功能衰退的最早征象是卵泡对 FSH 敏感性降低;绝经过渡期早期的特征是雌激素水平波动很大,整个绝经过渡期雌激素不呈逐渐下降趋势,而是在卵泡生长发育停止时,雌激素水平才下降。

绝经后卵巢分泌雌激素极少,妇女体内低水平的雌激素主要是由来自肾上腺皮质以及来自卵巢的睾酮和雄烯二酮经周围组织中芳香化酶转化的雌酮,转化的部位主要在肌肉和脂肪。肝、肾、脑等组织也可促进转化。此期血中雌酮水平高于雌二醇。

（二）黄体酮

在绝经过渡期,卵巢仍有排卵功能,故仍有黄体酮分泌,但因黄体功能不全,黄体酮量减少。绝经后卵巢不再排卵、分泌黄体酮,极少量黄体酮可能来自肾上腺。

（三）雄激素

卵巢产生的雄激素是睾酮和雄烯二酮。绝经前,血液中 50％的雄烯二酮和 25％的睾酮来自卵巢;绝经后雄烯二酮产生量约为绝经前的一半,其中 85％来自肾上腺,15％来自卵巢间质细胞。绝经后,卵巢主要产生睾酮,而且产量在绝经后早期较绝经前增多,系因卵巢间质细胞受到大量的促性腺激素刺激所致。

由于绝经后雌激素的显著降低,使循环中雄激素与雌激素的比例显著上升;性激素结合蛋白降低,使游离雄激素增高,因而绝经后有些女性出现轻度多毛。

（四）促性腺激素

绝经过渡期仍有排卵的妇女,其 FSH 在多数周期中升高,而 LH 还在正常范围,但FSH/LH仍<1。绝经后,FSH、LH 明显升高,FSH 升高更为显著,FSH/LH>1。自然绝经 1 年内,FSH能上升13 倍,而 LH 仅上升 3 倍。绝经 2~3 年内,FSH/LH 达最高水平,以后随年龄增长渐下降,但仍在较高水平。

（五）促性腺激素释放激素（GnRH）

围绝经期 GnRH 的分泌增加,并与 LH 相平行。

（六）抑制素

绝经后妇女血抑制素浓度下降,较雌二醇下降早且明显,可能成为反映卵巢功能衰退更敏感的标志。抑制素有反馈抑制垂体合成分泌 FSH 作用,并抑制 GnRH 对自身受体的升调节,因而抑制素浓度与 FSH 水平呈负相关。绝经后卵泡抑制素极低,而 FSH 升高。

二、临床表现

大多数绝经妇女出现雌激素缺乏相关症状是自然和普遍的。绝经早期主要是血管舒缩症状、精神神经系统症状和一些躯体症状,绝经多年后逐渐出现泌尿生殖道萎缩性变化、代谢改变和心血管疾病、骨质疏松及认知功能下降等退行性变化或疾病。

（一）月经改变

月经周期改变是围绝经期出现最早的临床症状,大致分为3种类型。

(1)月经周期缩短,经量减少,最后绝经。

(2)月经周期不规则,周期和经期延长,经量增多,甚至大出血或出血淋漓不断,然后逐渐减少而停止。

(3)月经突然停止,较少见。

由于无排卵,雌激素水平波动,缺乏孕激素的对抗,易发生子宫内膜增殖症甚至子宫内膜癌。

（二）血管舒缩症状

血管舒缩症状主要表现为潮热、出汗,是血管舒缩功能不稳定的表现,是绝经期综合征最突出的特征性症状之一。潮热起自前胸,涌向头颈部,然后波及全身。少数妇女仅局限在头、颈和乳房。在潮红的区域患者感到灼热,皮肤发红,紧接着爆发性出汗。持续数秒至数分钟不等,发作频率每天数次至30～50次。夜间或应激状态易促发。此种血管功能不稳定可历时1年,有时长达5年或更长。

（三）精神神经症状

精神神经症状主要包括情绪、记忆及认知功能症状。围绝经期妇女往往出现激动易怒、焦虑、多疑、情绪低落、自信心降低、不能自我控制等情绪症状。记忆力减退及注意力不集中也较常见。睡眠障碍也是常见表现。

（四）泌尿生殖道症状

泌尿生殖道症状主要表现为泌尿生殖道萎缩,外阴瘙痒、阴道干燥疼痛,性交困难,性欲低下,子宫脱垂;膀胱、直肠膨出;尿频,尿急,压力性尿失禁,反复发作的尿路感染。

（五）代谢异常和心血管疾病

一些绝经后妇女血压升高或血压波动;心悸时心率不快,心律不齐,常为期前收缩,心电图常表现为房性期前收缩,或伴随轻度供血不足表现。绝经后妇女代谢的改变导致体质量增加明显、糖脂代谢异常、冠心病发生率及心肌梗死的死亡率增加较快,并随年龄而增加。

（六）骨质疏松

妇女从围绝经期开始,骨质吸收速度大于骨质生成,促使骨质丢失而骨质疏松。骨质疏松症出现在绝经后9～13年,约1/4的绝经后妇女患有骨质疏松。绝经早期的骨量快速丢失和骨关节的退行性变可导致腰背、四肢疼痛,关节痛。骨质疏松症患者可出现驼背,严重者可致骨折,最常发生在椎体,其他如桡骨远端、股骨颈等都易发生骨折。

三、诊断和鉴别诊断

绝经综合征症状复杂,对其主要症状应给予正确的估计,并能对器质性病变及早予以鉴别诊断。

（一）诊断

1.病史

仔细询问症状、月经史、绝经年龄；婚育史；既往史，是否切除子宫或卵巢，有无心血管疾病史、肿瘤史及家族史，以往治疗所用的激素、药物。

2.体格检查

全身检查和妇科检查。对 3 个月未行妇科检查复诊者，必须做妇科检查。

3.辅助检查

（1）激素测定：选择性激素测定有助于判断卵巢功能状态以及其他相关内分泌腺功能。如 FSH ＞40 U/L，提示卵巢功能衰竭。

（2）B 超检查：阴道不规则流血者应排除子宫、卵巢肿瘤，了解子宫内膜厚度。

（3）分段诊刮及子宫内膜病理检查：疑有子宫内膜病变者，应行分段诊刮及子宫内膜病理检查。有条件者可在宫腔镜检查下进行。

（4）骨密度测定：确诊有无骨质疏松。

（二）鉴别诊断

妇女在围绝经期容易发生高血压、冠心病、肿瘤等，因此必须除外心血管疾病、泌尿生殖器的器质性病变，也要与神经衰弱、甲亢等鉴别。

四、预防

目前尚未能预防或延迟自然绝经的来临。但围绝经期妇女可以加强自我保健，积极参加体力劳动，参加体育锻炼，积极防治绝经综合征的发生。

有关绝经前妇女切除子宫时，是否切除卵巢的临床问题，多数学者认为应尽可能避免过早切除卵巢，保留卵巢有其恶变和盆腔疼痛等风险，但其可能性极小，而保留卵巢的优点超过其危险性。

五、治疗

较多围绝经期妇女可出现症候群，但由于精神状态、生活环境各不相同，其轻重差异很大。有些妇女不需任何治疗；有些只需一般性治疗，就能使症状消失；有的妇女则需要激素替代治疗才能控制症状。

（一）一般处理和对症治疗

围绝经期妇女应了解围绝经期是自然的生理过程，应以积极的心态适应这一变化。心理治疗是围绝经期治疗的重要组成部分，可辅助使用自主神经功能调节药物，如谷维素 20 mg 口服，每天3 次；如有睡眠障碍，影响生活质量，可夜晚服用艾司唑仑2.5 mg。为预防骨质疏松，应鼓励妇女坚持体育锻炼，增加日晒时间，摄入足量蛋白质和含钙食物。潮热治疗可用选择性 5-羟色胺再吸收抑制剂，如文拉法辛、帕罗西汀以及加巴喷丁。

（二）激素治疗

1.适应证

（1）绝经相关症状：潮热、盗汗、睡眠障碍、疲倦、情绪不振、易激动、烦躁和轻度抑郁。

（2）泌尿生殖道萎缩相关的问题：阴道干涩、疼痛、排尿困难、反复性阴道炎、性交后膀胱炎、夜尿、尿频和尿急。

(3)有骨质疏松症的危险因素(含低骨量)及绝经后骨质疏松症。缺乏雌激素的较年轻妇女和(或)有绝经症状的妇女应该首选激素治疗。

2.治疗时机

在卵巢功能开始减退并出现相关症状后即可应用。

3.禁忌证

激素治疗的禁忌证:①已知或可疑妊娠、原因不明的阴道出血;②已知或可疑患有乳腺癌、与性激素相关的恶性肿瘤或脑膜瘤(禁用孕激素)等;③最近6个月内患有活动性静脉或动脉血栓栓塞性疾病、严重肝肾功能障碍、血卟啉症、耳硬化症、系统性红斑狼疮。

4.慎用者

子宫肌瘤、子宫内膜异位症、子宫内膜增生史、高催乳素血症、尚未控制的糖尿病及严重的高血压、血栓形成倾向、胆囊疾病、癫痫、偏头痛、哮喘、乳腺良性疾病、乳腺癌家族史者慎用。

5.激素治疗流程

(1)治疗前的评估:根据病史、妇科检查及相关辅助检查(根据需要选择,应注意乳腺和子宫内膜的检查),评估是否有应用激素治疗的适应证、禁忌证或慎用。

(2)权衡利弊:根据年龄、卵巢功能衰退情况(绝经过渡期、绝经早期或绝经晚期)和激素治疗前的评估结果进行综合评价,以确定应用激素治疗的必要性。若难以辨明临床症状与绝经的关系,但无禁忌证者,可给予短期的诊断性激素治疗。应告知患者激素治疗的利弊,使其知情后做出选择。

(3)个体化治疗:应根据患者年龄、子宫及卵巢功能情况(绝经过渡期、绝经早期或绝经晚期)以及是否有其他危险因素等,制定个体化的激素治疗方案。

(4)应用激素治疗过程中的监测及注意事项:激素治疗过程中,须注意判断激素治疗是否有效、有无不良反应、个体危险/受益比是否发生改变、评价是否需要继续激素治疗或调整方案。监测的指标和频度应根据患者的具体情况确定。

6.激素治疗方案、用药方法及用药途径

应用激素治疗时,应在综合评估治疗目的和风险的前提下,采用最低有效剂量。没有必要限制激素治疗的期限,但在应用激素治疗期间应至少于每年进行1次个体化危险/受益评估,应根据评估情况决定疗程的长短,并决定是否继续或长期应用。为预防血栓形成,因疾病或手术需要长期卧床者酌情停用。

(1)激素治疗的方案:可采用单纯雌激素、单纯孕激素以及雌、孕激素联合应用的治疗方案。①单纯雌激素:适用于已切除子宫,不需要保护子宫内膜的妇女,目前,尚无足够证据表明,植物雌激素可以作为激素治疗的替代物;②单纯孕激素:周期使用,用于绝经过渡期,调整卵巢功能衰退过程中出现的月经问题;③雌、孕激素联合应用:适用于子宫完整的妇女,联合应用孕激素的目的在于对抗雌激素所致的子宫内膜过度生长,此外,对增进骨健康可能有协同作用。

(2)用药方法及用药途径。①需要保护子宫内膜患者:多采用雌、孕激素联合应用。雌、孕激素联合应用又分序贯和连续联合用药两种。a.序贯用药是模拟生理周期,在使用雌激素的基础上,每月加用孕激素10~14天,继后停药2~7天,期间有预期计划性出血。适用于年龄较轻,绝经早期或愿意有月经样定期出血的妇女。序贯用药用法:结合雌激素0.3~0.625 mg/d或戊酸雌二醇1~2 mg/d,连用21~28天,用药第10~14天加用醋酸甲羟孕酮4~6 mg/d,共10~14天,停药2~7天后再开始新一周期。戊酸雌二醇片/雌二醇环丙孕酮片为雌、孕激素复方制剂,该药是由 11 片 2 mg 的戊酸雌二醇(白色)和 10 片 2 mg 的戊酸雌二醇加 1 mg 醋酸环丙孕酮组成(浅橙色),每天 1 片,连用 21 天。b.连续联合用药是每天联合应用雌激素和孕激素,不停用。连续用药方案可避免周期性出血,适用于年龄较长或不愿意有月经样出血的绝经后妇女。但实施早期可能有难以预料的非计划性出血,通常发生在用药的 6 个月以内。用法:结合雌激素 0.3～0.625 mg/d 或戊酸雌二醇 0.5～1.5 mg/d,加用醋酸甲羟孕酮 1～3 mg/d,连用。替勃龙(具有雌、孕、雄激素 3 种活性):1.25 mg/d,连用。②子宫缺失患者:单纯雌激素治疗适用于子宫切除术后或先天性无子宫的卵巢功能低下女性。用法:口服单纯雌激素治疗可用结合雌激素 0.3～0.625 mg/d 或戊酸雌二醇 0.5～2 mg/d,连用 21 天。经皮途径雌二醇适用于尚未控制的糖尿病及严重的高血压、有血栓形成倾向、胆囊疾病、癫痫、偏头痛、哮喘、高催乳素血症者。③以泌尿生殖道系统症状为主诉者可采用经阴道途径,雌激素有结合雌激素、雌三醇、普罗雌烯。

7.不良反应及危险性

(1)子宫出血:用药期间的异常出血,多为突破性出血,应了解有无服药错误,B 超检查内膜,必要时作诊刮排除子宫内膜病变。

(2)性激素不良反应:雌激素剂量过大时可引起乳房胀、白带多、头痛、水肿、色素沉着等,酌情减量可减少其不良反应。

(3)孕激素的不良反应:包括抑郁、易怒、乳房痛和浮肿,极少数患者甚至不耐受孕激素。改变孕激素种类可能减少其不良反应。少数妇女接受激素替代疗法(HRT)后,可因为水钠潴留造成短期内体质量增加明显。

(4)子宫内膜癌:长期单独应用雌激素使子宫内膜癌和子宫内膜增生的危险性增加 6～12 倍。雌激素替代治疗时,有子宫的妇女,必须加用孕激素,可以阻止子宫内膜单纯型和复杂型增生,内膜癌的相对危险性降至 0.2～0.4。

(5)乳腺癌:美国国立卫生研究院的"妇女健康倡议研究(WHI)"大型随机对照试验结果显示:有子宫的妇女随机给予雌孕激素联合治疗,平均随访 5.2 年,浸润性乳腺癌相对风险增加 26%,对无子宫妇女给单一结合雌激素治疗平均 6 年浸润性乳癌的发病风险不增加。

(三)防治骨质疏松症的其他药物

除了 HRT,防治骨质疏松可选用以下药物。

1.钙剂

钙剂只有轻微的骨吸收抑制作用,通常作为各种药物治疗的辅助或基础用药。绝经后应用雌激素妇女的适当钙摄入量为 1 000 mg/d,不用雌激素者为 1 500 mg/d,65 岁以后应为 1 500 mg/d。补钙方法首先是饮食补充,不能补足的部分以钙剂补充,临床应用的钙剂有碳酸钙、磷酸钙、氯酸钙、枸橼酸钙等制剂。

2.维生素 D

维生素 D 适用于围绝经期妇女缺少户外活动者,每天口服 400～500 U,与钙剂合用有利于钙的完全吸收。

3.降钙素

降钙素是作用很强的骨吸收抑制剂,用于骨质疏松症。有效制剂为鲑降钙素。用法:100 U 肌内或皮下注射,每天或隔天 1 次,2 周后改为 50 U,皮下注射,每月 2～3 次。

4.双膦酸盐类

双膦酸盐类可抑制破骨细胞,有较强的抗骨吸收作用,用于骨质疏松症。常用氨基双膦酸盐,预防剂量 5 mg/d,治疗剂量 10 mg/d;利塞膦酸钠,5 mg/d,必须空腹用白水送服,服药后保持直立和禁食至少 30 分钟。

（四）甲状旁腺素

特立帕肽每天皮下注射 20 μg。

（五）雷诺昔芬

雷诺昔芬是选择性雌激素受体调节剂,用法为 60 mg/d。

（陈　敏）

第六章

妊娠滋养细胞疾病

第一节 葡 萄 胎

葡萄胎是指妊娠后胎盘绒毛滋养细胞增生,终末绒毛转变成水泡,水泡间相连成串,形如葡萄得名,亦称水泡状胎块。葡萄胎是良性疾病,有时具有恶性倾向,成为发生恶性滋养细胞肿瘤的前身。

一、病因及分类

（一）病因

葡萄胎的真正发病原因不明。病例对照研究发现葡萄胎的发生与营养状况、社会经济及年龄有关。病因学中年龄是一显著相关因素,年龄大于 40 岁者葡萄胎发生率比年轻妇女高 10 倍,年龄小于 20 岁也是发生完全性葡萄胎的高危因素,这两个年龄阶段妇女易有受精缺陷。部分性葡萄胎与孕妇年龄无关。

通过细胞遗传学结合病理学研究证明两类葡萄胎——完全性葡萄胎与部分性葡萄胎各有遗传学特点。完全性葡萄胎的染色体基因组是父系来源,即卵子在卵原核缺失或卵原核失活的情况下和精原核结合后发育形成。染色体核型为二倍体,其中 90% 为 46,XX,由一个"空卵"(无基因物质卵)与一个单倍体精子(23,X)受精,经自身复制恢复为二倍体(46,XX),再生长发育而成,称为空卵受精。其少数核型为 46,XY,这是两个性染色体不同的精子(23,X 及 23,Y)同时使空卵受精,称为双精子受精。部分性葡萄胎核型常是三倍体,80% 为 69,XXY,其余是 69,XXX 或 69,XXY,来自一个正常卵子与双精子受精,由此带来一套多余的父方染色体成分;也可由一个正常的单倍体卵子(或精子)与减数分裂失败的二倍体配子结合所致。

（二）分类

葡萄胎可分为以下两类。

1.完全性葡萄胎

完全性葡萄胎整个子宫腔内充满水泡,胎盘绒毛全部受累,无胎儿及其附属物可见。

2.部分性葡萄胎

部分性葡萄胎仅部分胎盘绒毛发生水泡状变性,胎儿多已死亡。部分性葡萄胎很少转化为恶性。

二、诊断

(一)病史

停经后有不规则阴道出血、腹痛,妊娠呕吐严重且出现时间较早,妊娠早期出现妊娠期高血压疾病征象,尤其是在妊娠 28 周前出现先兆子痫,有双侧卵巢囊肿或甲状腺功能亢进征象。

(二)临床表现

典型的临床表现如下。

1.阴道流血

阴道流血是葡萄胎的重要症状。一般于停经后 2～3 个月,或迟至 3～4 个月开始少量、断续的褐色或暗红色阴道流血。量渐增多,常伴贫血。在胎块排出时常大量出血,可致休克,甚至死亡。在排出物中可见到水泡。

2.子宫迅速增大

由于葡萄胎生长快及宫腔内出血,多数患者子宫增大较快,大于停经月份,子宫下段宽软饱满。完全性葡萄胎时,摸不到胎体,查不到胎心、胎动。

3.黄素化囊肿

由于大量绒毛膜促性腺激素(HCG)的刺激,一侧或双侧卵巢可出现大小不等的黄素化囊肿。

4.妊娠呕吐及高血压征象

由于增生的滋养细胞产生大量的 HCG,葡萄胎患者妊娠呕吐往往比正常妊娠者为重。因为子宫增长快,宫内张力大,在孕早、中期即可出现妊娠高血压疾病的表现,甚至发生心力衰竭或子痫。

5.其他症状

患者可有轻重不等的下腹痛。少数患者有咯血,多于清宫后自然消失。个别患者可有甲状腺功能亢进的表现。

(三)辅助检查

血 β-HCG 在 100U/L 以上,常超声检查见子宫增大,有"落雪状"或"蜂窝状"宫腔声像图,或子宫无明显增大,宫腔内含有水泡样结构及一部分正常胎盘组织,有时可见完整胎儿。

(四)病理检查

1.大体所见

葡萄样水泡大小不一,直径数毫米至 3 厘米,水泡壁薄、透亮,内含黏液性液体,绒毛与之将无数水泡相连,水泡间空隙充满血液及凝血块。

2.组织学特点

组织学特点包括:①滋养细胞呈不同程度增生;②绒毛间质水肿;③间质内血管消失或仅有极稀少的无功能血管。

三、鉴别诊断

(一)流产

不少病例最先被误诊为先兆流产。流产有停经史及阴道流血症状,妊娠试验可阳性,而葡萄胎患者子宫多大于同期妊娠子宫,孕期超过 12 周时 HCG 水平仍高。B 型超声图像显示葡萄胎特点。

（二）双胎妊娠

子宫较同期单胎妊娠大。HCG 水平亦稍高，易与葡萄胎混淆，但双胎妊娠无阴道出血，B 型超声显像可确诊。

（三）羊水过多

羊水过多可使子宫迅速增大，虽多发生于妊娠后期，但发生在中期妊娠者需与葡萄胎鉴别，羊水过多时不伴阴道流血，HCG 水平较低，B 型超声显像可确诊。

四、规范化治疗

（一）清除宫腔内容物

葡萄胎确诊后应及时清除宫腔内容物，一般采用吸宫术迅速排空宫腔，即使子宫增大至妊娠 6 个月左右大小，仍可使用负压吸引。注意在输液、配血准备下，充分扩张子宫颈管，用大号吸管吸引。待子宫缩小后轻柔刮宫，在宫口扩大后可以应用缩宫素。一般尽量一次吸刮干净，子宫过大者可在 1 周后第二次刮宫，每次刮出物均需送病理检查。

（二）黄素囊肿的处理

因囊肿可自行消退，一般无须处理。

（三）预防性化疗

葡萄胎恶变率为 10%～25%，为防止葡萄胎恶变，应对高危患者进行预防性化疗：①年龄大于 40 岁；②葡萄胎排出前 HCG 值异常升高；③滋养细胞高度增生或伴有不典型增生；④葡萄胎清除后，HCG 下降曲线不呈进行性下降，而是降至一定水平后即持续不再下降，或始终处于高值；⑤出现可疑转移灶者；⑥无条件随访者。一般选用氟尿嘧啶或放线菌素 D 单药化疗 1～2 个疗程。

（四）葡萄胎处理后

应避孕 1～2 年，宜用阴茎套或阴道隔膜避孕，一般不宜采用宫内节育器，因可混淆子宫出血原因。而含有雌激素的避孕药有促进滋养细胞生长的作用，亦不应用。

（五）随访

定期随访极重要，可早期发现持续性或转移性滋养细胞疾病。葡萄胎清除后每周一次作 HCG 定量测定，直到降至正常水平。开始 3 个月内仍每周复查一次，此后 3 个月每半月一次，然后每月一次持续半年，第 2 年起改为每半年一次，共随访 2 年，随访内容除每次必须监测 HCG 外，应注意有无阴道异常流血、咳嗽、咯血及其他转移灶症状，并作妇科检查，盆腔 B 超及 X 线胸片检查也应重复进行。

（薄万红）

第二节　侵蚀性葡萄胎

侵蚀性葡萄胎指葡萄胎组织侵入子宫肌层局部，少数转移至子宫外，因具恶性肿瘤行为而命名。侵蚀性葡萄胎来自良性葡萄胎，多数在葡萄胎清除后 6 个月内发生。侵蚀性葡萄胎的绒毛

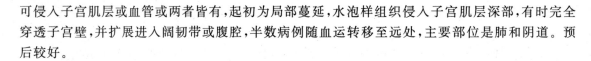

可侵入子宫肌层或血管或两者皆有,起初为局部蔓延,水泡样组织侵入子宫肌层深部,有时完全穿透子宫壁,并扩展进入阔韧带或腹腔,半数病例随血运转移至远处,主要部位是肺和阴道。预后较好。

一、病理

大体可见水泡状物或血块,镜检时有绒毛结构,滋养细胞过度增生及不典型增生的程度不等,具有过度的侵蚀能力。组织学分为 3 型。①1 型:肉眼见大量水泡,形态似葡萄胎,但已侵入子宫肌层或血窦,很少出血坏死;②2 型:肉眼见少量或中等量水泡,滋养细胞中度增生,部分细胞分化不良,组织有出血坏死;③3 型:肿瘤几乎全部为坏死组织和血块,肉眼仔细观察才能见到少数水泡,个别仅在显微镜下找到残存肿大的绒毛,滋养细胞高度增生并分化不良,形态上极似绒癌。

二、临床表现

(一)原发灶表现

最主要症状是阴道不规则流血,多数在葡萄胎清除后几个月开始出现,量多少不定。妇科检查子宫复旧延迟,葡萄胎排空后4～6周子宫未恢复正常大小,黄素化囊肿持续存在。若肿瘤组织穿破子宫,则表现为腹痛及腹腔内出血症状。有时触及宫旁转移性肿块。

(二)转移灶表现症状、体征

视转移部位而异。最常见部位是肺,其次是阴道、宫旁,脑转移少见。在肺转移早期,胸片显示肺野外带单个或多个半透明小圆形阴影为其特点,晚期病例所见与绒癌相似。阴道转移灶表现为紫蓝色结节,溃破后大量出血。脑转移典型病例出现头痛、呕吐、抽搐、偏瘫及昏迷,一旦发生,致死率高。

三、诊断

(一)病史及临床表现

根据葡萄胎清除后半年内出现典型的临床表现或转移灶症状,结合辅助诊断方法,临床诊断可确立。

(二)HCG 连续测定

葡萄胎清除后 8 周以上 HCG 仍持续高水平,或 HCG 曾一度降至正常水平又迅速升高,临床已排除葡萄胎残留、黄素化囊肿或再次妊娠,可诊断为侵蚀性葡萄胎。

(三)超声检查

B 型超声宫壁显示局灶性或弥漫性强光点或光团与暗区相间的蜂窝样病灶,应考虑为侵蚀性葡萄胎或绒癌。

(四)组织学诊断

单凭刮宫标本不能作为侵蚀性葡萄胎的诊断依据,但在侵入子宫肌层或子宫外转移的切片中,见到绒毛结构或绒毛退变痕迹,即可诊断为侵蚀性葡萄胎。若原发灶与转移灶诊断不一致,只要任一标本中有绒毛结构,即应诊断为侵蚀性葡萄胎。

四、治疗

治疗原则以化疗为主,手术为辅。侵蚀性葡萄胎化疗几乎已完全替代了手术,但手术治疗在控制出血、感染等并发症及切除残存或耐药病灶方面仍占重要地位。

（一）化学药物治疗

1.所用药物

药物包括氟尿嘧啶（5-FU）、放线菌素 D（Act-D）、甲氨蝶呤（MTX）及其解救药亚叶酸钙（CF）、环磷酰胺（CTX）、长春新碱（VCR）、依托泊苷（VP-16）、顺铂（CDDP）等。

2.用药原则

Ⅰ期通常用单药治疗；Ⅱ～Ⅲ期宜用联合化疗；Ⅳ期或耐药病例则用 EMA-CO 方案，完全缓解率高，不良反应小。

3.不良反应

不良反应以造血功能障碍为主，其次为消化道反应，肝功能损害也常见，严重者可致死，治疗过程中应注意防治。脱发常见，停药后可逐渐恢复。

4.停药指征

停药指征：化疗须持续到症状、体征消失，HCG 每周测定 1 次，连续 3 次在正常范围，再巩固 2～3 个疗程，随访 5 年无复发者为治愈。

（二）手术治疗

病变在子宫、化疗无效者可切除子宫，手术范围主张行次广泛子宫切除及卵巢动静脉高位结扎术，主要切除宫旁静脉丛。年轻未育者尽可能不切子宫，以保留生育功能；必须切除子宫时，仍应保留卵巢见绒癌处理。

五、预后

一般均能治愈，个别病例死于脑转移。病理分型中 3 型常发展为绒癌，预后较差。

六、随访

临床痊愈出院后应严密随访，观察有无复发。第 1 年内每月随访 1 次，1 年后每 3 个月随访 1 次，持续至 3 年，再每年 1 次至 5 年，此后每 2 年 1 次。随访内容重点同葡萄胎。

（薄万红）

第三节 绒 毛 膜 癌

绒毛膜癌是一种高度恶性的肿瘤，继发于葡萄胎、流产或足月分娩以后。其发病率为 0.0001%～0.36%，少数可发生于异位妊娠后，多为生育年龄妇女。偶尔发生于未婚妇女的卵巢，称为原发性绒毛膜癌。在 20 世纪 50 年代前，病死率很高，近年来应用化学药物治疗，使绒癌的预后有了显著的改观。

一、病因

目前尚不清楚，有以下几种诱因。

（1）与营养缺乏、多次分娩、近亲结婚有关：尚缺乏足够证据。

(2)病毒学说:尚未得到进一步的证明。

(3)染色体异常:可能是病变的后果,尚难以肯定是病因。

(4)免疫学方面的异常:与本病的发生有一定关系,但亦有待于寻找更多的证据。

(5)其他:滋养细胞在一定条件下由隐匿型非增殖细胞进入增殖状态,形成肿瘤。患者年龄大,与前次妊娠间隔时间长,HCG水平极高,肿瘤大,有肝、肾、脑转移,曾行过化疗者,夫妇双方为单一血型A、B、及AB型,均属绒毛膜癌高危因素,发生的绒毛膜癌恶性度高,难以治愈,预后差。

二、诊断

(一)病史及症状

1.前次妊娠性质

在妊娠性绒毛膜癌中,前次妊娠性质可以为葡萄胎,也可以为流产(包括宫外孕、人工流产、自然流产、稽留流产)或足月产(包括早产)。

2.潜伏期

从前次妊娠之后至发病,中间相隔的时间自数月至数年不等,偶尔亦可与妊娠同时存在,此时称妊娠合并绒毛膜癌。文献报道的直接绒毛膜癌即妊娠一开始就是绒毛膜癌,中间无间隔期。

3.临床症状

(1)阴道流血:在产后,流产后,特别在葡萄胎清宫后。有不规则流血,量多少不定。如绒毛膜癌已侵入子宫肌壁间而子宫内膜病变较轻者,可无阴道流血。

(2)腹部包块:因增大的子宫或阔韧带内形成血肿,或增大的黄素囊肿,患者往往主诉为下腹包块。

(3)腹痛:癌组织侵蚀子宫壁或子宫腔积血所致,也可因癌组织穿破子宫或内脏转移所致。

(二)盆腔检查

阴道分泌物极臭。子宫增大,柔软,形状不规则。患侧的子宫动脉有明显搏动。如有盆腔动静脉瘘存在,可触到像猫喘样的血流感觉。有时可摸到双侧黄素化囊肿,但不常见,如破入阔韧带,则在其内形成血肿。

(三)转移症状

绒毛膜癌的滋养细胞最早侵入宫旁组织的静脉内,由此逆行而转移到阴道,上行经右心而至肺,再由肺继发转移而扩散至全身各主要器官,如脑、肝、肾、胃肠等。

1.肺转移

绒毛膜癌主要以血行转移,其中肺部转移的发生率占第一位,转移灶侵犯支气管黏膜时可造成咯血;侵犯胸膜时可出现胸痛、胸腔积液、积血。如广泛的微血管内出现细胞栓塞,可引起呼吸困难。

2.阴道转移

阴道转移仅次于肺,占第2位。其特征为紫蓝色的结节,突出于阴道黏膜面,为实质性肿块,如表面破裂,可引起大出血,也易感染。

3.脑转移

脑转移常继发于肺转移之后,是绒毛膜癌患者常见的死亡原因之一。在最早期,是脑动脉内瘤栓期,造成局部缺血,出现一过性症状,如突然跌倒、失语,失明、过几秒或几分钟后恢复。以后血管内瘤细胞继续生长发展,产生破坏性症状,造成蛛网膜下隙及附近脑组织出血,主要的症状为头痛、偏瘫、呕吐、平衡失调、视觉障碍、失语、高热、抽搐,以至昏迷,如引起脑疝,患者可突然死亡。

4.肝转移

肝区压痛,肝大,破裂时可引起内出血。

（四）血或尿内 HCG 测定

血 HCG 滴定度升高或血、尿 HCG 阴性后又出现阳性。

（五）X 线胸片

X 线胸片可见肺部有球样阴影,分布于两侧肺野,有时仅为单个转移病灶,或几个结节融合成棉球、团块状病变。

（六）病理诊断

子宫肌层内或其他切除的脏器中,可见大片坏死组织和凝血块,在其周围可见大量活跃的滋养细胞,不存在绒毛结构。

三、鉴别

绒毛膜癌和侵蚀性葡萄胎的临床鉴别要点如下。

（一）前次妊娠性质

根据经病理证明的病例资料总结,继流产（包括宫外孕,稽留流产和人工流产）或足月产（包括早产）发生恶变的,几乎全部为绒毛膜癌（只有极个别的继人工流产后发现为侵蚀性葡萄胎,但病史不清,刮出物亦未经病检,很可能流产前已是葡萄胎）。继葡萄胎后发生恶变的,则可能是侵蚀性葡萄胎,也可能是绒毛膜癌。可依据下述葡萄胎排出时间进行区分。

（二）葡萄胎排出时间

凡葡萄胎排出后在 6 个月内,96.6％为侵蚀性葡萄胎。凡葡萄胎排出后已超过 1 年者,92.0％为绒毛膜癌。葡萄胎排出在 6 个月至 1 年之间者,侵蚀性葡萄胎和绒毛膜癌的可能性各占一半。在这些病例中,有时进行鉴别还有困难,一般说来间隔时间越长,绒毛膜癌的概率越大。

四、规范化治疗

（一）治疗原则

以化学药物治疗（化疗）为主,手术为辅,年轻未育者尽可能不切除子宫,以保留生育功能,如不得已切除子宫,卵巢仍可保留。

（二）化学药物治疗

在一般早期病例,可单用一种药物,以氟尿嘧啶（5-FU）为首选。如病情急或已到晚期则需两种或两种以上药物合用。常用的为氟尿嘧啶（5-FU）加放线菌素 D。氟尿嘧啶、放线菌素 D 疗效最好,不良反应小,对肺、消化道、泌尿道及生殖道的转移均有效。可用作静脉给药、动脉灌注、腔内或瘤内注射,也可口服。

1.单药治疗

单药治疗所用剂量比多种药合用时要大,如氟尿嘧啶28～30 mg/(kg·d)。

2.联合治疗

联合治疗剂量较单药治疗略小,疗程较短,如氟尿嘧啶为 26 mg/(kg·d),放线菌素 D

为 6 μg/(kg·d)。

3.药物剂量

要获得满意效果,各种药物的用量必须达到患者最大耐受量,尤其是第一、二疗程更为重要,药物选择合适,用量足够,则多数病例可以迅速见效。

（三）手术治疗

自从证明化学药物治疗有较好的效果后,手术治疗已较少应用。

（四）放射治疗

绒毛膜癌及恶性葡萄胎对放疗敏感。若肺部、盆腔、腹腔等孤立性病灶,手术有困难或经多个疗程化疗消退不明显者,可考虑放射治疗,用^{60}Co 或深部 X 线照射,脑转移者可行全脑照射,不能切除的阴道转移结节亦可用镭局部治疗。绒毛膜癌适宜剂量为每 3～4 周 3 000～4 000 cGy,恶性葡萄胎为每 2～3 周 2 000～3 000 cGy。

（五）外阴及阴道出血的处理

转移瘤未破溃,除氟尿嘧啶静脉滴注外,可加用氟尿嘧啶 250～500 mg 转移瘤内注射。隔 2～3 天注射一次,至转移瘤明显缩小为止。若转移瘤已破溃出血,可用纱布条压迫止血,或纱布条上涂上无菌止血药物,如云南白药也有效。如经过以上方法仍不能止血时,可考虑手术切除或缝合。

（六）腹腔内出血的处理

如有急性明显腹腔内出血时,应立即剖腹手术,切除子宫。术后继续全身化疗。

（七）脑转移的处理

(1)全身化疗:首选药物是常用的氟尿嘧啶与放线菌素 D 联合化疗。

(2)对症治疗:使化疗发挥作用,降低颅内压用甘露醇或山梨醇 250 mL,每 4～6 小时 1 次,半小时滴完。

(3)镇静:控制抽搐可用地西泮、巴比妥或哌替啶等药物。

(4)防止并发症:昏迷、抽搐跌倒、咬伤、吸入性肺炎等,要做好护理工作,同时要及时纠正电解质紊乱及酸碱平衡失调。

（八）咯血的处理

一旦发生大咯血时应及时处理。①垂体后叶素:20 U 加入 5％葡萄糖液 500 mL 静脉滴注;②止血药物:可用氨甲苯酸(对羧基苄胺)等;③手术:如能确定出血部位,条件及时间许可,考虑行肺叶切除术;④注意抗休克,纠正贫血,抗感染及防止咯血而引起窒息。

（薄万红）

第七章

女性生殖器肿瘤

第一节 卵巢肿瘤

一、卵巢原发上皮性肿瘤

卵巢上皮性肿瘤为最常见的卵巢肿瘤,多见于中老年妇女,很少发生在青春期前女孩和婴幼儿。卵巢上皮性肿瘤分为良性、交界性和恶性。交界性肿瘤是指上皮细胞增生活跃及核异型,核分裂象增加,表现为上皮细胞层次增加,但无间质浸润,是一种低度潜在恶性肿瘤,生长缓慢,转移率低,复发迟。卵巢上皮性癌发展迅速,不易早期诊断,治疗困难,死亡率高。

（一）发病原因及高危因素

卵巢上皮癌的发病原因一直未明。近年的研究证据表明,卵巢癌由卵巢表面生发上皮起源假说缺乏科学依据,卵巢外起源学说则引起高度重视,并提出了上皮性卵巢癌发生的二元理论。二元论将卵巢上皮癌分为两型,Ⅰ型卵巢癌包括了低级别卵巢浆液性癌及低级别卵巢子宫内膜样癌、透明细胞癌、黏液性癌和移行细胞癌;Ⅱ型卵巢癌包括了高级别卵巢浆液性癌及高级别卵巢子宫内膜样癌、未分化癌和恶性中胚叶混合性肿瘤(癌肉瘤)。Ⅰ型卵巢癌起病缓慢,常有前驱病变,多为临床早期,预后较好;Ⅱ型卵巢癌发病快,无前驱病变,侵袭性强,多为临床晚期,预后不良。两型卵巢癌的发生、发展可能有两种不同的分子途径,因而具有不同的生物学行为。高级别卵巢浆液性癌大多起源于输卵管的观点已被国际上多数学者所接受。

此外,下列因素也可能与卵巢上皮癌的发病密切相关。

1.遗传因素

5％～10％的卵巢上皮癌具有遗传异常。上皮性卵巢癌的发生与三个遗传性癌综合征有关,即:遗传性乳腺癌-卵巢癌综合征(HBOC),遗传性位点特异性卵巢癌综合征(HSSOC),和遗传性非息肉性结直肠癌综合征(HNPCC),最常见的是 HBOC。真正的遗传性卵巢癌和乳腺癌一样,主要是由于*BRCA1* 和*BRCA2* 基因突变所致,属于常染色体显性遗传。

2.子宫内膜异位症

相关的形态学和分子遗传学的证据提示,卵巢子宫内膜样癌和透明细胞癌可能来源于子宫内膜异位症的病灶恶变。抑癌基因*ARID1A* 基因突变不仅见于卵巢子宫内膜样癌和透明细胞癌的癌组织,同时见于邻近的子宫内膜异位症和癌变前期病灶,这是卵巢子宫内膜样癌和透明细胞癌起源于异位子宫内膜的有力证据。

3.持续排卵

持续排卵使卵巢表面上皮不断损伤与修复,其结果一方面在修复过程中卵巢表面上皮细胞突变的可能性增加。减少或抑制排卵可减少卵巢上皮由排卵引起的损伤,可能降低卵巢癌发病危险。流行病学调查发现卵巢癌危险因素有未产、不孕,而多次妊娠、哺乳和口服避孕药有保护作用。

(二)病理

1.组织学类型

卵巢上皮肿瘤组织学类型主要有以下几类。

(1)浆液性肿瘤。①浆液性囊腺瘤:约占卵巢良性肿瘤的25%。多为单侧,球形,大小不等,表面光滑,囊性,壁薄,内充满淡黄色清亮液体。有单纯性及乳头状两型,前者多为单房,囊壁光滑;后者常为多房,可见乳头,向囊外生长。镜下见囊壁为纤维结缔组织,内为单层柱状上皮,乳头分支较粗,间质内见砂粒体(成层的钙化小球状物)。②交界性浆液性囊腺瘤:中等大小,多为双侧,乳头生长在囊内较少,多向囊外生长。镜下见乳头分支纤细而密,上皮复层不超过3层,细胞核轻度异型,核分裂象<1/HP,无间质浸润,预后好。对于存在浸润性种植患者,晚期和复发概率增加。③浆液性囊腺癌:占卵巢恶性肿瘤的40%~50%。多为双侧,体积较大,半实质性。结节状或分叶状,灰白色,或有乳突状增生,切面为多房,腔内充满乳头,质脆,出血、坏死。镜下见囊壁上皮明显增生,复层排列,一般在4~5层以上。癌细胞为立方形或柱状,细胞异型明显,并向间质浸润。

(2)黏液性肿瘤:黏液性肿瘤组织学上分为肠型、宫颈型或混合型,由肠型黏膜上皮或宫颈管黏膜上皮组成。①黏液性囊腺瘤:占卵巢良性肿瘤的20%。多为单侧,圆形或卵圆形,体积较大,表面光滑,灰白色。切面常为多房,囊腔内充满胶冻样黏液,含黏蛋白和糖蛋白,囊内很少有乳头生长。镜下见囊壁为纤维结缔组织,内衬单层柱状上皮;可见杯状细胞及嗜银细胞。恶变率为5%~10%。偶可自行破裂,瘤细胞种植在腹膜上继续生长并分泌黏液,在腹膜表面形成胶冻样黏液团块,极似卵巢癌转移,称腹膜假性黏液瘤。腹膜假性黏液瘤主要继发于肠型分化的肿瘤,瘤细胞呈良性,分泌旺盛,很少见细胞异型和核分裂,多限于腹膜表面生长,一般不浸润脏器实质。手术是主要治疗手段,术中应尽可能切净所有肿瘤。然而,手术很少能根治,本病复发率高,患者需要多次手术,患者常死于肠梗阻。②交界性黏液性囊腺瘤:一般较大,少数为双侧,表面光滑,常为多房。切面见囊壁增厚,有实质区和乳头形成,乳头细小、质软。镜下见上皮不超过3层,细胞轻度异型,细胞核大、染色深,有少量核分裂,增生上皮向腔内突出形成短粗的乳头,无间质浸润。③黏液性囊腺癌:占卵巢恶性肿瘤的10%。多为单侧,瘤体较大,囊壁可见乳头或实质区,切面为囊、实性,囊液混浊或血性。镜下见腺体密集,间质较少,腺上皮超过3层,细胞明显异型,并有间质浸润。

(3)卵巢子宫内膜样肿瘤:良性瘤较少见,为单房,表面光滑,囊壁衬以单层柱状上皮,似正常子宫内膜。囊内被覆扁平上皮,间质内可有含铁血黄素的吞噬细胞。子宫内膜样交界性瘤很少见。卵巢子宫内膜样癌占卵巢恶性肿瘤的10%~24%,肿瘤单侧多,中等大,囊性或实性,有乳头生长,囊液多为血性。镜下特点与子宫内膜癌极相似,多为高分化腺癌或腺棘皮癌,常并发子宫内膜异位症和子宫内膜癌,不易鉴别何者为原发或继发。

(4)透明细胞肿瘤:来源于苗勒氏管上皮,良性罕见,交界性者上皮由1~3层多角形靴钉状细胞组成,核有异型性但无间质浸润,常合并透明细胞癌存在。透明细胞癌占卵巢癌 5%~11%,患者均为成年妇女,一般年龄 48~58 岁,10%合并高血钙症。常合并子宫内膜异位症(25%~50%)。易转移至腹膜后淋巴结,对常规化疗不敏感。呈囊实性,单侧多,较大;镜下瘤细胞质丰富或呈泡状,含丰富糖原,排列成实性片、索状或乳头状;瘤细胞核异型性明显,深染,有特殊的靴钉形细胞附于囊内及管状结构。

(5)勃勒纳瘤:由卵巢表面上皮向移行上皮分化而形成,占卵巢肿瘤 1.5%~2.5%。多数为良性,单侧,体积小(直径<5 cm),表面光滑,质硬,切面灰白色漩涡或编织状。小肿瘤常位于卵巢髓质近卵巢门处。亦有交界性及恶性。

(6)未分化癌:在未分化癌中,小细胞癌最有特征。发病年龄 9~43 岁,平均 24 岁,70%患者有高血钙。常为单侧,较大,表面光滑或结节状,切面为实性或囊实性,质软、脆,分叶或结节状,褐色或灰黄色,多数伴有坏死出血。镜检癌细胞为未分化小细胞,圆形或梭形,胞质少,核圆或卵圆有核仁,核分裂多见。细胞排列紧密,呈弥散、巢状、片状生长。恶性程度极高,预后极差,90%患者在 1 年内死亡。

2.组织学分级

WHO 女性生殖道肿瘤分类中,对卵巢上皮癌的组织学分级达成共识。浆液性癌分为低级别癌与高级别癌两类。子宫内膜样癌根据 FIGO 分级系统分 3 级,1 级实性区域<5%,2 级实性区域为 5%~50%,3 级实性区域>50%。黏液性癌不分级,但分为 3 型:非侵袭性(上皮内癌)、侵袭性(膨胀性或融合性)、侵袭性(浸润型)。浆黏液性癌按不同的癌成分各自分级。透明细胞癌和未分化癌本身为高级别癌,不分级。恶性 Brenner 瘤其恶性成分参照尿路上皮癌分级,分为低级别和高级别。

肿瘤组织学分级对患者预后有重要的影响,应引起重视。

(三)治疗

1.良性肿瘤

若卵巢肿块直径<5 cm,疑为卵巢瘤样病变,可作短期观察。一经确诊为卵巢良性肿瘤,应手术治疗。根据患者年龄、生育要求及对侧卵巢情况决定手术范围。年轻、单侧良性肿瘤应行患侧卵巢囊肿剥出或卵巢切除术,尽可能保留正常卵巢组织和对侧正常卵巢;即使双侧良性囊肿,也应争取行囊肿剥出术,保留正常卵巢组织。围绝经期妇女可行单侧附件切除或子宫及双侧附件切除术。术中剖开肿瘤肉眼观察区分良、恶性,必要时作冷冻切片组织学检查明确性质,确定手术范围。若肿瘤大或可疑恶性,尽可能完整取出肿瘤,防止囊液流出及瘤细胞种植于腹腔。巨大囊肿可穿刺放液,待体积缩小后取出,穿刺前须保护穿刺周围组织,以防囊液外溢,放液速度应缓慢,以免腹压骤降发生休克。

2.交界性肿瘤

手术是卵巢交界性肿瘤最重要的治疗,手术治疗的目标是将肿瘤完全切除。卵巢交界瘤建议行全面分期手术,是否要行腹膜后淋巴结系统切除或取样活检,多数学者倾向否定意见,尤其是卵巢黏液性肿瘤。年轻患者可考虑行保留生育功能治疗。晚期复发是卵巢交界瘤的特点,78%在 5 年后甚至 10~20 年后复发。复发的肿瘤一般仍保持原病理形态,即仍为交界性肿瘤,复发的肿瘤一般仍可切除。

卵巢交界性瘤一般不主张进行术后化疗,化疗仅在以下几种情况考虑应用:①肿瘤期别较晚,有广泛种植,术后可施行 3~6 个疗程化疗;②有大网膜、淋巴结或其他远处部位浸润性种植

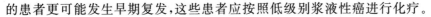

的患者更可能发生早期复发,这些患者应按照低级别浆液性癌进行化疗。

3.恶性肿瘤

治疗原则是手术为主,辅以化疗、放疗及其他综合治疗。

(1)手术:是治疗卵巢上皮癌的主要手段。应根据术中探查及冷冻病理检查结果,决定手术范围,卵巢上皮癌第一次手术彻底性与预后密切相关。

早期(FIGO Ⅰ-Ⅱ期)卵巢上皮癌应行全面确定分期的手术,包括:留取腹水或腹腔冲洗液进行细胞学检查;全面探查盆、腹腔,对可疑病灶及易发生转移部位多处取材作组织学检查;全子宫和双附件切除(卵巢动静脉高位结扎);盆腔及腹主动脉旁淋巴结清除;大网膜和阑尾切除。一般认为,对于上皮性卵巢癌施行保留生育功能(保留子宫和对侧附件)的手术应是谨慎和严格选择的,必须具备以下条件方可施行:①患者年轻,渴望生育;②ⅠA期;③细胞分化好(G1);④对侧卵巢外观正常、剖探阴性;⑤有随诊条件。亦有主张完成生育后视情况再行手术切除子宫及对侧附件。对于有高危因素而要求保留生育功能的患者则需充分知情。

晚期卵巢癌(FIGO Ⅲ-Ⅳ期),应行肿瘤细胞减灭术,术式与全面确定分期的手术相同,手术的主要目的是尽最大努力切除卵巢癌之原发灶和转移灶,使残余肿瘤直径<1 cm,必要时可切除部分肠管或脾脏等。对于手术困难的患者可在组织病理学确诊为卵巢癌后,先行1~疗2程先期化疗后再进行手术。

复发性卵巢癌的手术治疗价值尚有争议,主要用于以下几方面:①解除肠梗阻;②对二线化疗敏感的复发灶(化疗后间隔>12月)的减灭;③切除孤立的复发灶。对于复发癌的治疗多数只能缓解症状,而不是为了治愈,生存质量是最应该考虑的因素。

(2)化学药物治疗:为主要的辅助治疗。常用于术后杀灭有残留癌灶,控制复发;也可用于复发病灶的治疗。化疗可以缓解症状,延长患者存活期。暂无法施行手术的晚期患者,化疗可使肿瘤缩小,为以后手术创造条件。

一线化疗是指首次肿瘤细胞减灭术后的化疗。常用化疗药物有顺铂、卡铂、紫杉醇、环磷酰胺、异环磷酰胺、氟尿嘧啶、博来霉素、长春新碱、依托泊苷(VP-16)等。近年来多以铂类药物和紫杉醇为主要的化疗药物。根据病情可采用静脉化疗或静脉腹腔联合化疗。腹腔内化疗不仅能控制腹水,又能使小的腹腔内残存癌灶缩小或消失。化疗疗程数一般为6~9疗程。二线化疗主要用于卵巢癌复发的治疗。选择化疗方案前应了解一线化疗用什么药物及药物累积量;了解一线化疗疗效如何,毒性如何,反应持续时间及停药时间。患者一线治疗中对铂类的敏感性对选择二线化疗具重要参考价值。二线化疗的用药原则:①以往未用铂类者可选用含铂类的联合化疗;②在铂类药物化疗后6个月以上出现复发用以铂类为基础的二线化疗通常有效;③难治性患者不应再选用以铂类为主的化疗,而应选用与铂类无交叉耐药的药物,如紫杉醇、托扑替康、异环磷酰胺、六甲蜜胺、吉西他滨、脂质体阿霉素等。

(3)放射治疗:外照射对于卵巢上皮癌的治疗价值有限,可用于锁骨上和腹股沟淋巴结转移灶和部分紧靠盆壁的局限性病灶的局部治疗。对上皮性癌不主张以放疗作为主要辅助治疗手段,但在ⅠC期,或伴有大量腹水者经手术后仅有细小粟粒样转移灶或肉眼看不到有残留病灶的可辅以放射性同位素^{32}P腹腔内注射以提高疗效,减少复发,腹腔内有粘连时禁用。

(4)免疫治疗:靶向药物治疗是目前改善晚期卵巢癌预后的主要趋势。近几年,贝伐珠单抗在卵巢癌的一线治疗以及复发卵巢癌的治疗中都取得了较好的疗效,可提高患者的无瘤生存期,但其昂贵的价格还需进行价值医学方面的评价。

（四）预后

预后与分期、组织学分类及分级、患者年龄及治疗方式有关。以分期最重要，期别越早预后越好。据文献报道Ⅰ期卵巢癌，病变局限于包膜内，5年生存率达90%。若囊外有赘生物、腹腔冲洗液找到癌细胞5年生存率降至68%；Ⅲ期卵巢癌，5年生存率为30%～40%；Ⅳ期卵巢癌仅为10%。低度恶性肿瘤疗效较恶性程度高者为佳，细胞分化良好者疗效较分化不良者好。对化疗药物敏感者，疗效较好。术后残余癌灶直径＜1 cm者，化疗效果较明显，预后良好。

（五）预防

卵巢上皮癌的病因不清，难以预防。但若能积极采取措施对高危人群严密监测随访，早期诊治可改善预后。

（1）高危人群严密监测：40岁以上妇女每年应行妇科检查；高危人群每半年检查一次，早期发现或排除卵巢肿瘤。若配合超声检查、CA125检测等则更好。

（2）早期诊断及处理：卵巢实性肿瘤或囊肿直径＞5 cm者，应及时手术切除。重视青春期前、绝经后或生育年龄口服避孕药的妇女发现卵巢肿大，应及时明确诊断。盆腔肿块诊断不清或治疗无效者，应及早行腹腔镜检查或剖腹探查，早期诊治。

（3）乳腺癌和胃肠癌的女性患者，治疗后应严密随访，定期作妇科检查，确定有无卵巢转移癌。

（4）家族史和基因检测是临床医师决定是否行预防性卵巢切除的主要考虑因素，基因检测是最关键的因素。对*BRCA1*（＋）的HOCS家族成员行预防性卵巢切除是合理的。

二、卵巢生殖细胞肿瘤

卵巢生殖细胞肿瘤是指来源于胚胎性腺的原始生殖细胞而具有不同组织学特征的一组肿瘤，其发病率仅次于上皮性肿瘤，多发生于年轻的妇女及幼女，绝经后仅占4%。卵巢恶性生殖细胞肿瘤恶性程度大，病死率高。由于找到有效的化疗方案，使其预后大为改观。卵巢恶性生殖细胞肿瘤的存活率分别由过去的10%提高到目前90%，大部分患者可行保留生育功能的治疗。

（一）病理分类

1.畸胎瘤

畸胎瘤是由多胚层组织结构组成的肿瘤，偶见含一个胚层成分。肿瘤组织多数成熟，少数未成熟；多数为囊性，少数为实性。肿瘤的良、恶性及恶性程度取决于组织分化程度，而不决定于肿瘤质地。

（1）成熟畸胎瘤：又称皮样囊肿，属良性肿瘤，占卵巢肿瘤的10%～20%，占生殖细胞肿瘤的85%～97%，占畸胎瘤的95%以上。可发生于任何年龄，以20～40岁居多。多为单侧，双侧占10%～17%。中等大小，呈圆形或卵圆形、壁光滑、质韧。多为单房，腔内充满油脂和毛发，有时可见牙齿或骨质。囊壁内层为复层鳞状上皮，壁上常见小丘样隆起向腔内突出称"头节"。肿瘤可含外、中、内胚层组织。偶见向单一胚层分化，形成高度特异性畸胎瘤，如卵巢甲状腺肿，分泌甲状腺激素，甚至引起甲亢。成熟囊性畸胎瘤恶变率为2%～4%，多见于绝经后妇女；"头节"的上皮易恶变，形成鳞状细胞癌，预后较差。

（2）未成熟畸胎瘤：属恶性肿瘤，含2～3胚层，占卵巢畸胎瘤1%～3%。肿瘤由分化程度不同的未成熟胚胎组织构成，主要为原始神经组织。多见于年轻患者，大多数年龄11～19岁。肿瘤多为实性，可有囊性区域。肿瘤的恶性程度根据未成熟组织所占比例、分化程度及神经上皮含量而定。该肿瘤的复发及转移率均高,但复发后再次手术可见未成熟肿瘤组织具有向成熟转化的特点,即恶性程度的逆转现象。

2.无性细胞瘤

无性细胞瘤为中度恶性的实性肿瘤,占卵巢恶性肿瘤的5%。好发于青春期及生育期妇女,单侧居多,右侧多于左侧。肿瘤为圆形或椭圆形,中等大,实性,触之如橡皮样。表面光滑或呈分叶状。切面淡棕色,镜下见圆形或多角形大细胞,细胞核大,胞质丰富,瘤细胞呈片状或条索状排列,有少量纤维组织相隔,间质中常有淋巴细胞浸润。对放疗特别敏感,纯无性细胞瘤的5年存活率可达90%。混合型(含绒癌,内胚窦成分)预后差。

3.卵黄囊瘤

来源于胚外结构卵黄囊,其组织结构与大鼠胎盘的内胚窦特殊血管周围结构相似,又名内胚窦瘤。卵黄囊瘤占卵巢恶性肿瘤1%,但是恶性生殖细胞肿瘤的常见类型,其恶性程度高,常见于儿童及年轻妇女。多为单侧,肿瘤较大,圆形或卵圆形。切面部分囊性,组织质脆,多有出血坏死区,呈灰红或灰黄色,易破裂。镜下见疏松网状和内皮窦样结构。瘤细胞扁平、立方、柱状或多角形,产生甲胎蛋白(AFP),故患者血清AFP浓度很高,其浓度与肿瘤消长相关,是诊断及治疗监测时的重要标志物。肿瘤生长迅速,易早期转移,预后差,既往平均生存期仅1年,现经手术及联合化疗后,生存期明显延长。

4.胚胎癌

胚胎癌是一种未分化并具有多种分化潜能的恶性生殖细胞肿瘤。极少见,发生率占卵巢恶性生殖细胞瘤的5%以下。胚胎癌具有向胚体方向分化的潜能,可形成不同程度分化的畸胎瘤;向胚外方向分化则形成卵黄囊结构或滋养细胞结构。形态上与睾丸的胚胎癌相似,但发生在卵巢的纯型胚胎癌远较在睾丸少见,其原因尚不明。肿瘤体积较大,有包膜,质软,常伴出血、梗死和包膜破裂。切面为实性,灰白色,略呈颗粒状;与其他生殖细胞瘤合并存在时,则依所含的成分和占的比例不同呈现出杂色多彩状,囊性变和出血坏死多见。瘤组织由较原始的多角形细胞聚集形成的实性上皮样片块和细胞巢与原始幼稚的黏液样间质构成。肿瘤细胞和细胞核的异型性突出,可见瘤巨细胞。在稍许分化的区域,瘤细胞有形成裂隙和乳头的倾向,细胞略呈立方或柱状上皮样,但不形成明确的腺管。胚胎癌具有局部侵袭性强、播散广泛及早期转移的特性;转移的途径早期经淋巴管,晚期合并血行播散。

5.绒癌

原发性卵巢绒癌也称为卵巢非妊娠性绒癌,是由卵巢生殖细胞中的多潜能细胞向胚外结构(滋养细胞或卵黄囊等)发展而来的一种恶性程度极高的卵巢肿瘤,它可分为单纯型或混合型。混合型,即除绒癌成分外,还同时合并存在其他恶性生殖细胞肿瘤,如未成熟畸胎瘤、卵黄囊瘤、胚胎癌及无性细胞瘤等。原发卵巢绒癌多见的是混合型,单纯型极为少见。妊娠性绒癌一般不合并其他恶性生殖细胞肿瘤。典型的肿瘤体积较大,单侧,实性,质软,出血坏死明显。镜下形态如同子宫绒癌,由细胞滋养细胞和合体滋养细胞构成。因其他生殖细胞肿瘤特别是胚胎性癌常有不等量的合体细胞,诊断必须同时具备两种滋养细胞。非妊娠性绒癌预后较妊娠性绒癌差,治疗效果不好,病情发展快,短期内即死亡。

(二)诊断

卵巢恶性生殖细胞肿瘤在临床表现方面具有一些特点,如发病年龄轻,肿瘤较大,肿瘤标记物异常,很易产生腹水,病程发展快等。若能注意到这些肿瘤的特点,诊断并不难。特别是血清甲胎蛋白(AFP)和人绒毛膜促性腺激素(HCG)的检测可以起到明确诊断的作用。卵黄囊瘤可以合成 AFP,卵巢绒癌可分泌 HCG,这些都是很特异的肿瘤标志物。血清 AFP 和 HCG 的动态变化与癌瘤病情的好转和恶化是一致的,临床完全缓解的患者其血清 AFP 或 HCG 值轻度升高也预示癌瘤的残存或复发。虽然血清 AFP 和 HCG 的检测对卵巢内胚窦瘤和卵巢绒癌有明确诊断的意义,但卵巢恶性生殖细胞肿瘤的最后确诊还是依靠组织病理学的诊断。

(三)治疗

1.良性生殖细胞肿瘤

单侧肿瘤应行卵巢肿瘤剥除或患侧附件切除术;双侧肿瘤争取行卵巢肿瘤剥除术;围绝经期妇女可考虑行全子宫双附件切除术。

2.恶性生殖细胞肿瘤

(1)手术治疗:由于绝大部分恶性生殖细胞肿瘤患者是希望生育的年轻女性,常为单侧卵巢发病,即使复发也很少累及对侧卵巢和子宫,更为重要的是卵巢恶性生殖细胞肿瘤对化疗十分敏感。因此,手术的基本原则是无论期别早晚,只要对侧卵巢和子宫未受肿瘤累及,均应行保留生育功能的手术,即仅切除患侧附件,同时行全面分期探查术。对于复发的卵巢生殖细胞仍主张积极手术。

(2)化疗:恶性生殖细胞肿瘤对化疗十分敏感。根据肿瘤分期、类型和肿瘤标记物的水平,术后可采用 3～6 疗程的联合化疗。

(3)放疗:为手术和化疗的辅助治疗。无性细胞瘤对放疗最敏感,但由于无性细胞瘤的患者多年轻,要求保留生育功能,目前放疗已较少应用。对复发的无性细胞瘤,放疗仍能取得较好疗效。

三、卵巢性索间质肿瘤

卵巢性索间质肿瘤来源于原始性腺中的性索及间质组织,占卵巢肿瘤的 4.3％～6％。在胚胎正常发育过程中,原始性腺中的性索组织,在男性将演变成睾丸曲细精管的支持细胞,在女性将演变成卵巢的颗粒细胞;而原始性腺中的特殊间叶组织将演化为男性睾丸的间质细胞及女性卵巢的泡膜细胞。卵巢性索间质肿瘤即是由上述性索组织或特殊的间叶组织演化而形成的肿瘤,它们仍保留了原来各自的分化特性。肿瘤可由单一细胞构成,如颗粒细胞瘤、泡膜细胞瘤、支持细胞瘤、间质细胞瘤;肿瘤亦可由不同细胞组合形成,当含两种细胞成分时,可以形成颗粒-泡膜细胞瘤,支持-间质细胞瘤;而当肿瘤含有上述四种细胞成分时,此种性索间质肿瘤称为两性母细胞瘤。许多类型的性索间质肿瘤能分泌类固醇激素,临床出现内分泌失调症状,但是肿瘤的诊断依据是肿瘤特有的病理形态,临床内分泌紊乱和激素水平异常仅能做参考。

(一)病理分类和临床表现

1.颗粒细胞-间质细胞瘤

由性索的颗粒细胞及间质的衍生成分如成纤维细胞及卵泡膜细胞组成。

(1)颗粒细胞瘤:在病理上颗粒细胞瘤分为成人型和幼年型两种。95％的颗粒细胞瘤为成人型,属低度恶性的肿瘤,可发生于任何年龄,高峰为 45～55 岁。肿瘤能分泌雌激素,故有女性化作用。青春期前患者可出现假性性早熟,生育年龄患者出现月经紊乱,绝经后患者则有不规则阴道流血,常合并子宫内膜增生过长,甚至发生腺癌。肿瘤多为单侧,圆形或椭圆形,呈分叶状,表面光滑,实性或部分囊性;切面组织脆而软,伴出血坏死灶;镜下见颗粒细胞环绕成小圆形囊腔,菊花样排列、中心含嗜伊红物质及核碎片(Call-Exner 小体)。瘤细胞呈小多边形,偶呈圆形或圆柱形,胞质嗜淡伊红或中性,细胞膜界限不清,核圆,核膜清楚。预后较好,5 年生存率达 80％以上,但有远期复发倾向。幼年型颗粒细胞瘤罕见,仅占 5％,是一种恶性程度极高的卵巢肿瘤。主要发生在青少年,98％为单侧。镜下呈卵泡样,缺乏核纵沟,胞质丰富,核分裂更活跃,极少含Call-Exner 小体,10％～15％呈重度异型性。

(2)卵泡膜细胞瘤:卵泡膜细胞瘤为有内分泌功能的卵巢实性肿瘤,因能分泌雌激素,故有女性化作用。常与颗粒细胞瘤合并存在,但也有纯卵泡膜细胞瘤。为良性肿瘤,多为单侧,圆形、卵圆形或分叶状,表面被覆薄的有光泽的纤维包膜。切面为实性,灰白色。镜下见瘤细胞短梭形,胞质富含脂质,细胞交错排列呈漩涡状。瘤细胞团为结缔组织分隔。常合并子宫内膜增生过长,甚至子宫内膜癌。恶性卵泡膜细胞瘤较少见,可直接浸润邻近组织,并发生远处转移。其预后较一般卵巢癌为佳。

(3)纤维瘤:纤维瘤为较常见的良性肿瘤,占卵巢肿瘤的 2％～5％,多见于中年妇女,单侧居多,中等大小,表面光滑或结节状,切面灰白色,实性、坚硬。镜下见由梭形瘤细胞组成,排列呈编织状。偶见患者伴有腹水或胸腔积液,称梅格斯综合征,腹水经淋巴或横隔至胸腔,右侧横隔淋巴丰富,故多见右侧胸腔积液。手术切除肿瘤后,胸腔积液、腹水自行消失。

2.支持细胞-间质细胞瘤

支持细胞-间质细胞瘤又称睾丸母细胞瘤,罕见,多发生在 40 岁以下妇女。单侧居多,通常较小,可局限在卵巢门区或皮质区,实性,表面光滑而滑润,有时呈分叶状,切面灰白色伴囊性变,囊内壁光滑,含血性浆液或黏液。镜下见不同分化程度的支持细胞及间质细胞。高分化者属良性,中低分化为恶性,具有男性化作用;少数无内分泌功能呈现女性化,雌激素可由瘤细胞直接分泌或由雄激素转化而来。10％～30％呈恶性行为,5 年生存率为 70％～90％。

(二)治疗

1.良性的性索间质肿瘤

年轻妇女患单侧肿瘤,应行卵巢肿瘤剥除或患侧附件切除术;双侧肿瘤争取行卵巢肿瘤剥除术;围绝经期妇女可考虑行全子宫双附件切除术。卵巢纤维瘤、卵泡膜细胞瘤和硬化性间质瘤是良性的,可按上述处理。

2.恶性的性索间质肿瘤

颗粒细胞瘤、间质细胞瘤、环管状性索间质瘤是低度或潜在恶性的。Ⅰ期的卵巢性索间质肿瘤希望生育的年轻患者,可考虑行患侧附件切除术,保留生育功能,但应进行全面细致的手术病理分期;不希望生育者应行全子宫双附件切除术和确定分期手术。晚期肿瘤应采用肿瘤细胞减灭术。与上皮性卵巢癌不同,对于复发的性索间质肿瘤仍主张积极手术。术后辅助治疗并没有公认有效的方案。以铂类为基础的多药联合化疗可作为术后辅助治疗的选择,尤其是晚期和复发患者的治疗。常用方案为 TC、PAC、PEB、PVB,一般化疗 6 个疗程。本瘤有晚期复发的特点,应长期随诊。

四、卵巢转移性肿瘤

体内任何部位原发性癌均可能转移到卵巢,乳腺、肠、胃、生殖道、泌尿道等是常见的原发肿瘤器官。库肯勃瘤,即印戒细胞癌,是一种特殊的转移性腺癌,原发部位在胃肠道,肿瘤为双侧性,中等大,多保持卵巢原状或呈肾形。一般无粘连,切面实性,胶质样。镜下见典型的印戒细胞,能产生黏液,周围是结缔组织或黏液瘤性间质。

卵巢转移瘤的处理取决于原发灶的部位和治疗情况,需要多学科协作,共同诊治。治疗的原则是有效地缓解和控制症状。如原发瘤已经切除且无其他转移和复发迹象,卵巢转移瘤仅局限于盆腔,可采用原发性卵巢恶性肿瘤的手术方法,尽可能切除盆腔转移瘤,术后应按照原发瘤进行辅助治疗。大部分卵巢转移性肿瘤的治疗效果不好,预后很差。

(岳焕知)

第二节　输卵管肿瘤

输卵管肿瘤在妇女中发生率极低,良性更少见,常见为腺瘤样肿瘤,术前很难诊断,一般行患侧输卵管切除。

输卵管恶性肿瘤分原发和继发两种,继发肿瘤占80%左右,主要来源于子宫、卵巢。本节将重点阐述原发性输卵管癌。

原发性输卵管癌发生率甚低,约占妇科恶性肿瘤的0.5%,多发生在绝经后(50～55岁),由于部位隐匿及恶性程度高,发现时常为晚期。其病因尚不清楚,炎症可能与其发病相关。

一、病理

因来自高度分化多能性的苗勒管上皮,输卵管癌可以分为浆液性腺癌、子宫内膜样癌及黏液性上皮癌。大体标本见病变多为单侧,双侧约占1/3。输卵管膨大增粗,形似腊肠,肿块多在3～6 cm,癌瘤多发生在壶腹部,伞端常闭锁,因此,输卵管的增大除肿瘤的生长外,多由液体潴留和坏死组织积聚压迫管腔所致。镜下以乳头状腺癌为主(95%),大多为中、低分化,恶性度高。中等分化有乳头和腺样结构;高分化则以乳头为主。

二、转移

输卵管癌的转移方式包括局部蔓延、淋巴和血行转移。局部蔓延:可由开放的伞端直接种植到盆、腹腔;或经宫体向下侵犯宫颈及阴道;向对侧侵犯另一侧输卵管;也可穿透浆膜层扩散至腹膜及盆腔内邻近器官。淋巴转移:可直接转移至腹主动脉旁淋巴结,其转移率可高达33%;部分输卵管淋巴引流可达髂血管淋巴结,或通过圆韧带至腹股沟淋巴结。血行播散:晚期患者可以通过血液循环转移至远处器官。

三、临床分期

目前应用为FIGO输卵管癌手术与病理分期(表7-1)。

四、临床表现

(一)病史

(1)年龄:绝经后妇女,50～55岁为好发年龄。

(2)约70%的输卵管癌有慢性输卵管炎病史,约50%有不孕史。

表 7-1　输卵管癌分期法(FIGO)

Ⅰ期	病变局限于输卵管
Ⅰa	病变局限于一侧输卵管,侵及黏膜下和(或)肌层,但未穿至浆膜表面;无腹水
Ⅰb	病变局限于双侧输卵管,侵及黏膜下和(或)肌层,但未穿至浆膜表面;无腹水
Ⅰc	Ⅰa 或Ⅰb 病变,侵及浆膜表面;或腹水中找到癌细胞或腹腔冲洗液阳性
Ⅱ期	病变累及一侧或双侧输卵管,伴有盆腔内扩散
Ⅱa	病变扩散和(或)转移至子宫和(或)卵巢
Ⅱb	病变扩散至其他盆腔组织
Ⅱc	Ⅱa 或Ⅱb 病变,腹水中找到癌细胞或腹腔冲洗液阳性
Ⅲ期	病变累及一侧或双侧输卵管,伴有盆腔外的腹腔内种植和(或)腹膜后或腹股沟淋巴结阳性。肝表面转移属于Ⅲ期
Ⅲa	病变大体所见局限于盆腔,淋巴结阴性,但腹腔腹膜面有镜下种植
Ⅲb	腹膜种植瘤直径小于 2 cm,淋巴结阴性
Ⅲc	腹膜种植瘤直径超过 2 cm 和(或)腹膜后或腹股沟淋巴结阳性
Ⅳ期	病变累及一侧或双侧输卵管伴有远处转移,有胸腔积液应找到癌细胞,肝实质转移

(二)症状

阴道排液、盆腔肿块、腹痛被认为是诊断该病的"三联征"。目前认为,"二联征"(阴道排液和盆腔包块)更为多见。

1.阴道排液

阴道水样分泌物是输卵管癌患者最具特殊性的症状。排出液为淡黄色或血性稀薄液体。

2.盆腔肿块

盆腔肿块位于子宫一侧或后下方可及 3～6 cm 囊性或囊实性肿物,活动受限。

3.腹痛

大约半数患者有患侧间歇性钝痛或绞痛。盆腔脓肿刺激腹膜可致剧烈腹痛。

输卵管癌发展过程中,输卵管伞端被肿瘤组织所堵塞,当管内液体淤积,内压升高,为了克服峡部对液体的排除障碍,输卵管蠕动增强,临床出现腹痛,随后阴道排出淡黄色或血性稀薄液体,量可多可少,因而出现其他肿瘤所罕见的典型症状。即在腹痛发作后,阴道排液量增加,随即腹痛减轻,腹部肿块明显缩小,甚至消失。

(三)体征

1.腹部肿块

腹部肿块常在子宫一侧或后、下方扪及囊性或囊实性肿物,大小不等,活动受限或固定。

2.腹水

腹水与卵巢癌不同,本病合并腹水者较少见。腹水可呈淡黄色或血性。

五、诊断

由于输卵管癌罕见,术前诊断率极低,常被误诊为卵巢癌或子宫内膜癌,或是在输卵管积水、输卵管积脓等的诊断下手术发现。近年来,术前诊断率大大提高。

（一）临床特征

有不正常阴道排液与出血、盆腔包块及患侧腹痛的"三联征"可作为本病的诊断依据。

（二）实验室诊断

（1）阴道细胞学检查：具备二联征时，阴道细胞学检查阳性率达50％，特别在涂片中见到不典型腺上皮纤毛细胞，高度可疑为输卵管癌。如行宫腔或输卵管吸液可提高细胞学检测的阳性率。

（2）分段刮宫排除了宫颈癌和子宫内膜癌时，应考虑输卵管癌的诊断。子宫内膜检查：对于绝经后不规则阴道排液与出血者，应行分段刮宫或宫腔镜检查以排除宫颈管及内膜其他疾病。

（3）B超及CT、MRI扫描：可确定肿块位置、大小、性质及腹水情况，并了解盆腔其他器官及腹膜后淋巴有无转移。

（4）血清CA125检测：CA125广泛存在于间皮细胞组织和苗勒管上皮及其衍生物所发生的肿瘤中，故CA125可以用来对输卵管癌进行诊断、监测及预后评估。

六、鉴别诊断

（一）附件炎性包块

仅凭盆腔肿块，很难区别性质如何。如有阴道排液，则应考虑输卵管癌。

（二）卵巢肿瘤

由于两者病变解剖位置邻近，易造成诊断上的困难；卵巢良性瘤，一般表面光滑而活动良好；而输卵管癌肿块较固定且表面呈结节或腊肠样改变。此外，腹水、晚期盆、腹腔广泛种植与粘连多为卵巢恶性肿瘤。

（三）子宫内膜癌

有时也有阴道排液现象而与本病相混淆，区别要点是子宫内膜癌无子宫外肿块，诊刮可明确诊断。

（四）继发性输卵管癌

输卵管的继发性或转移性肿瘤远比原发性输卵管癌多见，常为其周围器官肿瘤直接蔓延侵犯，尤其是卵巢与宫体癌发病率较高，而输卵管又位于两者之间，因此，任何一方恶性肿瘤均可累及输卵管而难以鉴别是继发或是原发病灶。国外有学者提出如下病理标准以区分继发性输卵管癌：①输卵管黏膜上皮全部或部分被癌组织代替；②癌细胞与输卵管黏膜上皮类似；③子宫内膜和卵巢正常或有良性病变，或具有某些恶性病灶，但其大小分布与组织特点表明是由输卵管病变侵犯所致；④病变以输卵管黏膜为主，周围管壁肌层和输卵管系膜淋巴无或极少累及；⑤输卵管无结核性病变。

七、治疗

由于输卵管癌与卵巢癌在临床与转移途径上一致，与卵巢癌治疗手段基本相同，以手术为主，辅以化疗和放疗。

（一）手术治疗

原则同卵巢癌的肿瘤细胞减灭术，包括全子宫、双附件、大网膜及阑尾切除，对盆、腹腔脏器的转移种植病灶，应尽力彻底切除，必要时可行部分脏器切除。同时行后腹膜淋巴结清除术。

（二）化学治疗

黏膜壁受侵的患者,复发率约 50％,术后应进行辅助化疗。多采用以顺铂为主的联合化疗（PAC 方案）缓解率可达 50％。如有盆腔残留灶或腹水,采用铂类为主的腹腔化疗,可取得明显疗效。性激素治疗仍在试用阶段。

（三）放射治疗

放射治疗适用于癌瘤浸润肌层及Ⅱ、Ⅲ期病例术后肉眼无残留、腹水及冲洗液细胞学阴性、淋巴无转移者。术后 3～4 周加用全腹 3 000 cGy/5～6 w、盆腔 5 000 cGy/4～6 w。

八、预后

影响输卵管癌患者预后的主要因素是期别、手术范围及肿瘤组织的分化程度等。由于输卵管癌腹腔播散的特性,5 年生存率与原发灶穿透管壁的程度有关:黏膜内病变者为 91％,黏膜壁受侵者为 53％,输卵管黏膜穿透者为 25％或略低。随着人们对本病认识的提高和新的诊治手段的应用,5 年生存率有了很大提高,即使Ⅲ、Ⅳ期患者 5 年生存率仍可达 50％左右。早期及输卵管伞端闭锁患者预后较好。

积极预防和治疗输卵管炎是防止发生输卵管癌很好的预防措施。

（岳焕知）

第三节　子宫内膜癌

子宫内膜癌是女性生殖道常见的妇科恶性肿瘤之一,由于发病在宫体部,也称子宫体癌。其发病率仅次于子宫颈癌,占女性生殖道恶性肿瘤的 20％～30％。占女性全身恶性肿瘤的 7％,死亡率为1.6/10 万。在我国子宫内膜癌也呈现上升状态。

子宫内膜癌好发年龄为 50～60 岁,平均 60 岁左右,较子宫颈癌晚,多见于围绝经期或绝经后老年妇女,60％以上发生在绝经后妇女,约 30％发生在绝经前。子宫内膜癌的年龄分布:绝经后 50～59 岁妇女最多;高发年龄 58 岁,中间年龄 61 岁;40 岁以下患者仅占 2％～5％;25 岁以下患者极少。近年来,有年轻化趋势,在发达国家,40 岁以下患者由2/10 万增长为 40/10 万～50/10 万。

一、发病机制

发病机制尚不完全明了,一般认为与雌激素有关,主要是由于体内高雌激素状态长期刺激子宫内膜,可引起子宫内膜癌的发生。高雌激素状态有来自内源性和来自外源性两种。内源性雌激素引起的子宫内膜癌患者表现为:多有闭经、多囊卵巢及不排卵,不孕、少孕和晚绝经,常合并肥胖、高血压、糖尿病。外源性雌激素引起的子宫内膜癌患者有雌激素替代史及与乳腺癌患者服用他莫昔芬史有关。均为子宫内膜腺癌,一般分期较早、肿瘤分化好,预后较好。

对子宫内膜癌发病机制的研究表明,无孕激素拮抗的高雌激素长期作用,可增加患子宫内膜癌的风险。1960－1975 年,在美国 50～54 岁的妇女子宫内膜癌增加了 91％。发现应用外源性雌激素者将增加 4～8 倍患内膜癌的危险,若超过 7 年,则危险性增加14 倍。激素替代所致的内膜癌预后较好,这些患者分期早、侵肌浅、分化好,常合并内膜增生,5 年生存率为 94%。

子宫内膜癌发生的相关因素如下。

(一)未孕、未产、不孕与子宫内膜癌的关系

与未能被孕激素拮抗的雌激素长期刺激有关。受孕少、未产妇比大于 5 个孩子的妇女患子宫内膜癌高 3 倍;年青子宫内膜癌患者中 66.45% 为未产妇;子宫内膜癌发病时间多在末次妊娠后 5~43 年(平均 23 年),提示与原发或继发不孕有关;不孕、无排卵及更年期排卵紊乱者,子宫内膜癌发病率明显高于有正常排卵性月经者。

(二)肥胖

子宫内膜癌肥胖者居多,将近 20% 患者超过标准体质量 10%;超标准 10%~20% 者的宫体癌发病率较体质量正常者高 3 倍,而超出标准体质量 22.7% 则子宫内膜癌高发 9 倍。肥胖与雌激素代谢有关:雌激素蓄积在多量脂肪内,排泄较慢。绝经后妇女雌激素主要来源为肾上腺分泌的雄烯二酮,在脂肪中的芳香化酶作用下转换为雌酮,体内雌酮增加可导致子宫内膜癌的发生。脂肪越多转化能力越强,血浆中雌酮越高。

(三)糖尿病

临床发现 10% 子宫内膜癌患者合并糖尿病;糖尿病患者子宫内膜癌发病率较无糖尿病者高 2~3 倍。

(四)高血压

50% 以上子宫内膜癌患者合并高血压;高血压妇女的子宫内膜癌发病率较正常者高 1.7 倍。

(五)遗传因素

20% 有家族史。近亲家族史三代内患者中,子宫颈癌占 15.6%,子宫内膜癌占 30%。母亲为子宫内膜癌患者占 10.7%,故认为子宫内膜癌和遗传因素有关。家族遗传性肿瘤,即遗传性非息肉病性结直肠癌(HNPCC),也称 Lynch Ⅱ 综合征,与子宫内膜癌的关系密切,受到重视。

(六)癌基因与抑癌基因

分子生物学研究显示癌基因与抑癌基因等与子宫内膜癌的发生、发展、转移有关,其中抑癌基因主要有 *PTEN* 和 *P53*。PTEN 是一种具有激素调节作用的肿瘤抑制蛋白,在子宫内膜样腺癌中,雌激素受体(ER)及孕激素受体(PR)多为阳性,30%~50% 的病例出现 *PTEN* 基因的突变,极少病例出现 *P53* 突变。而在子宫浆液性腺癌中 ER、PR 多为阴性,P53 呈强阳性表达。

二、子宫内膜癌的分型

子宫内膜癌分为雌激素依赖型(Ⅰ型)或相关型,和雌激素非依赖型(Ⅱ型)或非相关型,这两类子宫内膜癌的发病及作用机制尚不甚明确,其生物学行为及预后不同。Bokhman 于 1983 年首次提出将子宫内膜癌分为两型。他发现近 60%~70% 的患者与高雌激素状态相关,大多发生于子宫内膜过度增生后,且多为绝经晚(>50 岁),肥胖,以及合并高血糖、高脂血症等内分泌代谢疾病,并提出将其称为 Ⅰ 型子宫内膜癌;对其余 30%~40% 的患者称其为 Ⅱ 型子宫内膜癌,多发生于绝经后女性,其发病与高雌激素无关,无内分泌代谢紊乱,病灶多继发于萎缩性子宫内膜之上。其后更多的研究发现两种类型子宫内膜癌的病理表现及临床表现不同,Ⅰ 型子宫内膜癌组织类型为子宫内膜腺癌,多为浅肌层浸润,细胞呈高、中分化,很少累及脉管;对孕激素治疗反应好,预后好。Ⅱ 型子宫内膜癌,多为深肌层浸润,细胞分化差,对孕激素无反应,预后差。

由于 Ⅱ 型子宫内膜癌主要是浆液性乳头状腺癌,少部分透明细胞癌,易复发和转移,预后差,近年来越来越多地引起了人们的关注。实际早在 1947 年 Novak 就报道了具有乳头状结构的子宫内膜癌,但直到 1982 年才由 Hendrick-son 等将其正式命名为子宫乳头状浆液性腺癌(uterine papillary serous carcinoma,UPSC),并制订了细胞病理学诊断标准。King 等报道在 73% 子宫内膜癌患者中检测到 *P53* 基因的过度表达,而且 *P53* 过度表达者的生存率明显低于无 *P53* 过度表达的患者。Kovalev 等也报道 UPSC 中有 78% 呈 *P53* 基因的过度表达,而且其中有 53% 可检测到 *P53* 基因的突变,而在高分化子宫内膜腺癌中其表达仅为 10%~20%。Sherman 等提出子宫内膜癌起源的两种假说。认为在雌激素长期作用下可导致子宫内膜腺癌通过慢性通道发生,而在 *P53* 作用下则可能为快速通路,导致 UPSC 的发生。*P53* 基因被认为与 UPSC 的发生和发展有很大的关系。

对两种类型子宫内膜癌诊断比较困难,主要依靠组织病理学的诊断。Ambros 等提出内膜上皮内癌(endometrial intraepithelial carcinoma,EIC)的概念,认为 EIC 多发生在内膜息肉内,特征为子宫表面上皮和(或)腺体被相似于浆液性癌的恶性细胞所替代,间质无侵袭。在细胞学和免疫组织化学上与 UPSC 具有同样的形态学和免疫组织化学特征,表现为细胞分化差和 P53 强阳性,被认为是 UPSC 的原位癌。这一概念的提出有利于对 UPSC 进行早期诊断和早期治疗。

三、病理特点

(一)大体表现

可发生在子宫内膜各部位,不同组织类型的癌肉眼无明显区别,侵及肌层时子宫体积增大,浸润肌层癌组织境界清楚,呈坚实灰白色结节状肿块。子宫内膜癌呈两种方式生长。

1.弥散型

弥散型肿瘤累及整个宫腔内膜,可呈息肉菜花状,表面有坏死、溃疡,可有肌层浸润,组织呈灰白色、质脆、豆渣样。

2.局限型

肿瘤局限于宫腔某处,多见子宫腔底部或盆底部。累及内膜面不大,组织呈息肉样或表面粗糙呈颗粒状,易肌层浸润。

(二)镜下表现

镜下表现腺体增生、排列紊乱,腺体侵犯间质,出现腺体共壁。分化好的肿瘤可见腺体结构明显;分化差的肿瘤腺体结构减少,细胞呈巢状、管状或索状排列。腺上皮细胞大小不等,排列紊乱,极性消失,核呈异型性,核大、深染。

(三)病理组织类型

国际妇科病理协会(ISGP)提出子宫内膜癌的分类基础上,现采用国际妇产科联盟(FIGO)修订的临床病理分期。最常见的是子宫内膜样腺癌,占 80%~90%,其中包括子宫内膜腺癌伴有鳞状上皮分化的亚型:浆液性癌、透明细胞腺癌、黏液性癌、小细胞癌、未分化癌等。其中浆液性腺癌是常见恶性度高的肿瘤。

关于子宫内膜腺癌伴有鳞状上皮分化的亚型,以往作为鳞状上皮化生,并分为腺棘癌和鳞腺癌,认为鳞腺癌较腺棘癌恶性度更高。但研究发现,子宫内膜样癌的预后主要与肿瘤中腺体成分的分化程度有关,而与是否伴有鳞状上皮分化,及鳞状分化的好坏关系不大,因此该区分已没有意义。现已不再分为腺棘癌和鳞腺癌,而将两者均包括在子宫内膜腺癌伴有鳞状上皮分化亚型内。

浆液性乳头状腺癌、透明细胞癌恶性度高,鳞癌、未分化癌罕见,但恶性度高。

四、转移途径

约75%子宫内膜癌患者为Ⅰ期,余25%为其他各期。特殊组织类型及低分化癌(G3)易出现转移,转移途径为直接蔓延,淋巴转移,晚期可有血行转移。

(一)直接蔓延

病灶沿子宫内膜蔓延。

(1)子宫上部及宫底部癌→宫角部→输卵管、卵巢→盆腹腔。

(2)子宫下部癌→子宫颈、阴道→盆腔。

(3)癌侵犯肌层→子宫浆膜层→输卵管、卵巢→盆腹腔。

(二)淋巴转移

淋巴转移是子宫内膜癌的主要转移途径。

(1)子宫内膜癌癌瘤生长部位与转移途径的关系:①子宫底部癌→阔韧带上部→骨盆漏斗韧带→腹主动脉旁淋巴结;②子宫角部或前壁上部癌灶→圆韧带→腹股沟淋巴结;③子宫下段累及子宫颈癌灶→宫旁→闭孔→髂内、外→髂总淋巴结;④子宫后壁癌灶→宫骶韧带→直肠淋巴结。

(2)子宫内膜癌的淋巴结转移不像子宫颈癌那样有一定的规律性,而与腹腔冲洗液癌细胞检查是否阳性,癌灶在宫腔内的位置及病变范围的大小,肌层浸润的深度,是否侵犯子宫颈,附件有无转移,癌细胞组织病理学分级有关。①临床Ⅰ期、G1、G2、侵及肌层<1/2或G3、癌灶仅限于内膜时,盆腹腔淋巴结转移率0%~2%;②临床Ⅰ期、G2、G3或G1、侵及肌层>1/2时,盆腔淋巴结转移率20%,腹主动脉旁淋巴结转移率16%;③临床Ⅰ、Ⅱ期盆腔淋巴结转移率9%~35%,腹主动脉旁淋巴结6%~14%;④在盆腔淋巴结中,最易受累为髂外淋巴结有61%~78%转移,其次为髂内、髂总、闭孔和骶前淋巴结。转移中37%淋巴结直径<2 mm,需经镜下检查确诊。

(三)卵巢转移

转移到卵巢可能有两种途径:经输卵管直接蔓延到卵巢;经淋巴转移到卵巢实质。前者腹腔细胞学检查100%阳性,可无淋巴转移。后者腹腔细胞学检查19%阳性,36%淋巴转移。但两者复发率相近,分别为50%和52%。

五、临床表现

(1)常与雌激素水平相关疾病伴存,如无排卵性功血、多囊卵巢综合征、功能性卵巢肿瘤。

(2)易发生在不孕、肥胖、高血压、糖尿病、未婚、不孕、少产、绝经延迟的妇女,这些内膜癌的危险因素称为子宫体癌综合征。

(3)有近亲家族肿瘤史,较子宫颈癌高。

(4)症状与体征:75%均为早期患者,极早期可无症状,病程进展后有以下表现。①阴道流血:为最常见症状,未绝经者经量增多、经期延长,或经间期出血;绝经后者阴道持续性出血或间歇性出血,个别也有闭经后出血。②阴道排液:在阴道流血前有此症状,少数主诉白带增多,晚期合并感染可有脓血性白带伴臭味。③疼痛:因宫腔积液、宫腔积脓可引起下腹痛,腹腔转移时可有腹部胀痛,晚期癌浸润周围组织时可引起相应部位疼痛。④全身症状:腹腔转移时可有腹部包

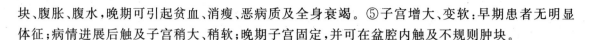

块、腹胀、腹水,晚期可引起贫血、消瘦、恶病质及全身衰竭。⑤子宫增大、变软:早期患者无明显体征;病情进展后触及子宫稍大、稍软;晚期子宫固定,并可在盆腔内触及不规则肿块。

六、诊断及鉴别诊断

(一)诊断

1.病史

高育龄妇女出现不规则阴道出血,尤其绝经后阴道出血,结合上述临床特点,应考虑有患子宫内膜癌的可能。

2.辅助检查

(1)细胞学检查:仅从子宫颈口吸取分泌物涂片细胞学检查阳性率不高,用宫腔吸管或宫腔刷吸取分泌物涂片,可提高阳性率。

(2)诊断性刮宫:是诊断子宫内膜癌最常用的方法,确诊率高。①先用小刮匙环刮颈管。②再用探针探宫腔,然后进宫腔搔刮内膜,操作要小心,以免子宫穿孔;刮出物已足够送病理学检查,即应停止操作;肉眼仔细检查刮出物是否新鲜,如见糟脆组织,应高度可疑癌。③子宫颈管及宫腔刮出物应分别送病理学检查。

(3)影像学检查。①B超检查:超声下子宫内膜增厚,失去线形结构,可见不规则回声增强光团,内膜与肌层边界模糊,伴有出血或溃疡,内部回声不均;彩色多普勒显示内膜血流低阻。通过B超检查,可了解病灶大小、是否侵犯子宫颈,及有无侵及肌层,有无合并子宫肌瘤,有助于术前诊断更接近手术病理分期。②CT检查可正确诊断肌层浸润的深度以及腹腔脏器及淋巴结转移。③MRI检查能准确显示病变范围、肌层受侵深度和盆腔淋巴结转移情况,Ⅰ期准确率为88.9%,Ⅱ期为75%,Ⅰ/Ⅱ期为84.6%。④PET:均出现18F-FDG聚集病灶,有利于发现病灶,但对子宫内膜癌术前分期的诊断欠佳。

(4)宫腔镜检查:可在直视下观察病灶大小、生长部位、形态,并取活组织检查。

适应证:有异常出血而诊断性刮宫阴性;了解有无子宫颈管受累;疑为早期子宫内膜癌可在直视下活体组织检查。

在应用宫腔镜对子宫内膜癌进行检查时,是否会因使用膨宫剂时引起内膜癌向腹腔扩散,一直是争论的焦点。不少学者认为不增加子宫内膜癌的转移。Kudela等进行的一项多中心的临床研究,对术前子宫内膜癌两组病例分别进行宫腔镜检查活检与诊断性刮宫操作,于术中观察两组腹腔冲洗液细胞学变化,结果两组术中腹腔冲洗液癌细胞阳性无统计学差异,结论是宫腔镜诊断不增加子宫内膜癌细胞向腹膜腔播散的风险。对术前曾接受宫腔镜检查的子宫内膜癌病例进行随访,认为宫腔镜对子宫内膜癌的预后未产生负面影响。尽管如此,仍应强调宫腔镜适于早期子宫内膜癌的检查,且在使用宫腔镜检查子宫内膜癌时,应注意膨宫压力,最好在10.7 kPa(80 mmHg)以内。

(5)血清标记物检查:CA125、CA19-9、CEA、CP2等检测有一定参考价值。在95%的特异度下CA125的敏感性较低,Ⅰ期内膜癌只有20.8%,Ⅱ~Ⅳ期敏感性为32.9%,多种肿瘤标记物联合检测可以提高阳性率。近年来发现人附睾分泌蛋白4(human epididymis secretory protein 4,HE4)可作为肿瘤标记物,在卵巢癌和子宫内膜癌的诊断中优于CA125。在早期和晚期内膜癌中HE4优于其他的肿瘤标志物,比CA125的敏感性高。如果HE4与CA125联合使用优于单独使用CA125,可以提高诊断率。

（二）鉴别诊断

1.功能失调性子宫出血

病史及妇科检查难以鉴别，诊断性刮宫病理学检查可以鉴别。

2.子宫内膜炎合并宫腔积脓

宫腔积脓时患者阴道排出脓液或浆液，出现腹胀，有时发热，检查子宫增大，扩宫可有脓液流出，病理检查无癌细胞。但要警惕与子宫内膜癌并存的可能。

3.子宫黏膜下肌瘤或内膜息肉

诊断性刮宫、B超、宫腔镜检查等可鉴别诊断。

4.子宫颈癌（内生型）

通过妇科检查、巴氏涂片检查、阴道镜下活检、分段刮宫及病理学检查可以鉴别。子宫颈腺癌与子宫内膜癌鉴别较难，前者有时呈桶状子宫颈，宫体相对较小。

5.子宫肉瘤

均表现为阴道出血和子宫增大，分段刮宫有助于诊断。

6.卵巢癌

卵巢内膜样癌与晚期子宫内膜癌不易鉴别。

七、治疗

手术治疗是子宫内膜癌首选治疗方法，根据患者年龄、有无内科并发症等，以及术前评估的分期，选择适当的手术范围。

根据期别采用以下术式。

（一）手术

手术是首选的治疗方法。通过手术可以了解病变的范围，与预后相关的因素，术后采取的相应治疗。

1.手术范围

（1）Ⅰ期 a、b 及细胞分化好（G1、G2）可行筋膜外子宫切除、双附件切除。盆腔淋巴结及腹主动脉旁淋巴结取样送病理学检查。

对于年轻、子宫内膜腺癌Ⅰa期 G1 或Ⅰb期 G1 的患者可行筋膜外全子宫、单侧附件切除术，保留一侧卵巢。但强调术后需定期严密随访。

随着微创技术的提高，对早期子宫内膜癌可应用腹腔镜进行分期手术。

（2）ⅠB期（侵及肌层≥1/2）、Ⅱ期、细胞分化差（G3），或虽为Ⅰ期，但组织类型为子宫内膜浆液性乳头状腺癌、透明细胞癌，因其恶性程度高，早期即可有淋巴转移及盆腹腔转移，即使癌变局限于子宫内膜，30%～50%患者已有子宫外病变。其手术应与卵巢癌相同，应切除子宫、双侧附件、盆腔及腹主动脉旁淋巴，还应切除大网膜及阑尾。

（3）Ⅲ期或Ⅳ期（晚期癌、浆液性乳头状腺癌或子宫外转移）应以缩瘤为目的，行肿瘤细胞减灭术，切除子宫、双附件及盆腔和腹主动脉旁淋巴结、大网膜阑尾外，应尽可能切除癌块，使残留癌小于 2 cm，但需根据个体情况区别对待。

2.术中注意事项

（1）吸取子宫直肠凹陷处腹腔液，或用生理盐水 200 mL 冲洗子宫直肠凹陷、侧腹壁，然后抽取腹腔冲洗液，做细胞学检查找癌细胞。

（2）探查盆腹腔各脏器有无转移，腹膜后淋巴结（盆腔及腹主动脉旁淋巴结）有无增大、质硬。

（3）高位切断结扎卵巢动静脉。

（4）切除子宫后应立即肉眼观察病灶位置、侵犯肌层情况，必要时送快速冰冻病理检查。

（5）子宫内膜癌标本应行雌、孕激素受体检查，有条件还可行 $PTEN$、$P53$ 等基因蛋白免疫组化检测，进行分子分型。

3.复发癌的手术治疗

如初次治疗为手术治疗，阴道断端复发者可首选手术切除；如初次治疗为放疗、或已行次广泛或广泛性全子宫切除术后的中心性复发者，可经严格选择及充分准备后行盆腔脏器廓清术；如为孤立复发病灶者可手术，术后行放、化疗及激素治疗。

（二）放射治疗

1.术前放疗

术前放疗目的给肿瘤以致死量，减小肿瘤范围或体积，使手术得以顺利进行。适应证：可疑癌瘤侵犯肌层；Ⅱ期子宫颈转移或Ⅲ期阴道受累者；细胞分化不良于术前行腔内放疗，放疗后再手术。晚期癌患者先行体外照射及腔内照射，大剂量照射后一般需间隔 8～10 周后手术。

2.术后放疗

腹水癌细胞阳性、细胞分化差、侵犯肌层深、有淋巴转移者行术后放疗；组织类型为透明细胞癌、腺鳞癌者需术后放疗。多行体外照射，如有子宫颈或阴道转移则加腔内照射。

3.单纯放疗

主要用于晚期或有严重内科疾病、高龄和无法手术的其他晚期患者。

（三）化疗

由于子宫内膜癌对化疗药物的耐药性，目前主要对晚期、复发者进行化疗，多采用以下方案。

（1）CAP 方案：环磷酰胺（CTX）、阿霉素（ADM）、顺铂（DDP）联合化疗：CTX 500 mg/m²，ADM 500 mg/m²，DDP 50 mg/m²，静脉注射，4 周一次。

（2）CA 方案：CTX 500 mg/m²，ADM 500 mg/m²，静脉注射，4 周一次。

（3）CAF 方案：CTX 500 mg/m²，ADM 500 mg/m²，5-FU 500 mg/m²，静脉注射，4 周一次。

（4）紫杉醇、卡铂联合化疗方案。

（四）抗雌激素治疗

1.孕激素治疗

可直接作用于癌细胞，延缓 DNA、RNA 的修复，从而抑制癌细胞生长。孕激素治疗后使癌细胞发生逆转改变，分化趋向成熟。目前主要对晚期复发子宫内膜癌进行激素治疗。常用孕激素有以下几种：①醋酸甲羟孕酮，剂量 250～500 mg/d，口服；②醋酸甲地黄体酮，剂量 80～160 mg/d，口服；③己酸黄体酮，为长效孕激素，剂量 250～500 mg，每周 2 次，肌内注射。

2.抗雌激素治疗

他莫昔芬为非甾体类抗雌激素药物，并有微弱雌激素作用，可与 E_2 竞争雌激素受体占据受体面积，起到抗雌激素作用。可使孕激素受体水平升高。用法：口服 20 mg/d，3～6 个月。对受体阴性者，可与孕激素每周交替使用。

八、预后

子宫内膜癌因生长缓慢，转移晚，症状显著，多早期发现，约 75% 为早期患者，预后较好。

5 年生存率在 60％～70％。预后与以下因素有关:组织学类型、临床分期、肿瘤分级、肌层浸润深度、盆腔及腹主动脉旁淋巴结有无转移、子宫外转移等。

(岳焕知)

第四节 子宫肉瘤

子宫肉瘤是一类来源于子宫内膜间质、结缔组织或平滑肌的子宫恶性肿瘤,好发于围绝经期妇女,多发生在 40～60 岁。临床十分少见,占妇科恶性肿瘤 1％～3％,占子宫恶性肿瘤的 2％～6％。子宫肉瘤虽少见,但组织成分繁杂,分类也繁多,主要有子宫平滑肌肉瘤、子宫内膜间质肉瘤和子宫恶性苗勒管混合瘤等。由于子宫肉瘤恶性程度高,预后较差,不易早期诊断,术后易复发,放射治疗和化学治疗不甚敏感,故病死率高,其 5 年生存率徘徊在 30％～50％。

一、组织发生及病理

根据组织来源,主要分为以下几种。

(一)平滑肌肉瘤

平滑肌肉瘤最多见,来自子宫肌层或子宫血管壁平滑肌纤维,也可由子宫肌瘤恶变而来,称子宫肌瘤肉瘤变性或恶变。巨检见肉瘤呈弥漫性生长,与子宫肌层无明显界限;肌瘤肉瘤变者常从中心开始向周围播散。剖面失去漩涡状结构,常呈均匀一片或鱼肉状,色灰黄,质地脆而软。50％以上见出血坏死。镜下见平滑肌细胞增生,细胞大小不一,排列紊乱,核异型,染色质多、深染且分布不均,核仁明显,有多核巨细胞,核分裂象大于 5/10HP 及有凝固性坏死。

(二)子宫内膜间质肉瘤

来自宫内膜间质细胞,分两类。

1.低度恶性子宫内膜间质肉瘤

低度恶性子宫内膜间质肉瘤以往称淋巴管内间质异位,少见。巨检见子宫球状增大。剖面见子宫内膜层有息肉状肿块,鱼肉样,棕褐色至黄色,可有出血、坏死和囊性变。镜下见子宫内膜间质细胞高度增生并浸润肌层,细胞大小一致,呈圆形或小梭形,核分裂象小于等于 3/10HP。

2.高度恶性子宫内膜间质肉瘤

高度恶性子宫内膜间质肉瘤又称子宫内膜间质肉瘤,少见,恶性程度较高。巨检形似前者,但体积较大。镜下见内膜间质细胞呈梭形或多角形,大小不等,异形性明显,分裂象多,大于 10/10HP。

(三)恶性中胚叶混合瘤(malignant mesodermal mixed tumor,MMMT)

MMMT 含肉瘤和腺癌两种成分,故又称癌肉瘤或恶性中胚叶混合瘤,较罕见的子宫恶性肿瘤,来自中胚叶。巨检见肿瘤从子宫内膜长出,向宫腔突出呈息肉样,多发性或分叶状,底部较宽或形成蒂状,质软,表面光滑或有溃烂,肿瘤切面呈鱼肉状,有出血和小囊腔。晚期浸润周围组织。镜下见癌(腺癌为主)和肉瘤两种成分混合存在。

二、临床表现

(一)早期症状

早期症状不明显,向宫腔内生长者,症状出现较早,随病情变化可出现以下症状。

1.不规则阴道出血

不规则阴道出血是最常见的症状,量或多或少,系宫腔生长的肿瘤表面破溃所致。若合并感染坏死,可有大量脓性分泌物排出,内含组织碎片,味臭。肿瘤可自宫腔或宫颈脱至阴道内。

2.下腹部块物

子宫肌瘤迅速增大,尤其是绝经后的患者,应考虑为恶性。

3.压迫症状

晚期肿瘤向周围组织浸润,压迫周围组织,加上肿瘤生长迅速而出现下腹痛、腰痛等。压迫直肠、膀胱时出现相关脏器压迫症状。

4.晚期癌症状

癌肿转移腹膜或大网膜时出现血性腹水,晚期出现恶病质、消瘦、继发性贫血、发热等全身衰竭现象。

(二)体征

妇科检查:子宫增大,质软,表面不规则。有时宫口扩张,宫口内见赘生物或从宫口向阴道脱出的息肉样或葡萄状赘生物,呈暗红色,质脆,触之易出血。晚期肉瘤可浸润盆壁。

三、临床分期

常用国际抗癌协会(UICC)的分期法如下所述。

(一)Ⅰ期

Ⅰ期癌肿局限于宫体。

(二)Ⅱ期

Ⅱ期癌肿已浸润至宫颈。

(三)Ⅲ期

Ⅲ期癌肿已超出子宫范围,侵犯盆腔其他脏器及组织,但仍局限于盆腔。

(四)Ⅳ期

Ⅳ期癌肿超出盆腔范围,侵犯上腹腔或已有远处转移。

四、转移途径

转移途径有直接蔓延、淋巴转移及血行转移,以血行转移多见。

五、诊断

根据病史、症状、体征,应疑有子宫肉瘤的可能。分段诊刮是有效的辅助诊断方法,刮出物送病理检查可确诊。但因子宫肉瘤组织复杂,刮出组织太少易误诊为腺癌;有时取材不当仅刮出坏死组织以致误诊或漏诊,若肌瘤位于肌层内,尚未侵犯子宫内膜,刮宫无法诊断,B型超声及CT等检查可协助诊断,但最后诊断必须根据病理切片检查结果。手术切除的子宫肌瘤标本也应逐

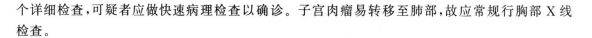

个详细检查,可疑者应做快速病理检查以确诊。子宫肉瘤易转移至肺部,故应常规行胸部 X 线检查。

六、治疗

治疗原则是以手术为主。Ⅰ期行全子宫及双侧附件切除术。宫颈肉瘤、子宫肉瘤Ⅱ期、癌肉瘤应行子宫广泛性切除术及盆腔及主动脉旁淋巴结切除术。根据病情早晚,术后加用化疗或放疗可提高疗效,恶性苗勒管混合瘤对放疗较敏感,手术加放疗疗效较好。目前对肉瘤化疗效果较好的药物有顺铂、阿霉素、异环磷酰胺等,常用三药联合方案。子宫恶性中胚叶混合瘤和高度恶性子宫内膜间质肉瘤对放疗敏感。低度恶性子宫内膜间质肉瘤含雌孕激素受体,孕激素治疗有一定疗效,通常用醋酸甲羟孕酮或甲地黄体酮。

七、预后

子宫肌瘤肉瘤变的恶性程度一般较低,预后较好。恶性苗勒管混合瘤恶性程度高,预后差。子宫肉瘤的 5 年存活率仅为 20%～30%。

（吴海英）

第五节　子宫肌瘤

子宫肌瘤是女性生殖器最常见的良性肿瘤,由平滑肌及结缔组织组成。常见于 30～50 岁妇女。据尸检统计,30 岁以上妇女约 20% 有子宫肌瘤。因肌瘤多无或很少有症状,临床报道发病率远低于肌瘤真实发病率。

一、发病相关因素

确切病因尚未明了。因肌瘤好发于生育年龄,青春期前少见,绝经后萎缩或消退,提示其发生可能与雌、孕激素相关。目前认为,肌瘤的形成可能是因单平滑肌细胞的突变,如染色体 12 号和 14 号易位、7 号染色体部分缺失等,从而导致肌瘤中促生长的细胞因子增多,如 TGF-β、EGF、IGF-1,2 等;雌激素受体(ER)和孕激素受体(PR)高表达。

此外,与种族及遗传可能相关。

二、分类

(一)按肌瘤生长部位
按肌瘤生长部位分为子宫体肌瘤(90%)和子宫颈肌瘤(10%)。
(二)按肌瘤与子宫肌壁的关系
按肌瘤与子宫肌壁的关系分为 3 类。
1.肌壁间肌瘤
肌壁间肌瘤占 60%～70%,肌瘤位于子宫肌壁间,周围均被肌层包围。

2.浆膜下肌瘤

浆膜下肌瘤约占 20%，肌瘤向子宫浆膜面生长，并突出于子宫表面，肌瘤表面仅由子宫浆膜覆盖。若瘤体继续向浆膜面生长，仅有一蒂与子宫相连，称为带蒂浆膜下肌瘤，营养由蒂部血管供应。若血供不足肌瘤可变性坏死。若蒂扭转断裂，肌瘤脱落形成游离性肌瘤。若肌瘤位于宫体侧壁向宫旁生长突出于阔韧带两叶之间称阔韧带肌瘤。

3.黏膜下肌瘤

黏膜下肌瘤占 10%～15%。肌瘤向宫腔方向生长，突出于宫腔，仅为黏膜层覆盖。黏膜下肌瘤易形成蒂，在宫腔内生长犹如异物，常引起子宫收缩，肌瘤可被挤出宫颈外口而突入阴道。

随着子宫镜技术的发展，部分黏膜下肌瘤也可在子宫镜辅助下切除。FIGO 将黏膜下肌瘤分为三型：0 型，完全突出于子宫腔内（仅以蒂相连）；Ⅰ型，不足 50% 的瘤体位于子宫肌层内；Ⅱ型，大于（或含）50% 的瘤体位于子宫肌层内。

子宫肌瘤常为多个，大于等于两个类型的肌瘤发生在同一子宫，称多发性子宫肌瘤。

三、病理

(一)巨检

肌瘤为实质性球形肿块，表面光滑，质地较子宫肌层硬，压迫周围肌壁纤维形成假包膜，肌瘤与假包膜间有一层疏松网状间隙，故易剥出。肌瘤切面呈灰白色，可见旋涡状或编织状结构。肌瘤颜色和硬度与纤维组织多少有关。

(二)镜检

肌瘤主要由梭形平滑肌细胞和纤维结缔组织构成。肌细胞大小均匀，排列成旋涡状或栅状，核为杆状。极少情况下尚有一些特殊的组织学类型，如富细胞性、奇异型、上皮样平滑肌瘤及静脉内和播散性腹膜平滑肌瘤等，这些特殊类型平滑肌瘤的性质及恶性潜能与细胞有丝分裂象多少或组织的坏死类型密切相关。

四、肌瘤变性

肌瘤变性是肌瘤失去了原有的典型结构。常见的变性如下。

(一)玻璃样变

玻璃样变又称透明变性，最常见。肌瘤剖面漩涡状结构消失为均匀透明样物质取代。镜下见病变区肌细胞消失，为均匀透明无结构区。

(二)囊性变

子宫肌瘤玻璃样变继续发展，肌细胞坏死液化即可发生囊性变，此时子宫肌瘤变软，肌瘤内出现大小不等的囊腔，腔内含清亮无色液体，也可凝固成胶冻状。镜下见囊腔为玻璃样变的肌瘤组织构成，内壁无上皮覆盖。

(三)红色样变

红色样变多见于妊娠期或产褥期，为肌瘤的一种特殊类型坏死，发生机制不清，可能与肌瘤内小血管退行性变引起血栓及溶血，血红蛋白渗入肌瘤内有关。患者可有剧烈腹痛伴恶心呕吐、发热，白细胞计数升高，检查发现肌瘤迅速增大、压痛。肌瘤剖面为暗红色，如半熟的牛肉，有腥臭味，质软，旋涡状结构消失。镜检见组织高度水肿，假包膜内大静脉及瘤体内小静脉血栓形成，广泛出血伴溶血，肌细胞减少，细胞核常溶解消失，并有较多脂肪小球沉积。

（四）肉瘤样变

肉瘤样变少见，仅为 0.4%～0.8%，常见于绝经后伴疼痛和出血的患者，瘤组织变软且脆，切面灰黄色，似生鱼肉状，与周围组织界限不清。镜下见平滑肌细胞增生，排列紊乱，漩涡状结构消失，细胞有异型性。

（五）钙化

多见于蒂部细小血供不足的浆膜下肌瘤以及绝经后妇女。

五、临床表现

（一）症状

多无明显症状，仅在体检时偶然发现。症状与肌瘤部位、有无变性相关，而与肌瘤大小、数目关系不大。常见症状如下。

1.经量增多及经期延长

经量增多及经期延长多见于大的肌壁间肌瘤及黏膜下肌瘤者，肌瘤使宫腔增大、子宫内膜面积增加，并影响子宫收缩可有经量增多、经期延长等症状。黏膜下肌瘤伴坏死感染时，有不规则阴道流血或血样脓性排液。长期经量增多可继发贫血。

2.下腹肿块

肌瘤初起时腹部摸不到肿块，当肌瘤逐渐增大使子宫超过了 3 个月妊娠大小较易从腹部触及。肿块居下腹正中部位，实性、可活动、无压痛、生长缓慢。巨大的黏膜下肌瘤脱出阴道外，患者可因外阴脱出肿物来就医。

3.白带增多

肌壁间肌瘤使宫腔面积增大，内膜腺体分泌增多，并伴有盆腔充血致使白带增多；子宫黏膜下肌瘤一旦感染可有大量脓样白带，如有溃烂、坏死、出血时可有血性或脓血性有恶臭的阴道溢液。

4.压迫症状

子宫前壁下段肌瘤可压迫膀胱引起尿频、尿急；子宫颈肌瘤可引起排尿困难、尿潴留；子宫后壁肌瘤（峡部或后壁）可引起下腹坠胀不适、便秘等症状。阔韧带肌瘤或宫颈巨型肌瘤向侧方发展嵌入盆腔内压迫输尿管使上泌尿路受阻，形成输尿管扩张甚至发生肾盂积水。

5.其他

常见下腹坠胀、腰酸背痛，经期加重。黏膜下和引起宫腔变形的肌壁间肌瘤可引起不孕或流产。

（二）体征

体征与肌瘤大小、位置、数目及有无变性相关。大肌瘤可在下腹部扪及实质性不规则肿块。妇科检查子宫增大，表面不规则单个或多个结节状突起。浆膜下肌瘤可扪及单个实质性球状肿块与子宫有蒂相连。黏膜下肌瘤位于宫腔内者子宫均匀增大；黏膜下肌瘤脱出子宫颈外口，检查即可看到子宫颈口处有肿物，粉红色，表面光滑，宫颈四周边缘清楚，如伴感染时可有坏死、出血及脓性分泌物。

六、诊断及鉴别诊断

根据病史及体征诊断多无困难。超声是常用的辅助检查手段，能区分子宫肌瘤与其他盆腔肿块。MRI 可准确判断肌瘤大小、数目和位置。如有需要，还可选择子宫镜、腹腔镜、子宫输卵管造影等协助诊断。

子宫肌瘤应与下列疾病鉴别。

（一）妊娠子宫

应注意肌瘤囊性变与妊娠子宫先兆流产鉴别。妊娠时有停经史，早孕反应，子宫随停经月份增大变软，借助尿或血 HCG 测定、超声可确诊。

（二）卵巢肿瘤

卵巢肿瘤多无月经改变，呈囊性位于子宫一侧。注意实质性卵巢肿瘤与带蒂浆膜下肌瘤鉴别，肌瘤囊性变与卵巢囊肿鉴别。注意肿块与子宫的关系，可借助超声协助诊断，必要时腹腔镜检查可明确诊断。

（三）子宫腺肌病

局限型子宫腺肌病类似子宫肌壁间肌瘤，质硬，亦可有经量增多等症状。但子宫腺肌病有继发性渐进性痛经史，子宫多呈均匀增大，超声检查可有助于诊断。有时两者可以并存。

（四）子宫恶性肿瘤

1.子宫肉瘤

子宫肉瘤好发于围绝经期妇女，生长迅速。多有腹痛、腹部肿块及不规则阴道流血，超声及磁共振检查有助于鉴别。

2.子宫内膜癌

子宫内膜癌以绝经后阴道流血为主要症状，好发于老年妇女，子宫呈均匀增大或正常，质软。应注意更年期妇女肌瘤可合并子宫内膜癌。诊刮有助于鉴别。

3.宫颈癌

宫颈癌有不规则阴道流血及白带增多或异常阴道排液等症状。可借助于超声检查、宫颈细胞学刮片检查、宫颈活组织检查及分段诊刮等鉴别。

（五）其他

盆腔炎性肿块、子宫畸形等可根据病史、体征及超声检查鉴别。

七、处理

处理应根据患者年龄、生育要求、症状及肌瘤的部位、大小综合考虑。子宫肌瘤的处理可分为随访观察、药物治疗及手术治疗。

（一）随访观察

无症状的肌瘤患者一般不需治疗，每 3～6 个月随访一次。若肌瘤明显增大或出现症状可考虑相应的处理。

（二）药物治疗

主要用于减轻症状或术前缩小肌瘤体积。

1.减轻症状的药物

雄激素：可对抗雌激素，使子宫内膜萎缩，作用于子宫平滑肌使之增强收缩减少出血，每月总量不超过 300 mg。

2.术前缩小肌瘤体积的药物治疗

（1）促性腺激素释放激素类似物（gonadotropin-releasing hormone agonist，GnRHa）：采用大

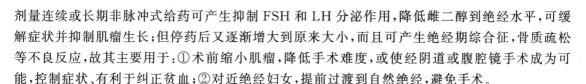

剂量连续或长期非脉冲式给药可产生抑制 FSH 和 LH 分泌作用,降低雌二醇到绝经水平,可缓解症状并抑制肌瘤生长;但停药后又逐渐增大到原来大小,而且可产生绝经期综合征,骨质疏松等不良反应,故其主要用于:①术前缩小肌瘤,降低手术难度,或使经阴道或腹腔镜手术成为可能,控制症状、有利于纠正贫血;②对近绝经妇女,提前过渡到自然绝经,避免手术。

(2)其他药物:米非司酮可作为术前用药或提前绝经使用,但不宜长期应用。此外,某些中药制剂也可以用于子宫肌瘤的药物治疗。

(三)手术治疗

手术治疗主要用于有严重症状的患者。手术方式包括肌瘤切除术和子宫切除术。手术途径可采用开腹、经阴道、宫腔镜或腹腔镜辅助下手术。

1.肌瘤切除术

肌瘤切除术适用于希望保留生育功能的患者。多开腹或腹腔镜辅助下切除;黏膜下肌瘤,尤其是 0 型和 I 型者,多采用子宫镜辅助下切除。

2.子宫切除术

不要求保留生育功能或疑有恶变者,可行子宫切除术,必要时可于术中行冷冻切片组织学检查。术前应行宫颈细胞学筛查,排除宫颈上皮内病变或宫颈癌。发生于围绝经期的子宫肌瘤要注意排除合并子宫内膜癌。

(四)其他治疗

1.子宫动脉栓塞术

子宫动脉栓塞术通过阻断子宫动脉及其分支,减少肌瘤的血供,从而延缓肌瘤的生长,缓解症状。但其可能引起卵巢功能减退并增加潜在的妊娠并发症的风险,故仅选择性地用于部分患者,一般不建议用于有生育要求的患者。

2.磁共振引导聚焦超声

超声波能量产生的焦点热量可使肌瘤蛋白质变性和细胞坏死,从而缩小肌瘤,适用于无生育要求者。

(吴海英)

第六节　子宫颈癌

子宫颈癌(简称宫颈癌)是最常见的妇科恶性肿瘤。我国每年新增宫颈癌病例约 13.5 万,占全球发病数量的 1/3。宫颈癌以鳞状细胞癌为主,高发年龄为 50～55 岁。近 40 年由于宫颈细胞学筛查的普遍应用,使宫颈癌和癌前病变得以早期发现和治疗,宫颈癌的发病率和病死率已有明显下降。但是,近年来宫颈癌发病有年轻化的趋势。

一、组织发生和发展

宫颈转化区为宫颈癌好发部位。目前认为宫颈癌的发生、发展是由量变到质变,由渐变到突变的过程。在转化区形成过程中,宫颈上皮化生过度活跃,加上外来物质刺激(如人乳头瘤病毒感染、精液组蛋白及其他致癌物质),未成熟的化生鳞状上皮或增生的鳞状上皮细胞可出现间变或不典型的表现,即不同程度的不成熟或分化不良,核异常有丝分裂象增加,形成宫颈上皮内病变。随着宫颈上皮内病变的继续发展,突破上皮下基底膜,浸润间质,则形成宫颈浸润癌。一般从宫颈上皮内病变发展为浸润癌需 10～15 年,但 25％在 5 年内发展为浸润癌。

二、病理

(一)宫颈鳞状细胞癌

宫颈鳞状细胞癌占宫颈癌 80％～85％,以具有鳞状上皮分化(即角化)、细胞间桥,而无腺体分化或黏液分泌为病理诊断要点。多数起源于鳞状上皮和柱状上皮交接处移行带区的非典型增生上皮或原位癌。老年妇女宫颈鳞癌可位于宫颈管内。

1.巨检

镜下早期及极早期宫颈浸润癌肉眼观察常类似宫颈糜烂,无明显异常。随病变发展,可有以下 4 种类型。

(1)外生型:最常见,癌灶向外生长呈乳头状或菜花样,组织脆,易出血。癌瘤体积较大,常累及阴道,较少浸润宫颈深层组织及宫旁组织。

(2)内生型:癌灶向宫颈深部组织浸润,宫颈表面光滑或仅有轻度糜烂,宫颈扩张、肥大变硬,呈桶状;常累及宫旁组织。

(3)溃疡型:上述两型癌组织继续发展合并感染坏死,脱落后形成溃疡或空洞,似火山口状。

(4)颈管型:指癌灶发生于宫颈管内,常侵入宫颈及子宫下段供血层或转移至盆腔淋巴结。

2.显微镜检

(1)镜下早期浸润癌:指在原位癌基础上镜检发现小滴状、锯齿状癌细胞团突破基底膜,浸润间质。

(2)宫颈浸润癌:指癌灶浸润间质范围已超出镜下早期浸润癌,多呈网状或团块状浸润间质。根据癌细胞分化程度可分以下几级。①Ⅰ级:高分化鳞癌(角化性大细胞型),大细胞,有明显角化珠形成,可见细胞间桥,瘤细胞异型性较轻,少或无不正常核分裂(＜2/HPF);②Ⅱ级:中分化鳞癌(非角化性大细胞型),大细胞,少或无角化珠,细胞间桥不明显,异型性明显,核分裂象较多(2～4/HPF);③Ⅲ级:低分化鳞癌即小细胞型,多为未分化小细胞,无角化珠及细胞间桥,细胞异型性明显,核分裂多见(＞4/HPF),常需作免疫组织化学检查(如细胞角蛋白等)及电镜检查确诊。

(二)宫颈腺癌

宫颈腺癌占宫颈癌 15％～20％,近年来其发病率有上升趋势。

1.巨检

巨检大体形态与宫颈鳞癌相同。来自宫颈管内,浸润管壁;或自颈管内向宫颈外口突出生长;常可侵犯宫旁组织;病灶向宫颈管内生长时,宫颈外观可正常但因宫颈管向宫体膨大,宫颈管形如桶状。

2.显微镜检

(1)黏液腺癌:最常见,来源于宫颈管柱状黏液细胞,镜下可见腺体结构,腺上皮细胞增生呈多层,异型性明显,可见核分裂象,腺癌细胞可呈乳突状突入腺腔。可分为高、中、低分化腺癌,随分化程度降低腺上皮细胞和腺管异型性增加,黏液分泌量减少,低分化腺癌中癌细胞呈实性巢、索或片状,少或无腺管结构。

（2）宫颈恶性腺瘤：又称微偏腺癌（MDC），属高分化宫颈内膜腺癌。腺上皮细胞无异型性，但癌性腺体多，大小不一，形态多变，呈点状突起伸入宫颈间质深层，常伴有淋巴结转移。

（三）宫颈腺鳞癌

宫颈腺鳞癌较少见，占宫颈癌3%～5%。是由储备细胞同时向腺癌和鳞状上皮非典型增生鳞癌发展而形成。癌组织中含有腺癌和鳞癌两种成分。两种癌成分的比例及分化程度均可不同，低分化者预后极差。

（四）其他病理类型

少见病理类型如神经内分泌癌、未分化癌、混合性上皮/间叶肿瘤、间叶肿瘤、黑色素瘤、淋巴瘤等。

三、转移途径

主要为直接蔓延及淋巴转移，血行转移少见。

（一）直接蔓延

直接蔓延最常见。癌组织局部浸润，向邻近器官及组织扩散。向下累及阴道壁，向上由宫颈管累及宫腔；癌灶向两侧扩散可累及主韧带及阴道旁组织直至骨盆壁；晚期可向前、后蔓延侵及膀胱或直肠，形成癌性膀胱阴道瘘或直肠阴道瘘。癌灶压迫或侵及输尿管时，引起输尿管阻塞及肾积水。

（二）淋巴转移

癌灶局部浸润后累及淋巴管，形成瘤栓，并随淋巴液引流进入局部淋巴结经淋巴引流扩散。淋巴转移一级组包括宫旁、宫颈旁、闭孔、髂内、髂外、髂总、骶前淋巴结；二级组为腹股沟深浅、腹主动脉旁淋巴结。

（三）血行转移

血行转移极少见，晚期可转移至肺、肝或骨骼等。

四、分期

子宫颈癌的分期是临床分期，国际妇产科联盟（FIGO）的分期见表7-2。分期应在治疗前进行，治疗后分期不再更改。

五、临床表现

早期宫颈癌常无症状和明显体征，宫颈可光滑或与慢性宫颈炎无区别；宫颈管癌患者，宫颈外观正常亦易漏诊或误诊。病变发展后可出现以下症状和体征。

（一）症状

1.阴道流血

早期多为接触性出血，发生在性生活后或妇科检查后；后期则为不规则阴道流血。出血量多少根据病灶大小、侵及间质内血管情况而变化；晚期因侵蚀大血管可引起大出血。年轻患者也可表现为经期延长，经量增多；老年患者则常以绝经后出现不规则阴道流血就诊。一般外生型癌出血较早，量多；内生型癌则出血较晚。

表 7-2　宫颈癌的临床分期

期别	肿瘤范围
Ⅰ 期	癌灶局限在宫颈(包括累及宫体)
Ⅰ A	肉眼未见癌灶,仅在显微镜下可见浸润癌
Ⅰ B	肉眼可见癌灶局限于宫颈,或显微镜下可见病变大于 Ⅰ A2 期
Ⅰ B1	肉眼可见癌灶最大径线≤4 cm
Ⅰ B2	肉眼可见癌灶最大径线>4 cm
Ⅱ 期	病灶已超出子宫颈,但未达骨盆壁。癌累及阴道,但未达阴道下 1/3
Ⅱ A	无宫旁浸润
Ⅱ A1	肉眼可见病灶最大径线≤4 cm
Ⅱ A2	肉眼可见病灶最大径线>4 cm
Ⅱ B	有宫旁浸润,但未扩展至盆壁
Ⅲ 期	癌肿扩展到骨盆壁和(或)累及阴道下 1/3,导致肾盂积水或无功能肾
Ⅲ A	癌累及阴道下 1/3,但未达骨盆壁
Ⅲ B	癌已达骨盆壁和(或)引起肾盂积水或无功能肾
Ⅳ 期	癌播散超出真骨盆或癌浸润膀胱黏膜或直肠黏膜
Ⅳ A	癌扩散至邻近盆腔器官
Ⅳ B	远处转移

2.阴道排液

多数有阴道排液增多,可为白色或血性,稀薄如水样或米泔状,有腥臭。晚期因癌组织坏死伴感染,可有大量泔水样或脓性恶臭白带。

3.晚期症状

根据癌灶累及范围,可出现不同的继发症状。邻近组织器官及神经受累时,可出现尿频尿急、便秘、下肢肿胀、疼痛等症状;癌肿压迫或累及输尿管时可引起输尿管梗阻,肾积水及尿毒症;晚期患者可有贫血、恶病质等全身衰竭症状。

(二)体征

宫颈上皮内病变和镜下早期浸润癌肉眼观局部均无明显病灶,宫颈光滑或为轻度糜烂。随宫颈浸润癌生长发展可出现不同体征。外生型者宫颈可见息肉状、菜花状赘生物,常伴感染,质脆易出血;内生型表现为宫颈肥大,质硬,颈管膨大;晚期癌组织坏死脱落形成溃疡或空洞伴恶臭。阴道壁受累时可见阴道穹隆消失及赘生物生长;宫旁组织受累时,三合诊检查可扪及宫颈旁组织增厚、缩短、结节状、质硬或形成冰冻盆腔。

六、诊断

根据病史和临床表现,尤其有接触性阴道出血者,通过"三阶梯"诊断程序,或对宫颈肿物直接进行活体组织检查可以明确诊断。病理检查确诊为宫颈癌后,应由两名有经验的妇科肿瘤医师通过详细全身检查和妇科检查,确定临床分期。根据患者具体情况进行 X 线胸片检查,静脉肾盂造影,膀胱镜及直肠镜检查,超声检查和 CT、MRI、PET 等影像学检查评估病情。

（一）宫颈细胞学检查

宫颈细胞学检查是宫颈癌筛查的主要方法，应在宫颈转化区取材，行染色和镜检。临床宫颈细胞学诊断的报告方式主要为巴氏五级分类法和 The Bethesda System（TBS）系统分类。巴氏五级分类法是1943年由 G.N.Papanicolaou 提出，曾作为宫颈细胞学的常规检查方法在我国部分基层医院细胞室沿用至今，是一种分级诊断的报告方式。TBS 系统是近年来提出的描述性细胞病理学诊断的报告方式，也是世界卫生组织和美国细胞病理学家积极提倡的规范细胞学诊断方式。巴氏Ⅲ级及以上或 TBS 分类中有上皮细胞异常时，均应重复刮片检查并行阴道镜下宫颈活组织检查。

（二）人乳头瘤病毒（human papilloma virus，HPV）检测

因 HPV 感染是导致宫颈癌的主要病因，目前国内外已经将检测 HPV 感染作为宫颈癌的一种筛查手段。其作为初筛手段可浓缩高危人群，比通常采用的细胞学检测更有效。

（三）碘试验

正常宫颈阴道部鳞状上皮含丰富糖原，碘溶液涂染后呈棕色或深褐色，不能染色区说明该处上皮缺乏糖原，可为炎性或有其他病变区。在碘不染色区取材行活检，可提高诊断率。

（四）阴道镜检查

宫颈细胞学检查巴氏Ⅱ级以上、TBS 分类上皮细胞异常，均应在阴道镜下观察宫颈表面病变状况，选择可疑癌变区行活组织检查，提高诊断准确率。

（五）宫颈和宫颈管活组织检查

宫颈和宫颈管活组织检查为宫颈癌及其癌前病变确诊的依据。宫颈无明显癌变可疑区时，可在移行区 3、6、9、12 点 4 处取材或行碘试验、阴道镜观察可疑病变区取材作病理检查；所取组织应包括一定间质及邻近正常组织。若宫颈有明显病灶，可直接在癌变区取材。宫颈细胞学阳性但宫颈光滑或宫颈活检阴性，应用小刮匙搔刮宫颈管，刮出物送病理检查。

（六）宫颈锥切术

宫颈细胞学检查多次阳性，而宫颈活检阴性；或活检为高级别宫颈上皮内病变需确诊者，均应做宫颈锥切送病理组织学检查。宫颈锥切可采用冷刀切除、环状电凝切除（LEEP）或冷凝电刀切除术；宫颈组织应作连续病理切片（24～36 张）检查。

七、鉴别诊断

应与有临床类似症状或体征的各种宫颈病变鉴别，主要依据是活组织病理检查。①宫颈良性病变：宫颈柱状上皮异位、息肉、宫颈内膜异位、宫颈腺上皮外翻和宫颈结核性溃疡等；②宫颈良性肿瘤：宫颈黏膜下肌瘤、宫颈管肌瘤、宫颈乳头瘤；③宫颈转移性肿瘤：子宫内膜癌宫颈转移应与原发性宫颈癌相鉴别，同时应注意原发性宫颈癌可与子宫内膜癌并存。

八、处理

应根据临床分期、年龄、全身情况结合医院医疗技术水平及设备条件综合考虑，制订治疗方案，选用适宜措施，重视首次治疗及个体化治疗。主要治疗方法为手术、放疗及化疗，应根据具体情况配合应用。

（一）手术治疗

主要用于ⅠA～ⅡA的早期患者，其优点是年轻患者可保留卵巢及阴道功能。①ⅠA1 期：

对于无淋巴管脉管浸润者无生育要求可选用筋膜外全子宫切除术,对要求保留生育功能者可行宫颈锥形切除术(术后病理应注意检查切缘);有淋巴管脉管浸润者无生育要求建议行改良广泛性子宫切除术和盆腔淋巴结清扫术±腹主动脉旁淋巴结取样术,有生育要求者则建议行锥切术或广泛性宫颈切除术及盆腔淋巴结清扫术±腹主动脉旁淋巴结清扫术。②ⅠA2～ⅡA期:选用广泛性子宫切除术及盆腔淋巴结清扫术,必要时行腹主动脉旁淋巴清扫或取样,年轻患者卵巢正常者可予保留。近年来,对ⅠA1～ⅠB1期,肿瘤直径<2 cm的未生育年轻患者可选用广泛子宫颈切除术及盆腔淋巴结清扫术,保留患者的生育功能。

(二)放射治疗

放射治疗适用于ⅡB晚期、Ⅲ、Ⅳ期患者,或无法手术患者。包括近距离放疗及体外照射。近距离放疗采用后装治疗机,放射源为^{137}Cs,^{192}Ir等;体外照射多用直线加速器、^{60}Co等。近距离放疗用以控制局部原发病灶;腔外照射则以治疗宫颈旁及盆腔淋巴结转移灶。早期病例以局部近距离放疗为主,体外照射为辅;晚期则体外照射为主,近距离放疗为辅。

(三)手术及放疗联合治疗

对于局部病灶较大,可先作放疗待癌灶缩小后再手术。手术治疗后有盆腔淋巴结阳性,宫旁组织阳性或手术切缘阳性等高危因素者,可术后补充盆腔放疗＋顺铂同期化疗±阴道近距离放疗;阴道切缘阳性者,阴道近距离放疗可以增加疗效。

(四)化疗

化疗主要用于:①宫颈癌灶>4 cm的手术前化疗,目的是使肿瘤缩小,便于手术切除;②与放疗同步化疗,现有的临床试验结果表明,以铂类为基础的同步放化疗较单纯放疗能明显改善ⅠB～ⅣA期患者的生存期,使宫颈癌复发危险度下降了40％～60％,死亡危险度下降了30％～50％;③不能耐受放疗的晚期或复发转移的患者姑息治疗,常用的一线抗癌药物有顺铂、卡铂、紫杉醇、吉西他滨、托泊替康。常用联合化疗方案有顺铂＋紫杉醇,卡铂＋紫杉醇,顺铂＋托泊替康和顺铂＋吉西他滨。用药途径可采用静脉或动脉灌注化疗。

九、预后

预后与临床期别、病理类型及治疗方法密切相关。ⅠB与ⅡA期手术与放疗效果相近。有淋巴结转移者预后差。宫颈腺癌放疗疗效不如鳞癌,早期易有淋巴转移,预后差。晚期死亡主要原因有尿毒症、出血、感染及全身恶病质。

十、随访

宫颈癌治疗后复发50％在1年内,75％～80％在2年内;盆腔局部复发占70％,远处为30％。随访内容应包括盆腔检查、阴道涂片细胞学检查(保留宫颈者行宫颈细胞学检查)和高危型HPV检查、胸片及血常规等。治疗后2年内每3月复查1次;3～5年内每6月1次;第6年开始每年复查1次。

十一、预防

(1)注意及重视高危因素及高危人群,有异常症状者应及时就医。

(2)积极治疗性传播疾病;早期发现及诊治宫颈鳞状上皮内病变(SIL)患者,阻断浸润性宫颈癌发生。

（3）健全及发挥妇女防癌保健网的作用,开展宫颈癌普查普治,做到早期发现,早期诊断,早期治疗。30岁以上妇女初诊均应常规作宫颈刮片检查和HPV检测,异常者应进一步处理。

（4）HPV疫苗目前已用于HPV感染及癌前病变的预防,是目前世界上第一个用于肿瘤预防的疫苗,但其效果和安全性有待进一步评价确定。

（吴海英）

第七节 外阴良性肿瘤

外阴良性肿瘤较少见,主要有下列几种。

一、乳头状瘤

乳头状瘤是发生于外阴皮肤或黏膜,以上皮增生为主的一种良性肿瘤。病因不清楚,可能与局部慢性刺激或病毒感染有关。

（一）诊断要点

（1）可见于任何年龄,但多发于老年妇女。

（2）常见于大阴唇、阴阜或肛周,呈乳头状或菜花状,单发,有细蒂,质地略硬,生长慢,一般不大,直径偶可达4～5 cm大小。

（3）一般症状或伴有外阴瘙痒,发病在老年妇女,常与外阴萎缩性病变并存。

（4）局部活体组织检查:上皮增生,带有短蒂,肿物呈树状结构,向外生长,表面覆盖复层鳞状上皮,细胞分化好,间质为纤维结缔组织,其间含有血管及多少不等的炎性细胞浸润,即可明确诊断。

（二）鉴别诊断

1.外阴尖锐湿疣

外阴尖锐湿疣有性乱接触史、瘙痒、多发、生长迅速等特点。镜下见棘层细胞增生,细胞内可见空泡。

2.外阴癌

外阴癌外阴瘙痒、疼痛、出血,病理切片检查可确诊。

（三）治疗

手术治疗:单纯肿瘤切除术。

（四）注意事项

（1）本病偶有继发恶变,故应注意定期复查或随访。

（2）手术切除范围宜稍宽,并应送病理切片检查。

二、色素痣

色素痣又称黑痣,是一种半球形隆起、无毛的肿瘤,或数毫米大小的不高出皮肤的黑褐色素斑,由皮肤色素细胞的过度生长而致。可按生长部位分为交界痣(痣细胞在表皮和真皮交界处,易恶变)、皮内痣(痣细胞在真皮浅层)和复合痣(皮内痣与交界痣同时存在)三种。发生于外阴的色素痣是一重要病变,外阴皮肤仅占全身皮肤的 1%,而女性恶性黑色素瘤的 5% 发生于外阴,其中 30% 起自色素痣的恶变,且以平坦的"周边活跃"的痣恶变机会较大。色素痣对性激素作用较为敏感,往往在青春期增大、变黑,恶变机会增多。

（一）诊断要点

（1）早期可无症状,如受刺激后,局部可出现疼痛、发痒,甚或出血、炎症。

（2）常在大小阴唇处见淡棕、深棕或黑色的斑块,直径 0.1～1 cm,单发,表面平坦或略隆起,光滑或粗糙,有的长有毛发。

（3）生长极为缓慢。

（二）鉴别诊断

黑色素瘤:原色素扩大,呈浸润性生长,色素增加,出现溃疡、出血、瘙痒等症状。病检可确诊。

（三）治疗

手术治疗:以局部切除为主,切除范围要超过痣的边缘 0.5～1 cm,深度要达浅筋膜。切除物送病检。

（四）注意事项

（1）中医外治法仅局限于外阴皮肤,不得用于外阴黏膜的除痣。

（2）外阴色素痣有潜在恶变可能,尤其是其色泽加深或变浅,呈放射状改变者,应警惕恶变成黑色素瘤,应及早行切除术。

三、汗腺瘤

汗腺瘤是由汗腺管畸形、外阴汗腺阻塞扩大所致的外阴良性肿瘤。大部分起于大汗腺,小汗腺只偶尔发生。好发于阴唇间皱褶、大阴唇及会阴处,小阴唇缺乏腺体故很少发生。多见于 40 岁以上妇女。其生长缓慢,术后不易复发,少数可发生恶变。

（一）诊断要点

（1）多见于 40 岁以上的妇女。

（2）常发于阴唇,少数不在阴唇。

（3）生长缓慢,无明显症状,或伴外阴瘙痒。

（4）妇科检查:肿瘤呈坚实结节状、圆形或卵圆形,稍隆起于周围皮肤,境界清楚,较小,直径 0.5～1.5 cm,一般单发。

（5）局部活体组织检查可明确诊断。

（二）鉴别诊断

如肿瘤出现表皮收缩或溃破时,需做活检与外阴癌相区别。

（三）治疗

手术治疗:完整切除肿瘤,送病理切片检查。

（四）注意事项

（1）瘤体表皮出现向下凹陷或溃破时,临床上常误诊为癌,故需特别注意。

（2）病理切片检查时,镜下可见表皮以下囊腔中布满相互交叉的绒毛状突起,酷似腺癌结构,应注意鉴别。

四、纤维瘤

外阴纤维瘤为发生于外阴的纤维组织的良性肿瘤。病因不明,多见于育龄妇女,生长缓慢,一般不恶变。

(一)诊断要点

(1)多见于育龄妇女。

(2)多位于大阴唇,大小差异很大,一般绿豆到樱桃大小,光滑,质硬,可以推动;表面有沟纹,色泽如正常皮肤,呈浅黄色或深红色;以单发为主,生长缓慢。

(3)局部活体组织检查:镜下可见大量的纤维结缔组织。

(二)鉴别诊断

有时需与腹股沟圆韧带肌瘤相鉴别,后者一般发病位置较高,多为多发性,或见于两侧腹股沟。

(三)治疗

手术治疗:单纯肿瘤切除术。

(四)注意事项

瘤体不宜经常挤压。

五、脂肪瘤

脂肪瘤为外阴正常脂肪组织形成的良性肿瘤。发病原因至今尚未明了,肿瘤生长缓慢,发病率不高,恶变机会极小。

(一)诊断要点

(1)一般无明显症状。

(2)妇科检查:大阴唇或阴阜的皮下可见局部稍隆起,大小不一,呈椭圆形或分叶状;境界清楚,质地松软,可有假囊性感;单发为主,生长缓慢,一般无压痛。

(二)鉴别诊断

1.脂肪肉瘤

脂肪肉瘤活检可以明确诊断。

2.纤维瘤

纤维瘤瘤体质地硬,活检镜下为纤维组织而非成群成熟脂肪细胞。

(三)治疗

手术治疗:局部肿瘤切除。

(四)注意事项

勿经常揉按挤压瘤体,以免加速瘤体生长。

六、血管瘤

系由外阴细小血管异常增生所发生的良性肿瘤。多为先天性。肿瘤呈红色,边界清楚,无痛无痒。其分为毛细血管瘤、海绵状血管瘤两种,常发于女婴,个别患者在成年后瘤体可停止生长或慢慢缩小。

（一）诊断要点

（1）常见于新生女婴。

（2）一般无症状，较大时外阴部有肿胀感。

（3）妇科检查：大阴唇或阴阜处的皮下或皮内可见小红血管痣（或紫蓝色），红海绵状肿物，无蒂，大小不一，直径数毫米到数厘米。

（4）压迫肿物时红色可褪，放松时又可回复原状，无搏动感。

（5）阴道镜检查：可见增生的血管。

（二）鉴别诊断

血痣：肿块大小不一，手指压迫检查时，色泽和大小都无明显的改变。

（三）治疗

1.手术治疗

单个发生界限清楚的，可行局部切除术。

2.局部冷冻术

其适用于较小病变。

3.同位素^{32}P外敷

其适用于儿童鲜红斑痣及毛细血管瘤。

4.放射线照射

其适用于海绵状血管瘤。

5.其他

较小的海绵状血管瘤可用5％鱼肝油酸钠或40％尿素直接注射于瘤体内，使血管硬化萎缩。

（四）注意事项

（1）外阴皮肤敏感，中西医各种外治疗法注意选择适当，同时积极预防感染。

（2）海绵状血管瘤的实际体积很难从体表确定，故不要轻率地按小手术进行，以免术中无法进行彻底切除，又无法终止手术造成大出血。

（3）勿碰破瘤体，以免出血不止。

（4）少食辛辣、醇酒及炙煿之品。

（5）宜早期治疗，使手术创伤控制在最小范围。

（孙建华）

第八节　外阴上皮内瘤变

外阴鳞状上皮内瘤变（squamous vulvar intraepithelial neoplasia，VIN）局限于外阴表皮内，未发生向周围间质浸润及转移的癌前病变。多见于45岁左右妇女。近年来VIN发生率在性生活活跃的年轻妇女中有所增加，患者年龄也趋年轻化（＜35岁）。约50％的VIN患者伴有其他部位的上皮内瘤变。年轻患者的VIN常自然消退，但60岁以上或伴有免疫抑制的年轻患者可能转变为浸润癌。

一、命名

VIN 的命名一度比较混乱，曾被称为鲍文病（Bowen disease）、Queyrat 增殖性红斑、单纯性原位癌。1986 年 ISSVD 将其统一命名为 VIN，并分为 VINⅠ、Ⅱ和Ⅲ。然而，随着对 VIN 病程认识的逐渐加深，VINⅠ～Ⅲ的分级标准并不能很好地反映其自然病程发展。一方面，临床研究并无证据表明 VIN 在病程中也是经历由 VINⅠ至 VINⅢ的发展过程。

VINⅠ多数为一种反应性改变或是人乳头瘤病毒（HPV）感染的影响，并无证据表明 VINⅠ是一种癌前病变。另一方面，VINⅠ的诊断在不同的病理学家之间重复性极差；VINⅡ、VINⅢ的形态学变化的差异较能明确区分。此外，近来研究证实，VIN 也分为 HPV 感染相关型与 HPV 感染不相关型，它们在流行病学、临床表现、组织病理学以及分子生物学特性上均有所不同。因此，ISSVD 对 VIN 分类定义进行了重新修正（表 7-3）。

表 7-3　外阴鳞状上皮内瘤变分类及特征(ISSVD)

分类	特征	
	肉眼	镜下
普通型 VIN	皮肤病损界限清晰	
疣型 VIN	呈湿疣样外观	见挖空细胞、角化不全及角化过度细胞，上皮棘层肥厚，细胞异型性明显
基底细胞型 VIN	呈扁平样增生改变或非乳头瘤病变	上皮层增厚，表皮内见大量增殖的、呈基底细胞样的未分化细胞从基底层向上扩展，挖空细胞少于疣型 VIN
混合型 VIN	兼有疣型和基底细胞型 VIN 两种表现	
分化型 VIN	与 HPV 感染无关	
	局部隆起、溃疡、疣状丘疹或过度角化斑片	细胞分化好，细胞异型性局限于上皮基底层，基底细胞角化不良，表皮网脊内常有角蛋白形成
未分类型 VIN	其他不能归入普通型或分化型的 VIN	

VIN 新的定义仅指高级别 VIN 病变（即原 VINⅡ及 VINⅢ）。依据病理形态学、生物学及临床特点将 VIN 分为两类。

（一）普通型 VIN

普通型 VIN 与高危型 HPV 感染相关，多发生于年轻女性，超过 30％的病例合并下生殖道其他部位瘤变（以CIN 最常见），与外阴浸润性疣状癌及基底细胞癌有关。普通型 VIN 包括以下 3 种亚型：疣型 VIN、基底细胞型 VIN、混合型 VIN。

（二）分化型 VIN

分化型 VIN 与 HPV 感染无关，病变在苔藓硬化基础上发生，形态主要为溃疡、疣状丘疹或过度角化斑片。多发生于绝经后女性，多不伴其他部位病变，与外阴角化性鳞状细胞癌有关。此外，外阴 Paget 病等其他不能归入上述两类的 VIN 病变归入未分类型 VIN。

二、病因

病因不完全清楚。DNA 检测发现 VIN 病变细胞 DNA 多为单倍体；利用显微分光光度计作多发性病灶 DNA 分析结果显示不同病灶起源于不同的干细胞（stem cell）；大的融合病灶可起源于单一的干细胞或是不同散在病灶的融合。普通型 VIN 常与 HPV 感染相关，尤其与 HPV16

感染关系密切。p53 基因异常则可促进分化型 VIN 向鳞癌发展。其他的危险因素有性传播疾病、肛门-生殖道瘤变、免疫抑制以及吸烟等。

三、临床表现

VIN 的症状无特异性,多表现为外阴瘙痒、烧灼感、皮肤破损及溃疡,程度轻重不一。部分患者无症状。病变可发生于外阴任何部位,最常见于会阴、阴蒂周围及小阴唇,可累及肛周、尿道周围。病灶可表现为表皮隆起的丘疹、斑点、斑块或乳头状赘疣,单个或多个,融合或分散,呈灰白、粉红色、黑色素沉着,或者红白相间的片状,严重者可呈弥漫状覆盖整个外阴。通常,多中心病灶更常见于较年轻妇女(<40 岁者);绝经后妇女多为单发病灶。

四、诊断

确诊需依据病理学检查。对任何可疑病灶应作多点活组织病理检查。为排除浸润癌,取材时需根据病灶情况决定取材深度。为了提高活检阳性率:可采用局部涂抹 3％～5％醋酸或 1％甲苯胺蓝,阴道镜下观察外阴、会阴及肛周皮肤组织的血管情况,在血管不典型处取材。有条件者,应行阴道内 HPV 检测协助诊断。

五、治疗

治疗的目的在于消除病灶,缓解临床症状,预防 VIN 向恶性转化。选择治疗方案应综合考虑以下 3 个因素。①患者因素:包括年龄、症状、一般情况、手术并发症、随诊情况、心理状态等;②疾病有关因素:病灶的病理类型、大小、数量、位置、发生浸润的风险,病变是否侵犯黏膜及阴毛生长区;③治疗疗效:对于外阴外观、结构、功能的影响。

(一)局部药物治疗

局部药物治疗可采用抗病毒、化疗、免疫治疗药物外阴病灶涂抹。例如,1％西多福韦(广谱抗 DNA 病毒药物)、5％咪喹莫特、5％氟尿嘧啶(5-FU)、干扰素凝胶等。

(二)物理治疗

首先对患者进行准确的评估,排除浸润癌。浸润癌高危者与溃疡者禁用。目前临床应用的物理治疗主要有激光汽化、激光切除、冷冻、电灼以及光动力学治疗。治疗后能保留外阴外观,尤其适用于累及小阴唇或阴蒂的病灶,多用作年轻患者病灶广泛时的辅助治疗。

(三)手术治疗

手术目的在于将病灶完全切除并对病灶进行彻底的组织病理学评定。术式包括以下几种。

1.局部扩大切除

局部扩大切除适用于病灶局限者。外阴两侧的病灶切除范围应在病灶外 0.5～1.0 cm 处。手术时切除组织边缘需行冰冻切片以确定无残留病灶。若无病灶累及,可保留阴蒂及其正常功能。

2.外阴皮肤切除

外阴皮肤切除适用于年轻患者。切除部分或全部外阴和会阴的皮肤,保留皮下组织,维持外阴形态,缺损区需大腿或臀部皮肤移植,该方法可较满意地维持外阴的结构和功能。

3.单纯外阴切除

单纯外阴切除适用于治疗老年、广泛性 VIN 病变患者,切除范围包括外阴皮肤及部分皮下

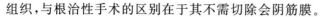

组织,与根治性手术的区别在于其不需切除会阴筋膜。

综上所述,VIN 的治疗强调个体化。VIN 新分类已逐步应用于临床,但尚未有充足的临床研究用以评估、指导各分类的治疗。但以下几点需要强调:①普通型 VIN 与 HPV 感染有关,70%～93%的普通型 VIN 中可检测到 HPV,因此普通型 VIN 治疗中应注意 HPV 感染的检测、治疗、随诊,普通型 VIN 的临床表现及预后均好于分化型,通常局部扩大切除手术治疗效果基本满意。②分化型 VIN 不伴有 HPV 感染,基本上检测不到 HPV,其临床表现及预后与普通型 VIN 差异很大,其经常同时合并有外阴鳞癌,治疗前应仔细检查,除外浸润癌;③约 35%的 VIN 患者同时有阴道和子宫颈病变,故所有 VIN 患者均应行子宫颈刮片检查,并仔细检查阴道、子宫颈等。

六、预后

约 38%的 VIN 可自然消退,治疗后 VIN 的复发率为 10%～20%(多在未经治疗的部位)。其术后复发的高危因素包括高危型 HPV 感染、多发病灶、切缘阳性等。任何 VIN 均需进行长期随访:一般于治疗后 3 个月、6 个月各检查一次,此后每 6 个月检查一次,至少随访 5 年。

七、预防

避免不洁性生活,预防 HPV 感染,及时治疗外阴炎,避免吸烟,长期应用免疫抑制剂时注意外阴病变。

(孙建华)

第九节　外阴恶性肿瘤

外阴恶性肿瘤较少见,约占女性全身恶性肿瘤的 1%,占女性生殖系统恶性肿瘤的 3%～5%。患病率在女性生殖器癌症中居第 4 位,仅次于子宫颈癌、卵巢癌、宫体癌。外阴恶性肿瘤主要发生于绝经后妇女,发生率随着年龄的增长而增加。外阴恶性肿瘤按来源可以分为:来自表皮的恶性肿瘤,外阴鳞状细胞癌、基底细胞癌、佩吉特病、汗腺癌、恶性黑色素瘤;来自特殊腺体的腺癌:前庭大腺癌、尿道旁腺癌;来自表皮以下软组织的肉瘤:纤维肉瘤、平滑肌肉瘤、横纹肌肉瘤、血管肉瘤和淋巴肉瘤等。其中以恶性黑色素瘤和肉瘤的恶性程度较高,腺癌和鳞癌次之,基底细胞癌罕见转移,恶性程度最低。外阴的各种恶性肿瘤中,以鳞状细胞癌最多见,占外阴恶性肿瘤的 80%～90%,占妇科恶性肿瘤的 3.5%。外阴恶性肿瘤好发于绝经后的妇女,但有 40%发生于 40 岁以下的妇女。

一、外阴鳞状细胞癌

外阴鳞状细胞癌是最常见的外阴恶性肿瘤,多见于 60 岁以上妇女。其发展过程由外阴上皮内瘤变经外阴浅表性浸润癌发展为浸润癌,浅表性浸润癌的发病年龄在 50～60 岁,近年发病年龄呈降低趋势,考虑与 HPV 感染等性传播疾病的增加有关。

（一）病因

外阴鳞状细胞癌的发病原因与其他癌症一样，至今仍未完全明确，但经近几十年的研究已寻找出一些与病因有关的相关因素。

1.性传播疾病（STD）

长期以来认为外阴鳞状细胞癌的发生和 VIN 一样与性传播疾病有关，包括尖锐湿疣、单纯疱疹病毒Ⅱ型（HSV-2）、淋病、梅毒和滴虫等。过早性生活、早产、多性伴导致性传播疾病发病率的上升，同时也与外阴癌的患病者日趋年轻化有关。

2.病毒感染

人乳头状瘤病毒（HPV）可引起女性下生殖道多中心的感染。HPV-DNA 整合到宿主细胞基因组中，导致癌蛋白 E6 和 E7 的表达，干扰细胞周期调控，从而导致细胞生长失控，引起癌症的发生。分子生物学的研究显示，HPV-DNA 在外阴鳞状细胞癌中的检出率达 60%～85%，其中以 HPV-16 型为主。

现已证实单纯疱疹病毒Ⅱ型（HSV-Ⅱ）在外阴鳞状细胞癌的发病中也起一定的作用。Kaufman 等已在外阴癌的病灶内找到 HSV-Ⅱ-DNA 结合蛋白，外阴营养不良及外阴原位癌患者对 HSV-Ⅱ型感染细胞特种蛋白及非结构性蛋白有强烈反应。

3.免疫功能降低

机体免疫功能的低下导致肿瘤的发生已得到普遍认同。对于免疫功能低下或受损的患者来说，如肾移植、红斑狼疮、淋巴增生性疾病和妊娠者的外阴癌发生率较高。

4.外阴慢性皮肤疾病

外阴营养不良为慢性皮肤疾病，近年来研究发现其发展为外阴癌的危险为 5%～10%。外阴的长期慢性刺激、慢性外阴炎症均为外阴癌发生的诱因之一。

5.其他

肥胖、糖尿病、高血压、腹股沟肉芽肿、子宫内膜癌及乳腺癌常与外阴癌合并发生，此外，吸烟也是外阴癌的高危因素之一。

（二）病理

1.大体

外阴鳞状细胞癌多发生在大、小阴唇和阴蒂，也有少数发生在会阴部或大阴唇外侧。外阴可见红色或白色斑块，可出现小的浅表、高起的硬溃疡或小的硬结节，或蕈状乳头状瘤样生长，也可呈现大片融合伴感染、坏死、出血的大病灶。

2.镜下

（1）疣状型癌：有湿疣的表现，在肿瘤基底参差不齐的鳞状上皮细胞巢上方有乳头状的表面，细胞核呈明显多形性和类似于挖空细胞的特征，少数也可见角化珠。

（2）基底细胞样癌：鳞状细胞呈小的、不成熟的片块或条索状，伴核深染和核/浆比例增高，偶有明显的角化珠形成。

（3）角化性癌：表现出明显的角化珠和单个细胞角化。

（4）腺鳞癌：由被覆假腺泡的单层鳞状细胞组成，内含角化不全和棘层松解细胞。此型外阴鳞状细胞癌预后差。

研究发现疣状型癌和基底细胞样癌多与 HPV 感染有关，主要出现在较年轻妇女；而仅有 4%角化性癌有病毒存在的证据，多见于老年妇女。

对于外阴鳞状细胞癌的病理检查应注意:肿瘤大小、间质浸润范围和深度、肿瘤病理分级、浸润方式、切缘和淋巴结情况。

（三）临床表现

1.发病年龄

外阴鳞状细胞癌主要发生于绝经后妇女,发病率随年龄增长而增加,近年来有年轻化趋势。

2.发病部位

任何外阴部位均可发生,以大阴唇最多见,其次为小阴唇和阴蒂,前庭部及会阴少见。

3.症状

绝大多数的患者,在病变发生的同时或之前有瘙痒症状,主要是由外阴慢性病灶如外阴营养不良所引起的,而非肿瘤本身造成。近一半的患者有5年以上的外阴瘙痒病史。瘙痒以晚间为重,因搔抓致外阴表皮剥脱,更加重此症状。随病灶的位置不同,也可以出现相应的一些症状,如病灶在前庭处的患者可能出现排尿困难,这可能是排尿时尿液刺激病灶烧灼不适所致。肿瘤并发感染时可出现疼痛、出血、溃疡、分泌物增多并有臭味。癌症晚期可以出现消瘦、贫血等全身症状及转移灶的相应症状。约有10%的微小浸润癌可无症状。

4.体征

早期浸润癌体征不明显,常与外阴慢性病灶共存,表现为白色粗糙斑块或小丘疹、结节、溃疡,逐渐发展为结节状、菜花状、乳头状或溃疡状肿物。如果已转移至腹股沟淋巴结,则可触及单侧或双侧腹股沟淋巴结肿大,质硬而固定不移。

5.转移途径

中晚期外阴鳞状细胞癌可出现转移,以直接浸润和淋巴转移常见,血行转移罕见。

（1）直接浸润:外阴前部癌灶可向尿道、会阴体和阴道蔓延;阴道后部癌灶可向阴道口和肛门侵犯。晚期可侵犯耻骨、延伸到肛门周围或膀胱颈。

（2）淋巴转移:外阴癌最常见的转移途径,即使在原发灶很小的情况下也可能发生淋巴转移。其转移途径一是外阴各部的癌灶均先转移到同侧腹股沟浅淋巴结,经股深淋巴结,后到盆腔淋巴结,如髂总、髂内、髂外、闭孔淋巴结等,最后至腹主动脉旁淋巴结。如腹股沟淋巴结广泛浸润导致淋巴管堵塞,肿瘤栓子可伴随逆行的淋巴转移至靠近外阴的大腿、下腹部和腹股沟皮内淋巴结等。如腹股沟浅、深淋巴结无转移则不会转移至盆腔淋巴结。二是阴蒂、前庭部癌灶可以直接转移至腹股沟深部淋巴结,甚至骨盆淋巴结,外阴后部癌灶可直接转移至盆腔淋巴结。

（3）血行转移:罕见,一般晚期患者才出现,可转移至肝、肺等器官。

（四）临床分期

目前国内多采用国际妇产科联合会(FIGO)分期法,见表7-4。

表7-4 外阴癌的分期标准(FIGO,UICC*)

期别	UICC	肿瘤范围
0期	Tis	原位癌（浸润前癌）
I期	$T_1N_0M_0$	肿瘤局限于外阴和(或)会阴,肿瘤最大直径小于等于2 cm,无淋巴结转移
Ia		肿瘤直径小于等于2 cm伴间质浸润小于等于1.0 mm
Ib		肿瘤直径小于等于2 cm伴间质浸润大于1.0 mm

续表

期别	UICC	肿瘤范围
Ⅱ期	$T_2N_0M_0$	肿瘤局限于外阴和(或)会阴,肿瘤直径大于 2 cm,无淋巴结转移
Ⅲ期	$T_1N_1M_0$	任何肿瘤大小,但侵及尿道下段,和(或)阴道,或肛门,和(或)有单侧区域淋巴结转移(腹股沟淋巴结为阳性)
	$T_2N_1M_0$	
	$T_3N_0M_0$	
	$T_3N_1M_0$	
Ⅳa期	$T_1N_2M_0$	肿瘤侵犯上尿道,膀胱黏膜,直肠黏膜,骨盆和(或)双侧区域淋巴结转移
	$T_2N_2M_0$	
	$T_3N_2M_0$	
	$T_4N_2M_0$	
Ⅳb期	任一 T 和	任何远处转移,包括盆腔淋巴结转移
	N,有 M_1	
	远处转移	

注:T 为原发肿瘤

　　Tis 浸润前癌

　　T_1 肿瘤小于等于 2 cm

　　T_2 肿瘤大于 2 cm

　　T_3 肿瘤侵犯下尿道和(或)阴道、肛门

　　T_4 肿瘤侵犯上尿道黏膜、膀胱黏膜和(或)直肠黏膜和(或)固定于骨盆

　　N 为区域淋巴结

　　N_0 无淋巴结转移

　　N_1 单侧淋巴结转移

　　N_2 双侧淋巴结转移

　　M 为远处转移

　　M_0 无远处转移

　　M_1 远处转移(包括盆腔淋巴结转移)

（五）诊断

1.病史

了解有无长期外阴慢性炎症或外阴营养不良病史,注意询问肿块出现的时间和增长情况,需排除来自其他生殖器或生殖系统以外的继发肿瘤。

2.症状和体征

详细的妇科检查和全身检查是诊断的关键,注意全身淋巴结尤其是双侧腹股沟及锁骨上淋巴结有无肿大,并检查尿道、阴道及肛门有无肿瘤侵犯。临床型的浸润癌诊断并不困难,可是对浅表浸润癌的诊断存在一定的困难。外阴浅表浸润癌常与外阴慢性良性病变和 VIN 并存,而且浸润癌灶可能不明显,早期易被漏诊。因此对可疑病变应及时做活组织检查。

3.细胞学检查

对可疑病灶行涂片细胞学检查,常可见到癌细胞,由于外阴病灶常合并感染,其阳性率只有50%左右。

(1)阴道镜检查:阴道镜下可见异形血管及坏死组织。

(2)病理检查:活组织病理检查是诊断的金标准。为提高诊断的准确率,可用1%甲苯胺蓝涂抹外阴病灶,待其干后,用1%醋酸溶液洗脱,在蓝染部位取活检。

(3)影像学检查:下腹部 B 超、CT、MRI 等检查有助于了解盆腹腔及腹膜后淋巴结情况,为确定临床分期和治疗方案提供依据。

(六)鉴别诊断

外阴鳞状细胞癌应当与以下疾病进行鉴别。

1.外阴色素脱失病

外阴色素脱失病包括白癜风、放射后或创伤后遗留的瘢痕。是由于细胞代谢异常,引起色素脱失的一类疾病。白癜风为全身性疾病,可在身体其他部位同时发现皮肤病损。放射及创伤均有相应病史可询。

2.外阴湿疣

本病常发生于年轻女性,是一种质地较柔软的乳头状突起,无溃疡、出血等表现,通过活检及病理可以鉴别。

3.外阴营养不良病灶

皮肤病灶广泛和变化多样,既可有角质增厚、变硬,也可呈萎缩,既可有色素沉着,也可呈现灰白色。外阴瘙痒可以反复发作。

需注意的是,外阴湿疣和外阴营养不良同为外阴鳞状细胞癌的癌前病变,可与外阴上皮内瘤变及外阴微小浸润癌同时并存,因此,对此类疾病诊断时,应特别慎重,凡是可疑的病灶均应行活检,以排除外阴癌的可能。

4.外阴汗腺腺瘤

外阴汗腺腺瘤发生于汗腺。具有生长缓慢,肿瘤界限清楚的特点,但是汗腺瘤发生溃烂时就不易与癌区别,必须通过活组织的病理切片检查来确诊。

(七)治疗

外阴鳞状细胞癌的治疗以手术为主,对癌灶组织分化较差及中晚期病例可辅助以放射治疗和化学药物治疗。

1.治疗方案的选择

(1)0 期:外阴局部切除或单纯外阴切除。单个病灶行外阴局部切除,范围包括病灶部位的皮肤及黏膜全层以及病变边缘外 5～6 mm 的正常皮肤和黏膜,保留皮下组织。多灶性外阴原位癌需行单纯外阴切除,手术范围包括外阴皮肤和部分皮下组织。

(2)Ⅰ～Ⅱ期:Ⅰ期外阴鳞状细胞癌的手术治疗应注意个体化差异。Ⅰa 期行外阴广泛局部切除术,手术切除外阴原发病灶及充分的正常皮肤边缘,切除深度达泌尿生殖膈深筋膜,尽量切除至病变四周2 cm正常组织边缘处,除非危及肛门或尿道。保留正常皮肤、皮肤的淋巴管和局部淋巴结。Ⅰb 期病灶位于一侧者,行外阴广泛局部切除术加患侧腹股沟淋巴结切除术,病灶位于中线者行外阴广泛局部切除术及双侧腹股沟淋巴结切除术。浸润小于等于1 mm 的较小Ⅰ期病变可仅行局部病灶切除,因为扩散的危险较小,浸润更深一些的肿瘤还需行腹股沟淋巴结手术或放疗。Ⅰ期患者采取根治性外阴切除术生存率可达 90% 或更高。治疗Ⅱ期手术方式同Ⅰb 期,如有腹股沟淋巴结转移,术后应辅助放疗腹股沟及盆腔淋巴结区域,也可加用化疗。较大的Ⅱ期肿瘤需行根治性外阴切除以获得满意的肿瘤边缘切除效果。根治性外阴切除术虽可有效控制病灶和获得长期生存,但有明显的并发症和性功能缺陷。故有研究采取保守的手术治疗Ⅰ期外阴癌获得较好的疗效及生存率,可大大降低并发症的发生,也适用于某些Ⅱ期患者。重点是对表浅腹股沟淋巴结的精确评价,或用"前哨淋巴结"术中定位以判断淋巴结的扩散情况。伤口处血肿是根治性外阴和腹股沟淋巴结清扫术后的最常见急性并发症。其他急性并发症包括尿道感染、伤口蜂窝织炎、股神经受损、血栓性静脉炎及少见的肺栓塞。腿部水肿是最常见的慢性并发症,但分开行腹股沟淋巴结切除可降低此并发症的发生率。其他慢性并发症还有生殖器脱垂、张力性尿失禁、暂时性股四头肌功能减退和阴道口狭窄等。

(3)Ⅲ～Ⅳ期:Ⅲ期术式同Ⅱ期,同时切除尿道前部和肛门皮肤。Ⅳ期行外阴广泛切除、直肠下端和肛管切除、人工肛门成形术及双侧腹股沟、盆腔淋巴结切除术。如果癌灶浸润尿道上端与膀胱黏膜,则需切除相应部位。对一些有轻微侵犯尿道外口或肛门的Ⅲ期患者,如与关键结构邻近边缘可以被切除又不影响主要器官功能,可先行外阴单纯切除,术后放疗。

(4)区域病变的治疗:满意的区域病变治疗对能否治愈早期外阴癌至关重要。目前认为:放射治疗对控制或根治小体积淋巴结病灶有明显效果,手术切除较大体积的淋巴结同样可以提高局部病灶的控制或提高放射治疗的机会。

(5)转移肿瘤的治疗:许多报道提出对转移性或复发性外阴鳞癌患者行单剂化疗,常采用对治疗子宫颈癌有一定作用的联合化疗方案。然而,化疗对缓解已不适于局部及区域治疗的转移或复发患者的病情方面尚有待研究。

2.手术方式、范围及适应证

(1)同侧根治性外阴切除及同侧腹股沟淋巴结切除(保守性外阴癌手术),该术式适用于一侧病变距中线大于等于1 cm的Ⅰ期外阴癌患者。范围包括原发病灶及距病灶1～2 cm的正常边缘皮肤或黏膜,深达外阴深筋膜,同时切除患侧腹股沟浅表淋巴结。此术式又称改良性根治性外阴切除术。如果肿瘤局限在一侧大、小阴唇或会阴,可以保留阴蒂,如果肿瘤位于阴蒂或会阴,则需切除双侧腹股沟淋巴结。

(2)广泛根治性外阴切除及双侧腹股沟淋巴结切除术:该术式称传统性或标准性外阴癌手术,适用于Ⅱ、Ⅲ、Ⅳ期原发性外阴鳞癌及伴有血管、淋巴管受侵犯的Ⅰ期患者。范围包括:侧方达生殖股褶(大阴唇和大腿间沟),向前达阴蒂上方3.5 cm,向后包括3/4的会阴(有时包括肛周区域)。若病变累及阴阜,则向前行更广泛的切口。注意需广泛切除外阴皮下脂肪组织,深达耻骨外或肌肉外的深筋膜。因外阴癌易从淋巴管转移,且首先转移至腹股沟淋巴结,故常规行双侧腹股沟淋巴结切除。

(3)扩大外阴广泛切除术:阴阜、阴蒂包皮及系带和(或)阴蒂体、小阴唇的前1/2、前庭和(或)尿道的受累需切除适当长度的尿道。如外阴癌浸润尿道2～3 cm,则行外阴广泛切除及全尿道切除,保留膀胱内括约肌,再行膀胱肌瓣尿道成形术,保留排尿功能。对浸润尿道大于3 cm者,很难保留膀胱内括约肌,则行全尿道及部分膀胱颈切除及腹壁人工尿道术。

(4)盆腔淋巴结切除:是否切除盆腔淋巴结要根据腹股沟淋巴结是否受累而定。近年,多数学者认为不需常规切除盆腔淋巴结。因为外阴癌的盆腔淋巴结转移率较低,为3.8%～16.1%。当腹股沟淋巴结阳性时,盆腔淋巴结转移率为25%左右,而腹股沟淋巴结阴性时,盆腔淋巴结几乎不会受累;盆腔淋巴结切除并不能提高疗效。针对盆腔淋巴结切除的问题有两种意见:一是先行双侧腹股沟淋巴结切除,术中取肿大淋巴结送冷冻病理检查,如为阳性,即行腹膜外同侧盆腔淋巴结清扫;二是认为先行双侧腹股沟淋巴结清扫及外阴广泛切除术,术后病理腹股沟淋巴结若为阳性,则术后2个月经腹膜内行同侧盆腔淋巴结清扫术。

3.放射治疗

外阴癌的治疗是以手术为主。然而,手术对患者创伤较大,多数手术伤口不能如期愈合,术后外阴严重变形,影响患者心理健康及性生活质量。老年患者也难以耐受创伤较大的手术,且易产生各种并发症,达不到根治的目的。近年来随着外阴癌临床研究的深入以及放疗设备和技术的改进,放射治疗已成为外阴鳞癌不可缺少的治疗手段之一。外阴癌对放射线有中度敏感性,但外阴组织对放射线耐受性差,一般外阴皮肤受量超过 $30\sim40$ Gy/$3\sim4$ w 即可出现充血、肿胀、糜烂、疼痛等明显放射反应,因此一般认为只能做姑息治疗。采用高能 X 线及电子线照射后,情况有所改善。让高剂量区集中在肿瘤处,使肿瘤上的皮肤与下面的正常组织损伤较小,从而提高耐受度及治疗效果。有许多报道表明一些不宜手术的晚期病例,经放疗后得到根治。

(1)放疗适应证:外阴癌由于心、肝、肾功能不全,不宜做根治性手术者;病灶较广泛,欲保留器官功能,拒绝手术者;晚期外阴癌病灶大,浸润深,为缩小手术范围,减少癌细胞播散,行术前放疗,可缩小病变范围,增加病变边缘部位手术的彻底性,并有可能保留尿道及肛门;手术不彻底或标本切缘有阳性,淋巴管内有癌栓及深肌层浸润者;外阴癌手术后复发病灶或淋巴结转移者;姑息性放疗,减少患者痛苦,延长生命。

(2)放疗方法:外阴癌的放疗以体外放射为主,必要时可加用腔内放疗或组织间放疗。为了解肿瘤范围及判断腹股沟淋巴结有否转移,治疗前可做 CT 或 MRI 检查。①原发灶放疗:外阴鳞癌是放射敏感性肿瘤,但所在部位对放射线耐受性差,限制了放疗的应用,放疗时所用剂量取决于治疗目的;放射野应包括全部肿瘤及病灶边缘外 2 cm,原发灶放疗现常采用高能电子束或X 线照射,外阴部垂直照射,照射野面积视病灶大小而定,采用 5 cm×7 cm 或 6 cm×8 cm,避开肛门照射;电子束照射根据肿瘤浸润深度而采用不同能量的电子线,高剂量区集中在肿瘤处。也可先用 X 线照射,待肿瘤变小变薄后改用电子线照射。每天照射 150 cGy,每周 5 次,或隔天照射 1 次,每次 300 cGy,每周 3 次,照射总量为60 Gy/6 w,如照射 $30\sim40$ Gy 时有明显皮肤反应,可休息 $2\sim3$ 周后继续照射,给予$20\sim30$ Gy,$2\sim3$ 周;休息期间可用化疗来提高疗效;治疗期间尽量保持外阴皮肤干燥,以减少放射反应;对局部病灶外突较大者亦可采用切线照射,照射摆体位时注意应将肿瘤基底切入,不要包括太多的外阴组织,以减少放疗反应。②区域淋巴结放疗:对于一些淋巴结阳性而未行淋巴结清扫的病例,给予淋巴引流区照射,采用左右两个腹股沟野,野中轴相当于腹股沟韧带,上、下界平行于该韧带,内侧达耻骨结节,野大小为$(8\sim10)$cm×$(10\sim12)$cm,两野每天照射,每次 $150\sim200$ cGy,每周照射 5 次,照射总量为$40\sim50$ Gy/$4\sim5$ w;最好采用加速器合并电子束照射;盆腔腹股沟区的放疗,其照射野上界为耻骨联合上缘上 8～10 cm,相当于第 5 腰椎上缘,下界为耻骨联合上缘下 $4\sim5$ cm,相当于闭孔膜处,外界为股骨头中线,内界为脐耻连线外 2 cm,整个放射野为 7 cm×15 cm 的左右前后四野。③复发灶放疗:以局部病灶处照射 $50\sim60$ Gy/$5\sim6$ w 为宜,当局部皮肤有明显反应时,可先照射 $30\sim40$ Gy 后休息 $2\sim3$ 周再继续剩下的治疗;若局部病灶放疗未愈,可缩小照射野,适当增加照射剂量,也可置入组织间治疗作为体外照射的补充。④组织间置入放疗:用放射源针^{60}Co,^{192}Ir,^{225}Ra,^{137}Cs,置入病灶组织内进行放射治疗,一般用于体外放疗后残留病灶的补充治疗。置入组织间放疗应按组织间置入放疗原则布源、计算,通常行后装治疗。⑤阴道模型治疗:针对有阴道浸润的患者,可采用阴道圆柱形容器(阴道塞子)行后装治疗,阴道受累部基底术前、术后均可给 20 Gy,分 3 次照射,2 周内完成。

4.化学治疗

外阴癌对化疗药物不够敏感。以前认为化疗对外阴癌无效,近年来随着对铂类等化疗药物的研究应用,一些学者提出将化疗作为高危外阴癌患者的辅助治疗。主要用于晚期或复发外阴癌的综合治疗中,配合手术及放疗,可缩小手术范围,提高放疗效果,减轻手术创伤等。临床上治疗外阴癌的抗癌药物有:阿霉素、博来霉素、甲氨蝶呤、顺铂、丝裂霉素 C、5-氟尿嘧啶(5-FU)和环磷酰胺等。以博来霉素、阿霉素和甲氨蝶呤疗效较好,有效率在 50% 左右。常用的化疗方案有以下几种。

(1)BOMP 方案:博来霉素(BLM)3.3 U/m²,静脉滴注,第 1～6 天;长春新碱(VCR)0.67 mg/m²,静脉注射,第 6 天;丝裂霉素(MMC)0.7 mg/m²,静脉注射,第 6 天;顺铂(DDP)66.7 mg/m²,静脉滴注,第 6 天。4 周重复 1 次。

(2)PBM 方案:DDP 100 mg/m²,静脉滴注,第 1 天;BLM 15 mg,静脉注射,第 1 天、第 8 天;甲氨蝶呤(MTX)300 mg/m²,静脉滴注,第 8 天;从用 MTX 算起 24 小时后用亚叶酸钙(CF)解毒,每 6 小时 1 次,每次 15 mg,连续 5 次。3 周后重复。

(3)PF 方案:DDP 100 mg/m²,静脉滴注,第 1 天;5-FU 1 000 mg/m²,静脉滴注,第 4 天、第 5 天。3 周重复 1 次。可作为放疗增敏药,用 2 个疗程后再放疗。

(4)FM 方案:5-FU 750 mg/m²,静脉滴注 24 小时,第 1～5 天;MMC 15 mg/m² 静脉注射,第 1 天。3 周重复 1 次。此方案可用于手术加放疗加化疗的综合治疗。

5.综合治疗

(1)手术与放疗综合治疗。①术前放疗:对于病灶较大、浸润较深、活动度差的肿瘤患者,单纯手术难以切除干净或者边缘可能阳性,或病变累及尿道口或肛门口及其他邻近组织时,术前放疗有助于缩小肿瘤,增加肿瘤活动度,使切缘尽量干净,保留邻近器官的功能;照射剂量一般在25～30 Gy/3 w,放疗后休息 2～3 周,待放射反应消退或减轻后再行手术。②术后放疗:手术不彻底、标本切缘阳性、淋巴管内有癌栓、深肌层浸润者可于术后辅助放疗,并可预防复发;体外照射剂量为 40～50 Gy/4～5 w。

(2)放疗与化疗综合治疗:对于有些肿瘤过于广泛,且无法手术切除,如Ⅳ期、Ⅲ期的晚期外阴癌患者,或合并有严重内科疾病而无法耐受手术的患者,根治性放疗也可以取得一定的疗效,许多患者仍然可以获得长期的存活。如同时合并化疗,效果更好。最常用的化疗药物是 5-氟尿嘧啶、博来霉素、丝裂霉素、顺铂等,给药方法有静脉或介入途径。

(3)手术与化疗综合治疗:对于晚期外阴癌患者,给予术前辅助化疗也能使病情得到缓解,缩小瘤体,利于手术的进行。有报道采用 BOMP 方案治疗 1 例不能手术的Ⅳ期外阴癌患者,化疗3 个疗程后完全缓解,随后进行根治性外阴切除及双侧腹股沟淋巴结切除,术后病理仅见微小病灶,术后追加 2 个疗程化疗,无瘤生存 20 个月。

(4)手术、放疗及化疗综合治疗:制订个体化的治疗方案,对手术困难者,术前辅助放、化疗,可有效缩小癌灶,利于病灶边缘的彻底切除,可一定程度地减少手术的并发症。同时,因外阴局部皮肤对放射治疗的耐受性低,辅以化疗则可对手术及放疗起到补充治疗的作用。

(八)预后

外阴鳞状细胞癌的预后与肿瘤大小、部位、浸润范围、分化程度、有无淋巴结转移及治疗方法有关。外阴癌的淋巴结转移率为 27%～46%,文献报道淋巴结阳性者 5 年生存率为 21%～66%,淋巴结阴性者 5 年生存率为 69%～100%。原发病灶大、病理分化不好的外阴癌其淋巴结转移率亦高,预后差;中线部位的肿瘤发展快,转移迅速,预后差。侵及阴道、子宫及直肠黏膜的外阴癌患者 5 年生存率为 70%,而侵及膀胱者 5 年生存率仅为 25%,当尿道、阴道或肛门被浸润时,5 年生存率明显下降。

二、外阴基底细胞癌

外阴基底细胞癌为一种进展缓慢的外阴恶性肿瘤,占外阴恶性肿瘤的 2%～13%,临床少见。本病多发于绝经后的妇女,一般大多数发病年龄在 58～59 岁。

(一)病因

外阴基底细胞癌真正病因不明。有报道称可能与局部放射治疗有关。

(二)病理

组织学特征与皮肤其他部位的基底细胞癌相同。

1.大体

可分为两种最基本类型,即表浅斑块型和侵蚀溃疡型。表浅斑块型表面粗糙,带有黑色素或呈微红色,质地硬。侵蚀溃疡型呈局限性硬结,边缘隆起呈围堤状,中心为表浅溃疡状,或出现坏死组织或表面结痂。肿瘤周围可出现卫星结节,也可为多中心起源。

2.镜下

瘤组织自表皮的基底层长出,特征为瘤组织边缘总有一层栅状排列的基底状细胞。无间变的基底细胞呈多样化结构,常呈浸润性生长。癌细胞呈椭圆形或多边形,紧密排列融合成团,细胞核呈卵圆形,染色质细小,呈深蓝色,核分裂象稀少,胞质不明显。有时癌细胞团中心可见少量、偶有大量黑色素和鳞状上皮角化珠。角化珠表明基底细胞向成熟发展,而不是恶化。

基底细胞层由毛囊或表皮的幼稚细胞发生,可向多方向分化。由于肿瘤发展阶段、分化程度和分化方向不同,可发展为许多型:实性或髓样型、梁柱型或角化型、硬化型或纤维型、表浅扩展型、色素型或黑色素型。常以一种类型为主,伴有其他一二种类型。以实性型或髓样型为常见,其余 4 种较少见。

(三)临床表现

1.症状

主要症状为局部瘙痒或烧灼感,也可无症状。若出现溃疡、感染,则有局部疼痛和分泌臭味的血性分泌物。

2.体征

常见部位为大阴唇,也可在小阴唇、阴蒂和阴唇系带出现。病灶早期呈灰色,位于变薄的上皮下,小结节直径一般不超过 2 cm。外阴基底细胞癌病灶多为单发,偶为多发。约有 20% 的患者伴有其他癌瘤,如外阴鳞状细胞癌、恶性黑色素瘤、子宫颈癌及皮肤癌等。外阴基底细胞癌以局部浸润为其特点,很少发生远处转移,区域淋巴结转移少见。合并鳞状细胞癌则淋巴结转移率较高。

(四)诊断

根据临床表现和妇科检查所见,诊断一般不难。但需做病理组织学检查以确诊。

(五)鉴别诊断

1.未分化鳞状上皮癌

通常病情进展快,病史较短,易出现区域淋巴结转移。

2.恶性黑色素瘤

有时与黑色素型基底细胞癌难以区别。恶性黑色素瘤有痣的病史和恶变过程,恶变后发展快,易出现区域淋巴结转移。

（六）治疗

1.手术治疗

外阴基底细胞癌以手术为主要治疗手段。因其恶性程度低,罕见转移,多采用病灶局部广泛切除。术后标本边缘阴性才认为是切除完全。对较广泛病灶,应做外阴广泛切除。有尿道、阴道或肛门的浸润时,应做相应部分的切除。一般不需外阴根治术及腹股沟淋巴结清扫术。但若怀疑腹股沟淋巴结转移,应做活检,病理证实有转移者应做腹股沟淋巴结清扫术。

2.放射治疗

基底细胞癌对放疗敏感,但由于外阴部正常皮肤对放射线耐受性差,故放疗仅适用于早期单纯的基底细胞癌。目前所有的抗癌化疗药对基底细胞癌疗效不佳,对较晚期的病例,化疗仍可作为综合治疗的一种补充手段。

（七）预后

外阴基底细胞癌恶性程度低,预后好。5 年生存率为 80％～90％。然而如处理不当,可有10％～20％的复发率。

三、外阴腺癌

外阴腺癌非常少见,主要来自外阴的腺体组织,包括前庭大腺、尿道旁腺和汗腺,以前庭大腺发生的腺癌较易见。

前庭大腺癌约占外阴恶性肿瘤的 5％。前庭大腺的原发癌 50％以上为腺癌,30％为鳞状细胞癌,其余多为腺样囊性癌。发病年龄通常比外阴鳞癌年轻 10 岁,50～60 岁为高发年龄段。尿道旁腺癌非常罕见,发生于外阴前庭的尿道开口周围的尿道旁腺。外阴汗腺腺癌仅占外阴恶性肿瘤的 0.5％,十分罕见,发病年龄 30～67 岁。

（一）病因

外阴腺癌的真正病因不明,前庭大腺癌患者常有前庭大腺炎病史。

（二）病理

前庭大腺癌通常是局限性的,切面苍白,呈分叶状。晚期出现溃疡,常合并感染,分叶中有黏液和脓液。镜下见前庭大腺发生的癌瘤常见为腺癌。因前庭大腺导管在近阴道部分,其内衬以鳞状上皮,故鳞状上皮癌也多见。前庭大腺的鳞癌在组织学上与外阴鳞癌相似,根据完整的被覆鳞状上皮和邻近肿瘤有残留的正常腺泡可判断肿瘤来源于前庭大腺。其分化程度分为分化良好、中度分化和分化差 3 类。前庭大腺的腺癌在组织学上腺体和细胞多数分化不良。大部分腺癌产生大量黏液。前庭大腺腺癌比外阴鳞状细胞癌更易出现腹股沟和盆腔淋巴结转移,而导致预后不良。

尿道旁腺癌主要为腺癌结构,有透亮细胞型和乳头状型。尿道口可有鳞癌出现,尿道可有移行细胞癌出现。

外阴汗腺癌组织形态极像正常汗腺。癌灶侵入表皮并与旁边的大汗腺有形态学上的过渡,也可向深部浸润。癌细胞胞质丰富、嗜酸性,可产生黏液。

（三）临床表现

前庭大腺癌最常见症状为阴道疼痛和肿胀。体检时，于小阴唇内侧可见肿胀，能触及深部实性结节状的肿块，表面皮肤完好。中晚期患者，前庭大腺肿物溃破，出现溃疡，合并感染可出现渗液或出血。癌灶向周围直接蔓延可累及阴道直肠隔或会阴，可有阴道或会阴的疼痛和肿胀。前庭大腺癌可发生淋巴结转移，多数先转移至腹股沟淋巴结，也有少数直接转移至盆腔淋巴结。同时出现双侧原发性前庭大腺癌者极为罕见。

尿道旁腺癌早期症候为排尿困难，尿道出血和尿道口肿物。当瘤灶增大时，可阻塞尿道或向外阴前庭、阴道口扩散，肿瘤表面溃疡、出血、疼痛，可出现腹股沟、盆腔淋巴结的转移。

外阴汗腺癌常见外阴局部瘙痒，也可无症状。溃疡面常合并感染，可产生渗液及液性分泌物，体检可见肿瘤常位于大阴唇，病灶常为单发，偶见多发，多数为实性。直径通常小于 1 cm，少数可达 5 cm，表面皮肤完整，也可出现表浅溃疡或湿疹样改变。汗腺癌恶性度低，进展缓慢，晚期病灶可直接浸润肌层或累及阴道，或出现腹股沟淋巴结转移和血行转移至肺部。

（四）诊断

原发性前庭大腺癌的诊断：肿瘤位于前庭大腺部位时应疑及本病。前庭大腺癌可发生淋巴结转移，除腹股沟淋巴结转移外，也可直接到达盆腔淋巴结，出现闭孔淋巴结转移，因此应行盆腔淋巴结的 CT 扫描或淋巴造影检查以了解有无淋巴结转移。

尿道旁腺癌根据临床表现的症状和体征，可初步做出诊断，病理活检可确诊。

外阴汗腺癌罕见，一般需进行活检才能确诊。

（五）鉴别诊断

前庭大腺癌主要需与前庭大腺囊肿鉴别。后者为常见的外阴良性囊性病变。囊肿边界清楚，多年不变，或生长缓慢。并发感染时，局部出现红肿热痛，或排出脓液，抗菌治疗有效。诊断有困难时，常需做病理活检确诊。

早期尿道旁腺癌应与尿道肉阜区别，对有怀疑恶变的尿道肉阜，均应做活检以明确诊断。中、晚期的尿道旁腺癌应排除转移癌，原发者为腺癌，转移者为鳞状细胞癌。外阴汗腺癌依据病理组织学才能进行最后诊断。

（六）治疗

前庭大腺癌以手术治疗为主，对中晚期病例应综合应用化疗和放疗。传统术式为根治性外阴切除和腹股沟淋巴结清扫术或盆腔淋巴结清扫术。前庭大腺的腺样囊腺癌恶性程度稍低，早期患者可考虑仅做广泛性外阴切除术。化疗的有效药物有顺铂、卡铂和环磷酰胺等。凡对其他部位的黏液腺癌有效的药物，对前庭大腺癌也有效。对外阴鳞癌有效的药物，同样适用于前庭大腺起源的和转移的鳞癌。放射治疗：高能放射治疗对前庭大腺鳞状细胞癌有一定作用，但对前庭大腺腺癌疗效差。

尿道旁腺癌与尿道癌的治疗相同，放疗为主要治疗方法。由于尿道组织能耐受较高的放射剂量（通常耐受剂量可达每 5 周 150～180 Gy），使该处的癌灶可达到足够的治疗剂量（一般癌灶剂量为每 5 周 70～80 Gy）。早期的尿道旁腺癌采用组织内置入放疗可获得好的效果。较晚期的病灶，除组织内置入放疗外，还需补充病灶区的体外放疗。除了放射治疗外，手术治疗也能达到相似的疗效。早期尿道旁腺癌还可采用外阴广泛切除及部分前庭尿道切除术，如有淋巴结转移应做相应的腹股沟和（或）盆腔淋巴结的清除术。中、晚期患者视病灶范围而定术式。

外阴汗腺癌手术治疗：早期病灶可行病灶广泛切除术，肿瘤完整切除则可治愈。中晚期病灶应行外阴广泛切除,腹股沟淋巴结肿大者,需行腹股沟淋巴结清扫术。中晚期外阴汗腺癌手术后辅助化疗可能会改善预后,药物的选择同外阴前庭大腺癌。

四、外阴肉瘤

外阴肉瘤很罕见,占外阴恶性肿瘤的 1.1%～3%,包括平滑肌肉瘤、脂肪肉瘤、横纹肌肉瘤、纤维肉瘤、恶性神经鞘瘤、淋巴肉瘤、血管肉瘤和表皮样肉瘤等一大组恶性肿瘤。此外,尚有更罕见的隆突性皮肤纤维肉瘤、恶性纤维黄色瘤、恶性纤维组织细胞瘤、滑膜肉瘤等。此类癌瘤年龄分布较广,平均年龄 45 岁。好发于大阴唇、阴蒂和尿道周围。

(一)病因病机

外阴肉瘤的病因不明。

(二)病理

1.大体

大体外阴肉瘤为实性肿块,直径通常大于 5 cm。切面可呈鱼肉样,淡红色、灰白色或暗黄色,质地糟脆,但有些纤维较多的肿瘤则质地较韧实。较大的病灶可伴有出血和坏死。

2.镜下

镜下依病变的组织学来源不同而有不同的表现。平滑肌肉瘤的瘤细胞细长,呈梭形,偶尔并有上皮样形态。胞质嗜伊红,染色质增多,胞核较大。核不典型性和多形性,核分裂象多于 10 个/10 个高倍视野。肿瘤细胞呈栅栏状或漩涡状排列,肿瘤存在浸润性边缘。脂肪肉瘤的细胞呈梭形、星形或圆形。胞质中可见脂滴或空泡。恶性淋巴瘤的瘤细胞多有不同程度的间变,瘤细胞呈散在或密集分布,并有核分裂象,肿瘤与周围组织分界不清。横纹肌肉瘤的瘤细胞,随分化程度的不同,而具有不同数量的核分裂象。在细胞质中用磷钨酸-苏木素染色能找到清晰的横纹。纤维肉瘤的瘤细胞呈梭形,有异常核分裂,呈不规则的栅栏束状排列,并有数量不等的胶原纤维。

(三)临床表现

多见于 30～50 岁妇女,常见于大阴唇和阴蒂,很少发生于小阴唇。主要表现为外阴结节或肿物。初起时肿块较小,位于皮下,可无任何症状。随着肿块逐渐增大可出现疼痛,侵犯皮肤形成溃疡,合并感染时出血或有脓性分泌物。患者往往因肿块、出血和疼痛而就诊。通常无外阴瘙痒和外阴白色病变史。晚期肿瘤可能侵犯深部组织,而固定于耻、坐骨上或出现远处转移。

(四)诊断

凡发展较快的外阴皮下实性肿块,应怀疑为软组织恶性肿瘤,诊断依据病理组织检查。对皮肤破溃者,可钳取组织活检,对皮肤完整者,可做针吸活检或穿刺活检,也可做切取活检或切除活检。

(五)鉴别诊断

与外阴软组织良性肿瘤鉴别:良性肿瘤一般发展缓慢,恶性者发展较快。外阴的肿块,尤其位于皮下、质地较实者,通常都要做病理活检才能做出最后诊断。

(六)治疗

外阴肉瘤以手术治疗为主,辅以化疗或放射治疗可望提高疗效。

1.手术治疗

采用根治性外阴切除和腹股沟淋巴结清扫术。必须彻底切除原发灶,切除不够则常会局部复发。腹股沟淋巴结阳性则行髂盆区淋巴结清扫术。采用肿瘤挖出术或保守性手术者,80％的患者出现局部复发。

2.化疗

病期稍晚、组织上核分裂活跃的肉瘤,根治术前后结合化疗可改善预后。目前常用的化疗方案有 VAC 方案、ADIC 方案、CYVADIC 方案。恶性淋巴瘤病灶局限者,先行手术切除,术后辅助化疗,常用方案为 COP 方案和 CHOP 方案。

3.放疗

过去认为外阴肉瘤放射治疗无效。然而软组织肉瘤于根治性手术后补充放射治疗是有益的,可减少术后局部复发率,与化疗综合应用也可达到近期治愈。

(七)预后

外阴肉瘤少见,属高度恶性肿瘤,5 年生存率在 25％左右。治疗后 1～2 年出现局部复发,80％以上复发者最终会出现肺转移。单纯肿瘤挖出术局部复发率可达 80％,而根治性外阴切除术仅 30％。肿瘤直径大于 5 cm,边缘呈浸润性而非膨胀性生长,核分裂象大于 10 个/10 个高倍视野,是预后不良的最危险因素。其中横纹肌肉瘤预后最差。

五、外阴黑色素瘤

外阴黑色素瘤(malignant melanoma,MM)是一种少见的恶性程度高的肿瘤,占外阴恶性肿瘤的2％～3％。

(一)病因病机

日光(紫外线辐射)是外阴黑色素瘤发生的主要病因。美国的一项研究资料表明,臭氧层每减少 1％,发病率就增加 2％。MM 多由色素痣恶变而来,慢性刺激和外伤常成为恶变的诱因。

(二)病理

外阴 MM 呈深蓝、蓝黑、棕黑或淡棕色,也有无色素性。镜下见瘤细胞呈圆形、多边形、梭形或多形性的混合型。细胞核大,深染,有核分裂象,偶尔可见核内空泡。细胞内黑色素分布不均。

(三)临床表现

外阴 MM 可发生于任何年龄,最常见于 60～70 岁妇女,平均年龄 55 岁。60％外阴 MM 发生于小阴唇和阴蒂,40％发生于大阴唇。主要临床表现为外阴有色素沉着的肿块伴瘙痒,破溃后有出血和疼痛。有继发感染者可见味臭的脓血性分泌物流出。晚期患者可扪及肿大的腹股沟淋巴结。

(四)诊断

根据症状、体征不难诊断,需病理活检明确。取活检时应注意,切忌在病灶局部咬取组织,以免加速癌细胞扩散,应将病灶连同周围 0.5～1 cm 正常皮肤及皮下脂肪整块切除后送病理,以便全面评估病变深度、切缘是否适当以及该病的组织学特征。对于范围大的病灶,则可行咬取活检。

国际妇产科协会对外阴癌的分期并不适用于黑色素瘤,相反这种分期却可用于其他皮肤癌。Clark 根据肿瘤的浸润深度提出了 MM 的组织分类法;Breslow 分期则是根据病变的垂直深度,即从皮肤的颗粒层到病变侵袭的最深部位;还有一种用淋巴结标记作为分期的方法。但目前大多数临床医师都倾向于 Breslow 分期,因垂直深度对淋巴结转移和复发都很有预测意义。

（五）鉴别诊断

应与其他色素沉着性疾病相鉴别，通过病理活检不难鉴别。

（六）治疗

1.手术治疗

（1）局部广泛切除术：适用于病变厚度小于 1 mm 的早期患者，手术切缘距离病灶 2 cm，可不做淋巴结切除。

（2）根治性手术：适用于病变厚度为 1～4 mm 者，包括局部广泛切除和双侧腹股沟淋巴结切除，如腹股沟淋巴结阳性，需同时行盆腔淋巴结清扫。

（3）姑息性手术：中晚期 MM 患者可行姑息性手术治疗。对于病变厚度大于 4 mm 者，可暂不做淋巴结清扫，经辅助化疗或免疫治疗后，效果明显者，可行分期淋巴结切除。

2.化疗

作为手术的辅助治疗可减少复发，对播散型 MM。化疗则为重要的治疗手段。目前常用化疗药物为环磷酰胺（CTX）、5-FU、MTX、VCR、氮烯咪胺（DTIC）、卡氮芥（BCNU）等。

3.免疫治疗

MM 的自然消退早已被学者们注意到，这种现象提示宿主的免疫反应在疾病的发生发展中起到重要作用。因此，免疫治疗受到重视并取得较好的疗效。免疫治疗包括：卡介苗治疗、白细胞介素-2 治疗和干扰素治疗等。

（七）预后

外阴 MM 的预后较差，5 年生存率在 $28.6\%～35\%$。影响 MM 预后的因素包括患者年龄、性别、诊断时期、原发肿瘤的厚度、侵犯的水平、淋巴结有无转移和治疗手段等。

（孙建华）

第八章

女性生殖器发育异常

第一节 外生殖器发育异常

女性外生殖器发育异常中较常见的有处女膜闭锁和外生殖器男性化。

一、处女膜闭锁

处女膜闭锁又称无孔处女膜。系发育过程中,阴道末端的泌尿生殖窦组织未腔化所致。由于无孔处女膜使阴道和外界隔绝,故阴道分泌物或月经初潮的经血排出受阻,积聚在阴道内。有时经血可经输卵管倒流至腹腔。若不及时切开,反复多次的月经来潮使积血增多,发展为子宫腔积血,输卵管可因积血粘连而伞端闭锁。

（一）临床表现

绝大多数患者至青春期发生周期性下腹坠痛,呈进行性加剧。严重者可引起肛门或阴道部胀痛和尿频等症状。检查可见处女膜膨出,表面呈蓝紫色;肛诊可扪及阴道膨隆,凸向直肠;并可扪及盆腔肿块,用手指按压肿块可见处女膜向外膨隆更明显。偶有幼女因大量黏液潴留在阴道内,导致处女膜向外凸出而确诊。盆腔B超检查可见子宫和阴道内有积液。

（二）治疗

先用粗针穿刺处女膜膨隆部,抽出积血可以送检进行细菌培养及抗生素敏感试验,而后再行X形切开,排出积血,常规检查宫颈是否正常,切除多余的处女膜瓣,修剪处女膜,再用可吸收缝线缝合切口边缘,使开口成圆形,必要时术后给予抗感染药物。

二、外生殖器男性化

外生殖器男性化系外生殖器分化发育过程中受到大量雄激素影响所致。常见于真两性畸形、先天性肾上腺皮质增生或母体在妊娠早期接受具有雄激素作用的药物治疗。

（一）真两性畸形

染色体核形多为46XX,46XX/46XY嵌合体,46XY少见。患者体内同时存在睾丸和卵巢两种性腺组织,较多见的是性腺内含有卵巢与睾丸组织,又称卵睾;也可能是一侧为卵巢,另一侧为睾丸。真两性畸形患者外生殖器的形态很不一致,多数为阴蒂肥大或阴茎偏小。

（二）先天性肾上腺皮质增生

先天性肾上腺皮质增生为常染色体隐性遗传性疾病。系胎儿肾上腺皮质合成皮质酮或皮质醇的酶(如 21-羟化酶,11β-羟化酶和 3β-羟类固醇脱氢酶)缺乏,不能将 17α-羟黄体酮转化为皮质醇或不能将黄体酮转化为皮质酮,因此其前质积聚,并向雄激素转化,产生大量雄激素。

(三)副中肾管无效抑制引起的异常

副中肾管无效抑制引起的异常表现为外生殖器模糊,如雄激素不敏感综合征(即睾丸女性化综合征),患者虽然存在男性性腺,但因其雄激素敏感细胞质受体蛋白基因缺失,雄激素未能发挥正常的功能,副中肾管抑制因子水平低下,生殖器向副中肾管方向分化,形成女性外阴及部分阴道,使基因型为男性的患者出现女性表型。

(四)外在因素

影响生殖器的药物主要为激素类药物。妊娠早期服用雄激素类药物,可发生女性胎儿阴道下段发育不全,阴蒂肥大及阴唇融合等发育异常;妊娠晚期服用雄激素可致阴蒂肥大。

(五)临床表现

阴蒂肥大,有时显著增大似男性阴茎。严重者伴有阴唇融合,两侧大阴唇肥厚有皱,并有不同程度的融合,类似阴囊。

(六)诊断

1.病史和体征

询问患者母亲在妊娠早期是否曾接受具有雄激素作用的药物治疗,家族中有无类似畸形患者。检查时应了解阴蒂大小,尿道口与阴道口的位置,有无阴道和子宫。同时检查腹股沟与大阴唇,了解有无异位睾丸。

2.实验室检查

疑真两性畸形或先天性肾上腺皮质增生时,应检查染色体核型。前者染色体核型多样,后者则为 46XX。应行血内分泌测定,血睾酮呈高值;有条件者可查血清 17α-羟黄体酮值,数值呈增高表现。

3.影像学检查

超声检查了解盆腔内性腺情况,必要时可磁共振显像帮助诊断。

4.性腺活检

可通过腹腔镜检查进行性腺活检,确诊是否为真两性畸形。

(七)治疗

应尊重患者的性别取向决定手术方式。多数取向女性,可行肥大阴蒂部分切除,使保留的阴蒂接近正常女性阴蒂大小,同时手术矫正外阴部其他畸形。

1.真两性畸形

腹腔内或腹股沟处的睾丸有恶变可能,应将腹腔内或腹股沟处的睾丸或卵睾切除,保留与外生殖器相适应的性腺,并以此性别养育。

2.先天性肾上腺皮质增生

先给予肾上腺皮质激素治疗,减少血清睾酮含量至接近正常水平,再作阴蒂部分切除整形术和其他畸形的相应矫正手术。

(孟凡峰)

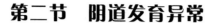

第二节 阴道发育异常

阴道由副中肾管(又称米勒管)和泌尿生殖窦发育而来。在胚胎第 6 周,在中肾管(又称午非管)外侧,体腔上皮向外壁中胚叶凹陷成沟,形成副中肾管。双侧副中肾管融合形成子宫和部分阴道。胚胎 6～7 周,原始泄殖腔被尿直肠隔分隔为泌尿生殖窦。在胚胎第 9 周,双侧副中肾管下段融合,其间的纵形间隔消失,形成子宫阴道管。泌尿生殖窦上端细胞增生,形成实质性的窦阴道球,并进一步增殖形成阴道板。自胚胎 11 周起,阴道板开始腔化,形成阴道。目前大多数研究认为,阴道是副中肾管在雌激素的影响下发育而成的,从胚胎第 5 周体腔上皮卷折到胚胎第 8 周与泌尿生殖窦融合,其间任何时间副中肾管发育停止,泌尿生殖窦发育成阴道的过程都会停止。因此副中肾管的形成和融合过程异常以及其他致畸因素均可引起阴道的发育异常。

阴道发育异常可分为 3 类:先天性无阴道、副中肾管尾端融合异常和阴道腔化障碍。临床上可见以下几种异常。

一、先天性无阴道

先天性无阴道系双侧副中肾管发育不全或双侧副中肾管尾端发育不良所致。目前所知,先天性无阴道既非单基因异常的结果,也非致癌物质所致。发生率为 1/5 000～1/4 000,先天性无阴道几乎均合并无子宫或仅有始基子宫,卵巢功能多为正常。

(一)临床表现

原发性闭经及性生活困难。极少数具有内膜组织的始基子宫患者因经血无正常流出通道,可表现为周期性腹痛。检查可见患者体格、第二性征以及外阴发育正常,但无阴道口,或仅在前庭后部见一浅凹。偶见短浅阴道盲端。常伴子宫发育不良(无子宫或始基子宫)。45%～50%的患者伴有泌尿道异常,10%伴有脊椎异常。此病须与处女膜闭锁和雄激素不敏感综合征相鉴别。肛诊时,处女膜闭锁可扪及阴道内肿块,向直肠膨隆,子宫正常或增大,B 超检查有助于鉴别诊断。雄激素不敏感综合征为 X 连锁隐性遗传病,染色体核型为 46,XY,血清睾酮为男性水平。而先天性无阴道为 46,XX,血清睾酮为女性水平。

(二)治疗

1.模具顶压法

用木质或塑料阴道模具压迫阴道凹陷,使其扩张并延伸到接近正常阴道的长度。适用于无子宫且阴道凹陷组织松弛者。

2.阴道成形术

阴道成形术方法多种,各有利弊。常见术式有:羊膜阴道成形术、盆腔腹膜阴道成形术、乙状结肠代阴道术、皮瓣阴道成形术和外阴阴道成形术等多种方法。若有正常子宫,应设法使阴道与宫颈连通。

二、阴道闭锁

（一）定义

阴道闭锁为泌尿生殖窦未参与形成阴道下段所致。根据闭锁的解剖学特点将其分为两种类型。Ⅰ型阴道闭锁：闭锁位于阴道下段，长度 2～3 cm，其上多为正常阴道，子宫体及宫颈均正常。Ⅱ型阴道闭锁：即阴道完全闭锁，多合并有子宫颈发育不良，子宫体正常或畸形，内膜可有正常分泌功能。

（二）临床表现

症状与处女膜闭锁相似，绝大多数表现为青春期后出现逐渐加剧的周期性下腹痛，但无月经来潮。严重者伴有便秘、肛门坠胀、尿频或尿潴留等症状。检查时无阴道开口，但闭锁处黏膜表面色泽正常，亦不向外膨隆，肛查可扪及向直肠凸出的阴道积血包块，其位置较处女膜闭锁高。

（三）治疗

治疗应尽早手术。

1.Ⅰ型阴道闭锁

术时应先用粗针穿刺阴道黏膜，抽到积血并以此为指示点，切开闭锁段阴道，排出积血，常规检查宫颈是否正常，切除多余闭锁的纤维结缔组织，充分扩张闭锁段阴道，利用已游离的阴道黏膜覆盖创面。术后放置模型，定期扩张阴道以防粘连、瘢痕挛缩。

2.Ⅱ型阴道闭锁

可先行腹腔镜探查术，了解子宫发育情况、盆腔内有无子宫内膜异位及粘连。对子宫畸形、子宫发育不良或继发重度子宫内膜异位症者，可切除子宫。如保留子宫则需行阴道成形术、宫颈再造术及阴道子宫接通术，且手术效果欠佳。

三、阴道纵隔

（一）定义

为双侧副中肾管会合后，其尾端纵隔未消失或部分消失所致。纵隔多位于正中，也可偏于一侧或同时伴有一侧的阴道下段闭锁。可分为完全纵隔与不完全纵隔两种。完全纵隔也称双阴道，常合并双宫颈、双子宫。

（二）临床表现

（1）阴道完全纵隔者无症状，不影响性生活，也可经阴道分娩。不完全纵隔者可有性交困难或不适，或分娩时胎先露下降受阻，导致产程进展缓慢。

（2）妇科检查即可确诊：阴道检查可见阴道被一纵形黏膜壁分为两条纵形通道，黏膜壁上端近宫颈，完全纵隔下端达阴道口，不完全纵隔未达阴道口。

（三）治疗

如无症状、不影响性生活和分娩者，可不予治疗，否则应行纵隔切除术，缝合创面，以防粘连。如分娩时发现且阻碍先露下降时，可将纵隔中央切断，胎儿娩出后再将多余的黏膜瓣切除，缝合黏膜边缘。

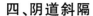

四、阴道斜隔

（一）定义

阴道斜隔或阴道斜隔综合征：阴道纵隔末端偏离中线向一侧倾斜与阴道壁融合，形成双阴道，一侧与外界相通，另一侧为阴道盲端或有孔，常合并双子宫、双宫颈，伴有同侧泌尿系发育异常。

病因尚不明确。可能是副中肾管向下延伸未到泌尿生殖窦形成一盲端所致。

（二）病理分型

1.Ⅰ型为无孔斜隔

隔后的子宫与外界及另侧子宫完全隔离，宫腔积血聚积在隔后腔。

2.Ⅱ型为有孔斜隔

隔上有一数毫米的小孔，隔后子宫与另侧子宫隔绝，经血通过小孔滴出，引流不畅。

3.Ⅲ型为无孔斜隔合并宫颈瘘管

在两侧宫颈间或隔后腔与对侧宫颈之间有小瘘管，有隔一侧子宫经血可通过另一侧宫颈排出，引流亦不通畅。

（三）临床表现

发病年龄较轻，月经周期正常，三型均有痛经。

1.Ⅰ型

Ⅰ型痛经较重，平时一侧下腹痛。阴道内可触及侧方包块，张力大；宫腔积血时可触及增大子宫；如经血逆流，附件区可触及包块。

2.Ⅱ型及Ⅲ型

Ⅱ型及Ⅲ型经期延长，月经间期阴道少量褐色分泌物或陈旧血淋漓不净，脓性分泌物有臭味。检查阴道侧壁或侧穹隆可触及囊性肿物，张力较小，压迫时有陈旧血流出。

（四）诊断

月经周期正常，有痛经及一侧下腹痛；经期延长，经间期淋漓出血，分泌物增多有异味。妇科检查一侧穹隆或阴道壁有囊肿，子宫增大及附件肿物。局部消毒后在囊肿下部穿刺，抽出陈旧血，即可诊断。B超检查可见一侧宫腔积血，阴道旁囊肿，同侧肾阙如。子宫碘油造影检查可显示Ⅲ型者宫颈间的瘘管。有孔斜隔注入碘油，可了解隔后腔情况。必要时应做泌尿系造影检查。

（五）治疗

斜隔切开引流，由囊壁小孔或穿刺定位，上下剪开斜隔，暴露宫颈。沿斜隔附着处，做菱形切除，边缘电凝止血或油纱卷压迫24～48小时，一般不放置阴道模型。

五、阴道横隔

（一）定义

两侧副中肾管会合后与泌尿生殖窦相接处未贯通，或阴道板腔道化时在不同部位未完全腔化贯通致阴道横隔形成。横隔可位于阴道的任何水平，以中上段交界处为多见。隔上有小孔称不全性横隔，无孔称完全性横隔。

（二）临床表现

1.不全性横隔

临床症状因横隔位置高低、孔径大小而有不同表现。如孔大、位置高，经血通畅、不影响性生活者，可无不适症状。个别在分娩时影响胎先露下降才得以发现。如横隔上孔小，则经血不畅、淋漓不净，易感染，有异味白带。检查见阴道短，横隔上有孔，看不到宫颈。

2.完全性横隔

原发性闭经伴周期性腹痛，症状同Ⅰ型阴道闭锁。肛查：阴道上方囊性包块，子宫可增大。

（三）诊断

根据症状及妇科检查不难诊断。当横隔位于阴道顶端，接近宫颈时，应了解有无宫颈先天性闭锁。B超或磁共振有助于诊断。

（四）治疗

因横隔可影响分娩，完全性横隔可阻碍经血排出，故发现横隔应及时切开，环形切除多余部分，间断缝合创面切缘。术后需放置模型，以防粘连。如分娩时发现横隔，横隔薄者可切开横隔，经阴道分娩。如横隔较厚，应行剖宫产术，并将横隔上的小孔扩大，以利恶露排出。

（孟凡峰）

第三节　宫颈及子宫发育异常

宫颈形成约在胚胎14周左右，由于副中肾管尾端发育不全或发育停滞所致宫颈发育异常，主要包括宫颈阙如、宫颈闭锁、先天性宫颈管狭窄、宫颈角度异常、先天性宫颈延长症伴宫颈管狭窄、双宫颈等宫颈发育异常。

一、先天性宫颈闭锁

临床上罕见。若患者子宫内膜有功能时，青春期后可因宫腔积血而出现周期性腹痛，经血还可经输卵管逆流入腹腔，引起盆腔子宫内膜异位症。治疗可手术穿通宫颈，建立人工子宫阴道通道或行子宫切除术。

二、子宫发育异常

子宫发育异常是女性生殖器发育异常中最常见的一种，是因副中肾管在胚胎时期发育、融合、吸收的某一过程停滞所致。

（一）子宫未发育或发育不良

1.先天性无子宫

先天性无子宫因双侧副中肾管形成子宫段未融合，退化所致。常合并无阴道。卵巢发育正常。

2.始基子宫

始基子宫系双侧副中肾管融合后不久即停止发育，子宫极小，仅长1～3 cm。多数无宫腔或为一实体肌性子宫。偶见始基子宫有宫腔和内膜。卵巢发育可正常。

3.幼稚子宫

双侧副中肾管融合后不久即停止发育,子宫极小,卵巢发育正常。

(1)临床表现:先天性无子宫或实体性的始基子宫无症状。常因青春期后无月经就诊,检查才发现。具有宫腔和内膜的始基子宫若宫腔闭锁或无阴道者可因月经血潴留或经血倒流出现周期性腹痛。幼稚子宫月经稀少、或初潮延迟,常伴痛经。检查可见子宫体小,宫颈相对较长,宫体与宫颈之比为1∶1或2∶3。子宫可呈极度前屈或后屈。

(2)治疗:先天性无子宫、实体性始基子宫可不予处理。始基子宫或幼稚子宫有周期性腹痛提示存在宫腔积血者需手术切除。

(二)单角子宫与残角子宫

1.单角子宫

仅一侧副中肾管正常发育形成单角子宫,同侧卵巢功能正常。另侧副中肾管完全未发育或未形成管道,未发育侧卵巢、输卵管和肾脏亦往往同时阙如。

2.残角子宫

系一侧副中肾管发育,另一侧副中肾管中下段发育缺陷,形成残角子宫。有正常输卵管和卵巢,但常伴有同侧泌尿器官发育畸形。约65%单角子宫合并残角子宫。根据残角子宫与单角子宫解剖上的关系,分为三种类型:Ⅰ型残角子宫有宫腔,并与单角子宫腔相通;Ⅱ型残角子宫有宫腔,但与单角子宫腔不相通;Ⅲ型为实体残角子宫,仅以纤维带相连单角子宫。

(1)临床表现:单角子宫无症状。残角子宫若内膜有功能,但其宫腔与单角宫腔不相通者,往往因月经血倒流或宫腔积血出现痛经,也可发生子宫内膜异位症。检查可见单角子宫偏小、梭形、偏离中线。伴有残角子宫者可在子宫一侧扪及较子宫小的硬块,易误诊卵巢肿瘤。若残角子宫腔积血时可扪及肿块,有触痛,残角子宫甚至较单角子宫增大。子宫输卵管碘油造影、B超检查磁共振显像有助于正确诊断。

(2)治疗:单角子宫不予处理。孕期加强监护,及时发现并发症予以处理。非孕期Ⅱ型残角子宫确诊后应切除。早、中期妊娠诊断明确,及时切除妊娠的残角子宫,避免子宫破裂。晚期妊娠行剖宫产后,需警惕胎盘粘连或胎盘植入,造成产后大出血。切除残角子宫时将同侧输卵管间质部、卵巢固有韧带及圆韧带固定于发育对侧宫角部位。

(三)双子宫

双子宫为两侧副中肾管未融合,各自发育形成两个子宫和两个宫颈。两个宫颈可分开或相连;宫颈之间也可有交通管。也可为一侧子宫颈发育不良、阙如,常有一小通道与对侧阴道相通。双子宫可伴有阴道纵隔或斜隔。

1.临床表现

患者多无自觉症状。伴有阴道纵隔可有性生活不适。伴阴道无孔斜隔时可出现痛经;伴有孔斜隔者于月经来潮后有阴道少量流血,呈陈旧性且淋漓不尽,或少量褐色分泌物。检查可扪及子宫呈分叉状。宫腔探查或子宫输卵管碘油造影可见两个宫腔。伴阴道纵隔或斜隔时,检查可见相应的异常。

2.治疗

一般不予处理。当有反复流产,应除外染色体、黄体功能及免疫等因素。伴阴道斜隔应做隔切除术。

(四)双角子宫

双角子宫是双侧中肾管融合不良所致,分六类:①完全双角子宫(从宫颈内口处分开);②不全双角子宫(宫颈内口以上处分开)。

1.临床表现

临床表现一般无症状。有时双角子宫月经量较多并伴有程度不等的痛经。检查可扪及宫底部有凹陷。B超检查、磁共振显像和子宫输卵管碘油造影有助于诊断。

2.治疗

双角子宫一般不予处理。若双角子宫出现反复流产时,应行子宫整形术。

(五)纵隔子宫

纵隔子宫为双侧副中肾管融合后,纵隔吸收受阻所致,分两类:①完全纵隔子宫(纵隔由宫底至宫颈内口之下);②不全纵隔子宫(纵隔终止于宫颈内口之上)。

1.临床表现

临床表现一般无症状。纵隔子宫可致不孕。纵隔子宫流产率为 $26\% \sim 94\%$,妊娠结局最差。检查可见完全纵隔者宫颈外口有一隔膜。B超检查、磁共振显像和子宫输卵管碘油造影可以辅助诊断,宫腔镜和腹腔镜联合检查可以明确诊断。

2.治疗

纵隔子宫影响生育时,宫底楔形切除纵隔是传统治疗方法。20 世纪 80 年代后采用在腹腔镜监视下,通过宫腔镜切除纵隔是主要治疗纵隔子宫的手术方法。手术简单、安全、微创,妊娠结局良好。

(六)弓形子宫

弓形子宫为宫底部发育不良,中间凹陷,宫壁略向宫腔突出。

1.临床表现

临床表现一般无症状。检查可扪及宫底部有凹陷;凹陷浅者可能为弓形子宫。B超、磁共振显像和子宫输卵管碘油造影有助于诊断。

2.治疗

弓形子宫一般不予处理。若出现反复流产时,应行子宫整形术。

(七)己烯雌酚所致的子宫发育异常

妊娠 2 个月内服用己烯雌酚(DES)可导致副中肾管的发育缺陷,女性胎儿可发生子宫发育不良,如狭小 T 形宫腔、子宫狭窄带、子宫下段增宽以及宫壁不规则。其中 T 形宫腔常见($42\% \sim 62\%$)。T 形宫腔也可见于母亲未服用者 DES,称 DES 样子宫。

1.临床表现

临床表现一般无症状,常在子宫输卵管碘油造影检查时发现。由于 DES 可致宫颈功能不全,故早产率增加。妇科检查无异常。诊断依靠子宫输卵管碘油造影。

2.治疗

一般不予处理。宫颈功能不全者可在妊娠 14～16 周行宫颈环扎术。

(孟凡峰)

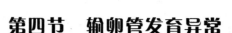

第四节　输卵管发育异常

输卵管发育异常罕见,是副中肾管头端发育受阻,常与子宫发育异常同时存在。几乎均在因其他病因手术时偶然发现。

一、输卵管缺失或痕迹

输卵管痕迹或单侧输卵管缺失为同侧副中肾管未发育所致。常伴有该侧输尿管和肾脏的发育异常。未见单独双侧输卵管缺失,多伴发其他内脏严重畸形,胎儿不能存活。

二、输卵管发育不全

是较常见的生殖器发育异常。输卵管细长弯曲,肌肉不同程度的发育不全,无管腔或部分管腔通畅造成不孕,有憩室或副口是异位妊娠的原因之一。

三、副输卵管

单侧或双侧输卵管之上附有一稍小但有伞端的输卵管。有的与输卵管之间有交通,有的不通。

四、单侧或双侧有两条发育正常的输卵管

二条发育正常的输卵管均与宫腔相通。治疗:若不影响妊娠,无须处理。

（孟凡峰）

第五节　卵巢发育异常

卵巢发育异常因原始生殖细胞迁移受阻或性腺形成移位异常所致,有以下几种情况。

一、卵巢未发育或发育不良

单侧或双侧卵巢未发育极罕见。单侧或双侧发育不良卵巢外观色白,细长索状,又称条索状卵巢。发育不良卵巢切面仅见纤维组织,无卵泡。临床表现为原发性闭经或初潮延迟、月经稀少和第二性征发育不良。常伴内生殖器或泌尿器官异常。多见于特纳综合征患者。B超检查、腹腔镜检查有助于诊断,必要时行活体组织检查和染色体核型检查。

二、异位卵巢

卵巢形成后仍停留在原生殖嵴部位,未下降至盆腔内。卵巢发育正常者无症状。

三、副卵巢

(1)罕见。一般远离正常卵巢部位,可出现在腹膜后。无症状,多在因其他疾病手术时发现。

(2)治疗:若条索状卵巢患者染色体核型为 XY,卵巢发生恶变的频率较高,确诊后应予切除。

(3)临床特殊情况的思考和建议如下。

副中肾管无效抑制引起的异常:性腺发育异常合并副中肾管无效抑制时,表现为外生殖器模糊,如雄激素不敏感综合征。患者虽然存在男性性腺,但其雄激素敏感细胞质受体蛋白基因缺失,雄激素未能发挥正常的功能,副中肾管抑制因子水平低下,生殖器向副中肾管方向分化,形成女性外阴及部分阴道发育。临床上常表现为雄激素不敏感综合征,该类患者其基因性别是染色体 46,XY。患者女性第二性征幼稚型,无月经来潮,阴道发育不全,无子宫或残角子宫,雄激素达男性水平,但无男性外生殖器,性腺未下降至阴囊,多位于盆腔或腹股沟部位,但是为满足其社会性别的需要,阴道发育不良者,在患者有规律性生活时行阴道重建手术。可考虑行腹膜代阴道、乙状结肠代阴道、阴道模具顶压法等治疗,同时切除性腺,手术后激素替代维持女性第二性征。阴道部分发育者,只需切除性腺即可。

女性生殖道畸形患者发生泌尿系统畸形:由于生殖系统与泌尿系统在原始胚胎的发生发展过程中互为因果、相互影响,因此,生殖系统畸形往往合并泌尿系统畸形,特别是生殖道不对称性畸形,如阴道斜隔综合征、残角子宫等,如阴道斜隔伴同侧肾脏阙如或异位单肾畸形,双侧或单侧马蹄肾。目前,对于生殖道畸形合并泌尿系统畸形的诊断,通常是通过患者所表现出来的痛经、月经从未来潮或下腹痛、盆腔包块等妇科症状,然后才进一步检查是否有泌尿系统畸形的。这样往往是在女性青春期以后甚至是围绝经期才得以发现,从而延误诊断,诱发妇科多种疾病的发生。同时未能对肾脏发育异常做出诊断,对单侧肾脏的功能保护也存在隐患。因此,如何早期发现、发现诊断,对于生殖系统疾病的预防和泌尿系统功能的保护有非常现实的意义。诊断方法包括常规行盆腔及泌尿系统彩色三维 B 超检查,并行静脉肾盂造影(IVP),必要时行输卵管碘油造影(HSG)。还可以应用腹腔镜、MRI 及 CT 进行诊断。对于生殖道畸形合并泌尿系统畸形的治疗主要是解决患者的生殖器畸形,解除患者症状并进行生殖器整形。

条索状卵巢:临床表现为原发性卵巢功能低下,大多数为原发闭经,少数患者月经初潮后来几次月经即发生闭经。临床治疗目的在于促进身材发育,第二性征及生殖道发育,建立人工周期。

(孟凡峰)

第九章

妊娠期保健

第一节 产前检查

一、产前检查时间

产前检查的时间应从确诊早孕开始,首次产前检查未发现异常的孕妇于妊娠 20～28 周,每 4 周检查一次,妊娠 28～36 周,每 2 周检查一次,自妊娠 36 周后,每周检查一次。即首次产前检查、孕 20、24、28、32、36、37、38、39、40 周,共行产检 10 次。有高危因素的孕妇应酌情增加产前检查的次数。孕妇定期做产前检查的目的是为了掌握胎儿发育和孕妇健康状况,以便早期发现问题,及早纠正和治疗,使孕妇和胎儿能顺利地度过妊娠期,以提高出生人口素质,减少出生缺陷的发生。

二、首次产前检查

应详细询问病史,进行全面的全身检查、产科检查及必要的辅助检查。

（一）病史

（1）年龄:年龄过小容易发生难产;35 岁以上的初孕妇容易并发妊娠高血压疾病、产力异常、产道异常和遗传病儿、先天缺陷儿等。

（2）职业:如接触有毒物质的孕妇,应检测血常规及肝功能。

（3）计算孕周及推算预产期:推算方法是按末次月经第一日算起,月份减 3 或加 9,日数加 7。若孕妇仅记住阴历末次月经第一日,应由医师为其换算成阳历,再推算预产期。必须指出,实际分娩日期与推算的预产期,可以相差 1～2 周。若孕妇记不清末次月经日期或于哺乳期无月经来潮而受孕者,可根据早孕反应开始出现的时间、胎动开始时间、手测子宫底高度、尺测子宫长度加以估计。

（4）月经史及既往孕产史:月经初潮、周期、经期、经量、有无腹痛。月经周期延长者的预产期需相应推迟。经产妇应了解有无难产史、死胎死产史、分娩方式及有无产后出血史,了解新生儿出生时情况。

（5）既往史及手术史:着重了解有无高血压、心脏病、糖尿病、结核病、血液病、肝、肾疾病、骨软化症等和作过何种手术。

（6）本次妊娠过程：了解妊娠早期有无早孕反应、病毒感染及用药史,胎动开始的时间;有无阴道流血、头痛、眼花、心悸、气短、下肢水肿等症状。妊娠早期有无病毒感染及用药史。

（7）家庭史：询问家族有无高血压、双胎妊娠及其他遗传性疾病。

（二）全身检查

通过全身检查,了解孕妇的发育、营养状况、身高、体质量、步态、有无水肿;重要器官如心、肝、肺、肾、脑有无病变,乳房发育情况及乳头凹陷等;四肢有无畸形。了解孕妇的生命体征,观察体温、脉搏、呼吸及血压。一般为:体温 36.2 ℃～37.2 ℃,脉搏 60～90 次/分钟,呼吸 16～20 次/分钟,血压不应超过18.7/12 kPa(140/90 mmHg)或与基础血压相比不超过 4/2 kPa(30/15 mmHg),超过者应属病理状态。注重有无水肿情况,休息后水肿是否消失。妊娠晚期每周体质量增长不应超过500 g,超过者多有水肿或隐性水肿。

（三）产科检查

包括腹部检查、骨盆测量、阴道检查、肛门检查。

1.腹部检查

（1）视诊：注意腹形及大小,腰部有无妊娠纹、手术瘢痕及水肿等。

（2）触诊：注意腹壁肌的紧张度,有无腹直肌分离,并注意羊水的多少及子宫肌的敏感程度。用四步触诊法检查子宫大小、胎产式、胎先露、胎方位以及胎先露部是否衔接。在做前三步手法时,检查者面向孕妇作第四步手法时,检查者则应面向孕妇足端。第一步手法:检查者两手置于宫底部,了解子宫外形并测得宫底高度,估计胎儿大小与妊娠周数是否相符;第二步手法:检查者左右手分别置于腹部左右侧,一手固定,另一手轻轻深按检查,两手交替,仔细分辨胎背及胎儿四肢的位置;第三步手法:检查者右手拇指与其余四指分开,置于耻骨联合上方握住胎先露部,进一步查清是胎头或胎臀,左右推动以确定是否衔接;第四步手法:检查者左右手分别置于胎先露部的两侧,向骨盆入口方向向下深按,再次核对先露部的诊断是否正确,并确定胎先露部入盆的程度。

（3）听诊：用多普勒胎心听诊器于孕 10 周即可听到胎心音。胎心音在靠近胎背上方的孕妇腹壁上听得最清楚。枕先露时,胎心音在脐右/左下方;臀先露时,胎心音在脐右/左上方;肩先露时,胎心音在靠近脐部下方听得最清楚。

2.骨盆测量

骨盆大小及其形状,是决定胎儿能否经阴道分娩的重要因素,包括骨盆外测量和骨盆内测量。

（1）骨盆外测量。①髂棘间径:孕妇取伸腿仰卧位,测量两髂前上棘外缘的距离,正常值为23～26 cm。②髂嵴间径:孕妇取伸腿仰卧位,测量两髂嵴外缘最宽的距离,正常值为 25～28 cm,以上两径线可以间接推测骨盆横径的长度。③骶耻外径:孕妇取左侧卧位,右腿伸直,左腿屈曲。测量第 5 腰椎棘突下至耻骨联合上缘中点的距离,正常值为 18～20 cm;第 5 腰椎棘突下相当于米氏菱形窝的上角,或相当于髂嵴后连线中点下 1.5 cm,此径线可以间接推测骨盆入口前后径的长度,是骨盆外测量中最重要的径线;骶耻外径值与骨质厚薄相关,测得的骶耻外径值减去 1/2 尺桡周径(指围绕右侧尺骨茎突及桡骨茎突测得的前臂下端的周径)值,即相当于骨盆入口前后径值。④坐骨结节间径或称出口横径:孕妇取仰卧位,两腿弯曲,双手抱双膝,测量两坐骨结节内侧缘的距离,正常值 8.5～9.5 cm;也可用检查者的拳头测量,若其间能容纳成人手拳,则大于8.5 cm,即属正常;此径线直接测出骨盆出口横径的长度,若此径值小于 8 cm 时,应测量出口后矢状径。⑤出口后矢状径：为坐骨结节间径中点至骶骨尖端的长度，正常值为 8～9 cm；出口后矢状径径值与坐骨结节间径值之和＞15 cm，表明骨盆出口无明显狭窄。⑥耻骨弓角度：正常值为 90°，小于 80°为不正常，此角度可以反映骨盆出口横径的宽度。

（2）骨盆内测量。①对角径：为耻骨联合下缘至骶岬上缘中点的距离，正常值为 12.5～13 cm，此值减去 1.5～2 cm，即为骨盆入口前后径的长度，又称真结合径。真结合径正常值为 11 cm。若测量时，阴道内的中指尖触不到骶岬表示对角径值＞12.5 cm；测量时期以妊娠 24～36 周、阴道较松软时进行为宜。②坐骨棘间径：测量两坐骨棘间的距离，正常值为 10 cm。③坐骨切迹宽度：代表中骨盆后矢状径，其宽度为坐骨棘与骶骨下部间的距离，即骶棘韧带宽度，若能容纳 3 横指（5.5～6 cm）为正常，否则属中骨盆狭窄。

3.阴道检查

孕妇于妊娠早期初诊，均应行双合诊了解子宫大小和孕周是否相符。若于妊娠 24 周以后进行首次检查，应同时测量对角径、坐骨棘间径及坐骨切迹宽度。于妊娠最后 1 个月内以及临产后，则应避免不必要的阴道检查。

4.肛诊

可以了解胎先露部、宫颈容受及扩张程度、骨盆情况，如骶骨前面弯曲度、坐骨棘及坐骨切迹宽度以及骶尾关节活动度，还可以结合肛诊测得出口后矢状径。

（四）胎儿健康状况评估

1.自我胎动监测

胎动是胎儿在母亲体内安危的重要标志。孕妇 18～20 周开始自感有胎动，夜间尤为明显，孕 29～38 周为胎动最频繁时期，接近足月略为减少。计数胎动是孕妇自我监护胎儿情况的一种简易的手段。每天 3 次，早、中、晚取固定时间为好，每次计数 1 小时，将 3 次胎动数相加，再乘以4 即为 12 小时的胎动总数。胎动一般每小时不少于 3 次，2 小时胎动次数大于 30 次为正常范围。如果 12 小时胎动少于 20 次，或每小时的胎动少于 3 次，或胎动次数较前日变化了 50％以上，或胎动幅度较前日明显减弱则视为胎动异常，应及时去医院进一步检查，以便及时获得治疗。

2.超声检查

正常产前检查期间至少需做三次 B 超检查。孕 10～14 周进行第一次超声检查，此时主要进行遗传学超声检查，同时对一些大体结构畸形如无脑儿、常见联体儿等进行检测。第二次为孕20～24 周，应行胎儿系统超声检查，此时为胎儿器官发育已基本完成，羊水量适中，超声图像清晰，是胎儿畸形筛查的最佳时间。第三次为孕 28 周至分娩前，着重观察羊水量、胎盘、脐带情况，同时再对胎儿进行全面扫查。有异常者应酌情增加检查次数。

3.脐血流测定

目前胎儿脐动脉血流速度测定是产前监护胎儿宫内安危，判定胎盘功能的主要方法之一，已广泛用于产前胎儿监护。常用的指标有收缩期最大血流速度/舒张末期最小血流速度比值（S/D）、阻力指数（RI）、搏动指数（PI）。以 S/D 值为主要指标，28 周后 S/D 应小于或等于 3.0 作为正常值。

4.胎儿电子监护

胎儿电子监护包括无应激试验（NST）、缩宫素激惹试验（OCT）、胎儿生物物理监测（BPS）。通过胎儿电子监护，可以连续观察记录胎心率的动态变化，可以了解胎心与胎动及宫缩之间的关系，估计胎儿宫内安危情况，目前已成为孕妇产前检查的常规项目。一般从孕 34 周起每周一次，高危妊娠可以提前至孕 32 周。

5.胎盘功能的检查

通过胎盘功能的检查也可以间接了解胎儿在宫内的安危情况。胎盘功能的检查方法较多,具体如下。①孕妇尿中雌三醇测定:正常值为>55.5 nmol/24 h(15 mg/24 h),37~55.5 nmol/24 h(10~15 mg/24 h)为警戒值,<37 nmol/24 h(10 mg/24 h)为危险值;也可用孕妇随意尿测雌激素/肌酐(E/C)比值,估计胎盘功能,E/C 比值>15 为正常值,10~15为警戒值,<10 为危险值。有条件者可测定孕妇血清游离雌三醇值,正常足月妊娠时临界值为40 nmol/L,若低于此值提示胎盘功能低下。②孕妇血清胎盘生乳素(HPL)测定:采用放射免疫法,妊娠足月 HPL 值为4~11 mg/L,若该值在妊娠足月<4 mg/L,或突然下降 10%,表示胎盘功能低下。③测定孕妇血清妊娠特异性糖蛋白(PSβ1G):若该值于妊娠足月<170 mg/L,提示胎盘功能低下。④胎动:已如前述。⑤缩宫素激惹试验(OCT):NST 无反应型者需作 OCT,OCT 阳性,提示胎盘功能低下。⑥阴道脱落细胞检查:舟状细胞成堆,无表层细胞,嗜伊红细胞指数(EI)<10%,致密核少者,提示胎盘功能良好;舟状细胞极少或消失,有外底层细胞出现,嗜伊红细胞指数>10%,致密核多者,提示胎盘功能减退。

6.胎儿成熟度的检查

胎儿成熟度的检查除了根据胎龄、宫高、腹围及 B 超测定胎儿大小外,还可测定羊水中下列项目以测定胎儿成熟度。①卵磷脂/鞘磷脂比值>2 或测出磷脂酰甘油或泡沫试验阳性提示胎儿肺已成熟;②肌酐值≥176.8 μmol/L(2 mg/dL),提示胎儿肾已成熟;③胆红素类物质值:若用OD450 测该值<0.02,提示胎儿肝已成熟;④淀粉酶值≥450 U/L,提示胎儿唾液腺已成熟;⑤含脂肪细胞出现率达 20%,提示胎儿皮肤已成熟。

(五)辅助检查

1.孕早期

静脉抽血查血常规、血型、肝功能、肾功能、尿常规、阴道分泌物常规检查、肝炎病毒的检查、TORCH、梅毒螺旋体、艾滋病病毒等感染检查,心电图、液基薄层细胞检测(TCT)。10~14 周可行一阶段唐氏筛查(PAPP-A 和 β-HCG)。不能确定孕周或有其他异常情况时,应行 B 超检查估算孕周,了解胚胎情况,必要时监测 β-HCG 变化情况。

2.孕中晚期

16~20 周可行二阶段唐氏筛查(AFP 和β-HCG)。20 周以后有母儿血型不合可能的孕妇应每月监测血型抗体滴度及溶血素效价,孕 24~28 周行 50 g 葡萄糖负荷试验,如出现高危情况随时可根据需要再做其他必要的检查。

三、复诊产前检查

(1)询问前次产前检查之后,有无特殊情况出现。

(2)测量血压、体质量;检查有无水肿及其他异常;复查有无尿蛋白。

(3)复查胎位,听胎心率,软尺测子宫长度及腹围,判断是否与妊娠周数相符及有无羊水过多。必要时行 B 型超声检查。

(4)进行孕妇卫生宣教,并预约下次复诊日期。

(岳焕知)

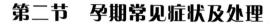

第二节 孕期常见症状及处理

一、消化道症状

孕早期胃灼热、恶心者给予维生素 B_6、苯巴比妥等；消化不良给予维生素 B_1 10 mg、干酵母 2～3 片及胃蛋白酶合剂 10 mL，每天 3 次口服；也可服用开胃健脾理气中药。

二、下肢肌肉痉挛

常发生于小腿腓肠肌，妊娠后期多见，常于夜间发作。痉挛发作时，将腿伸直使腓肠肌紧张，并予局部按摩，痉挛常迅速缓解。下肢肌肉痉挛为孕妇缺钙的表现，可服用钙片 1 粒，每天 2 次。

三、便秘

妊娠期肠蠕动及肠张力减弱，且运动量减少，容易出现便秘。由于子宫及胎先露部的压迫，也会感排便困难，应养成排便习惯，多吃含纤维素多的蔬菜、水果，必要时口服缓泻剂。如睡前口服双醋酚汀5～10 mg或果导片 1～2 片，或用开塞露、甘油栓，但禁用剧泻剂，以免引起流产及早产。

四、下肢及外阴静脉曲张

静脉曲张可因妊娠时间及次数增多而加重。妊娠后期应尽量避免长时间站立，下肢可绑以弹性绷带，晚间睡眠时适当垫高下肢以利静脉回流。分娩时应防止外阴部曲张的静脉破裂。

五、腰背痛

妊娠期关节韧带松弛，子宫增大向前突出，重心必向后移，腰椎向前突，背伸肌持续紧张，故有轻微腰背痛。腰背痛明显者，应及时查找原因，按病因治疗。必要时卧床休息及服止痛药。

六、贫血

孕妇于妊娠后半期对铁的需要量增多，单靠饮食补充不够，应给予铁剂，如硫酸亚铁 0.3 g，每天1～2 次口服以防贫血。已发生贫血，应查明原因，以缺铁性贫血最常见，治疗时给予硫酸亚铁 0.6 g 或富马酸亚铁 0.2～0.4 g。

七、痔疮

于妊娠晚期多见或明显加重。系因腹压增高和增大子宫的压迫，使痔静脉回流受阻及压力增高而致痔静脉曲张所致。应多吃蔬菜，少吃辛辣食物，必要时服缓泻剂纠正便秘。若痔已脱出，可以手法还纳。痔疮症状于分娩后可减轻或自行消失。

八、下肢水肿

孕妇于妊娠后期多有轻度下肢水肿,经休息后消退,属正常现象。若水肿明显,经休息后不消退,应想到妊娠高血压综合征及其他合并症,应针对病因治疗。此外,睡眠时取侧卧位,下肢稍垫高,水肿多可减轻。

九、失眠

有些孕妇会感觉到难以入睡,而且越到后期越明显,这是因为孕妇尤其是初产妇,由于对妊娠的不安及对分娩的恐惧,形成心理负担加重,再加上接近产期时身体上的不适,以及一些自己不知如何处理的问题,诸多因素综合在一起,使孕妇精神紧张,情绪焦虑。因此,适度的压力调适以及家人的体贴与关怀,对于稳定孕妇的心情十分重要。必要时可给予镇静安眠药物,如苯巴比妥 30～60 mg 或地西泮 10 mg,睡前口服。

十、仰卧位低血压综合征

于妊娠末期,孕妇较长时间取仰卧位时,巨大的子宫压迫下腔静脉,使回心血量及心搏出量减少,出现低血压。改为侧卧位后,使下腔静脉血流通畅,血压随之恢复正常。

（岳焕知）

第三节　孕期卫生指导

一、精神方面

母体在怀孕期间受精神压力而影响胎儿发育问题,一直被社会所关注。精神刺激可诱发流产和早产。母亲情绪的变化可直接激起自主神经系统活动的变化,并释放出肾上腺素及乙酰胆碱等化学物质,这些物质会经胎盘、脐带而到达胎儿,影响其发育。长期的情绪应激会使胎动次数增加,胎儿出生后则常常有躁动不安、睡眠少或频繁哭闹等行为表现。孕期应多听轻快悦耳的音乐,不可听刺激强的摇滚音乐,应培养对养花、养金鱼的兴趣爱好来分散不良情绪,陶冶情操。

二、饮食

妇女怀孕以后,无疑需要比普通人为多的食物。孕妇的食物应该是多方面的,要时时更换,不要单吃两三种食物,这样才能得到较多的维生素和矿物质。

三、大小便

怀孕时容易便秘,尤其平时已经有便秘习惯的人更易发生。孕期中肾脏的工作增加了很多,所以对它要特别注意保护。应该喝足够的水分,比没有怀孕时要多喝一些。不要吃或尽量少吃刺激性的食物,如蒜、辣椒、酒等。

四、睡眠及休息

怀孕期间比平时更容易感到疲劳,所以每天的睡眠要充足,时间可以因人而异,最好是晚上感到困倦时就入睡,早晨睡到自然醒来。对于平时晚睡晚起的孕妇,每晚 12 点之前一定要睡了,这样早晨可以在 8 点左右起床,尤其是在孕早期有晨呕反应的准妈妈,一定要早点睡,让自己睡足。在条件许可的情况下,白天最好能午睡 1~2 小时。从睡眠姿势上来说,早期妊娠主要是采取舒适的体位,如仰卧位、侧卧位均可。此期胎儿在子宫内发育仍居母体盆腔内,外力直接压迫或自身压迫都不会很重,因此睡眠姿势不必很在意。但随着胎龄的增加,胎儿体积变大,子宫也增大及右旋,此时孕妇采取左侧卧位为宜。仰卧位可使增大的子宫压迫子宫后腹主动脉,影响子宫动脉的血流量,还能引起下肢和外阴部的静脉曲张。而右侧卧位使右侧输尿管受到挤压,以致尿液积滞及右肾积水,由于右侧的肾脏与邻近的升结肠和盲肠之间有淋巴管相通,因而肠道细菌侵入右肾的机会也较左肾为多,这样,就容易发生右侧肾盂肾炎。

五、衣着

一般从妊娠 5 个月以后,孕妇就需要特制的"孕妇服"了。孕妇服可选用颜色明快、质地轻柔、容易洗濯的衣料,腹部宽松,腹围最大为 99~110 cm,胸部及腹部为筒式,保温适度,穿脱方便。胸罩应该选用质地轻柔的宽带型,借以托住乳房,但不压迫它。袜子应该选用弹性大的,有利于血液循环,减少下肢和足部水肿,不宜使用窄紧的袜带。孕妇不宜穿高跟鞋。鞋跟超过 3 cm 的高跟鞋会使孕妇重心不稳,容易跌倒,还会增加腹坠和腰酸等不适。过于平薄的鞋底也容易使人疲惫。皮鞋过于板脚,一般以布鞋、运动鞋为好,鞋要有点后跟(约 2 cm),尺寸合脚,穿着舒服平稳。

六、乳房卫生

妇女怀孕后,乳房进一步发育长大,这要求选择合适的胸罩来支持它,孕期不宜穿过紧的上衣,以免由于压迫乳房而妨碍其发育;应佩戴合适的乳罩,防止乳房下垂。孕妇的皮脂腺分泌旺盛,乳头上常有积垢和痂皮,强行清除可伤及表皮,应先用植物油(麻油、花生油或豆油)涂敷,使之变软再清除。有乳头内陷者应每天用手指将乳头向外牵拉,以免哺乳时吮吸困难,有早产倾向者不宜使用此方法。

七、洗澡

怀孕时皮肤的功能加强,因为这时水分和废物的排泄增加了,所以必须保持皮肤清洁卫生。怀孕以后应淋浴,一般不主张盆浴,孕期阴道内具有灭菌作用的酸性分泌物减少,体内的自然防御功能降低,盆浴会导致上行性感染。孕妇洗澡温度不能太高,特别是早孕期,温度对胚胎的发育是有影响的,水的温度应掌握在 38℃ 以下。时间不宜太长。因为孕妇的汗腺是开放的,容易出汗,与外界热量交换增多,再加上孕妇本身的免疫力低下,时间长了很容易感冒,每次洗澡时间应控制在 20 分钟以内。

八、口腔护理

由于性激素分泌增加,牙龈组织血管扩张,会导致血液淤滞,口腔卫生保持不好,有利于细菌生长繁殖,孕妇比常人更容易患牙周疾病。怀孕期间的口腔卫生应该做得比平时更好,除了正常的一天三次刷牙外,最好每次吃东西后都漱口。在牙膏的选择上,应该尽量避免使用含有药物成分的牙膏、牙粉产品,一般的清洁牙齿产品就可以了。

九、性生活

怀孕期间应合理安排性生活。妊娠头 3 个月和临产前 2 个月不宜性生活。孕早期会导致流产,临产前性生活会引起子宫收缩,可能导致早产、早期破膜、感染和增加新生儿死亡率。孕期应该减少性交次数即使性交,应注意性交姿势,避免压迫孕妇腹部,性交动作要轻柔,不能过于频繁和粗暴,还要注意性生活前后的清洁卫生。对有习惯性流产史、早产史、孕期有阴道流血、妊娠高血压综合征,以及妊娠合并心脏病、高血压和糖尿病者,在孕期还是应该避免性生活。

十、旅行

多数孕妇在旅行时并没有出现危险,但是在火车或船上出现临产情况的也不少见。所以在孕期中应当尽量避免长途旅行,一定要去时,也应尽量选择比较平稳的交通途径。

十一、吸烟

不管是主动吸烟还是被动吸烟,对胎儿均有危害,吸烟导致胎儿畸形、流产、低体质量儿、早产发生率增高。孕前吸烟的妇女应戒烟,丈夫吸烟的应避免在孕妇前吸烟。

十二、饮酒

孕期应禁止饮酒。酒精对胎儿影响极大,有致畸作用,且可导致胎儿生长受限,胎儿酒精综合征。

(岳焕知)

第四节 孕 期 营 养

母体是胎儿热量和营养供给的唯一来源。妊娠期对热量、蛋白质、脂肪、碳水化合物、维生素、矿物质等各种营养素需要量均较非孕期增加。从妊娠的 3 个时期来说,妊娠早期(1～3 个月)胎儿生长缓慢,体质量平均每天增加 1 g,这段时期孕妇的营养需求与正常人相近或略增妊娠中期(4～6 个月),胎儿生长发育加快,平均每天增重 10 g,热能和各种营养素的需求相应增加;妊娠晚期(7～9 个月),胎儿生长发育加快,尤以妊娠 32～38 周胎儿生长更加迅速,此时母体还需要贮备更多的营养素为分娩和产后哺乳做准备。因此应特别注意孕中后期营养素的补充。要保证供应足够的热能和各种营养素,才能达到优生的目的。此外,必须强调在妊娠期应给予合理的营养和平衡的膳食。平衡膳食是指各种营养素的供给量足够,而且营养素之间的比例适宜。妊娠期的营养不仅关系到孕妇本身的健康,而且直接影响胎儿和婴儿的体格发育和智力发育。孕期营养不足可造成胎儿宫内发育迟缓,影响智力发育,且容易诱发妊娠并发症,如妊娠期高血压疾病、早产、胎膜早破、感染等。孕期营养过剩则可能造成妊娠期糖尿病,胎儿过大增加难产率、手术产率和产后出血率,巨大儿成年后患肥胖、糖代谢异常、高血压等潜在危险因素增加。因此加强妊娠期营养对保证孕妇和胎儿的身体健康、实现优生优育、提高人口素质有着十分重要的意义。

一、推荐的孕期体质量增加标准

(1)孕前体质量正常,产后哺乳,孕期体质量增加12kg。孕中、后期每周增重400 g。

(2)孕前体质量正常,产后不哺乳,孕期体质量增加10kg。孕中、后期每周增重约350 g。

(3)孕前体质量大于标准体质量的120%,孕期体质量增加7～8kg。孕中、后期每周增重约300 g。

(4)孕前体质量低于标准10%,孕期体质量增加14～15kg。孕中、后期每周增重500 g。

(5)双胎孕体质量增加18kg。孕中、后期每周增重650 g。

体质量增加过多或过少均对孕妇健康和胎儿生长不利。孕期体质量增加偏低可造成胎儿生长受限,围生期危险性增加。孕期体质量增加过多则可造成胎儿头部过大引起头盆不称而导致产妇死亡危险性增加,因此保证孕期体质量适当的增加很重要。

二、热量

热量是能量之源。通过膳食摄入足够的热量对孕妇十分重要。特别是怀孕中后期,胎儿生长速度加快,所需的热量就更多。有研究结果表明,膳食的热量摄入与新生儿体质量密切相关,在营养补充试验中观察到热量摄入的增多能增加新生儿的出生体质量。孕妇从妊娠中期至末期,基础代谢比正常人增加10%～20%。即在孕妇体力活动与平时相同的状态下,每天需增加418.68～1 256.04 kJ(100～300 kcal)。

三、蛋白质

人体各种组织组成均需要蛋白质。孕期孕妇本身组织增长和胎儿发育均需要摄入大量的蛋白质。丰富的氮储存可使孕妇产后功能恢复加快,防止产后贫血,还可以刺激乳腺分泌,增加乳汁分泌量。孕妇孕期摄取蛋白质不足可导致胎儿脑细胞分化缓慢,影响智力,且出生后发病率及死亡率均增高。我国建议孕妇蛋白质供应量为妊娠中期每天增加15 g,妊娠7～9个月每天增加25 g。动物蛋白质为优质蛋白质,能提供最佳搭配的氨基酸,如肉类、鸡蛋、奶酪、鸡肉和鱼等。

四、脂肪

胎儿的生长发育需要脂肪,脂肪能帮助脂溶性维生素吸收。胎儿发育期间,体内脂质的比重增长很快。在胎龄20周时脂质占体质量的0.5%,到出生时达16%。在妊娠的最后6周,体内开始大量蓄积脂肪以备生产和哺乳期的需要。胎儿的神经系统发育也需要中性脂肪、磷脂和胆固醇。神经组织是脂肪含量和种类最多的组织,所以应重视必需脂肪酸的供给。亚油酸、亚麻酸在体内能合成AA(花生四烯酸)和DHA(二十二碳六烯酸),而AA、DHA是胎儿、婴儿脑及视网膜的功能脂肪酸,对婴儿的视力和智力发展非常重要。推荐的孕期每天脂肪摄入量为60～70 g/d。其中,必需脂肪酸(亚油酸、亚麻酸)3～6 g。脂肪来源主要是肉类食品和烹调油。

五、维生素

（一）维生素 A

维生素 A 可维持正常视力和上皮组织健康。孕期缺乏维生素 A 可导致胎儿畸形、早产、宫内发育迟缓及低出生体质量。我国维生素 A 的营养素参考摄入量（DRI）900 $\mu g/d$（3 000 IU/d），可耐受最高摄入量（UL）2 400 $\mu g/d$（8 000 IU/d）。维生素 A 主要存在于动物性食物中，如牛奶、肝等。

（二）维生素 D

包括维生素 D_2 和维生素 D_3。维生素 D 可促进钙的吸收和在骨骼中的沉积。缺乏维生素 D 可使孕妇和胎儿钙代谢紊乱，胎儿骨骼发育异常。我国孕期维生素 D 的 DRI 为 10 $\mu g/d$，UL 为 200 $\mu g/d$，妊娠期间应多晒太阳。鱼肝油含量最多，其次是肝、蛋黄和鱼。

（三）叶酸

叶酸是甲基转移酶的辅酶。参与同型半胱氨酸转化为蛋氨酸的代谢。参与血红蛋白、肾上腺、胆碱、肌酸的合成。孕期缺乏叶酸可引起流产、早产、巨幼红细胞贫血等症。怀孕初期缺乏叶酸可引起同型半胱氨酸血症，影响胎儿早期心血管发育，增加母体血管疾病的危险。补充叶酸应从计划怀孕或可能怀孕前开始。神经管的形成在妊娠的头 28 天，如缺乏叶酸即可发生畸形。孕期叶酸 DRI 为 600 $\mu g/d$，UL 为 1 mg/d。叶酸最重要的来源是谷类食品。

（四）维生素 B_{12}

维生素 B_{12} 是体内的重要的甲基转移体，与叶酸共同参与同型半胱氨酸转化为蛋氨酸的代谢。如果缺乏维生素 B_{12} 可导致神经系统和血管系统病变。世界卫生组织建议供给量为 4 pg/d。

（五）维生素 B_1

维生素 B_1 缺乏能导致新生儿脚气病。孕期推荐摄入量（RNI）为 1.5 mg/d。

六、微量元素

（一）钙

胎儿需要钙构成骨骼和牙齿。成熟胎儿约积累 30 g 钙。在孕早、中、晚期日均积累量分别为：7 mg、110 mg、350 mg。由于中国人饮食中钙含量普遍不足，母体内钙储存量也不多，孕期低钙供应可使母体骨密度降至同龄非孕妇女的 85%。孕期缺钙可影响胎儿以及产后的泌乳。孕期钙 DRI 为 1 200 mg/d，UL 为 2 000 mg/d，可于妊娠 4 个月后服用钙剂。食物中牛奶、奶制品及鱼含钙量高，且容易吸收。

（二）铁

铁是构成血红蛋白的原料。铁缺乏可引起缺铁性贫血。孕期贫血是孕妇一种常见疾病。孕早期贫血与早产、低出生体质量儿、胎儿和孕妇死亡相关。贫血影响心理、智力发育，导致行为改变，降低免疫、抗感染能力。孕期铁需求量为 1 g。其中胎儿储铁 30 mg，可满足出生后 4 个月的需要。中国营养学会推荐的 DRI 为 35 mg/d，UL 为 60 mg/d，因很难从饮食中补充，故主张从妊娠 4 个月开始口服硫酸亚铁 0.3 g 或富马酸亚铁 0.2 g，每天一次。含铁丰富食物有猪肝、瘦肉、蛋黄等。

（三）锌

锌是体内多种酶的成分。参与热能代谢和蛋白质、胰岛素的合成。有研究资料表明孕早期

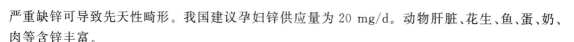

严重缺锌可导致先天性畸形。我国建议孕妇锌供应量为 20 mg/d。动物肝脏、花生、鱼、蛋、奶、肉等含锌丰富。

(四)碘

碘是甲状腺素的组成成分。妊娠期甲状腺功能旺盛,碘的需要量增加。孕妇缺碘可导致母亲甲状腺功能减退,也可导致胎儿甲状腺功能低下,从而引起以智力发育迟缓为标志的克汀病。我国推荐的孕期碘 DRI 为 200 μg/d,UL 为 1 000 μg/d,提倡在孕期服用加碘盐。

(岳焕知)

第五节 孕 期 用 药

药物可透过胎盘屏障直接作用于胎儿,也可通过母体间接作用于胎儿,孕期用药不当可对胚胎产生损害,包括流产、致畸、生长发育迟缓以及视听缺陷、行为异常等,而胎儿发育异常、致畸等又与药物的剂量、用药时间以及胎盘的通透性有关。所以孕期用药对母儿的安全性历来为医师和孕妇所关心。在整个妊娠期孕妇难免使用药物,孕期用药不仅要考虑药物对母体的不良反应,同时更须考虑药物对胎儿的作用。

一、孕期药物代谢特点

妊娠早期半数以上的孕妇会出现不同程度的恶心、呕吐等早孕反应。孕期胃分泌活动减弱相应地导致胃液 pH 上升。随着孕激素水平的逐渐增加,对全身的平滑肌产生普遍的松弛作用,胃肠道也与子宫、输卵管及血管一样受到影响而致张力下降,导致胃排空延迟、肠动力减弱以及胃肠通过时间延长。上述变化可以导致药物的实际摄入剂量减低、吸收延迟。但是与肠黏膜的接触时间增加可能使药物吸收增加,综合影响药物的吸收。孕期循环血容量自妊娠 6～8 周起持续增加,至妊娠 32～34 周时达到高峰并维持至分娩结束。因此药物的浓度会降低,理论上某些药物需要增加给药剂量,才能达到治疗效应的血浆药物浓度。

大多数药物都能通过胎盘转运到胎儿体内,也能从胎儿体内再转运回母体,胎盘是一代谢活性组织不仅含有维持细胞生命的必需酶体系,而且还包含有物质跨膜转运活性的酶、中介代谢酶和药物代谢酶;胎盘具有无数绒毛,胎血在绒毛内循环,孕妇血在绒毛外的绒毛间隙循环,其间有绒毛上皮和胎儿微血管的内皮细胞作间隙,这是所谓的胎盘屏障,它具有生物膜的一般物性。有报道分子量在 600 以下非离子型的高脂溶性药物易胎盘扩散,大部分药物穿越胎盘的方式是简单扩散。但某些物质如维生素和氨基酸等可通过主动转运和胞吞作用转运进入胎儿体内。事实上任何药物在母体血中只要有充分高的浓度均可透入胎儿组织。药物在胎儿的肝脏和脑部相对较多;胎儿缺氧时,脑血流量相对较多,药物相对更加集中;胎儿的肝肾功能发育不完善,因此,胎儿对药物的解毒能力极低,其药物排泄主要靠胎盘将药物转运回母体内。

二、用药时的胎龄

不同发育阶段的胚胎及胎儿对药物的敏感性不同。一般认为,受精后 2 周内孕卵着床前后,药物对胚胎的影响是"全"或"无"的。"全"表现为胚胎早期死亡导致流产,"无"则为胚胎继续发育不出现异常。受精后 3~8 周(即停经 5~10 周)为胚胎器官分化发育阶段,胚胎细胞开始分化发育,此时,受到有害药物作用后,即可产生形态上的异常而形成畸形,此期被称为"致畸高度敏感期"。如神经组织于受精后 15~25 天,心脏于受精后 20~40 天,肢体于受精后 24~46 天最易受药物影响。受精后第 9 周至足月是胎儿各器官生长发育、功能完善的阶段,但神经系统、生殖器和牙齿仍在继续分化,特别是神经系统的分化、发育和增生在妊娠晚期和新生儿期达最高峰,在此期间受到药物作用后,仍可对上述三系统造成影响。对中枢神经系统的损害还可表现为宫内发育迟缓、低出生体质量和功能行为异常等。妊娠晚期,胎盘变薄,有利于药物的吸收运输,例如服用磺胺类药物,可通过胎盘到胎儿体内蓄积,加重新生儿黄疸。庆大霉素在妊娠早期不引起致畸作用,只有在妊娠后期,才有可能引起胎儿耳聋。

三、药物对胎儿的危害性等级

美国食品和药物管理局根据药物对胎儿的致畸情况,将药物对胎儿的危害等级分为 A、B、C、D、X 5 个级别。

(一)A 类

早孕期用药,经临床对照研究未见对胎儿有损害,其危险性极小。分类 A 级的药物极少,维生素属于此类药物,如各种维生素 B、维生素 C 等,但是在正常范围用量的维生素 A 是 A 类药物。而大剂量的维生素 A,每天剂量 2 万单位(IU),即可致畸,而成为 X 类药物,还有绝大部分抗贫血药属 A 类;治疗甲状腺疾病的药物中碘赛罗宁,左甲状腺素钠、甲状腺干粉、甲状腺球蛋白、复方甲状腺素均属 A 类。麻醉药与骨骼肌松弛药中的氧化亚氮、乙醚、氟烷、硫喷妥钠、氯胺酮、普鲁卡因、氯琥珀胆碱、氯唑沙宗亦属 A 类。还有妇产科常用于治疗子痫和抑制宫缩保胎的硫酸镁也属 A 类,小檗碱也属 A 类。

(二)B 类

动物实验未见对胎仔有危害,但尚缺乏临床对照研究,或动物实验中观察到对胎仔有损害,但在早孕妇女的对照中并不能肯定其不良反应。分类 B 级的药物亦不很多,但是日常用的抗生素均属此类。如所有的青霉素族及绝大多数的头孢菌素类药物都是 B 类药物,常用的氨苄西林、头孢拉啶、头孢曲松和重症感染时抢救用的头孢拉定等都是 B 类药。另外,林可霉素、克林霉素、红霉素、呋喃妥因、克霉唑、制霉菌素、两性霉素 B、吡哌酸也是 B 类药。

(三)C 类

动物实验中发现对胎仔有不良影响,但在人类还缺乏充分证明或动物实验中亦缺乏充分的对照研究,药物仅在权衡对胎儿的利大于弊时给予。抗生素类的喹诺酮类药物、大部分镇痛药,镇静催眠药及抗精神障碍药,β、α 肾上腺素受体阻滞剂、抗病毒药属于 C 类。部分抗癫痫药和治疗免疫性神经肌肉疾病的药物、拟胆碱药、抗胆碱药、血管扩张药、肾上腺皮质激素类药物、钙通道阻滞剂均属 C 类。

(四)D 类

药物对人类胎儿有危害,但临床非常需要,又无替代药物,应充分权衡利弊后使用。血管紧张素转化酶抑制剂、胺碘酮、治疗甲状腺疾病的药物(丙硫氧嘧啶、甲巯咪唑、卡比马唑)、抗生素中氨基糖苷类药物、四环素、抗肿瘤药、雌孕激素中己酸羟黄体酮、炔诺醇、炔黄体酮、部分镇静催眠药及抗精神障碍药均为 D 类。在中枢神经系统药物中的镇痛药,小剂量使用是 B 类药,大剂量使用则为 D 类药,利尿剂中氢氯噻嗪(双克)、依他尼酸、苄噻嗪早期使用为 C 类,晚期使用则为 D 类。

（五）X 类

对动物和人类均有明显的致畸作用，而且该药物对孕妇的应用，其危险明显地大于任何有益之处，这类药物在妊娠期禁用或即将妊娠的妇女禁用。在常用药物中此类药物并不多，但因致畸率高，或对胎儿危害很大，孕前期及孕期禁用。此中最具有代表性的是反应停。此外，镇痛剂中的麦角胺；镇静剂中艾司唑仑、夸西泮、替马西泮、三唑仑；抗凝血药中香豆素衍化物、茴茚二酮、二苯茚酮；抗病毒药；抗肿瘤药氨基蝶呤；雌激素；维生素 A 的衍化物阿维 A 酯属 X 类；维生素 A 大剂量口服也可致畸，它也是 X 类药物。

四、孕期用药的基本原则

为降低药物对胎儿可能造成的不良影响，妊娠期用药必须十分慎重。应遵循以下基本原则。

（1）凡生育年龄妇女用药时需注意月经是否过期，孕妇在其他科诊治应告诉医师自己已怀孕和孕期，以免"忽略用药"。

（2）应在医师指导下用药，不要擅自使用药品，用药必须有明确的指征，避免不必要的用药。

（3）妊娠早期若病情允许，则尽量推迟到妊娠中、晚期再用药。

（4）参照美国食品和药物管理局（FDA）拟订的药物在妊娠期应用的分类系统，在不影响治疗效果的情况下，选择对胎儿影响最小的药物。

（5）新药和老药同样有效时，应选用老药。

（6）对于病情危重的孕妇，虽然有些药物对胎儿有影响，应充分权衡利弊后使用，根据病情随时调整用量，及时停药，必要时进行血药浓度监测。

（岳焕知）

第十章

妊娠期并发症

第一节 早 产

早产是指妊娠满 28 周至不满 37 足周(196～258 天)间分娩者。此时娩出的新生儿体质量 1 000～2499 g,各器官发育不成熟,因而呼吸窘迫综合征、坏死性小肠炎、高胆红素血症、脑室内出血、动脉导管持续开放、视网膜病变、脑瘫等发病率增高。分娩孕周越小,出生体质量越低,围生儿预后越差。早产占分娩总数的 5%～15%。近年,由于早产儿及低体质量儿治疗学的进步,其生存率明显提高,伤残率下降,故国外不少学者提议,将早产定义的时间上限提前到妊娠 20 周。

一、原因

诱发早产的常见因素:①胎膜早破、绒毛膜羊膜炎,30%～40%的早产与此有关;②下生殖道及泌尿道感染,如 B 族链球菌、沙眼衣原体、支原体的下生殖道感染、细菌性阴道病以及无症状性菌尿、急性肾盂肾炎等;③妊娠并发症,如妊娠期高血压疾病、妊娠肝内胆汁淤积症、妊娠合并心脏病、慢性肾炎等;④子宫膨胀过度及胎盘因素,如多胎妊娠、羊水过多、前置胎盘、胎盘早剥等;⑤子宫畸形,如纵隔子宫、双角子宫等;⑥宫颈内口松弛。

二、临床表现

孕妇可有晚期流产、早产及产伤史,此次妊娠满 28 周后至 37 周前出现较规则宫缩,间隔时间 5～6 分钟,持续时间达 30 秒以上,肛门检查或阴道检查发现宫颈管消失、宫口扩张。部分患者可伴有少量阴道流血或阴道流水。

三、诊断及预测

目前我国将妊娠满 28 周至不满 37 周,出现规则宫缩(20 分钟内≥4 次或 60 分钟内≥8 次),同时伴有宫颈管缩短≥75%、宫颈进行性扩张 2 cm 以上者,诊断为早产临产。

近年来,早产预测工作有明显进展。目前常用以下 2 种方法预测早产:①阴道 B 超检查宫颈长度及宫颈内口漏斗形成情况,如宫颈内口漏斗长度大于宫颈总长度的 25%,或功能性宫颈内口长度<30 mm,提示早产的可能性大,应予治疗。②阴道后穹隆棉拭子检测胎儿纤维连接蛋白,胎儿纤维连接蛋白是一种细胞外基质蛋白,通常存在于胎膜及蜕膜中。在妊娠最初 20 周内,

宫颈、阴道分泌物中可测出胎儿纤维连接蛋白。如妊娠 20 周后,上述分泌物中胎儿纤维连接蛋白>50 ng/mL,则提示胎膜与蜕膜分离,有早产可能。其预测早产的敏感性可达 93%,特异性 82%。

确诊早产后,进一步进行病因分析,对正确选择治疗方法十分重要。通常采用的方法有以下几种。

（一）B 超检查

B 超检查排除胎儿畸形,确定胎儿数目及多胎妊娠类型、明确胎儿先露部、了解胎儿生长状况及宫内安危、排除死胎、估计羊水量,排除前置胎盘及胎盘早剥等。

（二）阴道窥器检查及阴道流液涂片

阴道窥器检查及阴道流液涂片了解有无胎膜早破。

（三）宫颈及阴道分泌物培养

宫颈及阴道分泌物培养排除 B 族链球菌感染及沙眼衣原体感染。

（四）羊膜穿刺

胎膜早破者可抽取羊水送细菌培养,排除绒毛膜羊膜炎,以及检测卵磷脂/鞘磷脂比值或磷脂酰甘油等,了解胎儿肺成熟度。

四、治疗

治疗方法:①胎儿存活、无明显畸形、无明显绒毛膜羊膜炎及胎儿窘迫、无严重妊娠并发症、宫口开大 2 cm 以下,以及早产预测阳性者,应设法延长孕周,防止早产;②早产不可避免时,应设法提高早产儿的存活率。

（一）卧床休息

取左侧卧位,可减少宫缩频率,有利于提高子宫血流量,改善胎盘功能及增加胎儿氧供及营养。

（二）药物治疗

主要应用抑制宫缩、抗感染及促胎肺成熟药物。

（1）抑制宫缩。β 受体激动剂:子宫平滑肌细胞膜上分布较多的 β₂ 受体,当其兴奋时,激活细胞内腺苷酸环化酶,使三磷酸腺苷变成环腺苷酸（cAMP）增加,细胞内游离钙浓度降低,使子宫平滑肌松弛,宫缩抑制。这类药物主要不良反应:母儿心率增快,心肌耗氧量增加,收缩压增高、血糖增高、水、钠潴留,血浆容量增加等,故对合并心脏病、重度高血压、未控制的糖尿病等患者慎用或不用。

常用的药物有利托君、沙丁胺醇等。利托君通常先静脉给药,150 mg 溶于 5% 葡萄糖液 500 mL 中,开始保持 50～100 μg/min 滴速,每 30 分钟增加 50 μg/min,至宫缩抑制,最大给药浓度<300 μg/min,宫缩抑制 12～24 小时后改为口服,10 mg 每 4～6 小时一次。用药过程中应密切注意孕妇主诉及心率、血压、宫缩的变化,并限制静脉输液量,如患者心率>130 次/分钟,应减药量;出现胸痛,应立即停药并作心电监护。长期用药者,应监测血糖。沙丁胺醇是目前国内最常用的 β₂ 受体激动剂,作用缓和,不良反应较轻;常用剂量:口服 2.4～4.8 mg,每 6～8 小时一次,通常首次剂量 4.8 mg,宫缩消失后停药。

硫酸镁:镁离子直接作用于子宫平滑肌细胞,拮抗钙离子对子宫收缩的活性,能抑制早产宫缩。常用方法:硫酸镁 4.0 g 溶于 5% 葡萄糖液 100 mL 中静脉滴注,30 分钟滴完,此后保持1.0～

1.5 g/h 滴速至宫缩<6 次/小时。24 小时总量<30 g。通常所需的血镁浓度与中毒浓度接近，故对肾功能不良、肌无力、心肌病者慎用或不用。用药过程中应密切注意患者呼吸、尿量、膝反射。如呼吸<16 次/分钟、尿量<25 mL/h、膝反射消失，应立即停药，并给钙剂对抗，可将 10%葡萄糖酸钙 10 mL 溶于 10%葡萄糖液 10 mL 中缓慢静脉注射。

钙通道阻滞剂：通过影响钙离子细胞内流而抑制宫缩。常用药物为硝苯地平 10 mg 舌下含服，每 6~8 小时一次，治疗过程中应密切注意孕妇心率、血压的变化。对充血性心力衰竭，主动脉瓣狭窄者禁用。对已用硫酸镁者慎用，以防血压急剧下降。

前列腺素合成酶抑制剂：因这类药物能通过胎盘到达胎儿，大剂量长期应用，可使胎儿动脉导管提前关闭，导致肺动脉高压；且有使肾血管收缩，抑制胎儿尿形成，使肾功能受损，羊水减少的严重不良反应，故最好仅在 β_2 受体激动剂、硫酸镁等药物使用受限制或无效，且在妊娠 34 周前选用。常用药物为吲哚美辛，开始 50 mg，每 8 小时口服一次，24 小时后改为 25 mg，每 6 小时一次。用药过程中应密切监测羊水量及胎儿动脉导管血流情况。此外，消化性溃疡患者，禁用该药。

(2)控制感染。感染是早产的重要诱因之一，应用抗生素治疗早产可能有益，特别适用于阴道分泌物培养 B 族链球菌阳性或羊水细菌培养阳性及泌尿道感染者。

(3)预防新生儿呼吸窘迫综合征。对妊娠 35 周前的早产，应用肾上腺糖皮质激素 24 小时后至 7 天内，能促胎儿肺成熟，明显降低新生儿呼吸窘迫综合征的发病率。同时，也能使脑室周围及脑室内出血减少，坏死性小肠炎发生率降低。常用药物：倍他米松 12 mg 静脉滴注，每天一次，共 2 次；或地塞米松 10 mg 静脉滴注，每天 1 次，共 2 次。

(三)早产分娩处理

对不可避免的早产，停用一切抑制宫缩的药物，严密观察产程进展并做好产时处理，设法降低早产儿的发病率与病死率。

(1)经阴道分娩：大部分早产儿可经阴道分娩，产程中左侧卧位，间断面罩给氧。肌内注射维生素 K_1，减少新生儿颅内出血的发生。密切监测胎心，慎用可能抑制胎儿呼吸的镇静剂。第二产程常规行会阴后-斜切开，缩短胎头在盆底的受压时间，从而减少早产儿颅内出血的发生。

(2)剖宫产：为减少早产儿颅内出血的可能性，一些学者提出对早产胎位异常者可考虑剖宫产结束分娩。但这一手术的决定需在估计早产儿存活可能性的基础上加以权衡。

（柏　青）

第二节　流　产

妊娠不足 28 周、胎儿体质量不足 1 000 g 而终止者称为流产。孕 12 周前终止者称为早期流产，孕 12 周至不足 28 周终止者称为晚期流产。这个定义不是固定不变的，妊娠 20 周至不足 28 周之间流产的胎儿体质量在 500 g 至 1 000 g 之间，有存活的可能，称为有生机儿，美国等国家把流产定义为妊娠 20 周前终止妊娠者。流产又分为自然流产和人工流产两大类。机械或药物等人为因素终止妊娠者称为人工流产，自然因素导致的流产称为自然流产。本节仅阐述自然流产。自然流产率占全部妊娠的 10%~15%，其中 80%以上为早期流产。

一、病因

(一)胚胎因素

胚胎染色体异常是流产的主要原因。早期流产胚胎检查发现 50%～60% 有染色体异常。夫妇任何一方有染色体异常亦可传至子代,导致流产。染色体异常包括:①数目异常,多见三体、单体 X、三倍体及四倍体;②结构异常,染色体分带技术监测可见易位、断裂、缺失,除遗传因素外,感染、药物等不良作用亦可引起胚胎染色体异常,常在 12 孕周前发生流产,即使少数妊娠至足月,出生后可能为畸形儿或有代谢及功能缺陷,如发生流产,排出物往往为空胎囊或退化的胚胎,故应仔细检查流产产物。

(二)母体因素

(1)全身性疾病:全身性感染时高热可促进子宫收缩引起流产,梅毒螺旋体、流感病毒、巨细胞病毒、支原体、衣原体、弓形虫、单纯疱疹病毒等感染可导致流产;孕妇患心力衰竭、严重贫血、高血压、慢性肾炎及严重营养不良等缺血缺氧性疾病亦可导致流产。

(2)内分泌异常:黄体功能不足可致早期流产。甲状腺功能低下、严重的糖尿病血糖未控制均可导致流产。

(3)免疫功能异常:与流产有关的免疫因素有配偶的组织兼容性抗原(HLA)、胎儿抗原、血型抗原(ABO 及 Rh)和母体的自身免疫状态。父母的 HLA 位点相同频率高,使母体封闭抗体不足亦可导致反复流产。母儿血型不合、孕妇抗磷脂抗体产生过多、抗精子抗体的存在,均可使胚胎受到排斥而发生流产。

(4)生殖器异常:畸形子宫如子宫发育不良、单角子宫、双子宫、子宫纵隔、宫腔粘连以及子宫肌瘤均可影响胚囊着床和发育而导致流产。宫颈重度裂伤、宫颈内口松弛、宫颈过短常导致胎膜破裂而流产。

(5)创伤刺激:子宫创伤如手术、直接撞击、性交过度亦可导致流产;过度紧张、焦虑、恐惧、忧伤等精神创伤亦有引起流产的报道。

(6)不良习惯:过量吸烟、酗酒,吗啡、海洛因等毒品均可导致流产。

(三)环境因素

砷、铅、甲醛、苯、氯丁二烯、氧化乙烯等化学物质过多接触,均可导致流产。

二、病理

流产过程是妊娠物逐渐从子宫壁剥离,然后排出子宫。孕 8 周以前的流产,胚胎多已死亡,胚胎绒毛与底蜕膜剥离,导致其剥离面出血,坏死胚胎犹如宫内异物,刺激子宫收缩及宫颈扩张。由于此时绒毛发育不全,着床还不牢固,妊娠物多可完全排出,出血不多。早期流产常见胚胎异常类型为无胚胎、结节状胚、圆柱状胚、发育阻滞胚、肢体畸形及神经管缺陷。孕 8～12 周时绒毛发育茂盛,与底蜕膜联系较牢固,流产时妊娠物往往不易完整排出而部分滞留宫腔,影响子宫收缩,出血量多,且经久不止;孕 12 周后,胎盘已完全形成,流产时先出现腹痛,继而排出胎儿和胎盘,如胎盘剥离不全,可引起剥离面大量出血。胎儿在宫腔内死亡过久,可被血块包围,形成血样胎块而引起出血不止。也可吸收血红蛋白而形成肉样胎块,或胎儿钙化后形成石胎。其他还可见压缩胎儿、纸样胎儿、浸软胎儿、脐带异常等病理表现。

三、临床表现

主要为停经后阴道流血和腹痛。

（一）停经

大部分的自然流产患者均有明显的停经史,结合早孕反应、子宫增大、以及 B 超检查发现胚囊等表现能够确诊妊娠。但是,如果妊娠早期发生流产,流产导致的阴道流血很难与月经异常鉴别,往往没有明显的停经史。有报道提示,大约 50% 流产是妇女未知已孕就发生受精卵死亡和流产。对于这些患者,要根据病史、血、尿 HCG 以及 B 超检查的结果综合判断。

（二）阴道流血和腹痛

早期流产者常先有阴道流血,而后出现腹痛。由于胚胎坏死,绒毛与蜕膜剥离,血窦开放,出现阴道流血;剥离的胚胎及血液刺激子宫收缩,排出胚胎,产生阵发性下腹疼痛;当胚胎完全排出后,子宫收缩,血窦关闭,出血停止。晚期流产的临床过程与早产及足月产相似,经过阵发性子宫收缩,排出胎儿及胎盘,同时出现阴道流血。晚期流产时胎盘与子宫壁附着牢固,如胎盘粘连仅部分剥离,残留组织影响子宫收缩,血窦开放,可导致大量出血、休克、甚至死亡。胎盘残留过久,可形成胎盘息肉,引起反复出血、贫血及继发感染。

四、临床分型

按流产发展的不同阶段,分为以下临床类型。

（一）先兆流产

停经后出现少量阴道流血,常为暗红色或血性白带,无妊娠物排出。流血后数小时至数天可出现轻微下腹痛或腰骶部胀痛。宫颈口未开,子宫大小与停经时间相符。经休息及治疗,症状消失,可继续妊娠;如症状加重,则可能发展为难免流产。

（二）难免流产

难免流产又称为不可避免流产,在先兆流产的基础上,阴道流血增多,腹痛加剧,或出现胎膜破裂。检查见宫颈口已扩张,有时可见胚囊或胚胎组织堵塞于宫颈口内,子宫与停经时间相符或略小。B 超检查仅见胚囊,无胚胎或胚胎血管搏动亦属于此类型。

（三）不全流产

难免流产继续发展,部分妊娠物排出宫腔,或胎儿排出后胎盘滞留宫腔或嵌顿于宫颈口,影响子宫收缩,导致大量出血,甚至休克。检查可见宫颈已扩张,宫颈口有妊娠物堵塞及持续性血液流出,子宫小于停经时间。

（四）完全流产

完全流产有流产的症状,妊娠物已全部排出,随后流血逐渐停止,腹痛逐渐消失。检查见宫颈口关闭,子宫接近正常大小。

此外,流产尚有三种特殊情况。①稽留流产:又称过期流产,指宫内胚胎或胎儿死亡后未及时排出者,典型表现是有正常的早孕过程,有先兆流产的症状或无任何症状;随着停经时间延长,子宫不再增大或反而缩小,子宫小于停经时间,早孕反应消失,宫颈口未开,质地不软。②习惯性流产:指连续自然流产 3 次或 3 次以上者;近年有学者将连续两次流产者称为复发性自然流产。常见原因为胚胎染色体异常、免疫因素异常、甲状腺功能低下、子宫畸形或发育不良、宫腔粘连、宫颈内口松弛等。往往每次流产发生在同一妊娠月份,其临床过程与一般流产相同。宫颈内口松弛者,往往在妊娠中期无任何症状而发生宫颈口扩张,继而羊膜囊突向宫颈口,一旦胎膜破裂,胎儿迅即娩出。③流产合并感染:多见于阴道流血时间较长的流产患者,也常发生在不全流产或不洁流产时。临床表现为下腹痛、阴道有恶臭分泌物,双合诊检查有宫颈摇摆痛。严重时引起盆腔腹膜炎、败血症及感染性休克。常为厌氧菌及需氧菌混合感染。

五、诊断

根据病史、临床表现即可诊断,但有时需结合辅助检查才能确诊。流产的类型涉及相应的处理,诊断时应予确定。

(一)病史

询问有无停经史、早孕反应及其出现时间,阴道流血量、持续时间、与腹痛的关系,腹痛的部位、性质,有无妊娠物排出。了解有无发热、阴道分泌物有无臭味可协助诊断流产是否合并感染,询问反复流产史有助于诊断习惯性流产。

(二)体格检查

测量体温、脉搏、呼吸、血压,有无贫血及急性感染征象,外阴消毒后妇科检查了解宫颈是否扩张、有无妊娠物堵塞或羊膜囊膨出;子宫有无压痛、与停经时间是否相符,双附件有无压痛、增厚或包块。疑为先兆流产者,操作应轻柔。

(三)辅助诊断

(1)B超检查:测定妊娠囊的大小、形态、胎心搏动,并可辅助诊断流产类型,如妊娠囊形态异常,提示妊娠预后不良。宫腔和附件检查有助于稽留流产、不全流产以及异位妊娠的鉴别诊断。

(2)妊娠试验:连续测定血 β-HCG 的动态变化,有助于妊娠的诊断和预后判断。妊娠 6～8 周时,血 β-HCG 是以每天 66％的速度增加,如果血 β-HCG 每48 小时增加不到 66％,则提示妊娠预后不良。

(3)其他检查:孕激素、人胎盘生乳素(HPL)的连续测定有益于判断妊娠预后;习惯性流产患者可行妊娠物以及夫妇双方的染色体检查。

六、处理

确诊流产后,应根据其类型进行相应处理。

(一)先兆流产

应卧床休息,严禁性生活,足够的营养支持。保持情绪稳定,对精神紧张者可给予少量对胎儿无害的镇静剂。黄体功能不足者可给予黄体酮10～20 mg,每天或隔天肌内注射一次,过量应用可致稽留流产;或 HCG 3 000 U,隔天肌内注射一次;也可口服维生素 E 保胎。甲状腺功能低下者可口服小剂量甲状腺素。如阴道流血停止、腹痛消失、B超证实胚胎存活,可继续妊娠。若临床症状加重,B超发现胚胎发育不良,β-HCG 持续不升或下降,表明流产不可避免,应终止妊娠。

(二)难免流产

一旦确诊,应及早排出胚胎及胎盘组织。可行刮宫术,对刮出物应仔细检查,并送病理检查。晚期流产时子宫较大,出血较多,可用缩宫素 10～20 U 加入 5％葡萄糖液 500 mL 中静脉滴注,促进子宫收缩。必要时行刮宫术,清除宫内组织。术后可行 B超检查,了解有无妊娠物残留,并给予抗生素预防感染。

（三）不全流产

由于部分组织残留宫腔或堵塞于宫颈口，极易引起子宫大量出血。故应在输液、输血的同时立即行刮宫术或钳刮术，并给予抗生素预防感染。

（四）完全流产

症状消失、B超检查宫腔无残留物。如无感染，可不予特殊处理。

（五）稽留流产

死亡胎儿及胎盘组织在宫腔内稽留过久，可导致严重的凝血功能障碍及DIC的发生，应先行凝血功能检查，在备血、输液条件下行刮宫术；如凝血机制异常，可用肝素、纤维蛋白原、新鲜血、血小板等纠正后再行刮宫。稽留流产时胎盘组织常与子宫壁粘连较紧，手术较困难。如凝血功能正常，刮宫前可口服己烯雌酚5 mg，每天3次，连用5天，或苯甲酸雌二醇2 mg肌内注射，每天2次，连用3天，可提高子宫肌对缩宫素的敏感性。刮宫时可用缩宫素5～10 U加入5％葡萄糖液500 mL中静脉滴注，或用米索前列醇400 μg置于阴道后穹隆。子宫＞12孕周者，应静脉滴注缩宫素，促使胎儿、胎盘排出。行刮宫术时应避免子宫穿孔。术后应常规行B超检查，以确认宫腔残留物是否完全排出，并加强抗感染治疗。

（六）习惯性流产

染色体异常夫妇应于孕前进行遗传咨询，确定可否妊娠；还可行夫妇血型鉴定及丈夫精液检查；明确女方有无生殖道畸形、肿瘤、宫腔粘连。宫颈内口松弛者应在妊娠前行宫颈内口修补术，或于孕12～18周行宫颈内口环扎术。有学者对不明原因的习惯性流产患者行主动免疫治疗，将丈夫或他人的淋巴细胞在女方前臂内侧或臀部作多点皮内注射，妊娠前注射2～4次，妊娠早期加强免疫1～3次，妊娠成功率可达86％以上。此外，习惯性流产患者确诊妊娠后，可常规肌内注射HCG 3 000～5 000 U，隔天一次，至妊娠8周后停止。

（七）流产合并感染

治疗原则为迅速控制感染，尽快清除宫内残留物。如为轻度感染或出血较多，可在静脉滴注有效抗生素的同时进行刮宫，以达到止血目的；感染较严重而出血不多时，可用高效广谱抗生素控制感染后再行刮宫。刮宫时可用卵圆钳夹出残留组织，忌用刮匙全面搔刮，以免感染扩散。严重感染性流产可并发盆腔脓肿、血栓性静脉炎、感染性休克、急性肾衰竭及DIC等，应高度重视并积极预防，必要时切除子宫去除感染源。

（柏　青）

第三节　妊娠剧吐

妊娠剧吐是在妊娠早期发生、以恶心呕吐频繁为重要症状的一组症候群，发病率为0.3％～1％。恶性呕吐者可因酸中毒、电解质紊乱、肝肾衰竭而死亡。

一、病因

病因尚未明确。由于早孕反应的发生和消失过程与孕妇血HCG的升降时间相符，呕吐严重时，孕妇HCG水平亦较高；多胎妊娠、葡萄胎患者HCG值显著增高，呕吐发生率也高，症状也较重;妊娠终止后,呕吐消失。故一般认为妊娠剧吐与 HCG 增高密切相关,但事实上症状的轻重与血 HCG 水平并不一定呈正相关。此外,恐惧妊娠、精神紧张、情绪不稳、经济条件差的孕妇易患妊娠剧吐,提示精神及社会因素对发病有影响。

二、临床表现

多见于年轻初孕妇,停经 6 周左右出现恶心、流涎和呕吐,初以晨间为重,随病情发展而呕吐频繁,不局限于晨间。由于不能进食而导致脱水、电解质紊乱及体质量下降;营养摄入不足可致负氮平衡,使血浆尿素氮及尿素增高;饥饿情况下机体动用脂肪供能,使脂肪代谢中间产物酮体增多而出现代谢性酸中毒。患者消瘦明显,极度疲乏,口唇干裂,皮肤干燥,眼球凹陷,尿量减少;体温轻度增高,脉搏增快,血压下降,尿比重增加,尿酮体阳性。肝、肾受损时可出现黄疸,血胆红素、转氨酶、肌酐和尿素氮升高,尿中出现蛋白和管型。严重者可发生视网膜出血,意识不清,呈现昏睡状态。

频繁呕吐、进食困难可引起维生素 B_1 缺乏,导致韦尼克脑病(Wernicke-Korsakoff 综合征),主要表现为中枢神经系统症状:眼球震颤、视力障碍、步态及站立姿势异常;有时患者可出现语言增多、记忆障碍、精神迟钝或嗜睡等脑功能紊乱状态。约 10% 妊娠剧吐者并发此综合征。

三、诊断

根据停经后出现恶心呕吐等症状,不难诊断。可用 B 超检查排除葡萄胎,并与可致呕吐疾病如急性病毒性肝炎、胃肠炎、胰腺炎、胆道疾病、脑膜炎及脑肿瘤等鉴别。测定血常规、血黏度、电解质、二氧化碳结合力、尿比重、尿酮体等可判断病情严重程度;心电图检查可发现低血钾的影响;眼底检查可了解有无视网膜出血。

四、治疗

妊娠剧吐患者应住院治疗,禁食 2～3 天,每天静脉滴注葡萄糖液及林格氏液共 3 000 mL,加入维生素 B_6、维生素 C,维持每天尿量≥1 000 mL,并给予维生素 B_1 肌内注射。出现代谢性酸中毒时,可适当补充碳酸氢钠,低钾者可静脉补钾,营养不良者可予 5% 氨基酸注射液、英特利匹特静脉滴注。经治疗呕吐停止,症状缓解后可试饮食;如治疗效果不佳,可用氢化可的松 200～300 mg 加入 5% 葡萄糖液 500 mL 中静脉滴注。出现以下情况应考虑终止妊娠:体温持续高于38 ℃;脉搏＞120 次/分钟;持续黄疸或蛋白尿;出现多发性神经炎及神经性体征。

(柏 青)

第四节 母儿血型不合

母儿血型不合是孕妇与胎儿之间因血型不合而产生的同种血型免疫性疾病,发生在胎儿期和新生儿早期,是胎儿新生儿溶血性疾病中重要的病因。胎儿的基因,一半来自母亲,一半来自父亲。从父亲遗传来的红细胞血型抗原为其母亲所缺乏时,此抗原在某种情况下可通过胎盘进入母体刺激产生相应的免疫抗体。再次妊娠时,抗体可通过胎盘进入胎儿体内,与胎儿红细胞上相应的抗原结合发生凝集、破坏，出现胎儿溶血，导致流产、死胎或新生儿发生不同程度的溶血性贫血或核黄疸后遗症，造成智能低下、神经系统及运动障碍等后遗症。母儿血型不合主要有 ABO 型和 Rh 型两大类：ABO 血型不合较为多见，危害轻，常被忽视；Rh 血型不合在我国少见，但病情重。

一、发病机制

(一)胎儿红细胞进入母体

血型抗原、抗体反应包括初次反应，再次反应及回忆反应。抗原初次进入机体后，需经一定的潜伏期后产生抗体，但量不多，持续时间也短。一般是先出现 IgM，数周至数月消失，继 IgM 之后出现 IgG，当 IgM 接近消失时 IgG 达到高峰，在血中维持时间长，可达数年；IgA 最晚出现，一般在 IgM、IgG 出现后 2～8 周方可检出，持续时间长。相同抗原与抗体第二次接触后，先出现原有抗体量的降低，然后 IgG 迅速大量产生，可比初次反应时多几倍到几十倍，维持时间长，IgM 则很少增加。抗体经过一段时间后逐渐消失，如再次接触抗原，可使已消失的抗体快速增加。

母胎间血循环不直接相通，中间存在胎盘屏障，但这种屏障作用是不完善的，在妊娠期微量的胎儿红细胞持续不断地进入母体血液循环中，且这种运输随着孕期而增加，有学者对 16 例妊娠全过程追踪观察：妊娠早、中、晚期母血中有胎儿红细胞发生率分别为 6.7%、15.9%、28.9%。足月妊娠时如母儿 ABO 血型不合者，在母血中存在胎儿红细胞者占 20%，而 ABO 相合者可达 50%。大多数孕妇血中的胎儿血是很少量的，仅 0.1～3.0 mL，如反复多次少量胎儿血液进入母体，则可使母体致敏。早期妊娠流产的致敏危险性是 1%，人工流产的致敏危险性是 20%～25%，在超声引导下进行羊水穿刺的致敏危险性是 2%，绒毛取样的危险性可能高于 50%。

(二)ABO 血型不合

99% 发生在 O 型血孕妇，自然界广泛存在与 A(B)抗原相似的物质(植物、寄生虫、接种疫苗)，接触后也可产生抗 A(B)IgG 抗体，故新生儿溶血病有 50% 发生在第一胎。另外，A(B)抗原的抗原性较弱，胎儿红细胞表面反应点比成人少，故胎儿红细胞与相应抗体结合也少。孕妇血清中即使有较高的抗 A(B)IgG 滴度，新生儿溶血病病情却较轻。

(三)Rh 血型不合

Rh 系统分为 3 组：Cc、Dd 和 Ee，有无 D 抗原决定是阳性还是阴性。孕妇为 Rh 阴性，配偶为 Rh 阳性，再次妊娠时有可能发生新生儿 Rh 溶血病。Rh 抗原特异性强，只存在 Rh 阳性的红细胞上，正常妊娠时胎儿血液经胎盘到母血循环中大多数不足 0.1 mL，虽引起母体免疫，但产生的抗 Rh 抗体很少，第一胎常因抗体不足而极少发病。随着妊娠次数的增加，母体不断产生抗体而引起胎儿溶血的机会越多，甚至屡次发生流产或死胎，但如果母亲在妊娠前输过 Rh(+)血，则体内已有 Rh 抗体，在第一胎妊娠时即可发病，尤其是妊娠期接受 Rh(+)输血，对母子的危害更大。虽然不知道引起 Rh 阴性母体同种免疫所需的 Rh 阳性细胞确切数，但临床及实验均已证明 0.03～0.07 mL 的胎儿血就可以使孕妇致敏而产生抗 Rh 抗体。致敏后，再次妊娠时极少量的胎儿血液渗漏都会使孕妇抗 Rh 抗体急剧上升。

(四)ABO 血型对 Rh 母儿血型不合的影响

Levin 曾首次观察到胎儿血型为 Rh(+)A 或 B 型与 Rh(-)O 型母亲出现 ABO 血型不合时，则 Rh 免疫作用发生率降低。其机制不清楚，有人认为由于母体中含有抗 A 或抗 B 自然抗体，因而进入母体的胎儿红细胞与这些抗体发生凝集，并迅速破坏，从而防止 Rh 抗原对母体刺

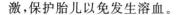

激,保护胎儿以免发生溶血。

二、诊断

(一)病史
凡过去有不明原因的死胎、死产或新生儿溶血病史孕妇,可能发生血型不合。

(二)辅助检查
1.血型检查

孕妇血型为 O 型,配偶血型为 A、B 或 AB 型,母儿有 ABO 血型不合可能;孕妇为 Rh 阴性,配偶为 Rh 阳性,母儿有 Rh 血型不合可能。

2.孕妇血液 ABO 和 Rh 抗体效价测定

孕妇血清学检查阳性,应定期测定效价。孕 28～32 周,每 2 周测定一次,32 周后每周测定一次。如孕妇 Rh 血型不合,效价在 1∶32 以上,AB0 血型不合,抗体效价在 1∶512 以上,提示病情严重,结合过去有不良分娩史,要考虑终止妊娠;但是 ABO 母儿血型不合孕妇效价的高低并不与新生儿预后明显相关。

3.羊水中胆红素测定

用分光光度计做羊水胆红素吸光度分析,胆红素于波长 450 nm 处吸光度值差(Δ94 A450)大于 0.06 为危险值,0.03～0.06 为警戒值,小于 0.03 为安全值。

4.B 超检查

在 RH 血型不合的患者,需要定期随访胎儿超声,严重胎儿贫血患儿可见羊水过多、胎儿皮肤水肿、胸腹水、心脏扩大、心胸比例增加、肝脾肿大及胎盘增厚等。胎儿大脑中动脉血流速度的收缩期的峰值(peak systolic velocity,PSV)升高可判断胎儿贫血的严重程度。

三、治疗

(一)妊娠期治疗
1.孕妇被动免疫

在 RhD(一)的孕妇应用抗 D 的免疫球蛋白主要的目的是预防下一胎发生溶血。指征:在流产或分娩后 72 小时内注射抗 D 免疫球蛋白 300μg。

2.血浆置换法

Rh 血型不合孕妇,在妊娠中期(24～26 周)胎儿水肿未出现时,可进行血浆置换术,300 mL 血浆可降低一个比数的滴定度,此法比直接胎儿宫内输血,或新生儿换血安全,但需要的血量较多,疗效相对较差。

3.口服中药

如三黄汤或茵陈蒿汤。如果抗体效价下降缓慢或不下降,可一直服用至分娩。但目前中药治疗母儿血型不合的疗效缺乏循证依据。

4.胎儿输血

死胎和胎儿水肿的主要原因是重度贫血,宫内输血的目的在于纠正胎儿的贫血,常用于 Rh 血型不合的患者。宫内输血的指征:根据胎儿超声检查发现胎儿有严重的贫血可能,主要表现为胎儿大脑中动脉的血流峰值升高,胎儿水肿、羊水过多等;输血前还需要脐带穿刺检查胎儿血红蛋白进一步确定胎儿Hb<120 g/L。输血的方法有脐静脉输血和胎儿腹腔内输血两种方式。所

用血液满足以下条件：不含相应母亲抗体的抗原；血细胞比容为 80%；一般用 Rh(一)O 型新鲜血。在 B 型超声指导下进行，经腹壁在胎儿腹腔内注入 Rh 阴性并与孕妇血不凝集的浓缩新鲜血每次 20～110 mL，不超过 20 mL/kg。腹腔内输血量可按下列公式计算：(孕周－20)×10 mL。输血后需要密切监测抗体滴度和胎儿超声，可反复多次宫内输血。

5.引产

妊娠近足月抗体产生越多，对胎儿威胁也越大，故于 36 周以后，遇下列情况可考虑引产。①抗体效价：Rh 血型不合，抗体效价达 1：32 以上；而对于 ABO 母儿血型不合一般不考虑提前终止妊娠；考虑效价高低以外，还要结合其他产科情况，综合决定。②死胎史，特别是前一胎死因是溶血症者。③各种监测手段提示胎儿宫内不安全，如胎动改变、胎心监护图形异常，听诊胎心改变。④羊膜腔穿刺：羊水深黄色或胆红素含量升高。

(二)分娩期治疗

(1)争取自然分娩，避免用麻醉药、镇静剂，减少新生儿窒息的机会。

(2)分娩时做好抢救新生儿的准备，如气管插管、加压给氧，以及换血准备。

(3)娩出后立即断脐，减少抗体进入婴儿体内。

(4)胎盘端留脐血送血型、胆红素，抗人球蛋白试验及特殊抗体测定。并查红细胞、血红蛋白，有核红细胞与网织红细胞计数。

(三)新生儿处理

多数 ABO 血型不合的患儿可以自愈，严重的患者可出现病理性黄疸、核黄疸等。黄疸明显者，根据血胆红素情况予以蓝光疗法每天 12 小时，分 2 次照射；口服苯巴比妥 5～8 mg/(kg·d)；血胆红素高者予以人血清蛋白静脉注射 1 g/(kg·d)，使与游离胆红素结合，以减少核黄疸的发生；25% 的葡萄糖液注射；严重贫血者及时输血或换血治疗。

(柏 青)

第五节　过　期　妊　娠

妊娠达到或超过 42 周，称为过期妊娠。发生率为妊娠总数的 5%～10%。过期妊娠的胎儿围生期病率和死亡率增高，孕 43 周时围生儿死亡率为正常妊娠 3 倍，孕 44 周时为正常妊娠 5 倍。

一、原因

(一)雌、孕激素比例失调

可能与内源性前列腺素和雌二醇分泌不足以及黄体酮水平增高有关，导致孕激素优势，抑制前列腺素和缩宫素，使子宫不收缩，延迟分娩发动。

(二)胎儿畸形

无脑儿畸胎不合并羊水过多时，由于胎儿无下丘脑，垂体-肾上腺轴发育不良，胎儿肾上腺皮质产生的肾上腺皮质激素及雌三醇的前身物质 16α-羟基硫酸脱氢表雄酮不足使雌激素形成减少，孕周可长达 45 周。

（三）遗传因素

某家族、某个体常反复发生过期妊娠，提示过期妊娠与遗传因素可能有关。胎盘硫酸酯酶缺乏症是罕见的伴性隐性遗传病，可导致过期妊娠，系因胎儿肾上腺与肝脏虽能产生足量 16α-羟基硫酸脱氢表雄酮，但胎盘缺乏硫酸酯酶，使其不能脱去硫酸根转变成雌二醇及雌三醇，从而血中雌二醇及雌三醇明显减少，致使分娩难以启动。

（四）子宫收缩刺激发射减弱

头盆不称或胎位异常，胎先露对子宫颈内口及子宫下段的刺激不强，可致过期妊娠。

二、病理

（一）胎盘

过期妊娠的胎盘主要有两种类型，一种是胎盘的外观和镜检均与足月胎盘相似，胎盘功能基本正常；另一种表现为胎盘功能减退，如胎盘绒毛内的血管床减少，间质内纤维化增加，以及合体细胞结节形成增多；胎盘表面有梗死和钙化，组织切片显示绒毛表面有纤维蛋白沉淀、绒毛内有血管栓塞等。

（二）胎儿

（1）正常生长：过期妊娠的胎盘功能正常，胎儿继续生长，约 25％体质量增加成为巨大儿，颅骨钙化明显，不易变形，导致经阴道分娩困难，使新生儿病率相应增加。

（2）成熟障碍：由于胎盘血流不足和缺氧及养分的供应不足，胎儿不易再继续生长发育。可分为 3 期：第Ⅰ期为过度成熟，表现为胎脂消失，皮下脂肪减少，皮肤干燥松弛多皱褶，头发浓密，指（趾）甲长，身体瘦长，容貌似"小老人"；第Ⅱ期为胎儿缺氧，肛门括约肌松弛，有胎粪排出，羊水及胎儿皮肤黄染，羊膜和脐带绿染，围生儿发病率及围生儿死亡率最高；第Ⅲ期为胎儿全身因粪染历时较长广泛着色，指（趾）甲和皮肤呈黄色，脐带和胎膜呈黄绿色，此期胎儿已经历和渡过Ⅱ期危险阶段，其预后反而比Ⅱ期好。

（3）胎儿生长受限：小样儿可与过期妊娠共存，后者更增加胎儿的危险性。过期妊娠的诊断首先要应正确核实预产期，并确定胎盘功能是否正常。

三、过期妊娠对母儿的影响

（一）胎儿窘迫

胎盘功能减退、胎儿供氧不足是过期妊娠时的主要病理变化，同时胎儿越成熟，对缺氧的耐受能力越差，故当临产子宫收缩较强时，过期胎儿就容易发生窘迫，甚至在子宫内死亡。过期妊娠时胎儿宫内窘迫的发生率为 13.1％～40.5％，为足月妊娠的 1.5～10 倍。新生儿早期癫痫发作的发生率为 5.4‰，而足月产新生儿为 0.9‰。

（二）羊水量减少

妊娠 38 周后，羊水量开始减少，妊娠足月羊水量约为 800 mL，后随妊娠时间延长羊水量逐渐减少。妊娠 42 周后约 30％减少至 300 mL 以下；羊水胎盘粪染率明显增高，是足月妊娠的 2～3 倍，若同时伴有羊水过少，羊水粪染率增加。

（三）分娩困难及损伤

过期妊娠使巨大儿的发生率增加，达 6.4％～15％，易造成分娩困难及产道损伤。

四、诊断

（一）核实预产期

（1）认真核实末次月经。

（2）月经不规则者，可根据孕前基础体温上升的排卵期来推算预产期；或根据早孕反应及胎动出现日期推算，或早孕期妇科检查子宫大小情况，综合分析判断。

（3）B超检查：早期或孕中期的超声检查协助明确预产期。

（4）临床检查子宫符合足月孕大小，孕妇体质量不再增加，或稍减轻，子宫颈成熟，羊水逐渐减少，均应考虑过期妊娠。

（二）判断胎盘功能

判断胎盘功能的方法包括：①胎动计数；②HPL测定；③尿E_3比值测定；④B超检查，包括双顶径、胎盘功能分级、羊水量等；⑤羊膜镜检查；⑥NST、OCT试验等。现分别阐述。

1.胎动计数

胎动计数是孕妇自我监护胎儿情况的一种简易的手段，每个孕妇自感的胎动数差异很大，孕妇18～20周开始自感有胎动，夜间尤为明显，孕29～38周为胎动最频繁时期，接近足月略为减少。如胎动异常应警惕胎儿宫内窘迫。缺氧早期胎儿躁动不安，表现为胎动明显增加，当缺氧严重时，胎动减少减弱甚至消失，胎动消失后，胎心一般在24～48小时内消失。每天早、中、晚固定时间各数1小时，每小时＞3次，反映胎儿情况良好。也可将早、中、晚三次胎动次数的和乘4，即为12小时的胎动次数。如12小时胎动达30次以上，反映胎儿情况良好；如果胎动少于10次，则提示胎儿宫内缺氧。

2.尿雌三醇(E_3)及雌三醇/肌酐(E/C)比值测定

如24小时尿雌三醇的总量＜10 mg，或尿E/C比值＜10时，为子宫胎盘功能减退。

3.无负荷试验（NST）

（1）NST反应型：①每20分钟内有两次及以上伴胎心率加速的胎动；②加速幅度15次/分钟以上，持续15秒以上；③胎心率长期变异正常，3～6周期/分，变异幅度6～25次/分钟。

（2）NST无反应型：①监测40分钟无胎动或胎动时无胎心率加速反应；②伴胎心率基线长期变异减弱或消失。

（3）NST可疑型：①每20分钟内仅一次伴胎心加速的胎动；②胎心加速幅度＜15次/分钟，持续＜15秒；③基线长期变异幅度＜6次/分钟；④胎心率基线水平异常，＞160或＜120次/分钟；⑤存在自发性变异减速。符合以上任何一条即列为NST可疑型。

4.胎儿超声生物物理相的观察

评价胎儿宫内生理状态采用五项胎儿生物物理指标（biophysical profile score，BPS）。BPS最先由Manning提出，五项指标包括：①无负荷试验（non-stress test，NST）；②胎儿呼吸样运动（fetal breath movement，FBM）；③胎动（fetal movement，FM）；④胎儿肌张力（fetal tone，FT）；⑤羊水量。

胎儿生物物理活动受中枢神经系统支配，中枢神经的各个部位对缺氧的敏感性存在差异。胎儿缺氧时首先NST为无反应型，FBM消失；缺氧进一步加重，FM消失，最后为FT消失。参照此顺序可了解胎儿缺氧的程度，估计其预后，也可减少监测中的假阳性率与假阴性率。

五、处理

过预产期应更严密地监护宫内胎儿的情况,每周应进行两次产前检查。凡妊娠过期尚不能确定,胎盘功能又无异常的表现,胎儿在宫内的情况良好,子宫颈尚未成熟,可在严密观察下待其自然临产。妊娠确已过期,并有下列任何一种情况时,应立即终止妊娠。①子宫颈已成熟;②胎儿体质量>4 000 g;③每12小时内的胎动计数<10次;④羊水中有胎粪或羊水过少;⑤有其他并发症者;⑥妊娠已达43周。

根据子宫颈成熟情况和胎盘功能以及胎儿的情况来决定终止妊娠的方法。如子宫颈已成熟者,可采用人工破膜;破膜时羊水多而清,可在严密监护下经阴道分娩。子宫颈未成熟者可普贝生引产。如胎盘功能不良或胎儿情况紧急,应及时行剖宫产。

目前促子宫颈成熟的药物有:PGE$_2$制剂,如阴道内栓剂(可控释地诺前列酮栓,商品名:普贝生);PGE$_1$类制剂,如米索前列醇。普贝生已通过美国食品与药品管理局(FDA)和中国食品与药品管理局(SFDA)批准,可用于妊娠晚期引产前的促子宫颈成熟。而米索前列醇被广泛用于促子宫颈成熟,证明合理使用是安全有效的。其他促子宫颈成熟的方法:包括低位水囊、Foley 导尿管、昆布条、海藻棒等,需要在阴道无感染及胎膜完整时才能使用。但是有潜在感染、胎膜早破、子宫颈损伤的可能。

(一)前列腺素制剂

常用的促子宫颈成熟的药物主要是前列腺素制剂。PG 促子宫颈成熟的主要机制,一是通过改变子宫颈细胞外基质成分,软化子宫颈,如激活胶原酶,使胶原纤维溶解和基质增加;二是影响子宫颈和子宫平滑肌,使子宫颈平滑肌松弛,子宫颈扩张,宫体平滑肌收缩,牵拉子宫颈;三是促进子宫平滑肌细胞间缝隙连接的形成。目前临床使用的前列腺素制剂如下。

(1)PGE$_2$制剂:如阴道内栓剂(可控释地诺前列酮栓)是一种可控制释放的前列腺素 E$_2$制剂,含有 10 mg 地诺前列酮,以 0.3 mg/h 的速度缓慢释放,低温保存。外阴消毒后将可控释地诺前列酮栓置于阴道后穹隆深处,在药物置入后,嘱孕妇平卧位 20~30 分钟以利于吸水膨胀。2 小时后复查,仍在原位后可活动。可以控制药物释放,在出现宫缩过强或过频时能方便取出。出现以下情况时应及时取出:①临产;②放置 12 小时后;③如出现过强和过频宫缩、变态反应或胎心律异常时;④如取出后宫缩过强、过频仍不缓解,可使用宫缩抑制剂。

(2)PGE$_1$类制剂:米索前列醇是一种人工合成的前列腺素 E$_1$类似物,有 100 μg 和 200 μg 两种片剂,主要用于防治消化道溃疡,大量临床研究证实其可用于妊娠晚期促子宫颈成熟。米索前列醇促子宫颈成熟具有价格低、性质稳定易于保存、作用时间长等优点,尤其适合基层医疗机构应用。我国米索前列醇在妊娠晚期促子宫颈成熟的应用常规:①用于妊娠晚期需要引产而子宫颈条件不成熟的孕妇;②每次阴道内放药剂量为 25 μg,放药时不要将药物压成碎片,如 6 小时后仍无宫缩,在重复使用米索前列醇前应做阴道检查,重新评估子宫颈成熟度,了解原放置的药物是否溶化、吸收,如未溶化和吸收者则不宜再放,每天总量不得超过 50 μg,以免药物吸收过多;③如需加用缩宫素,应该在最后一次放置米索前列醇 4 小时以上,并阴道检查证实药物已经吸收;④使用米索前列醇者应在产房观察,监测宫缩和胎心率,一旦出现宫缩过强或过频,应立即进行阴道检查,并取出残留药物;⑤有剖宫产史或子宫手术史者禁用。

(二)缩宫素

小剂量静脉滴注缩宫素为安全常用的引产方法,但在子宫颈不成熟时,引产效果不好。其特点：可随时调整用药剂量，保持生理水平的有效宫缩，一旦发生异常可随时停药，缩宫素作用时间短，半衰期为 5～12 分钟。静脉滴注缩宫素推荐使用低剂量，最好使用输液泵，起始剂量为 2.5 mU/min 开始，根据宫缩调整滴速，一般每隔 30 分钟调整一次，直至出现有效宫缩。有效宫缩的判定标准为 10 分钟内出现 3 次宫缩，每次宫缩持续 30～60 秒。最大滴速一般不得超过 10 mU/min，如达到最大滴速，仍不出现有效宫缩可增加缩宫素浓度。增加浓度的方法是以 5% 葡萄糖 500 mL 中加 5 U 缩宫素即 1% 缩宫素浓度，相当于每毫升液体含 10 mU 缩宫素，先将滴速减半，再根据宫缩情况进行调整，增加浓度后，最大增至 20 mU/min，原则上不再增加滴速和浓度。

（三）人工破膜术

用人工的方法使胎膜破裂，引起前列腺素和缩宫素释放，诱发宫缩。适用于子宫颈成熟的孕妇。缺点是有可能引起脐带脱垂或受压、母婴感染、前置血管破裂和胎儿损伤。不适用于胎头浮的孕妇。破膜前要排除阴道感染。应在宫缩间歇期破膜，以避免羊水急速流出引起脐带脱垂或胎盘早剥。破膜前后要听胎心、破膜后观察羊水性状和胎心变化情况。单纯应用人工破膜术效果不好时，可加用缩宫素静脉滴注。

（四）其他

其他促子宫颈成熟的方法主要是机械性扩张，种类很多，包括低位水囊、Foley 导尿管、昆布条、海藻棒等，需要在阴道无感染及胎膜完整时才能使用。主要是通过机械刺激子宫颈管，促进子宫颈局部内源性前列腺素合成与释放而促进子宫颈管软化成熟。其缺点是有潜在感染、胎膜早破、子宫颈损伤的可能。

（五）产时处理

临产后应严密观察产程进展和胎心监测，如发现胎心律异常，产程进展缓慢，或羊水混有胎粪时，即应行剖宫产。产程中应充分给氧。胎儿娩出前做好一切抢救准备，当胎头娩出后即应清除鼻腔及鼻咽部黏液和胎粪。过期产儿病率及死亡率高，应加强其护理和治疗。

六、临床特殊情况的思考和建议

过期妊娠：子宫存在疤痕的延期妊娠。

子宫疤痕有剖宫产、子宫肌瘤剥出（腹腔镜下或开腹子宫肌瘤剥出）、子宫损伤。随着我国剖宫产率居高不下，剖宫产后再次妊娠的比例越来越高，这里主要指有剖宫产史的延期妊娠。随着剖宫产后再次妊娠阴道分娩开展（vaginal birth after cesarean delivery，VBAC），出现了剖宫产史的延期妊娠。对于有剖宫产史的延期妊娠，处理比较棘手：由于采用药物（前列腺素或缩宫素）或人工破膜引产后，在产程中子宫破裂的风险将会增加，并不主张进行药物和人工破膜引产，所以采用再次择期剖宫产是比较安全的选择。

（柏　青）

第六节　羊水量异常

正常妊娠时羊水的产生与吸收处于动态平衡中。正常情况下，羊水量从孕 16 周时的

200 mL逐渐增加至34~35周时980 mL,以后羊水量又逐渐减少,至孕40周时约为800 mL。到妊娠42周时减少为540 mL。任何引起羊水产生与吸收失衡的因素均可造成羊水过多或过少的病理状态。

一、羊水过多

妊娠期间,羊水量超过2 000 mL者称羊水过多,发生率为0.9%~1.7%。

羊水过多可分为急性和慢性两种,孕妇在妊娠中晚期时羊水量超过2 000 mL,但羊水量增加缓慢,数周内形成羊水过多,往往症状轻微,称慢性羊水过多;若羊水在数天内迅速增加而使子宫明显膨胀,并且压迫症状严重,称为急性羊水过多。

(一)病因

羊水过多的病因复杂,部分羊水过多发生的原因是可以解释的,但是大部分病因尚不明了,根据Hill等报道,约有2/3羊水过多为特发性,已知病因多可能与胎儿畸形及妊娠合并症、并发症有关。

1.胎儿畸形

胎儿畸形是引起羊水过多的主要原因。羊水过多孕妇中,18%~40%合并胎儿畸形。羊水过多伴有以下高危因素时,胎儿畸形率明显升高:①胎儿发育迟缓;②早产;③发病早,特别是发生在32周之前;④无法用其他高危因素解释。

(1)神经管畸形:最常见,约占羊水过多畸形的50%,其中主要为开放性神经管畸形。当无脑儿、显性脊柱裂时,脑脊膜暴露,脉络丛组织增生,渗出增加,以及中枢性吞咽障碍加上抗利尿激素缺乏等,使羊水形成过多,回流减少导致羊水过多。

(2)消化系统畸形:主要是消化道闭锁,如食管、十二指肠闭锁,使胎儿吞咽羊水障碍,引起羊水过多。

(3)腹壁缺损:腹壁缺损导致的脐膨出、内脏外翻,使腹腔与羊膜腔之间仅有菲薄的腹膜,导致胎儿体液外渗,从而发生羊水过多。

(4)膈疝:膈肌缺损导致腹腔内容物进入胸腔使肺和食管发育受阻,胎儿吞咽和吸入羊水减少,导致羊水过多。

(5)遗传性假性低醛固酮症(pseudohypoaldosteronism,PHA):这是一种先天性低钠综合征,胎儿对醛固酮的敏感性降低,导致低钠血症、高钾血症、脱水、胎尿增加、胎儿发育迟缓等症状,往往伴有羊水过多。

(6)VATER先天缺陷:VATER是一组先天缺陷,包括脊椎缺陷、肛门闭锁、气管-食管瘘及桡骨远端发育不良,常常同时伴有羊水过多。

2.胎儿染色体异常

16-三体、21-三体、13-三体胎儿可出现胎儿吞咽羊水障碍,引起羊水过多。

3.双胎异常

约10%的双胎妊娠合并羊水过多,是单胎妊娠的10倍以上。单卵单绒毛膜双羊膜囊时,两个胎盘动静脉吻合,易并发双胎输血综合征,受血儿循环血量增多、胎儿尿量增加,引起羊水过多。另外,双胎妊娠中一胎为无心脏畸形者必有羊水过多。

4.妊娠糖尿病或糖尿病合并妊娠

羊水过多中合并糖尿病者较多,占10%~25%。母体高血糖致胎儿血糖增高,产生渗透性利尿,以及胎盘胎膜渗出增加均可导致羊水过多。

5.胎儿水肿

羊水过多与胎儿免疫性水肿(母儿血型不合溶血)及非免疫性水肿(多由宫内感染引起)有关。

6.胎盘因素

胎盘增大,胎盘催乳素(HPL)分泌增加,可能导致羊水量增加。胎盘绒毛血管瘤是胎盘常见的良性肿瘤,往往也伴有羊水过多。

7.特发性羊水过多

特发性羊水过多约占30%,不合并孕妇、胎儿及胎盘异常,原因不明。

(二)对母儿的影响

1.对孕妇的影响

急性羊水过多引起明显的压迫症状,妊娠期高血压疾病的发病风险明显增加,是正常妊娠的3倍。由于子宫肌纤维伸展过度,可致宫缩乏力、产程延长及产后出血增加;若突然破膜可使宫腔内压力骤然降低,导致胎盘早剥、休克。此外,并发胎膜早破、早产的可能性增加。

2.对胎儿的影响

常并发胎位异常、脐带脱垂、胎儿窘迫及因早产引起的新生儿发育不成熟,加上羊水过多常合并胎儿畸形,故羊水过多者围生儿病死率明显增高,约为正常妊娠的7倍。

(三)临床表现

临床症状与羊水过多有关,主要是增大的子宫压迫邻近的脏器产生的压迫症状,羊水越多,症状越明显。

1.急性羊水过多

多在妊娠20~24周发病,羊水骤然增多,数天内子宫明显增大,产生一系列压迫症状。患者感腹部胀痛、腰酸、行动不便,因横膈抬高引起呼吸困难,甚至发绀,不能平卧。子宫压迫下腔静脉,血液回流受阻,下腹部、外阴、下肢严重水肿。检查可见腹部高度膨隆、皮肤张力大、变薄,腹壁下静脉扩张,可伴外阴部静脉曲张及水肿;子宫大于妊娠月份、张力大,胎位检查不清、胎心音遥远或听不清。

2.慢性羊水过多

常发生在妊娠28~32周。羊水在数周内缓慢增多,出现较轻微的压迫症状或无症状,仅腹部增大较快。检查见子宫张力大、子宫大小超过停经月份,液体震颤感明显,胎位尚可查清或不清、胎心音较遥远或听不清。

(四)诊断

根据临床症状及体征诊断并不困难。但常需采用下列辅助检查,估计羊水量及羊水过多的原因。

1.B型超声检查

为羊水过多的主要辅助检查方法。目前临床广泛应用的有两种标准:一种是以脐横线与腹白线为标志,将腹部分为四个象限,各象限最大羊水暗区垂直径之和为羊水指数(amniotic fluid index,AFI);另一种是以羊水最大深度(maximum vertical pocket depth,MVP;amniotic fluid volume,AFV)为诊断标准。国外 Phelan JP 等以羊水指数>18 cm 诊断为羊水过多;Schrimmer DB 等以羊水最大深度为诊断标准,目前均已得到国内外的公认。MVP 8~11 cm 为轻度羊水过多,12～15 cm 为中度羊水过多,≥16 cm 为重度羊水过多。B 型超声检查还可了解胎儿结构畸形如无脑儿、显性脊柱裂、胎儿水肿及双胎等。

2.其他

(1)羊水甲胎蛋白测定(AFP):开放性神经管缺陷时,羊水中 AFP 明显增高,超过同期正常妊娠平均值加 3 个标准差以上。

(2)孕妇血糖检查:尤其慢性羊水过多者,应排除糖尿病。

(3)孕妇血型检查:如胎儿水肿者应检查孕妇 Rh、ABO 血型,排除母儿血型不合溶血引起的胎儿水肿。

(4)胎儿染色体检查:羊水细胞培养或采集胎儿血培养做染色体核型分析,或应用染色体探针对羊水或胎儿血间期细胞真核直接原位杂交,了解染色体数目、结构异常。

(五)处理

主要根据胎儿有无畸形、孕周及孕妇压迫症状的严重程度而定。

1.羊水过多合并胎儿畸形

一旦确诊胎儿畸形、染色体异常,应及时终止妊娠,通常采用人工破膜引产。破膜时需注意以下方面。

(1)高位破膜,即以管状的高位破膜器沿宫颈管与胎膜之间上送 15 cm,刺破胎膜,使羊水缓慢流出,宫腔内压逐渐降低,在流出适量羊水后,取出高位破膜器然后静脉滴注缩宫素引产。若无高位破膜器或为安全亦可经腹穿刺放液,待宫腔内压降低后再行依沙吖啶引产。亦可选用各种前列腺素制剂引产,一般在 24～48 小时内娩出。尽量让羊水缓慢流出,避免宫腔内压突然降低而引起胎盘早剥。

(2)羊水流出后腹部置沙袋维持腹压,以防休克。

(3)手术操作过程中,需严密监测孕妇血压、心率变化。

(4)注意阴道流血及宫高变化,以及早发现胎盘早剥。

2.羊水过多合并正常胎儿

对孕周不足 37 周,胎肺不成熟者,应尽可能延长孕周。

(1)一般治疗:低盐饮食、减少孕妇饮水量。卧床休息,取左侧卧位,改善子宫胎盘循环,预防早产。每周复查羊水指数及胎儿生长情况。

(2)羊膜穿刺减压:对压迫症状严重,孕周小、胎肺不成熟者,可考虑经腹羊膜穿刺放液,以缓解症状,延长孕周。放液时注意:①避开胎盘部位穿刺;②放液速度应缓慢,每小时不超过 500 mL,一次放液不超过 1 500 mL,以孕妇症状缓解为度,放出羊水过多可引起早产;③有条件应在 B 型超声监测下进行;④密切注意孕妇血压、心率、呼吸变化;⑤严格消毒,防止感染,酌情用镇静药预防早产;⑥放液后 3～4 周如压迫症状重,可重复放液以减低宫腔内压力。

(3)前列腺素合成酶抑制剂治疗:常用吲哚美辛,其作用机制是抑制利尿作用,期望能抑制胎儿排尿减少羊水量。常用剂量为:吲哚美辛 2.2～2.4 mg/(kg·d),分 3 次口服。应用过程中应密切随访羊水量(每周 2 次测 AFI)、胎儿超声心动图(用药后 24 小时一次,此后每周一次),吲哚美辛的最大问题是可使动脉导管狭窄或提前关闭,主要发生在 32 周以后,所以应限应用于在 32 周以前,同时加强超声多普勒检测。一旦出现动脉导管狭窄立即停药。

(4)病因治疗:若为妊娠糖尿病或糖尿病合并妊娠,需控制孕妇过高的血糖;母儿血型不合溶血,胎儿尚未成熟,而 B 型超声检查发现胎儿水肿,或脐血显示 Hb＜60 g/L,应考虑胎儿宫内输血。

(5)分娩期处理:自然临产后,应尽早人工破膜,除前述注意事项外,还应注意防止脐带脱垂。若破膜后宫缩仍乏力,可给予低浓度缩宫素静脉滴注,增强宫缩,密切观察产程进展。胎儿娩出后应及时应用宫缩剂,预防产后出血。

二、羊水过少

妊娠晚期羊水量少于 300 mL 者称羊水过少,发生率为 0.5%～5.5%,较常见于足月妊娠。羊水过少出现越早,围生儿的预后越差,因其对围生儿预后有明显的不良影响,近年受到越来越多的重视。

(一)病因

羊水过少的病因目前尚未完全清楚。许多产科高危因素与羊水过少有关,可分为胎儿因素、胎盘因素、孕妇因素和药物因素四大类。另外,尚有许多羊水过少不能用以上的因素解释,称为特发性羊水过少。

1.胎儿缺氧

胎儿缺氧和酸中毒时,心率和心排血量下降,胎儿体内的血液重新分布,心、脑、肾上腺等重要脏器血管扩张,血流量增加;肾脏、四肢、皮肤等外周脏器的血管收缩,血流量减少,进一步导致尿量减少。妊娠晚期胎尿是羊水的主要来源,胎儿长期的慢性缺氧可导致羊水过少。所以羊水过少可以看作胎儿在宫内缺氧的早期表现。

2.孕妇血容量改变

现有研究发现羊水量与母体血浆量之间有很好的相关性,如母体低血容量则可出现羊水量过少,反之亦然。如孕妇脱水、血容量不足,血浆渗透压增高等,可使胎儿血浆渗透压相应增高,胎盘吸收羊水增加,同时胎儿肾小管重吸收水分增加,尿形成减少。

3.胎儿畸形及发育不全

在羊水过少中,合并胎儿先天性发育畸形的很多,但以先天性泌尿系统异常最常见。

(1)先天性泌尿系统异常:先天性肾缺如,又名 Potter 综合征,是以胎儿双侧肾缺如为主要特征的综合征,包括肺发育不良和特殊的 Potter 面容,发生率为 1：(2 500～3 000),原因至今不明。本病可在产前用 B 超诊断即未见肾形成。尿路梗阻亦可发生羊水过少,如输尿管梗阻、狭窄、尿道闭锁及先天性肾发育不全。肾小管发育不全(renal tubular dysgenesis,RTD),RTD 是一种以新生儿肾衰竭为特征的疾病,肾脏的大体外形正常,但其组织学检查可见近端肾小管缩短及发育不全。常发生于有先天性家族史、双胎输血综合征及目前摄入血管紧张素转换酶抑制剂者。这些疾病因胎儿无尿液生成或生成的尿液不能排入羊膜腔致妊娠中期后严重羊水过少。

(2)其他畸形:并腿畸形、梨状腹综合征(prune belly syndrome,PBS)、隐眼-并指(趾)综合征、泄殖腔不发育或发育不良、染色体异常等均可同时伴有羊水过少。

4.胎膜早破

羊水外漏速度大于再产生速度,常出现继发性羊水过少。

5.药物影响

吲哚美辛是一种前列腺素合成酶抑制剂,并有抗利尿作用,可以应用于治疗羊水过多,但使用时间过久,除可以发生动脉导管提前关闭外,还可以发生羊水过少。另外,应用血管紧张素转换酶抑制剂也可导致胎儿低张力、无尿、羊水过少、生长受限、肺发育不良及肾小管发育不良等不良反应。

（二）对母儿的影响

1.对胎儿的影响

羊水过少是胎儿危险的重要信号,围生儿发病率和死亡率明显增高。与正常妊娠相比,轻度羊水过少围生儿死亡率增高13倍,而重度羊水过少围生儿死亡率增高47倍。主要死因是胎儿缺氧及畸形。妊娠中期重度羊水过少的胎儿畸形率很高,可达50.7%。其中先天性肾缺如所致的羊水过少,可引起典型Potter综合征(胎肺发育不良、扁平鼻、耳大位置低、肾及输尿管不发育,以及铲形手、弓形腿等),死亡率极高。而妊娠晚期羊水过少,常为胎盘功能不良及慢性胎儿宫内缺氧所致。羊水过少又可引起脐带受压,加重胎儿缺氧。羊水过少中约1/3新生儿、1/4胎儿发生酸中毒。

2.对孕妇的影响

羊水过少,对孕妇的影响是增加了手术产的概率。

（三）诊断

1.临床表现

胎盘功能不良者常有胎动减少;胎膜早破者有阴道流液。腹部检查:宫高、腹围较小,尤以胎儿宫内生长受限者明显,有子宫紧裹胎儿感。临产后阴道检查时发现前羊水囊不明显,胎膜与胎儿先露部紧贴。人工破膜时发现羊水极少。

2.辅助检查

（1）B型超声检查:是羊水过少的主要辅助诊断方法。妊娠晚期最大羊水池深度≤2 cm,或羊水指数≤5 cm,可诊断羊水过少;羊水指数<8 cm为可疑羊水过少。妊娠中期发现羊水过少时,应排除胎儿畸形。B型超声检查对先天性肾缺如、尿路梗阻、胎儿宫内生长受限有较高的诊断价值。

（2）羊水直接测量:破膜后,直接测量羊水,总羊水量<300 mL,可诊断为羊水过少。

（3）其他检查:妊娠晚期发现羊水过少,应结合胎儿生物物理评分、胎儿电子监护仪检查、尿雌三醇、胎盘生乳素检测等,了解胎盘功能及评价胎儿宫内安危,及早发现胎儿宫内缺氧。

（四）治疗

根据导致羊水过少的不同的病因结合孕周采取不同的治疗方案。

1.终止妊娠

对确诊胎儿畸形,或胎儿已成熟、胎盘功能严重不良者,应立即终止妊娠。对胎儿畸形者,常采用依沙吖啶羊膜腔内注射的方法引产;而妊娠足月合并严重胎盘功能不良或胎儿窘迫,估计短时间内不能经阴道分娩者,应行剖宫产术;对胎儿贮备力尚好,宫颈成熟者,可在密切监护下破膜后行缩宫素引产。产程中连续监测胎心变化,观察羊水性状。

2.补充羊水期待治疗

若胎肺不成熟,无明显胎儿畸形者,可行羊膜腔输液补充羊水,尽量延长孕周。

（1）经腹羊膜腔输液:常在中期妊娠羊水过少时采用。主要有两个目的:①帮助诊断,羊膜腔内输入少量生理盐水,使B型超声扫描清晰度大大提高,有利于胎儿畸形的诊断;②预防胎肺发育不良,羊水过少时,羊膜腔压力低下[≤0.1 kPa(1 mmHg)],肺泡与羊膜腔的压力梯度增加,导致肺内液大量外流,使肺发育受损。羊膜腔内输液,使其压力轻度增加,有利于胎肺发育。具体方法:常规消毒腹部皮肤,在B型超声引导下避开胎盘行羊膜穿刺,以10 mL/min速度输入

37 ℃的0.9％氯化钠液200 mL左右,若未发现明显胎儿畸形,应用宫缩抑制剂预防流产或早产。

(2)经宫颈羊膜腔输液:常在产程中或胎膜早破时使用。适合于羊水过少伴频繁胎心变异减速或羊水Ⅲ度粪染者。主要目的是缓解脐带受压,提高阴道安全分娩的可能性,以及稀释粪染的羊水,减少胎粪吸入综合征的发生。具体方法:常规消毒外阴、阴道,经宫颈放置宫腔压力导管进羊膜腔,输入加温至37 ℃的0.9％氯化钠液300 mL,输液速度为10 mL/min。如羊水指数达8 cm,并解除胎心变异减速,则停止输液,否则再输250 mL。若输液后AFI已≥8 cm,但胎心减速不能改善亦应停止输液,按胎儿窘迫处理。输液过程中B型超声监测AFI、间断测量宫内压,可同时胎心内监护,注意无菌操作。

(柏　青)

第七节　巨 大 胎 儿

巨大胎儿是一个描述胎儿过大的非常不精确的术语。国内外尚无统一的标准,有多种不同的域值标准,如3.8 kg、4 kg、4.5 kg、5.0 kg。美国妇产科协会提出新生儿出生体质量≥4 500 g者为巨大胎儿,我国以≥4 000 g为巨大胎儿。生活水平提高,更加重视孕期营养,巨大儿的出生率越来越高。若产道、产力及胎位均正常,仅胎儿巨大,即可出现头盆不称而发生分娩困难,如肩难产。

一、高危因素

巨大胎儿是多种因素综合作用的结果,很难用单一的因素解释。临床资料表明仅有40％的巨大胎儿存在各种高危因素,其他60％的巨大胎儿无明显的高危因素存在。根据Williams产科学的描述,巨大胎儿常见的因素有糖尿病、父母肥胖(尤其是母亲肥胖)、经产妇、过期妊娠、孕妇年龄、男胎、上胎巨大胎儿、种族和环境等。

(一)孕妇糖尿病

包括妊娠合并糖尿病和妊娠糖尿病,甚至糖耐量受损,巨大胎儿的发病率均明显升高。在胎盘功能正常的情况下,孕妇血糖升高,通过胎盘进入胎儿血循环,使胎儿的血糖浓度升高,刺激胎儿胰岛β细胞增生,导致胎儿胰岛素分泌反应性升高,胎儿高糖血症和高胰岛素血症,促进糖原、脂肪和蛋白质合成,使胎儿脂肪堆积,脏器增大,体质量增加,故胎儿巨大。糖尿病孕妇巨大胎儿的发病率可达26％,而正常孕妇中巨大胎儿的发生率仅为5％。但是,并不是所有糖尿病孕妇的巨大胎儿的发病率升高。当糖尿病合并妊娠的White分级在B级以上时,由于胎盘血管的硬化,胎盘功能降低,反而使胎儿生长受限的发病率升高。

(二)孕前肥胖及孕期体质量增加过快

当孕前体质量指数>30 kg/m²、孕期营养过剩、孕期体质量增加过快时,巨大胎儿发生率均明显升高。有学者对588例体质量>113.4 kg(250磅)及588例体质量<90.7 kg(200磅)妇女的妊娠并发症比较,发现前者的妊娠糖尿病、巨大胎儿以及肩难产的发病率分别为10％、24％和5％,明显高于后者的0.7％、7％和0.6％。当孕妇体质量>136 kg(300磅)时,巨大胎儿的发生率高达30％。可见孕妇肥胖与妊娠糖尿病、巨大胎儿和肩难产等均有密切的相关性。这可能与能量摄入大于能量消耗导致孕妇和胎儿内分泌代谢平衡失调有关。

（三）经产妇

有资料报道胎儿体质量随分娩次数增加而增加,妊娠5次以上者胎儿平均体质量增加80～120 g。

（四）过期妊娠

过期妊娠与巨大胎儿有明显的相关性。孕晚期是胎儿生长发育最快时期,过期妊娠而胎盘功能正常者,子宫胎盘血供良好,持续供给胎儿营养物质和氧气,胎儿不断生长,以至孕期越长,胎儿体质量越大,过期妊娠巨大胎儿的发生率是足月儿的3～7倍,肩难产的发生率比足月儿增加2倍。有学者报道＞41周巨大胎儿的发生率是33.3％。也有学者报道孕40～42周时,巨大胎儿的发生率是20％,而孕42～42周末时发生率升高到43％。

（五）孕妇年龄

高龄孕妇并发肥胖和糖尿病的机会增多,因此分娩巨大胎儿的可能性增大。Stotland等报道孕妇30～39岁巨大儿发生率最高,为15.3％;而20岁以下发生率最低,为8.4％。

（六）上胎巨大胎儿

曾经分娩过超过4 000 g新生儿的妇女与无此病史的妇女相比,再次分娩超过4 500 g新生儿的概率增加5～10倍。

（七）羊水过多

巨大胎儿往往与羊水过多同时存在,两者的因果关系尚不清楚。

（八）遗传因素

遗传基因是决定胎儿生长的前提条件,它控制细胞的生长和组织分化。但详细机制还不清楚。遗传因素包括胎儿性别、种族及民族等。在所有有关巨大胎儿的资料中都有男性胎儿发生率增加的报道,通常占60％～65％。这是因为在妊娠晚期的每一孕周男性胎儿的体质量比相应的女性胎儿重150 g。身材高大的父母其子女为巨大胎儿的发生率高;不同种族、不同民族巨大胎儿的发生率各不相同。有学者报道排除其他因素的影响,原为加拿大民族的巨大胎儿发生率明显高于加拿大籍的外民族人群的发生率。也有学者报道美国白种人巨大胎儿发生率为16％,而非白种人(包括黑色人种、西班牙裔和亚裔)为11％。

（九）环境因素

高原地区由于空气中氧分压低,巨大胎儿的发生率较平原地区低。

二、对母儿的影响

分娩困难是巨大胎儿主要的并发症。由于胎儿体积的增大,胎头和胎肩是分娩困难主要部位。难产率明显增高,带来母儿的一系列并发症。

（一）对母体的影响

有学者报道新生儿体质量＞3 500 g母体并发症开始增加,且随出生体质量增加而增加,在新生儿体质量4 000 g时肩难产和剖宫产率明显增加,4 500 g时再次增加。其他并发症增加缓慢而平稳(图10-1)。

1.产程延长或停滞

由于巨大胎儿的胎头较大,造成孕妇的骨盆相对狭窄,头盆不称的发生率增加。在胎头双顶径较大者,直至临产后胎头始终不入盆,若胎头搁置在骨盆入口平面以上,称为骑跨征阳性,表现为第一产程延长;若双顶径相对小于胸腹径,胎头下降受阻,易发生活跃期延长、停滞或第二产程延长。由于产程延长易导致继发性宫缩乏力;同时巨大胎儿的子宫容积较大,子宫肌纤维的张力较高,肌纤维的过度牵拉,易发生原发性宫缩乏力;宫缩乏力反过来又导致胎位异常、产程延长。巨大胎儿双肩径大于双顶径,尤其是糖尿病孕妇的胎儿,若经阴道分娩,易发生肩难产。

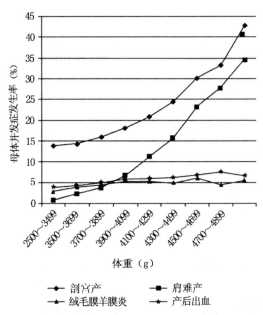

图 10-1　母体并发症与胎儿出生体质量的关系

2.手术产发生率增加

巨大儿头盆不称的发生率增加,容易产程异常,因此手术产概率增加,剖宫产率增加。

3.软产道损伤

由于胎儿大,胎儿通过软产道时可造成宫颈、阴道、会阴裂伤,严重者可裂至阴道穹隆、子宫下段甚至盆壁,形成腹膜后血肿或阔韧带内血肿。如果梗阻性难产未及时发现和处理,可以导致子宫破裂。

4.尾骨骨折

由于胎儿大、儿头硬,当通过骨盆出口时,为克服阻力或阴道助产时可能发生尾骨骨折。

5.产后出血及感染

巨大胎儿致子宫肌纤维过度牵拉,易发生产后宫缩乏力,或因软产道损伤引起产后出血,甚至出血性休克。上述各种因素造成产褥感染率增加。

6.生殖道瘘

由于产程长甚至滞产,胎儿头长时间压于阴道前壁、膀胱、尿道和耻骨联合之间,导致局部组织缺血坏死形成尿瘘,或直肠受压坏死形成粪瘘;或因手术助产直接损伤所致。

7.盆腔器官脱垂

产后可因分娩时盆底组织过度伸长或裂伤,发生子宫脱垂或阴道前后壁膨出。

（二）对新生儿的影响

1.新生儿产伤

巨大胎儿肩难产率增高,据统计肩难产的发生率为 0.15%～0.60%,体质量≥4 000 g 巨大儿肩难产的发生为 3%～12%,≥4 500 g 者为 8.4%～22.6%。有学者报道当出生体质量＞4 000 g,肩难产发生率为 13%。加上巨大儿手术产发生率增加,新生儿产伤发生率高。如臂丛神经损伤及麻痹、颅内出血、锁骨骨折、胸锁乳突肌血肿等。

2.胎儿窘迫、新生儿窒息

胎头娩出后胎肩以下部分嵌顿在阴道内,胎儿不能自主呼吸导致胎儿窘迫、新生儿窒息,如脐带停止搏动或胎盘早剥可引起死胎。

三、诊断

（一）病史及临床表现

多有巨大胎儿分娩史、糖尿病史。产次较多的经产妇,在妊娠后期出现呼吸困难,自觉腹部沉重及两胁部胀痛。

（二）腹部检查

视诊腹部明显膨隆,宫高＞35 cm。触诊胎体大,先露部高浮,胎心正常但位置稍高,当子宫高加腹围≥140 cm 时,巨大胎儿的可能性较大。

（三）B 型超声检查

胎头双顶径长 98～100 mm,股骨长 78～80 mm,腹围＞330 mm,应考虑巨大胎儿,同时排除双胎、羊水过多及胎儿畸形。

四、处理

（一）妊娠期

检查发现胎儿大或既往分娩巨大儿者,应检查孕妇有无糖尿病。若为糖尿病孕妇,应积极治疗,必要时予以胰岛素治疗控制胎儿的体质量增长,并于妊娠 36 周后,根据胎儿成熟度、胎盘功能检查及糖尿病控制情况,择期引产或剖宫产。不管是否存在妊娠糖尿病,有巨大胎儿可能的孕妇均要进行营养咨询合理调节膳食结构,每天摄入的总能量以 8 790～9 210 kJ(2 100～2 200 kcal)为宜,适当降低脂肪的摄入量。同时适当的运动可以降低巨大胎儿的发病率。

（二）分娩期

估计非糖尿病孕妇胎儿体质量≥4 500 g,糖尿病孕妇胎儿体质量≥4 000 g,即使骨盆正常,为防止母儿产时损伤应行剖宫产。临产后,不宜试产过久。若产程延长,估计胎儿体质量＞4 000 g,胎头停滞在中骨盆也应剖宫产。若胎头双顶径已达坐骨棘下 3 cm,宫口已开全者,应作较大的会阴后侧切开,予产钳助产,同时做好处理肩难产的准备工作。分娩后应行宫颈及阴道检查,了解有无软产道损伤,并预防产后出血。若胎儿已死,行穿颅术或碎胎术。

（三）新生儿处理

新生儿应预防低血糖发生,生后 1～2 小时开始喂糖水,及早开奶;积极治疗高胆红素血症,多选用蓝光治疗;新生儿易发生低钙血症,多用 10% 葡萄糖酸钙 1 mL/kg 加入葡萄糖液中静脉滴注补充钙剂。

（柏　青）

第十一章

妊娠合并内科疾病

第一节　妊娠合并甲亢

妊娠合并甲状腺功能亢进症（简称甲亢）是一种较少见的妊娠并发症，国内报道其发生率为 $0.2\%\sim1\%$，国外报道为 $0.5\%\sim2\%$，$85\%\sim90\%$ 的妊娠期甲亢患者为 Graves 病。妊娠合并甲亢时孕妇及围生儿并发症高，如易并发子痫前期、甲亢性心脏病、甲亢危象、早产、胎儿生长受限、新生儿甲状腺功能异常、死胎及死产等。妊娠结局与孕期的治疗和监护密切相关。

妊娠合并甲亢，包括孕前接受药物治疗的甲亢患者以及在妊娠期初次诊断的甲亢。

由于甲亢所表现的许多症状在正常妊娠时也常见到，如早孕期的妊娠剧吐和晚孕期的子痫前期，所以，孕期的诊断和处理可能会比较困难。孕期垂体激素和甲状腺激素水平的生理性变化可能会干扰甲状腺疾病的诊断，而在处理可疑或已确诊的妊娠期甲状腺疾病时也必须考虑到上述孕期生理性的变化。

一、正常妊娠期甲状腺相关激素的变化

孕妇在正常碘摄入的情况下，从妊娠早期开始要经历甲状腺相关激素变化，并逐渐达到机体新的平衡。

（一）从妊娠前半期开始到妊娠结束

伴随激素水平的增加，甲状腺激素结合蛋白可较孕前增加 $2\sim3$ 倍，可导致血中游离的 T_3、T_4 水平相对降低 $10\%\sim15\%$，但这种变化可刺激下丘脑-垂体分泌促甲状腺素释放激素（TSH）。

（二）早孕期

孕妇体内绒毛膜促性腺激素（HCG）明显增高，可对下丘脑产生抑制，同时对甲状腺产生类似促甲状腺素释放激素的作用，在妊娠 $8\sim14$ 周 HCG 高峰期，孕期血 TSH 呈下降。在早孕期诊断甲状腺功能亢进必须慎重，尤其是在合并妊娠剧吐或滋养叶细胞肿瘤时。妊娠剧吐患者中有 2/3 的患者甲状腺功能检查结果异常而没有甲状腺疾病，30% 有不能测出的 TSH，60% 有 TSH 降低，59% 呈现 FT_4 水平升高。

（三）胎盘对甲状腺激素的代谢

胎盘可将 T_4 降解为 T_3。表 11-1 列出了妊娠期甲状腺功能的正常值。

表 11-1　妊娠期甲状腺功能的正常值

检查	非孕期	早孕期	中孕期	晚孕期
游离 T_4(pmol/L)	11～23	10～24	9～19	7～17
游离 T_3(pmol/L)	4～9	4～8	4～7	3～5
TSH(mU/L)	<4	0～1.6	1～1.8	7～7.3

胎儿甲状腺在孕 5 周时开始形成,孕 10 周时开始有功能,但是,孕 12 周时才开始有独立功能,才能在胎儿血清中测出 T_4、T_3 和 TSH 水平。T_4、T_3 和 TSH 水平持续升高,到妊娠 35～37 周时达成人水平。此时甲状腺还相对不成熟,与 T_4 水平相比,TSH 水平相对较高,因而和母体相比,胎儿甲状腺有更高的浓集碘的能力。所以应避免诊断性扫描,或用放射性物质如[131]I、[99]Tc,或放射碘治疗,以避免放射对胎儿造成危害。

二、甲亢对孕妇、胎儿的影响

甲亢患者若不进行治疗,最严重的并发症为心力衰竭和甲状腺危象。甲状腺危象即使经过恰当处理,母体死亡率仍高达 25%。心力衰竭比甲状腺危象更常见,主要由 T_4 对心肌的长期毒性作用引起,妊娠期疾病,如子痫前期、感染和贫血将会加重心力衰竭。

妊娠期甲亢会导致不良妊娠结局增加,包括流产、胎儿生长受限、早产、胎盘早剥、妊娠期高血压、子痫前期、感染和围生儿死亡率增加。甲状腺功能正常的孕妇(甲亢控制良好者)低出生体质量儿的相对危险(OR)增加,妊娠前半期甲亢未控制者为 2.36,而整个孕期甲亢未控制者为9.24。甲亢未控制的足月孕妇子痫前期的 OR 为 4.74。甲亢未控制者胎死宫内率为 24%,而接受治疗者仅为 5%～7%;治疗还使早产发生率从 53% 降低到 9%～11%。

孕妇自身疾病对胎儿的影响也包括抗甲状腺药物透过胎盘引起的胎儿甲状腺功能减退(简称甲减),以及孕妇 TSH 刺激胎儿甲状腺引起的胎儿甲亢。对胎儿的影响与孕妇疾病的严重程度并不相关,但伴有高水平甲状腺刺激免疫球蛋白(TSI)的孕妇其胎儿患甲亢的概率增加。胎儿的表现包括生长受限、胎儿心动过速、水肿或胎儿甲状腺肿。由于胎儿伴有甲状腺肿时颈部处于过度伸展位置,因为会在分娩过程中造成困难,或出现呼吸道不通畅,因此应尽量在分娩前行超声检查明确胎儿的甲状腺肿大情况。胎儿甲状腺异常可进行宫内治疗,但只有检测胎儿血样才能明确诊断,而这种有创性操作只有在高度怀疑胎儿伴有严重异常时才可进行。

三、妊娠合并甲亢的诊断

多数妊娠合并甲亢者孕前就明确有甲亢病史,诊断已经明确,但也有一些孕妇处在甲亢的早期阶段,其症状与早孕反应不易鉴别。

妊娠早期轻度甲亢的症状往往不易与妊娠生理变化区分,有价值的症状有:①心动过速超过正常妊娠所致心率加速的范围;②睡眠时脉率加快;③甲状腺肿大;④眼球突出;⑤非肥胖的妇女正常或增加进食后,体质量仍不增长。大多数早孕合并甲亢患者孕前就有甲亢症状,详细询问孕前病史可有助于诊断。

如果到孕中期恶心、呕吐的症状仍持续存在且没有减轻,则应检查甲状腺功能。重度甲亢或甲亢危象可能导致严重的高血压、充血性心力衰竭和精神心理状态的改变等,其症状类似重度子痫前期。因此,重度子痫前期患者,出现以下不典型症状时:孕周小、发热、腹泻或其他症状不能解释的心动过速等都应考虑有甲亢存在的可能。一旦明确诊断,需立即使用抗甲状腺药物治疗,以改善母儿结局。

甲状腺功能检查可协助明确诊断。在检查甲状腺功能的实验中,其诊断价值的高低依次为 $FT_3 > FT_4 > TT_3 > TT_4$。当患者症状很重,TSH 下降而 FT_4 正常时,要考虑 T_3 型甲亢的可能。

甲亢危象的诊断:甲亢孕妇出现高热 39 ℃以上,脉率>160 次/分钟,脉压增大,焦虑、烦躁、大汗淋漓,恶心、厌食、呕吐、腹泻、脱水、休克、心律失常及心力衰竭、肺水肿等。

四、甲亢的治疗

(一)孕前咨询

孕前患有甲亢者最好将病情控制后,怀孕前 3 个月保持甲状腺功能正常再妊娠。妊娠前可以用较高的初始剂量药物而不必考虑对胎儿的影响,若患者对药物不敏感,必要时也可以手术治疗。行放射性碘治疗者在最后一次治疗 4 个月以上再怀孕。积极治疗甲亢能改善不良妊娠结局。孕前服药者应避免怀孕后随意停药。

(二)妊娠期

正常妊娠可以出现 FT_4 正常,而 TSH 水平下降的现象,无须治疗。FT_4 轻度升高并且临床症状不重,则可能是暂时的甲亢,可以每 4~6 周复查一次实验室检查。此阶段如过于积极地使用抗甲状腺药物治疗,可能导致妊娠后期甲减的发生。

一般情况下,FT_4 水平如果增高 2.5 倍以上,则应考虑治疗。

甲亢的治疗主要在于阻断甲状腺激素的合成。丙硫氧嘧啶(PTU)和卡比马唑是治疗孕期甲状腺功能亢进的主要药物。丙硫氧嘧啶通过胎盘的量低于卡比马唑,因此,为孕期首选药物。但是如果已经用卡比马唑控制病情稳定,则不需要换药。丙硫氧嘧啶的缺点是比卡比马唑服药频率高。由于 PTU 可以阻断甲状腺组织以外的 T_4 向 T_3 转换,所以,可以快速缓解症状。对于不能耐受 PTU 的患者可以考虑使用卡比马唑。曾有报道认为卡比马唑可能与新生儿皮肤发育不全有关,该病是一种少见的皮肤阙如症,其典型病灶一般 0.5~3 cm,分布于顶骨头皮上的头发旋涡处。

妊娠期诊断的患者开始治疗时药物应用要积极,给予 4~6 周的大剂量药物然后将药物剂量缓慢递减至初始剂量的 25%。一般 PTU 初始剂量每 8 小时 100 mg,用药期间每 2 周检查一次 FT_4。由于 PTU 是通过抑制甲状腺激素的合成起效的,所以只有在用药前储存的甲状腺激素耗尽时才显现明显的作用。用药后 TSH 受抑制的状态可以持续数周或数月,因而不能使用 TSH 作为疗效评价的指标。需要时,还可以加用几天阿替洛尔(25~50 mg/d,口服)控制心悸症状。

PTU 用药后如果没有反应,则应加量,必要时最大剂量可以加到 600 mg/d,如果应用大剂量后仍没有效果,应考虑可能是患者耐受,治疗失败。当 FT_4 水平开始下降时,应将剂量减半并且每 2 周检测一次 FT_4 浓度。

治疗的目标是使 FT_4 水平稳定在正常范围的 1/3 之内。TSH 约 8 周时恢复正常。多数孕妇在妊娠晚期仅需要少量的 PTU。如果甲亢复发,可以重新开始用药。用药剂量为停药时剂量的 2 倍。

妊娠期禁用放射性碘治疗,因为碘可以被胎儿甲状腺吸收并可以破坏处于发育阶段的胎儿甲状腺。妊娠期甲状腺手术治疗仅限于药物治疗效果不佳的极少数病例,因为这些患者会伴有较高的孕妇发病率和死亡率。

（三）甲状腺危象的抢救措施

甲状腺危象是甲亢病情恶化的严重表现，一旦发生，积极抢救，不能顾及治疗对胎儿的影响，治疗不及时可危及孕妇生命。

（1）丙硫氧嘧啶（PTU）：服用剂量加倍以阻断甲状腺素的合成，一旦症状缓解及时减量。

（2）给予 PTU 后 1 小时开始口服饱和碘化钾，5 滴/次，每 6 小时 1 次，每天 20～30 滴。碘化钠溶液 0.5～1.0 g 加于 10％葡萄糖 500 mL 静脉滴注。

（3）普萘洛尔 10～20 mg，每天 3 次，口服，以控制心率。

（4）地塞米松 10～30 mg 静脉滴注。

（5）对症治疗：包括高热时用物理降温及药物降温，纠正水、电解质紊乱及酸碱平衡，吸氧，补充营养及维生素，必要时人工冬眠。

（6）分娩前发病者，病情稳定 2～4 小时结束分娩，以剖宫产为宜。术后给予大量抗生素预防感染。

（四）治疗中的母、儿监测

除了甲状腺功能的测定外，还需要监测母儿在治疗或疾病发展过程中可能出现的并发症。PTU 可引起粒细胞缺乏症和肝功能异常，所以在治疗前和治疗中应定期检查全血细胞计数和肝功能。对胎儿的监测包括常规超声检查胎儿的生长发育，以及孕晚期明确有无胎儿甲状腺肿。新生儿出生时留脐带血检查甲状腺功能。

五、产后处理

为排除甲状腺抗体被动转运给胎儿和抗甲状腺药物引起胎儿甲状腺功能低下，故新生儿出生后应密切监测甲状腺功能，检查脐带血和母乳喂养儿的甲状腺功能。甲亢作为一种常见的自身免疫病，可能在孕期首次发生，而在产后加重。在妊娠早期治疗过的患者，其产后复发率高于75％。产后的治疗同妊娠期基本相似。服用 PTU 并不影响哺乳，只有极少量药物会进入乳汁。产妇服用 PTU 则剂量的 0.07％由乳汁分泌，而卡比马唑为 0.5％。因此，服用丙硫氧嘧啶（<150 mg/d）和卡比马唑（<15 mg/d）者进行母乳喂养被认为是安全的。

停止哺乳后，可以考虑碘放射治疗，但是可能需要依据治疗剂量将母亲和新生儿分开一段时间。

（刘　伟）

第二节　妊娠合并支气管哮喘

支气管哮喘（简称哮喘）在全世界范围内是最常见的慢性病之一，也是妊娠妇女常见并发的慢性病。妊娠合并哮喘，可以是在青少年时期患有哮喘，青春期后已缓解的基础上合并妊娠；或妊娠前已是未缓解的哮喘者，在妊娠后哮喘加重；或妊娠后才出现哮喘者。以上 3 种情况都可以认为是妊娠期哮喘。

一、病因及发病机制

（一）病因

哮喘的病因复杂，患者个体化变应性体质及环境因素的影响是发病的危险因素。目前认为哮喘是一种多基因遗传病，其遗传度在 70%～80%。哮喘同时受遗传因素和环境因素的双重影响。

环境因素包括特异性变应原或食物、感染直接损害呼吸道上皮致呼吸道反应性增高。某些药物如阿司匹林类药物等、大气污染、烟尘运动、冷空气刺激、精神刺激及社会、家庭心理、妊娠等因素均可诱发哮喘。

（二）发病机制

哮喘的发病机制不完全清楚。变态反应、气道慢性炎症、气道反应性增高及神经等因素及其相互作用被认为与哮喘的发病关系密切。

妊娠合并哮喘的病理特征为支气管平滑肌收缩、分泌黏液和小支气管黏膜水肿。引起以上变化的物质包括组胺变态反应的缓慢作用物质嗜酸性粒细胞趋化因子和血小板激活因子等，这些物质可能是对致敏原、病毒感染或紧张运动的反应而产生的。它们引起炎症反应并使呼吸困难，同时导致支气管肌肉肥大而加重呼吸道阻塞。因此，治疗支气管哮喘在扩张支气管的同时，十分强调减轻炎症反应。

血浆中肾上腺皮质激素浓度增高，组胺酶活性增强，使免疫机制受到抑制，并可减轻炎症反应。孕激素增多使支气管张力减小，气道阻力减轻，血浆环磷腺苷（cAMP）浓度增高亦可抑制免疫反应并使支气管平滑肌松弛。孕晚期前列腺素 E（PGE）浓度升高亦有舒张支气管平滑肌的作用。以上皆有利于减少和缓解哮喘发作。相反，胎儿抗原的过度增加以及子宫增大的机械作用等皆为引发哮喘的不利因素。

二、临床表现

（一）症状

症状为发作性伴有哮鸣音的呼气性呼吸困难或发作性胸闷和咳嗽。严重者被迫采取坐位或呈端坐呼吸，干咳或咳大量白色泡沫痰，甚至出现发绀等，有时咳嗽可为唯一的症状（咳嗽变异型哮喘）。哮喘症状可在数分钟内发作，经数小时至数天，用支气管舒张药物或自行缓解。某些患者在缓解数小时后可再次发作。在夜间及凌晨发作和加重常是哮喘的特征之一。

妊娠时，由于子宫和胎盘血流增加，耗氧量增加，雌激素分泌增多等因素均可引起组织黏膜充血、水肿，毛细血管充血，黏液腺肥厚。30%的孕妇有鼻炎样症状，还可表现鼻腔阻塞、鼻出血、发音改变等症状。

（二）体征

发作时胸部呈过度通气状态，有广泛的哮鸣音，呼气音延长。但在轻度哮喘或非常严重哮喘发作，哮鸣音可不出现，后者称为寂静胸。严重哮喘患者可出现心率增快、奇脉、胸腹反常运动和发绀。非发作期体检可无异常。

三、诊断

诊断标准如下。

（1）反复发作的喘息、气急、胸闷或咳嗽，多与接触变应原、冷空气、物理、化学性刺激、病毒性上呼吸道感染、运动等有关。

（2）发作时双肺可闻及散在或弥散性，以呼气期为主的哮鸣音，呼气相延长。

（3）上述症状经治疗可以缓解或自行缓解。

（4）除外其他疾病所引起的喘息、气急、胸闷和咳嗽。

（5）对症状不典型者（如无明显喘息或体征），至少应有下列三项中的一项：①支气管激发试验（或运动试验）阳性；②支气管舒张试验阳性；③昼夜峰流速（PEF）变异率≥20％。

四、鉴别诊断

妊娠期支气管哮喘急性发作应与心源性哮喘相鉴别。心源性哮喘常见于左心衰竭，发作时的症状与哮喘相似，但心源性哮喘多有高血压、冠状动脉粥样硬化性心脏病、风湿性心脏病和二尖瓣狭窄等病史和体征。多于夜间突然发生呼吸困难、端坐呼吸、咳嗽、咳泡沫痰、发绀等，两肺底或满肺可闻湿啰音和哮鸣音。心脏扩大，心率快，心尖可闻奔马律。根据相应病史诱发因素、痰的性质，查体所见和对解痉药的反应等不难鉴别。

五、预后

哮喘无论是对孕妇还是胎儿都会造成严重的医学问题。据报道，哮喘影响3.7％～8.4％的妊娠妇女。近期多项研究提示，哮喘使妊娠妇女的胎儿围生期死亡率、先兆子痫、早产和婴儿低出生体质量的危险升高。哮喘加重与危险升高相关，而哮喘控制良好与危险下降相关。美国儿童健康和人类发展研究所最近的研究发现，大约30％的轻度哮喘妇女在妊娠期间哮喘加重，另一方面，23％中或重度哮喘妇女妊娠期间哮喘有所改善。

轻症哮喘发作对母儿影响不大。急性重症哮喘可并发呼吸衰竭、进行性低氧血症、呼吸性酸中毒、肺不张、气胸、纵隔气肿、奇脉、心力衰竭及药物过敏、妊高征发病率高从而使孕产妇病死率增高。对胎儿的影响则主要为低血氧及因子宫血流减少使胎儿体质量低下，严重者胎死宫内，缺氧诱发子宫收缩，故早产率高。此外，用药可引起胎儿畸形故围生儿死亡率和发病率皆高。

六、治疗

（一）妊娠期间哮喘药物治疗的一般原则

哮喘妊娠妇女治疗的目的是提供最佳治疗控制哮喘，维护妊娠妇女健康及正常胎儿发育。对于哮喘妊娠妇女而言，使用药物控制哮喘比有哮喘症状和哮喘加重更安全。为了维持正常肺功能，从而维持正常的血氧饱和度以确保胎儿氧供，可能需要进行监测以及对治疗进行适当调整。哮喘控制不良对胎儿的危险比哮喘药物大。产科保健人员应该参与妊娠妇女的哮喘治疗，包括在产前检查时监测哮喘状态。

（二）哮喘的治疗

1.评估和监测哮喘

包括客观地测定肺功能：由于大约2/3的妊娠妇女的哮喘病程发生改变，所以建议每月评估哮喘病史和肺功能。第一次评估时建议采用肺活量测定法。对于门诊患者的常规随访监测，首选肺活量测定法，但一般也可以使用峰速仪测定呼气峰流速（PEF）。应该教导患者注意胎儿活动。对于哮喘控制不理想和中重度哮喘患者，可以考虑在32周时开始连续超声监测。重症哮喘发作恢复后进行超声检查也是有帮助的。

2.控制使哮喘加重的因素

识别和控制或避免变应原和刺激物,尤其是吸烟这些使哮喘加重的因素,可以改善妊娠妇女的健康,减少所需药物。

3.患者教育

教育患者有关哮喘的知识和治疗哮喘的技能,如自我监测、正确使用吸入器、有哮喘加重征象时及时处理等。

4.药物的阶梯治疗方法

为了达到和维持哮喘控制,根据患者哮喘的严重性,按需增加用药剂量和用药次数;情况允许时,逐渐减少用药剂量和用药次数。

(1)第一级:轻度间歇性哮喘。对于间歇性哮喘患者,建议使用短效支气管扩张药,尤其是吸入短效 β_2 受体激动剂以控制症状。沙丁胺醇是首选的短效吸入 β_2 受体激动剂,因为它非常安全。目前尚没有证据表明使用短效吸入 β_2 受体激动剂能造成胎儿损伤,也没有证据表明在哺乳期间禁忌使用这种药物。

(2)第二级:轻度持续性哮喘。首选的长期控制药物是每天吸入小剂量糖皮质激素。大量数据表明,这种药物对哮喘妊娠妇女既有效又安全,围生期不良转归的危险没有增加。布地奈德是首选的吸入糖皮质激素,因为现有的有关布地奈德用于妊娠妇女的数据比其他吸入糖皮质激素多。应该注意到目前尚没有数据表明其他吸入糖皮质激素制剂在妊娠期间不安全。因此,对于除布地奈德之外的其他吸入糖皮质激素,如果患者在妊娠之前用这些药物能很好控制哮喘,可以继续使用。

(3)第三级:中度持续性哮喘。有两种治疗选择:小剂量吸入糖皮质激素加长效吸入 β_2 受体激动剂或将吸入糖皮质激素的剂量增加到中等剂量。长效 β_2 受体激动剂与糖皮质激素联合应用可以显著减少糖皮质激素用量,并有效地控制哮喘症状。目前对孕妇和哺乳期妇女,缺乏使用该药的安全数据,只有在充分权衡利弊的情况下才可使用。

(4)第四级:重度持续性哮喘。如果患者使用第三级药物后仍需要增加药物,那么吸入糖皮质激素的剂量应该增加到大剂量,首选布地奈德。如果增加吸入糖皮质激素的剂量仍不足以控制哮喘症状,那么应该加用全身糖皮质激素。尽管有关妊娠期间口服糖皮质激素的一些危险目前尚没有明确的数据,但重症未得到良好控制的哮喘对母亲和胎儿具有明确的危险。

(三)哮喘持续状态

哮喘持续状态指的是常规治疗无效的严重哮喘发作,持续时间一般在 12 小时以上。哮喘持续状态并不是一个独立的哮喘类型,而是它的病理生理改变较严重,如果对其严重性估计不足或治疗措施不适当常有死亡的危险。

哮喘持续状态的主要表现是呼吸急促,多数患者只能单音吐字,心动过速、肺过度充气、哮鸣、辅助呼吸肌收缩、奇脉和出汗,诊断哮喘持续状态需排除心源性哮喘、慢性阻塞性肺疾病(COPD)、上呼吸道梗阻或异物以及肺栓塞,测定气道阻塞程度最客观的指标是呼气峰值流速(PEFR)和(或)深吸气末用力呼气容积(FEV_1)。

1.哮喘持续状态的处理

由于严重缺氧,可引起早产、胎死宫内,必须紧急处理。予半卧位,吸氧,在应用支气管扩张药的同时,及时足量从静脉快速给予糖皮质激素,常用琥珀酸氢化可的松,每天 $200\sim400$ mg 稀

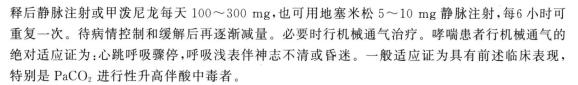

释后静脉注射或甲泼尼龙每天 100～300 mg,也可用地塞米松 5～10 mg 静脉注射,每6小时可重复一次。待病情控制和缓解后再逐渐减量。必要时行机械通气治疗。哮喘患者行机械通气的绝对适应证为:心跳呼吸骤停,呼吸浅表伴神志不清或昏迷。一般适应证为具有前述临床表现,特别是 $PaCO_2$ 进行性升高伴酸中毒者。

2.对症治疗

患有支气管哮喘的孕妇,常表现精神紧张、烦躁不安,可适当给予抑制大脑皮质功能的药物,如苯巴比妥(鲁米那)、地西泮等,但应避免使用对呼吸有抑制功能的镇静剂和麻醉药如吗啡、哌替啶等,以防加重呼吸衰竭和对胎儿产生不利影响。注意纠正水、电解质紊乱和酸中毒,控制感染,选用有效且对胎儿无不良影响的广谱抗生素。保持呼吸道通畅,必要时可用导管机械性吸痰,禁用麻醉性止咳剂。碘化钾可影响胎儿甲状腺功能,故不宜使用。

3.产科处理

一般认为,支气管哮喘并非终止妊娠的指征,但对长期反复发作伴有心肺功能不全的孕妇或哮喘持续状态经各种治疗不见好转者,应考虑行人工流产或引产。临产后尽量保持安静,维持胎儿足够的供氧,尽量缩短第二产程,可适当给予支气管扩张药与抗生素。剖宫产者,手术麻醉方法以局麻或硬膜外麻醉较为安全,应避免使用乙醚或氟烷等吸入性全麻药。

七、预防

(一)预防哮喘的发生——一级预防

大多数患者(尤其是儿童)的哮喘属变应性哮喘。胎儿的免疫反应是以 Th_2 为优势的反应,在妊娠后期,某些因素如母体过多接触变应原、病毒感染等均可加强 Th_2 反应,加重 Th_1/Th_2 的失衡,若母亲为变应性体质者则更加明显,因而应尽可能避免。妊娠 3 个月后可进行免疫治疗,用流感疫苗治疗慢性哮喘有较好疗效。此外,已有充分证据支持母亲吸烟可增加出生后婴幼儿出现喘鸣及哮喘的概率,而出生后进行 4～6 个月的母乳饲养,可使婴儿变应性疾病的发生率降低,妊娠期母亲应避免吸烟,这些均是预防哮喘发生的重要环节,有关母体饮食对胎儿的影响,则仍需更多的观察。

(二)避免变应原及激发因素——二级预防

避免接触已知变应原和可能促进哮喘发作的因素,如粉尘、香料、烟丝、冷空气等。阿司匹林、食物防腐剂、亚硫酸氢盐可诱发哮喘,应避免接触。反流性食管炎可诱发支气管痉挛,因此睡眠前给予适当的抗酸药物减轻胃酸反流,同时可抬高床头。减少咖啡因的摄入。避免劳累和精神紧张,预防呼吸道感染。防治变应性鼻炎。

(三)早期诊治、控制症状,防止病情发展——三级预防

早期诊断,及早治疗。做好哮喘患者的教育管理工作。

(刘 伟)

第三节 妊娠合并风湿性心脏病

风湿性心脏病简称风心病。据统计,风湿性心脏病是妊娠妇女获得性心脏病中最常见的一

种。妊娠后对血流动力学改变的耐受性与瓣膜性心脏病的分型有显著的关系。临床的处理也因瓣膜病变本身的严重程度而需小心的个体化处理。同样患者的耐受性也与妊娠的时期相关。药物及介入性治疗的风险性需谨慎考虑母亲及胎儿的并发症。

近十年,西方国家由于风湿热发病率的显著下降使慢性风湿性瓣膜病的流行情况也同步地减少。然而,在很多发展中国家风湿热仍然是地方性的主要流行性疾病。有报道巴基斯坦农村调查其发病率为 5.7‰;而在生育期妇女其发病率在 8‰～12‰。在西方国家,瓣膜性心脏病是继先天性心脏病居第二位的最常见的妊娠合并心脏病,而在大多数发展中国家为位居第一的最常见的妊娠合并心脏病。在中国,已有一些发达地区的医院报道先天性心脏病已跃居妊娠合并心脏病的首位。

一、二尖瓣狭窄

(一)病理生理

妊娠血流动力学的改变使狭窄瓣膜的血流增加,心排血量增加,妊娠后心动过速使舒张充盈期缩短,跨瓣压差显著的增加,狭窄瓣膜上方的房室腔压力负荷增加。因此,二尖瓣狭窄患者对妊娠期血流动力学改变的耐受性较差。特别自妊娠的中期(第二个孕季)开始,妊娠生理的改变可使心排血量增加30%～50%。分娩后下腔静脉压力的减低,继发性的胎盘血流改变和子宫的收缩,均使心脏的前负荷增加。在妊娠期,二尖瓣狭窄的患者在瓣膜性疾病中耐受性最差。

(二)临床表现

1.症状

(1)呼吸困难:妊娠期间最常出现的早期症状为劳力性呼吸困难,端坐呼吸和阵发性夜间呼吸困难,甚至出现肺水肿。

(2)咯血:二尖瓣狭窄妊娠患者的常见症状,咯血后肺静脉压减低,咯血可自止。

(3)咳嗽:平卧时干咳较常见,妊娠中、晚期症状明显。

2.体征

重度二尖瓣狭窄的妊娠患者常有"二尖瓣面容",心尖冲动点和心界向左上外移,心率增快,心尖区可闻第一心音亢进和开瓣音,心尖区有低调的"隆隆"样舒张中晚期杂音。

(三)超声心动图检查

二尖瓣狭窄严重程度的参考值采用二维超声心动图平面法测量二尖瓣的面积。多普勒二尖瓣面积测量采用的压力降半时间法容易受负荷的情况影响,因此,在妊娠期特别容易受到影响。新近的临床报道提示压力降半时间法仍可在妊娠妇女中应用。

超声心动图检查中应同时关注其他瓣膜的损害。功能性的三尖瓣反流、主动脉瓣关闭不全是二尖瓣狭窄常合并的病变,通常不需特殊的处理。相反风湿性的主动脉狭窄会加重血流动力学的影响,降低患者的耐受性。

经食管心脏超声心动图检查应避免作为妊娠患者的首选方法,而主要应用在经皮二尖瓣成形术前的评估,判别有否左房反流和血栓的存在。

(四)治疗原则

1.药物治疗

已出现症状或根据超声多普勒检查收缩期肺动脉压＞6.7 kPa(50 mmHg)的重度二尖瓣狭窄的女性建议使用β受体阻滞剂。选择性的β受体阻滞剂,例如阿替洛尔或美托洛尔应优先选择使用,因其更能降低因子宫收缩作用造成的危险。β受体阻滞剂的剂量应根据心率、心功能及超声多普勒二尖瓣平均跨瓣压差,收缩期肺动脉压而进行调节。通常胎儿对β受体阻滞剂的耐受性较好,然而产科和儿科的人员应了解在分娩期间使用β受体阻滞剂具有新生儿心动过缓危险的可能性。β受体阻滞剂同时具有降低房性心律失常的危险性。电转复可作为选择性的治疗措施,对胎儿也是安全的。

地高辛对仍然为窦性心律的二尖瓣狭窄患者无益处,除非合并左室或右室心功能不全。重度二尖瓣狭窄的患者可突发急性肺水肿和快速心房纤颤,特别在妊娠的中、晚期更易发生。静脉使用洋地黄(地高辛)可以减慢房室结的传导作用。如果β受体阻滞剂或钙拮抗剂使用受限制可选择静脉或口服胺碘酮。

对阵发性或持续性的房颤患者,不论二尖瓣狭窄的严重程度,抗凝治疗都是需要的。维生素K拮抗剂在妊娠中、晚期的使用是安全的。在孕36周或计划终止妊娠(分娩)期应给予肝素作为替代,在孕早期使用维生素K拮抗剂可致胚胎病理改变或胎儿出血。

β受体阻滞剂使用后仍出现气促和充血性心力衰竭时,应加用襻利尿剂,剂量应逐渐增加以避免血容量的过度减少。

对二尖瓣狭窄耐受性较好,心功能在NYHA Ⅰ～Ⅱ级,收缩期肺动脉压持续低于6.7 kPa(50 mmHg)的孕妇,经阴道分娩通常是安全的。硬膜外麻醉通常可减轻分娩时固有的血流动力学负荷。β受体阻滞剂的剂量应根据分娩和产后早期的心率合理地调整。在分娩期间,最好选择半衰期短的β受体阻滞剂。心脏病学专家、产科医师和麻醉师应共同紧密合作为患者设定一个安全的分娩模式。

2.瓣膜的介入治疗

尽管已进行了药物的治疗仍持续明显气促,有充血性心力衰竭的体征和伴有肺水肿高度危险的患者,在分娩过程中或产后早期,存在对母亲和新生儿生命的威胁;根据国外的报道和指南应考虑在妊娠期间对瓣膜做介入性的干预,在分娩前减轻二尖瓣狭窄的程度。在行经皮二尖瓣成形术的过程中,胎儿的心脏监测无胎儿宫内窘迫的体征,放射量保持在非常低的水平,不可能对胎儿造成短期甚至长期的后果。

经皮二尖瓣成形术存在血栓性栓塞的风险,但罕有发生;瓣叶撕裂的创伤性二尖瓣反流是最严重的并发症,发生率约为5%,其后果对妊娠患者特别严重。重度的、急性的二尖瓣关闭不全造成血容量和心排血量的增加,患者不能耐受,需行紧急的瓣膜外科手术。但又必然对胎儿造成很大的风险。经药物治疗后症状不能缓解的妊娠患者的预后不良,但经皮二尖瓣成形术对妊娠患者带来的益处超越了它的风险。

二、主动脉瓣狭窄

(一)临床表现

1.症状

呼吸困难、心绞痛和昏厥为典型主动脉瓣狭窄常见的三联征。①呼吸困难:劳力性呼吸困难为常见首发症状,进而可发生阵发性夜间呼吸困难、端坐呼吸和急性肺水肿;②心绞痛:常由运动诱发,休息后缓解;③昏厥:多发生于直立、运动中或运动后。

2.体征

在主动脉瓣区可听到响亮粗糙的收缩期杂音,向颈动脉及锁骨下动脉传导,主动脉瓣区第二心音减弱。

重度的风湿性主动脉瓣狭窄在年轻的患者中不多见。妊娠前没有症状的患者在妊娠中发生严重症状的情况也不多。相反,伴有症状的重度主动脉瓣狭窄患者则面临母亲与胎儿的高风险。

(二)超声心动图检查

主动脉瓣狭窄的严重程度可使用连续多普勒测定方式计算主动脉瓣口的面积。瓣口的面积 $<1.0 \text{ cm}^2$ 为重度或最好采用 $<0.6 \text{ cm}^2/\text{m}^2$ 体表面积。用主动脉瓣平均跨瓣压差判断主动脉瓣狭窄程度不太可靠,因为容易受心排血量的影响。在妊娠的特殊情况下,用主动脉瓣平均跨瓣压差容易过高估计主动脉瓣狭窄的程度。然而平均跨瓣压差的估算是非常重要的,因为它与预后的评价相关。

(三)治疗原则

平均主动脉跨瓣压差持续 $<6.7 \text{ kPa}(50 \text{ mmHg})$ 妊娠期无症状的患者通常预后较好,只需密切随访。无论主动脉瓣狭窄的病因是什么,通常在经阴道分娩的过程中需要密切的监护。因为周围血管阻力减低对患者存在危害,硬膜下麻醉必须小心,诱导麻醉过程要慢,应避免行蛛网膜下腔阻滞麻醉。有些作者建议,对重度主动脉瓣狭窄的病例实施剖宫产以避免突然增加动脉压和心排血量,并缩短分娩的间期。

对严重呼吸困难的患者应给予利尿剂,重度主动脉瓣狭窄的患者尽管经积极的药物治疗,但症状显著(心功能在 NYHA Ⅲ 至 Ⅳ 级)或存在充血性心力衰竭的体征,在妊娠期间应考虑介入治疗以减轻主动脉狭窄。主动脉瓣成形术(PBAV)可以使主动脉瓣的功能获得暂时的改善,使患者安全地度过围生期,把主动脉瓣置换的时间延迟至分娩以后。如果在妊娠期间必须行主动脉瓣球囊成型术,应参照妊娠期经皮二尖瓣成形术采取保护措施以减少放射线的影响。这个手术应严格限制在有丰富经验的医学中心进行。

三、左室反流性心瓣膜病

(一)病理生理

妊娠期间血容量和心排血量进行性地增加,使主动脉瓣或二尖瓣关闭不全患者瓣膜的反流量增加。然而,由于其他的生理性改变,例如,心动过速和系统动脉阻力的减少都可以增加前向的射血容积,是部分地代偿瓣膜反流的后果。

能较好耐受妊娠的重度瓣膜反流的患者证实多为慢性、左心室扩张但仍保留左心室功能的患者,但急性的反流患者不能耐受。但风湿性瓣膜病的患者很少发生急性的反流。(除外风湿性瓣膜病并感染性心内膜炎,或经皮二尖瓣成形术瓣叶撕裂的创伤性二尖瓣反流。)

(二)临床表现

应注意慢性主动脉或二尖瓣关闭不全妊娠患者的充血性心力衰竭症状或体征。既往已发现反流性杂音的妊娠患者在产前的随访中最常见。二尖瓣关闭不全患者在妊娠期间房性期前收缩会增加,每搏输出量增加使脉搏波增大,主动脉瓣反流的体征不典型。

(三)超声心动图检查

超声心动图检查原理在各种反流性心脏瓣膜病都是一样的。由于妊娠期间的血流动力学的特殊性,应用定量多普勒超声心动图评估瓣膜反流量和有效反流面积优于其他的定量方法。妊娠期间血容量的增加使左心室轻度扩大,要计算左心室的直径时应给予考虑。

（四）治疗原则

大多数无症状的重度二尖瓣或主动脉关闭不全者可不需使用药物治疗。当出现严重充血性心力衰竭的症状或体征时，特别在妊娠晚期，使用利尿剂和血管扩张药可以改善患者在妊娠期间的耐受性。但血管紧张素转换酶抑制药和血管紧张素受体拮抗剂在整个妊娠期间都是禁用的。妊娠期间最常用的血管扩张药是硝酸酯类。

有进行性气促或心力衰竭症状体征的患者，应给予药物治疗。但是妊娠期间应尽量避免外科治疗。人工心肺体外循环对胎儿有高度的风险性。在妊娠期间，包括产后的围生期，反流性心瓣膜病患者的预后是良好的，心脏外科对患者显然是不合适的。

大多数合并反流性瓣膜病甚至出现过心脏衰竭症状的患者都可以行阴道分娩。治疗的方法同样适用于产后的患者。分娩后如需要行瓣膜的置换术，瓣膜物质的选择应重点衡量机械瓣的使用年限而不需考虑抗凝治疗对妊娠结果的风险。

极少数瓣膜反流合并重度左心室功能不全（EF<40%）且不能耐受妊娠的患者，应尽早考虑终止妊娠。

四、三尖瓣疾病

（一）病理生理

风湿性三尖瓣疾病不会独立存在，通常合并二尖瓣狭窄。根据反流本身的程度和肺动脉压的水平，三尖瓣的反流可导致右房及静脉压的增加。据统计，三尖瓣关闭不全的患者较三尖瓣狭窄多见。三尖瓣狭窄可形成三尖瓣的跨瓣压差，使右房压力增加，心排血量减少。

（二）临床表现

三尖瓣反流性收缩期杂音通常可在二尖瓣狭窄的患者中同时听到，但大多数患者是功能性的相对性的反流。依靠听诊做出三尖瓣狭窄的诊断通常较困难。具有右心衰竭的典型体征而左心衰竭的体征相对较轻的患者应高度警惕三尖瓣疾病的存在。

（三）超声心动图检查

二维超声心动图可以显示瓣叶增厚，通常还伴有运动减弱，腱索增粗。根据这些改变，可以使风湿性的三尖瓣与功能性的三尖瓣反流相鉴别，功能性的三尖瓣反流通常更加常见。其瓣叶与腱索都是正常的。

反流或狭窄的程度依据心脏的负荷情况，如果平均跨瓣压差超过 0.7 kPa（5 mmHg），三尖瓣狭窄的程度被认为是显著的。如果血容量和心排血量增加，三尖瓣反流的程度可能会被过度估计，因此在妊娠期间要准确评估右心瓣膜病的程度会比较困难。血流动力学的评估只能根据右心衰竭的临床特征表现。

（四）治疗原则

利尿剂适用于具有充血性心力衰竭临床体征的患者。与二尖瓣狭窄相同，β受体阻滞剂对三尖瓣狭窄的患者同样有效。然而，在充分的药物治疗下，心力衰竭的症状体征仍然存在的患者应考虑行瓣膜介入治疗，其处理与单纯二尖瓣狭窄的治疗方法相同。

对于非妊娠的伴有重度风湿性三尖瓣疾病的患者，不宜单行经皮穿刺二尖瓣成形术，而应行二尖瓣及三尖瓣联合瓣膜外科手术。然而，在这些妊娠特殊患者，相对外科手术期间心肺体外循环对胎儿的风险，经皮穿刺瓣膜成形术可给予考虑。当合并重度三尖瓣狭窄时，可以考虑行单纯二尖瓣或联合二尖瓣和三尖瓣经皮球囊成形术。

五、胎儿的预后

妊娠合并风湿性心脏病已有大量的报道,发病率相对较高的新生儿并发症有:胎儿发育迟缓,早产,低体质量儿。母亲心功能分级在新生儿并发症的风险中有决定性的意义。这些并发症主要见于心功能(NYHA)Ⅲ级或Ⅳ级的妊娠患者中。

(刘 伟)

第四节 妊娠合并心肌病

一、肥厚性心肌病和妊娠

肥厚性心肌病(HCM)是一个以心室肌呈非对称性肥厚,心室内腔变小为特征,以心肌细胞和心肌纤维排列紊乱为基本改变的心肌疾病。肥厚性心肌病与遗传的因素相关。成人中发病的比例约为1/500。发病原因主要是心肌的肌小节蛋白质编码的10个基因中至少一个发生错义突变。

过去认为,肥厚性心肌病是罕见的病例且伴恶性的预后。新近来自非相关多中心的研究显示,肥厚性心肌病并非不常见,大量的患者的总预后相对良性。然而,有一些亚型的患者,有较高的猝死或心力衰竭的风险,需要做进一步的危险分层。虽然肥厚性心肌病的大多数患者能够安全地经历妊娠,但重要的是,当我们处理这些患者的时候要了解HCM这个疾病并能确定妊娠过程中出现的风险。

(一)解剖和病理生理

肥厚性心肌病必须具备的条件是排除了继发性因素如高血压、浸润性或糖原积累异常的心肌肥厚。虽然,早年认为心肌肥厚多开始于室间隔,然而肥厚的心肌也可以位于室间隔的基底部、游离壁或心室的心尖部。在肥厚性心肌病中,中央型的肥厚可影响所有的心室壁。目前有证据表明伴家族性肥厚性心肌病的某些患者中可有基因的突变,为不完全性的外显率,在初期筛查的患者中不一定具有肥厚的表现。肥厚可以为后期疾病的表现,可能在生命的最后十年才具有临床表现。

虽然大部分患者无症状,但仍有一部分患者因为肥厚性心肌病而有显著的症状,左室流出道梗阻的患者运动后可出现胸痛、气促、疲倦、心悸和昏厥。猝死可以是患者疾病的首次表现。病理生理主要由流出道梗阻造成血流动力学改变的联合作用所构成。包括舒张功能不全、心肌缺血、二尖瓣反流和心律失常。舒张功能不全是由于心室的松弛减慢和心室顺应性减低的结果。由于氧供需失衡,动脉血管床内的管腔增厚,冠状动脉血流储备减少而造成心肌缺血,可产生缺血性的症状。

左室流出道梗阻是由于基底间隔部的心肌严重肥厚并突向左室流出道,二尖瓣于收缩期相继产生前向运动而形成。二尖瓣异常运动的产生一方面是由于流出道血流速度加快吸引二尖瓣叶移向流出道的流速效应或由于牵引力的作用推动冗余的二尖瓣叶移向流出道。二尖瓣关闭不全可继发于二尖瓣附属结构的异常,如乳头肌前移进一步加重流出道的梗阻。重度流出道梗阻

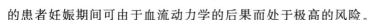

的患者妊娠期间可由于血流动力学的后果而处于极高的风险。

（二）孕龄妇女肥厚性心肌病的诊断

肥厚性心肌病的临床诊断依据显著非对称性左心室肥厚的二维超声心动图表现，以排除其他疾病继发的心肌肥厚。

肥厚性心肌病的年轻患者通常无症状，患者主要通过家族的筛查或听诊发现心脏杂音或异常心电图表现并通过常规医学检查而做出初步的诊断。肥厚性心肌病患者有时在妊娠期间可因收缩期杂音而受到关注。左室流出道梗阻的杂音可有变化，应建议患者分别做下蹲、站立的姿势。患者采用站立位时，收缩后期喷射性杂音的持续时间和响度都可显著增加。

肥厚性心肌病患者通常的心电图特征是：心房扩大，心室肥厚，心电图改变伴继发性的 ST 段和 T 波异常。具异常心电图的患者应给予超声心动图检查，以了解左心室壁增厚的情况。超声心动图被认为是肥厚性心肌病诊断的"金标准"。如果心电图的异常表现不能够被通常的诊断方法所解析，应采用对比剂增强超声心动图和磁共振成像（MRI）检查协助诊断。

二尖瓣收缩期前向运动伴左室流出道多普勒信号峰值延迟、速率增高是诊断动力性左室流出道梗阻的诊断标准。梗阻的程度可通过多普勒速率峰值确定，并应在休息和激发状态下分别进行测量（一个室性期前收缩后，Valsalva 的紧张期或在吸入亚硝酸异戊酯期间）。

（三）遗传学和家族的筛查

肥厚性心肌病通常是肌节蛋白基因错义突变的结果，并以常染色体显性遗传的方式传递。目前已确定 10 个不同的肌节蛋白基因有超过 200 个错义突变。一旦诊断肥厚性心肌病，即使完全无症状，所有的患者都应进行遗传咨询和家族筛查。最先被诊断的先证者第一级亲属应给予体格检查，心电图和超声心动图的筛查。青少年应在生长发育的全过程每年筛查一次。成年人应每 5 年筛查一次，因为有些基因突变致心肌肥厚的表现会出现较晚。将来对已证实肥厚性心肌病患者一级亲属的筛查应增加遗传学的分析以进一步筛查肥厚性心肌病的存在或阙如。

准备妊娠的患者必须进行遗传咨询。因为其后代获得肥厚性心肌病的机会是 50%。如果肥厚性心肌病的表现在非常早的儿童期出现，患者的病情严重，预后不良。围生期超声筛查的应用价值仍有争论。将来，分子学的诊断将会在围生期的筛查中应用。

（四）妊娠的风险

妊娠的风险与血流动力学的恶化、心律失常和猝死相关。大多数肥厚性心肌病的年轻女性，能顺利经历妊娠。妊娠期血容量和射血容积的增加均有利于改善动力性左室流出道梗阻。大多数妊娠前无症状或只有轻微症状的女性患者在妊娠期症状不会加重。有些患者可因血容量的增加而气促加重，但症状可经使用低剂量的利尿剂而改善。

妊娠前已有中至重度症状的患者有 10%～30% 的症状会加重，特别是已存在左室流出道梗阻的患者。左室流出道压力梯度越高，症状越有恶化的可能。重度左室流出道梗阻的患者[压力梯度＞13.3 kPa（100 mmHg）]在妊娠和分娩期间血流动力学恶化的风险最高。

妊娠期间，肥厚性心肌病患者发生猝死和心室颤动心肺复苏的情况不常见，但也可见于报道。

（五）妊娠的处理

虽然妊娠的结果通常良好，但有些患者在妊娠期间可首次出现症状或原已存在的症状会加重。当症状出现后，β 受体阻滞剂应开始应用。β 受体阻滞剂的剂量应调整到心率小于

70 次/分钟。β 受体阻滞剂具有潜在致胎儿发育迟缓，Apgar 新生儿评分降低，或新生儿低血糖的可能，但都非常罕见。母乳喂养无禁忌证，但阿替洛尔(Atenolol)纳多洛尔(Nadolol)和索他洛尔(Sotalol 经乳汁分泌的量要大于其他的 β 受体阻滞剂。如果 β 受体阻滞剂不能耐受，维拉帕米在妊娠中使用也是安全的，但如果用于重度左室流出道梗阻的患者，可能会引起血流动力学的恶化和猝死，患者应住院并给予密切监护。

妊娠期间由于容量超负荷而发生肺动脉充血症状时可使用低剂量的利尿剂。然而，应注意不要导致前负荷过低而加重左室流出道的梗阻，所有肥厚性心肌病的妊娠患者，即使症状很轻也应建议患者卧床休息时周期性地保持左侧卧位。

伴严重症状和重度流出道梗阻的患者，在计划妊娠前应建议行室间隔肥厚心肌减缓性治疗。妊娠期间施行外科部分心肌切除术较罕见，只限于症状严重、难治性的压力梯度显著增高的患者（表 11-2）。

表 11-2　妊娠期间肥厚性心肌病的治疗建议

确定左室流出道梗阻的程度和危险分层
猝死的危险分层
有症状者要使用 β 受体阻滞剂
避免减少前负荷（脱水，过度利尿）
避免使用正性收缩性药物（多巴胺或多巴酚丁胺）和血管扩张药（硝苯地平）
低血压的患者，保持体液平衡和使用血管收缩性药物

室间隔的射频治疗已被考虑用于替代肥厚性心肌病伴左室流出道梗阻患者室间隔心肌成形切除术。重症患者也可考虑植入双腔 DDD 型起搏器。

妊娠的肥厚性心肌病患者如常发生心房颤动或心房扑动伴快速心室率，应考虑心脏复律。β 受体阻滞剂常用于预防进一步的心脏事件。如果反复发生恶性心律失常事件，应考虑使用低剂量的胺碘酮。妊娠期间使用胺碘酮通常是安全的，新生儿甲状腺功能低下偶可发生。因此，分娩后应给予新生儿甲状腺功能评估。目前没有先天性致畸的报道。

所有肥厚性心肌病的患者都应进行猝死风险的危险分层，预测猝死等主要危险因素包括，既往有院外心脏停搏发生的历史或已被证实有持续性的室性心动过速的发生，有强烈的肥厚性心肌病猝死的家族史。其他轻微的致猝死的危险因素包括重度的肥厚（心室厚度>3 cm），在 24 小时动态心电图无持续性室速的发生，运动后血压下降，MRI 心肌灌注缺损。如果存在多个危险因子，应推荐患者接受植入自动除颤器。

（六）分娩

分娩应在有经验的高危妊娠产妇中心进行，并给予持续的心电和血压的监测。有动力学流出道梗阻表现的患者必须给予持续的 β 受体阻滞剂和补充液体。常规阴道分娩是安全的。剖宫产通常只适用于产科的目的。因为前列腺素有扩张血管的作用，故不推荐用于分娩的诱导，但能较好耐受催产性药物。应避免应用硬膜外麻醉，因可产生低血压。如丢失血液，应迅速补充。完成第三产程后，患者应保持坐立的位置，以避免肺动脉充血或可能需要静脉内应用呋塞米（表 11-3）。

分娩后如果有左室流出道梗阻伴血流动力学恶化的证据，应推荐使用补液和血管收缩性药物——肾上腺素。应避免使用 β-肾上腺素，例如，多巴胺或多巴酚丁胺以避免增强心脏收缩力，加重流出道的压力梯度，加重低血压。对某些合适的患者需要给予右心导管的持续监测和经食

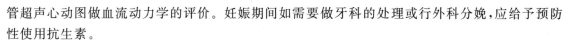

管超声心动图做血流动力学的评价。妊娠期间如需要做牙科的处理或行外科分娩,应给予预防性使用抗生素。

表 11-3　肥厚性心肌病患者分娩的处理

分娩过程必须在医院给予心电和血压的监测

常规可经阴道分娩

不能使用前列腺素引产

迅速补充丢失的血液

第三产程结束后应保持坐位姿势

预防性使用抗生素

二、克山病

克山病是在中国发现的一种原因不明的心脏病,1935 年在黑龙江省克山县发现此病而命名为克山病。本病发病范围较广,涉及我国黑、吉、辽、蒙、晋、鲁、豫、陕、甘、川、滇、藏、黔、鄂 15 个省和自治区,好发于山区及丘陵地带的农业区。以农业人口为主,有家庭发病趋势,多见于妊娠及哺乳期妇女及学龄前儿童。该病发病率和病死率已明显下降。急重型发病率也大幅下降。

病因迄今尚未明确,其中硒缺乏是克山病发病的重要因素,但不是唯一因素,可能与蛋白质及其他营养要素缺乏有关。在克山病死亡病例的尸检心肌标本及患者心肌活检标本中,经病毒分离或病毒核酸监测多发现与肠道病毒感染有关。

病理变化以心肌实质细胞变性、坏死和瘢痕形成相互交织存在。心肌均有不同程度扩张,心肌变薄。

根据起病急缓和心功能可分为四型,分别为急型、亚急型、慢型和潜在型。①急型克山病:起病急骤,以心源性休克为主要表现,患者突感头晕、心悸、胸闷乏力,且伴有恶心、呕吐;呈急性肺水肿表现者,可出现咳嗽、气促;患者可伴有严重心律失常,或心脑缺血综合征;体格检查,患者焦虑不安,发绀,四肢湿冷,心尖区第一心音减弱;或可闻 1～2/6 级收缩期杂音,舒张期奔马律及心律失常,心脏扩大或扩大不显著,双肺可闻及干湿啰音,病情进展迅速。②亚急型克山病:起病及进展较急型缓和,多发于断奶后及学龄前儿童,常在 1 周内发展为急性心力衰竭。③慢型克山病:部分由急型或亚急型迁延转化为慢型,病程多超过 3 个月,以慢性充血性心力衰竭为主要表现,但常伴有急性发作。④潜在型克山病:呈隐匿性发展,无明确起病时间,心肌病变较轻,心功能代偿较好,可无自觉症状;半数以上患者是流行地区普查中检出的。

克山病的检出和诊断依据临床表现、X 线、心电图、超声心动图的检查和流行病学的情况。

在克山病病区还应长期坚持对机体内、外环境硒水平进行监测,对低硒地区的人采取补硒措施,预防和控制亚急型病例的发生。

目前治疗的对象主要为慢型克山病患者。治疗原则是去除诱发因素,控制心力衰竭,纠正心律失常,改善心肌代谢。克山病有心力衰竭的患者治疗可应用利尿剂,正性肌力药物,血管紧张素转换酶抑制药(ACEI),血管紧张素 II 受体拮抗剂(ARB)、β 受体阻滞剂、血管扩张药、心肌能量及抗心律失常药物。克山病患者,妊娠期心力衰竭的治疗应参照妊娠期扩张型心肌病治疗用药的原则。血管紧张素转换酶抑制药和血管紧张素 II 受体拮抗剂在整个妊娠期间都是禁用的。

妊娠和分娩:慢型患者一般不应怀孕,如果已经怀孕,小月份应终止妊娠,大月份要严密观察

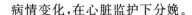
病情变化,在心脏监护下分娩。

三、围生期心肌病

围生期心肌病是指原无器质性心脏病的孕产妇于妊娠最后 3 个月或产后 6 个月内首次发生以气急、心悸、咳嗽、心前区不适,心脏增大、肝大、下肢水肿等一系列原因不明的以扩张型心肌病为主要表现的心力衰竭症状。发病率在不同国家存在巨大差异,占活产婴儿孕产妇的 0.01%～0.3%,病死率在18.0%～56.0%,可见本病是产科和内科领域里的重要问题,不可忽视。

围生期的心肌病病因、发病机制尚不明,诊断仍是以排除为主法,治疗方面采用纠正心力衰竭的方法,用血管扩张药、抗凝治疗。

(一)病因和发病机制

围生期心肌病的病因和发病机制迄今未明,可能是下面多种因素作用的结果。

1.感染

(1)病毒及原虫的感染:Silwa 等在对围生期心肌病者的众多研究中检测出其血液中的炎性细胞肿瘤坏死因子 a(TNFa)、C 炎性细胞因子、C 反应蛋白(CRP)、白细胞介素-6(IL-6)和表面 Fas/APO-1(抗细胞凋亡标志物)的浓度不断升高,C 反应蛋白的浓度与左心室舒张末期和收缩末期的直径成正比和左室的射血分数成反比,C 反应蛋白的浓度在不同种族间差异大,高达 40%的变异是由遗传因素决定的。白细胞介素-6,表面 Fas/APO-1 在柯萨奇病毒 B 感染的心肌炎患者血清中显著增高,在 Bultman 及 Kuhl 研究组的围生期心肌患者心内膜心肌活检组织中测出病毒遗传物质,有学者认为心肌炎亦可能同原虫的感染有关,非洲冈比亚 29 例围生期心肌病统计中 100%孕妇有感染疟疾史,疟原虫寄生在红细胞内,大量红细胞被破坏引起进行性贫血及缺氧,疟原虫的裂殖体增殖在内脏的血管进行,使内皮增厚可致栓塞,疟原虫可能导致心肌炎的一系列改变。故可假想炎症反应强度的增加是诱发围生期心肌病的众多因素之一。

(2)与持久性肺衣原体感染可能有关。

2.心肌细胞的凋亡

新近研究围生期心肌病的血浆细胞凋亡标志物 Fas/APO-1 的浓度不断升高,显著高于健康对照组也是病死率的一个预测指标。已有报道,去除心脏的特异性信号传导和转录激活因子 3(STAT3)可致小鼠产后的高病死率,死亡前雌性突变性小鼠表现出心力衰竭,心功能障碍与细胞凋亡的症状相似,心肌细胞的凋亡对围生期心肌病有致病作用,以半胱天冬酶抑制药为代表的细胞凋亡抑制药可能为本病提供新的治疗方案。

3.与不同地区、黑色人种、生活习惯、社会经济、营养因素可能有关

非洲冈比亚、尼日利亚、塞内加尔国家的妇女有大量摄盐的习惯,以玉蜀黍为主粮或吃干的湖盐和胡椒制成的麦片粥均可增加血容量,增加心脏负荷,当地产妇尚有每天用热水沐浴后睡在炕上,炕下烧火使热气保持数小时的习惯,非洲天气本酷热,室温常超过 40 ℃以上,大量热负荷加重心脏的负担,而且当地妇女劳动强度大,既要带小孩,又要种地。

4.自身免疫因素

Warraich 及其同事将来自南非、莫桑比克和海地的 47 例围生期心肌病患者作为调查对象,主要研究围生期心肌病对体液免疫的影响并评价心肌球蛋白(G 类和子类的 G_1、G_2、G_3),对免疫球蛋白的临床意义,这 3 个地区免疫球蛋白相似,并呈明显的非选择性存在。

5.其他因素

（1）硒缺乏症：围生期心肌病的患者硒浓度显著低，缺硒可能易致病毒感染。冠心病、扩张型心肌病与缺硒同样有关。

（2）激素：仍有争议，有人认为卵巢激素可能会引起心脏过度扩张，亦有报道不支持任何激素、孕激素、催乳素在围生期心肌病的病因作用。

上述众多因素中尚没有任何明确病因，可能由于疾病的病因是多因素的，虽然发达国家拥有更充足的研究资金，但这一疾病在发达国家比较罕见也直接阻碍了对其病因的探索。

（二）病理

围生期心肌病的病理变化与扩张型心肌病相似，心脏扩大呈灰白色，心脏内常有附壁血栓形成，心内膜增厚可见灰色斑块，镜检示间质性水肿，散在性的单核或淋巴细胞的浸润，弥散性灶性心肌病变和纤维化、组织化学检查有线粒体损害，氧化不足和脂质积累，冠状动脉、心瓣膜无病变，心包积液亦罕见。

（三）临床表现

围生期心肌病的临床表现最常见的是心脏收缩功能衰竭，妊娠可能会掩盖心力衰竭的早期症状，患者往往认为是妊娠的正常表现，患者逐渐出现气急、高血压、乏力、心悸、咳嗽、夜间阵发性呼吸困难或端坐呼吸、偶有急性肺水肿，以后发展成右心衰竭而有颈静脉怒张，肝大，下肢水肿，也可同时出现左右心衰竭。可有胸闷，非典型的心绞痛，有心尖奔马样杂音、功能性二尖瓣关闭不全杂音，心律失常与栓塞并发症并不少见，发病距分娩越近患者临床表现越急剧。心电图常显示心动过速，心传导阻滞，房性或室性心律失常，左心室肥厚，非特异性 ST-T 改变。X 线检查示心影弥散性增大，以左右心室为主，心脏搏动较弱，超声心动图示心腔扩大，心脏附壁血栓，心室有血栓形成，继而可能在身体任何部位发生，如下肢动脉栓塞、脑栓塞、肠系膜动脉栓塞、冠状动脉栓塞继发急性心肌梗死，肺动脉栓塞。亦可出现急性肝衰竭及多功能衰竭致病情恶化。本病患者临床表现差异很大。

心内膜-心肌活检：镜检见心肌细胞肥大，肌核增大深染，心肌间质水肿，心肌细胞中均可见到结构均匀、染色弥漫，呈颗粒状散在性单核细胞浸润，是围生期心肌病患者所特有的体征。

据 Veille 综合 21 篇文献报道，90％以上的患者有呼吸困难，63％出现端坐呼吸，65％出现咳嗽，50％感心悸，1/3 的患者有咯血、腹痛、胸痛及肺栓塞等症状。

（四）诊断

围生期心肌病起病常在妊娠最后 3 个月或产后 6 个月内并有感染、高龄、多胎、多次妊娠、营养不良、贫血、地区、有色人种、生活习惯等因素。结合 X 线，超声心动图、心电图，而且病者既往无器质性心脏病，如高血压病、子痫前期及其他原因引起的心力衰竭，临床表现可诊断本病。

（五）鉴别诊断

急进型高血压、先兆子痫、克山病、肺栓塞、贫血、甲状腺功能亢进、慢性肾炎等疾病。

围生期心肌病同特发性扩张型心肌病不同之处是前者多发生于妊娠末期及产后 6 个月内，经积极治疗后心脏大小可能会恢复正常。

（六）治疗

治疗方法基本与其他心力衰竭治疗相似，目的在于减轻心脏的前后负荷，增加心脏收缩力，除严格卧床休息外，需低盐饮食，吸氧，控制输入量，待心力衰竭症状好转可适当活动以减少下肢深静脉血栓形成及肺栓塞。

1.地高辛和利尿剂

地高辛和利尿剂治疗是安全的,地高辛有增加心脏收缩力和减慢心率的作用,利尿剂可减轻心脏前负荷。

2.血管扩张药

血管扩张药如硝酸甘油、酚妥拉明、硝普钠等配合正性肌力药物,多巴胺在围生期心肌病治疗中有显著疗效。

3.血管紧张素转换酶抑制药或血管紧张素Ⅱ受体拮抗剂

血管紧张素转换酶抑制药或血管紧张素Ⅱ受体拮抗剂能改善心室重构,降低血压、降低病死率,但本类药物仅用于妊娠后期或产后不哺乳的患者,因本类药物有致畸作用及可从母乳中排出。

4.β受体阻滞药

多个报道证实本类药物对孕妇无禁忌证,可安全使用,有利于控制心脏收缩和心率,目前使用较广泛的是选择性 β_1 受体阻滞药,对胎儿无明显的不良反应,拉贝洛尔除阻滞 β_1、β_2 受体外,还可拮抗 α 受体并有促胎成熟的作用,妊娠晚期应用较理想,但必须注意 β 受体阻滞药有减少脐带血流,引起胎儿生长受限的不良反应,于妊娠晚期应用较好,并尽可能以小剂量为宜。

5.抗凝治疗

对于左心室射血分数低于 35％ 的患者,心房颤动、心脏血栓、肥胖和既往有栓塞的患者及长期卧床的患者,可根据不同情况选用华法林、肝素、低分子肝素,目前本疗法尚有争议。若使用此类药物应注意出血倾向,密切监测凝血指标。

6.抗心律失常药物

β 受体阻滞剂可用于室上性心律失常,地高辛可用于非洋地黄中毒引起室上性心律失常,肌苷类药物紧急情况下可应用。缓慢性心律失常、难治性心律失常可安装心脏起搏器,对危及生命的心律失常可除颤。

7.免疫抑制药的治疗

对硫唑嘌呤和类固醇的研究较少,对这些药物的使用还待进一步评估,若心肌活检证实急性心肌炎的患者可试用免疫抑制药治疗。

8.免疫调节剂

已知免疫调制剂己酮可可碱可减少肿瘤坏死因子 TNFa、C 反应蛋白和表面 Fas/Apo-1 的产生,亦被证实可改善心功能分级。

此外,结合临床患者的病情,可应用主动脉内球囊反搏或心肺辅助装置。

对重症患者积极控制心力衰竭后考虑终止妊娠,产后不宜哺乳。

大多数学者认为对围生期心肌病的治疗应持续 1 年以上。

(七)预后

对围生期心肌病长期存活与康复效果研究,多数患者治疗后可以恢复,个别疗效不佳而死于心力衰竭或栓塞,部分患者治疗后心脏大小可能恢复。血压持续增高,这些患者再次妊娠可使病情恶化,起病后 4 个月心脏持续增大,预后不佳,6 年内约半数死亡。

(刘　伟)

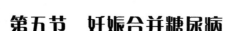

第五节　妊娠合并糖尿病

妊娠期间的糖尿病包括糖尿病合并妊娠和妊娠期糖尿病（gestational diabetes mellitus，GDM）。前者为妊娠前已有糖尿病的患者，后者为妊娠后才出现或发现的糖尿病患者。糖尿病孕妇中80％以上为GDM。由于诊断标准不一致，GDM发生率世界范围内为1％～14％。大多数GDM患者糖代谢于产后能恢复正常，20％～50％将来发展为2型糖尿病。GDM孕妇再次妊娠时，复发率高达33％～69％。

一、妊娠对糖代谢的影响

在妊娠早中期，孕妇血浆葡萄糖水平随妊娠进展而降低，空腹血糖降低约10％。这也是孕妇长时间空腹易发生低血糖及饥饿性酮症酸中毒的病理基础。造成血糖降低的主要原因：①胎儿从母体获取葡萄糖增加；②肾血流量及肾小球滤过率增加，但肾小管对糖的再吸收率没有相应增加，导致部分孕妇排糖量增加；③雌激素和孕激素增加母体对葡萄糖的利用。

妊娠中晚期胎盘生乳素、黄体酮、雌激素、皮质醇和胎盘胰岛素酶等抗胰岛素样物质增加，使孕妇组织对胰岛素的敏感性下降，出现胰岛素分泌相对不足而使血糖升高，加重原有糖尿病或出现GDM。

二、糖尿病对妊娠的影响

取决于血糖控制情况、糖尿病病情严重程度及并发症。

（一）对孕妇的影响

1.孕早期自然流产率增加

孕早期自然流产率增加可达15％～30％。高血糖可使胚胎发育异常甚至死亡，因此糖尿病患者宜在血糖控制正常后再妊娠。

2.妊娠期高血压疾病的发生率升高

妊娠期高血压疾病的发生率升高比非糖尿病孕妇高2～4倍。糖尿病可导致广泛血管病变，使小血管内皮细胞增厚及管腔变窄，组织供血不足，血压升高。

3.增加感染风险

血糖控制欠佳的孕妇易发生感染。以泌尿道和生殖道感染多见。

4.羊水过多发生率增加

羊水过多发生率增加较正常孕妇升高10倍。主要与胎儿高血糖、高渗性利尿致胎尿排出增多有关，与胎儿畸形无关。

5.巨大儿

增加难产、产道损伤、剖宫术概率。产程延长容易发生产后出血。

6.容易发生酮症酸中毒

由于妊娠期复杂的代谢变化，加之高血糖及胰岛素相对或绝对不足，代谢紊乱进一步发展到脂肪分解加速，血清酮体急剧升高，出现代谢性酸中毒。

（二）对胎儿的影响

1.巨大儿发生率增加

巨大儿发生率增加高达 25%～40%。胎儿长期处于高血糖环境,刺激胎儿胰岛 β 细胞增生,产生大量胰岛素,促进蛋白、脂肪合成和抑制脂解作用,导致胎儿过度生长。

2.胎儿生长受限(FGR)发生率增加

妊娠早期高血糖有抑制胚胎发育的作用,导致孕早期胚胎发育落后。糖尿病合并微血管病变者,胎盘血管出现异常;对 GDM 进行医学营养治疗,饮食过度控制等都会影响胎儿发育。

3.增加早产发生率

增加早产发生率为 10%～25%。羊水过多、妊娠期高血压疾病、感染、胎膜早破、胎儿宫内窘迫等是早产增加的常见原因。

4.胎儿畸形率增加

胎儿畸形率增加为正常妊娠的 7～10 倍,与妊娠早期高血糖水平有关。酮症、低血糖、缺氧等也与胎儿畸形有关。

（三）对新生儿的影响

(1)新生儿呼吸窘迫综合征发生率增高:孕妇高血糖通过胎盘刺激胎儿胰岛素分泌增加,形成高胰岛素血症,后者具有拮抗糖皮质激素促进胎儿肺泡 Ⅱ 型细胞表面活性物质合成及释放的作用,使胎肺成熟延迟。

(2)新生儿低血糖:新生儿脱离母体高血糖环境后,高胰岛素血症仍存在,若不及时补充糖,容易发生低血糖,严重时危及新生儿生命。

(3)新生儿血液异常:低钙血症、低镁血症、高胆红素血症和红细胞增多症均高于正常新生儿。

三、临床表现及诊断

孕前糖尿病已经确诊或有明显的三多症状(多饮、多食、多尿)的患者比较容易诊断,而大部分 GDM 孕妇没有明显的症状,有时空腹血糖正常,容易漏诊和延误治疗。

（一）GDM 的诊断

1.糖尿病高危因素

年龄在 30 岁以上、肥胖、糖尿病家族史、多囊卵巢综合征患者;早孕期空腹尿糖反复阳性、巨大儿分娩史、GDM 史、无明显原因的多次自然流产史、胎儿畸形史、死胎史以及足月新生儿呼吸窘迫综合征分娩史等。

2.口服葡萄糖耐量试验(oral glucose tolerance test,OGTT)

在妊娠 24～28 周,对所有未被诊断为糖尿病的孕妇进行 75 g 葡萄糖耐量试验。OGTT 前一日晚餐后禁食 8～14 小时至次日晨(最迟不超过上午 9 时),检查时,5 分钟内口服含 75 g 葡萄糖的液体 300 mL,分别抽取服糖前、服糖后 1 小时和 2 小时的静脉血。诊断标准依据 2010 年国际妊娠合并糖尿病研究组推荐的标准。空腹、服葡萄糖后 1 小时和 2 小时三项血糖值分别为 5.1 mmol/L、10.0 mmol/L、8.5 mmol/L。任何一项血糖达到或超过上述标准即诊断为 GDM。

（二）糖尿病合并妊娠的诊断

(1)妊娠前已确诊为糖尿病患者。

(2)妊娠前未进行过血糖检查的孕妇,首次产前检查时进行空腹血糖或者随机血糖检查,如空腹血糖(fasting plasma glucose,FPG)≥7.0 mmol/L;或孕期出现多饮、多食、多尿,体质量不升或下降,甚至并发酮症酸中毒,伴血糖明显升高,随机血糖≥11.1 mmol/L,应诊断为孕前糖尿病,而非 GDM。

四、处理

首先进行孕前的咨询与管理,处理原则为控制血糖,减少母儿并发症,主要治疗包括医学营养治疗、运动疗法和胰岛素治疗。

(一)孕前咨询与管理

所有糖尿病女性及以前曾患过 GDM 的女性计划怀孕前应进行一次专业的健康咨询,包括了解糖尿病与妊娠的相互影响、眼底检查、糖尿病肾病及其他并发症评估、合理用药及血糖控制情况。

(二)妊娠期及分娩期处理

此期处理包括血糖控制、母儿监护、分娩时机及分娩方式的选择。

1.血糖控制

多数 GDM 患者经合理饮食控制和适当运动治疗,均能控制血糖在满意范围。

(1)妊娠期血糖控制目标:孕妇无明显饥饿感,空腹/餐前血糖<5.3 mmol/L;餐后 2 小时<6.7 mmol/L;夜间>3.3 mmol/L,糖化血红蛋白<5.5%。

(2)医学营养治疗(medical nutrition treatment,MNT):亦称饮食治疗,目的是使糖尿病孕妇的血糖控制在正常范围,保证母亲和胎儿的合理营养摄入,减少母儿并发症的发生。每天总能量摄入应基于孕前体质量和孕期体质量增长速度确定。其中碳水化合物占 50%～60%,蛋白质占 15%～20%,脂肪占 25%～30%,膳食纤维每天 25～30 g,适量补充维生素及矿物质。少量多餐,定时定量进餐对血糖控制非常重要。早、中、晚三餐的能量应分别控制在 10%～15%、30%、30%,加餐点心或水果的能量可以在 5%～10%,有助于预防餐前的过度饥饿感,避免能量限制过度而导致酮症的发生,造成对母儿的不利影响。

(3)运动疗法:每餐后 30 分钟进行低至中等强度的有氧运动,运动的频率为 3～4 次/周,可降低妊娠期基础的胰岛素抵抗。

(4)药物治疗:口服降糖药在妊娠期应用的安全性、有效性尚未得到足够证实,在孕期应谨慎使用。对饮食治疗不能控制的糖尿病,胰岛素是主要的治疗药物。胰岛素用量应个体化,一般从小剂量开始,并根据病情、孕期进展及血糖值加以调整。中效胰岛素和超短效/短效胰岛素联合是目前应用最普遍的一种方法,即三餐前注射短效胰岛素,睡前注射中效胰岛素。

妊娠早期因早孕反应进食量减少,需减少胰岛素用量。妊娠中后期的胰岛素用量常有不同程度增加,妊娠 32～36 周达高峰,36 周后稍下降。产程中,血糖波动很大,由于体力消耗大,进食少。容易发生低血糖,因此应停用一切皮下胰岛素,并严密监测血糖。

糖尿病酮症酸中毒时,主张应用小剂量胰岛素。血糖>13.9 mmol/L,将胰岛素加入 0.9%氯化钠注射液内,0.1 U/(kg·h)或 4～6 U/h 静脉滴注。每小时监测一次血糖。当血糖≤13.9 mmol/L,将 0.9%氯化钠注射液改为 5%葡萄糖液或葡萄糖氯化钠注射液,直至血糖降至11.1 mmol/L 或酮体转阴后可改为皮下注射。

2.母儿监护

定期监测血压、水肿、尿蛋白、肾功能、眼底和血脂。孕期可采用彩色多普勒 B 超和血清学检查胎儿畸形及发育情况。妊娠晚期采用 NST、计数胎动、B 超检测羊水量及脐动脉血流监测胎儿宫内安危。

3.分娩时机

原则上血糖控制良好的孕妇,在严密监测下尽量在妊娠 38 周以后终止妊娠。如果有死胎、死产史,或并发子痫前期、羊水过多、胎盘功能不全,糖尿病伴微血管病变者确定胎肺成熟后及时终止妊娠。若胎肺不成熟,则促胎儿肺成熟后及时终止妊娠。

4.分娩方式

糖尿病本身不是剖宫产的指征。决定阴道分娩者,应制订产程中的分娩计划,产程中密切监测孕妇血糖、宫缩、胎心变化,避免产程过长。

选择剖宫产手术指征:糖尿病伴微血管病变、合并重度子痫前期或胎儿生长受限、胎儿窘迫、胎位异常、剖宫产史、既往死胎、死产史。孕期血糖控制不好,胎儿偏大者尤其胎儿腹围偏大,应放宽剖宫产指征。

(三)产后处理

胎盘排出后,体内抗胰岛素物质迅速减少,大部分 GDM 产妇在分娩后不再需要使用胰岛素。胰岛素用量较孕期减少 1/2~2/3。产后空腹血糖反复≥7.0 mmol/L,应视为糖尿病合并妊娠。产后 6~12 周行 75 g OGTT 检查,明确有无糖代谢异常及种类,并进行相应治疗。鼓励母乳喂养。

(四)新生儿处理

出生后 30 分钟内进行末梢血糖测定,根据血糖情况,适当喂糖水,必要时 10% 的葡萄糖缓慢静脉滴注。常规检查血红蛋白、血钾、血钙及镁、胆红素,注意保暖和吸氧等。密切注意新生儿呼吸窘迫综合征的发生。

（刘　伟）

第六节　妊娠合并缺铁性贫血

缺铁性贫血是指体内可用来制备血红蛋白的储存铁不足,红细胞生成障碍所发生的小细胞低色素性贫血,是铁缺乏的晚期表现。由于妊娠期妇女的生理改变,66% 的孕妇可发生缺铁性贫血,占妊娠期贫血的 95%。铁是人体最重要的微量元素之一,是构成血红蛋白必需的原料。人体血红蛋白铁约占机体总铁量的 70%,剩余的 30% 以铁蛋白及含铁血黄素的形式储存在肝、脾、骨髓等组织,称储存铁,当铁供应不足时,储存铁可供造血需要,所以铁缺乏早期无贫血表现。当铁缺乏加重,储存铁耗竭时,才表现出贫血症状和体征,故缺铁性贫血是缺铁的晚期表现。

体内许多含铁酶和铁依赖酶控制着体内重要代谢过程,因此,铁与组织呼吸、氧化磷酸化、胶原合成、卟啉代谢、淋巴细胞及粒细胞功能、神经递质的合成与分解、躯体及神经组织的发育都有关系。铁缺乏时因酶活性下降导致一系列非血液学的改变,如上皮细胞退变、萎缩、小肠黏膜变薄致吸收功能减退、神经功能紊乱、抗感染能力降低等。

一、病因

（一）铁的需要量增加

由于胎儿生长发育需要铁 250～350 mg，妊娠期增加的血容量需要铁 650～750 mg，故整个孕期共需增加铁 1 000 mg 左右。

（二）孕妇对铁摄取不足或吸收不良

孕妇每天至少需要摄入铁 4 mg。按正常饮食计算，每天饮食中含铁 10～15 mg，而吸收率仅为 10%，远不能满足妊娠期的需要。即使是在妊娠后半期，铁的最大吸收率达 40%，仍不能满足需要，若不给予铁剂补充，容易耗尽体内的储存铁而造成贫血。

（三）不良饮食习惯

蔬菜摄入量少、长期偏食和饮浓茶不但使铁的摄入减少，而且吸收也不足。

（四）其他

既往月经过多、多产或分娩过于频密等使铁的丢失过多，早孕反应重使得铁的摄入不足。

二、发病机制

孕妇缺铁使体内长期处于铁的负平衡，机体便动用储备铁，继之使血清铁、血铁蛋白逐渐下降到最低点。当体内的铁耗尽，发生红细胞内缺铁时，便会导致红细胞生成障碍。

三、贫血对妊娠的影响

慢性或轻度贫血机体能逐渐适应而无不适，对妊娠和分娩影响不大。中度以上的贫血由于组织对缺氧的代偿可出现心率加快，心排血量增加，继续发展则心脏代偿增大，心肌缺血，当血红蛋白＜50 g/L 时易发生贫血性心脏病。贫血的孕妇由于子宫胎盘缺血极易合并妊娠高血压疾病；由于抵抗力降低易导致感染的发生；缺血的子宫易引起宫缩不良而导致产程延长和产后出血；因氧储备不足，对出血的耐受性差，即使产后出血不多也容易引起休克而危及生命；对产科手术的麻醉耐受性差，容易发生麻醉意外。

贫血孕妇氧储备不足可影响胎儿的生长发育和胎儿的储备能力，故胎儿生长受限、低出生体质量儿、胎儿窘迫、新生儿窒息的发生率升高。

铁通过胎盘单方向源源不断运输给胎儿，轻、中度的贫血对胎儿没有影响，但严重缺铁性贫血的孕妇没有足够的铁供给胎儿，胎儿出生后同样表现为小细胞低色素性贫血。

四、诊断依据

（一）病史

既往有月经过多、钩虫病等慢性失血的病史；长期偏食、胃肠功能紊乱、营养不良；合并肝肾疾病和慢性感染。经铁剂治疗有效对诊断有重要的辅助价值。

（二）临床表现

缓慢起病，轻者常无明显症状。随着贫血的出现皮肤黏膜逐渐苍白，以唇、甲床最明显，也可出现头发枯黄、倦怠乏力、不爱活动或烦躁、注意力不集中、记忆力减退。重者表现为口腔炎、舌乳头萎缩、反甲、心悸、气短、头昏、耳鸣、腹泻、食欲缺乏、少数有异食癖等，严重的可见水肿、心脏扩大或心力衰竭。

（三）实验室检查

这是诊断缺铁性贫血的重要依据。

1.外周血象

外周血象表现为小细胞低色素性贫血,血红蛋白<100 g/L,网积红细胞正常或略高,轻度患者白细胞及血小板计数均在正常范围,严重时三系均降低。红细胞平均体积(MCV)<80 fL,红细胞平均血红蛋白量(MCH)<27 pg,红细胞平均血红蛋白浓度(MCHC)<30%。

2.血清铁和总铁结合力

当孕妇血清铁<8.95 μmol/L(50 μg/dL),总铁结合力>64.44 μmol/L(360 μg/dL)时,有助于缺铁性贫血的诊断。

3.血清铁蛋白

血清铁蛋白是反映体内铁储备的主要指标,血清铁蛋白<14 μg/L(<20 μg/L 为贮铁减少,<12 μg/L为贮铁耗尽)可作为缺铁的依据。

4.骨髓象

红系造血呈轻度或中度活跃,以中晚幼红细胞增生为主,骨髓铁染色可见细胞内外铁均减少,尤以细胞外铁减少更有诊断意义。

五、治疗

（一）补充铁剂

主要方法是口服铁剂,常用硫酸亚铁片剂 0.2～0.3 g,每天 3 次,饭后服用,以减少对胃肠道的刺激。琥珀酸亚铁 0.2～0.4 g,每天 3 次,其含铁量高,且吸收好,生物利用度高,不良反应小。同时服用维生素C可保护铁不被氧化,促进铁吸收。

注射铁剂的应用指征:①口服铁剂消化道反应严重;②原有胃肠道疾病或妊娠剧吐;③贫血严重;④妊娠中、晚期需要快速补铁。

注射用铁剂有右旋糖酐铁及山梨醇枸橼酸铁两种剂型。

(1)右旋糖酐铁:首剂 20～50 mg,深部肌内注射,如无反应,次日起每天或隔 2～3 天注射 100 mg。右旋糖酐铁也可供静脉注射,由于反应多而严重,一般不主张,初用者使用前需作皮内过敏试验。总剂量为每提高 1 g 血红蛋白需右旋糖酐铁 300 mg,也可按以下方法计算:右旋糖酐铁总剂量(mg)=300×(正常血红蛋白克数-患者血红蛋白克数)+500 mg(补充部分贮存铁)。

(2)山梨醇枸橼铁铁剂:有吸收快、局部反应小的特点,每次 115 mg/kg,肌内注射。每升高 1 g 血红蛋白需山梨醇枸橼铁铁 200～250 mg,总剂量可参考上述公式。

（二）输血

缺铁性贫血一般不需输血,仅适用于严重病例和症状明显者,当血红蛋白<60 g/L,接近预产期或短期内需分娩者应少量多次输注浓缩红细胞悬液,每次输 1 单位,输注时必须掌握速度避免加重心脏负担或诱发急性左心衰竭,对有心功能不全者更应注意。

（三）产科处理

1.临产后应配血

临产后应配血以防出血多时能及时输血。

2.预防产后出血

严密监测产程,第一产程避免时间过长,第二产程尽可能缩短,必要时予以助产;胎儿前肩娩出后,药物促进子宫收缩,促进第三产程;产后尽快仔细检查和缝合损伤的软产道,减少产后出血量。

3.预防感染

产程中严格无菌操作,产后应用广谱抗生素。

六、预防

为满足孕期对铁需要量的增加,鼓励孕妇多进食含铁丰富的食物,如牛肉、动物内脏、苹果、大枣、荔枝、香蕉、黑木耳、香菇、黑豆、芝麻等;纠正偏食的习惯;妊娠中期后应常规补铁;积极纠正胃肠功能紊乱及其他易引起缺铁性贫血的并发症。

(刘　伟)

第七节　妊娠合并再生障碍性贫血

再生障碍性贫血是一组不同病因引起的机体造血功能衰竭综合征,以骨髓造血红髓容量减少和外周血全血细胞减少为特征。患者临床表现为贫血、出血和感染,但发病缓急、病情轻重又不全相同。妊娠合并再生障碍性贫血是孕期少见的并发症,其发生率为 $0.029\%\sim0.080\%$,孕产妇多死于出血或败血症,是一种严重的妊娠并发症。临床上,全血细胞减少的患者应考虑再生障碍性贫血的可能,进一步行骨髓穿刺和骨髓活检进行确诊。

一、临床表现和诊断

典型病例一般诊断不难,但不典型病例,如早期病例临床表现和实验室检查特征尚不明显或再生障碍性贫血合并或叠合其他临床病症,则诊断也可有一定困难。

再生障碍性贫血诊断需要详细询问病史、全面仔细的体格检查以及必要的辅助检查。病史中强调对于职业史、化学、放射性物质接触史的询问,发病前6个月内应用的药物应详细记录。

临床表现为进行性贫血、出血和易感染倾向,如全血细胞减少,查体无肝、脾、淋巴结肿大,均应考虑再生障碍性贫血的可能。

血液学检查对于本病诊断的意义毋庸置疑。外周血检查应进行全血细胞计数,包括网织红细胞计数。骨髓检查应包括骨髓涂片和骨髓活检,是诊断本病最重要的依据。

骨髓检查的特征:造血细胞面积减少,骨髓增生减低,骨髓液可见多数脂肪滴,非造血细胞易见。骨髓小粒空虚,典型者仅见非造血细胞形成的小粒支架。有时骨髓涂片可呈增生活跃,骨髓活检也可见不同程度的造血残留,这些局部残留的红系、粒系细胞成熟阶段较为一致。临床怀疑再生障碍性贫血而骨髓检查不典型者,应多部位多次穿刺和活检。

肝功能、病毒学、血清叶酸、维生素 B_{12}、自身抗体、流式细胞检测阵发性睡眠性血红蛋白尿症及外周血和骨髓细胞遗传学检测有助于进一步确定诊断再生障碍性贫血,排除其他临床和实验室表现相似疾病。

人体骨髓造血代偿潜能很大,红髓总量轻度减少常不引起明显的外周血细胞减少。再生障碍性贫血全血细胞减少的过程发生缓慢而进行性加重的,当造血干细胞和(或)祖细胞数量明显减少,以致不能生成足够数量的血细胞时,外周血细胞才逐渐低于正常,终至全血细胞减少。

早期患者症状轻微,仅有苍白、乏力,甚至无任何症状,实验室检查外周血细胞减少尚不明显或仅一系、两系血细胞减少。髂骨穿刺常可呈造血活跃骨髓象,但仔细分析多能发现造血衰竭的征象,另外,多部位穿刺常可发现骨髓增生减低的部位。当患者出现下列情况时,应考虑再生障碍性贫血:①外周血细胞呈进行性、顽固性减少,各系列血细胞减少较为平行;②外周血细胞形态正常,网织红细胞计数减少,中性粒细胞减少,淋巴细胞比例增高;③骨髓中红系细胞主要为凝固核晚幼红细胞;④骨髓巨核细胞数量明显减少或阙如;⑤骨髓小粒空虚,主要为非造血细胞;⑥骨髓活检可见造血细胞增生低下、巨核细胞减少或阙如;⑦骨髓细胞体外 CFU-GM、CFU-E、BFU-E集落产率减低或无生长。对于仍难以诊断者,随访3~6个月,复查血常规、骨髓象,以明确诊断。

少数再生障碍性贫血患者开始仅表现为血小板减少、紫癜和月经过多,贫血、感染症状不明显,骨髓巨核细胞明显减少,而粒、红两系尚无明显减少。病情可较长时期稳定,以后才逐渐出现白细胞减少、贫血,成为典型再生障碍性贫血。这类患者与原发性血小板减少性紫癜的重要鉴别点是骨髓巨核细胞减少甚至阙如,而不是明显增多。

晚期典型再生障碍性贫血的诊断须符合以下 3 点中至少两点:①血红蛋白<100 g/L;②血小板$<50\times10^9$/L;③中性粒细胞$<1.5\times10^9$/L。

二、临床分型

诊断再生障碍性贫血后应进一步确定其临床分型。

(一)根据血象和骨髓象分型

1.重型再生障碍性贫血

(1)骨髓细胞增生程度$<$正常的25%,如$<$正常的50%,则造血细胞应$<30\%$。

(2)符合以下 3 项中至少两项:①中性粒细胞$<0.5\times10^9$/L;②血小板$<20\times10^9$/L;③网织红细胞$<20\times10^9$/L。

2.极重型再生障碍性贫血

(1)符合重型再生障碍性贫血标准。

(2)中性粒细胞$<0.2\times10^9$/L。

3.非重型再生障碍性贫血

(1)不符合重型再生障碍性贫血。

(2)极重型再生障碍性贫血。

(二)根据临床表现分型

1.急性再生障碍性贫血

急性再生障碍性贫血发病急,贫血进行性加重,常伴严重感染和内脏出血。

2.慢性再生障碍性贫血

慢性再生障碍性贫血发病缓慢,贫血、出血和感染均较轻。

三、妊娠与再生障碍性贫血

妊娠不是再障的原因,妊娠合并再障是巧合,由于妊娠期血流动力学的改变,常使再障患者在孕期、分娩时及产后病情加重,出血和感染的危险增加。约1/3的女性在妊娠期发病,妊娠终止后病情改善或缓解,再次妊娠时复发,提示本病可能是一种免疫性疾病,又称妊娠特发性再生障碍性贫血。

再生障碍性贫血的孕妇发生妊娠期高血压疾病的概率增高。由于血小板数量减少和质的异常,以及血管脆性及通透性增加,可引起鼻、胃肠道黏膜等出血,产后出血发生率增高。红细胞减少引起贫血,易发生贫血性心脏病,甚至造成心力衰竭,贫血是再障的主要症状,当血红蛋白达40~80 g/L时孕妇病死率的相对危险度为 1.35(非妊娠期重度贫血病死率的相对危险度为3.51)。粒细胞、单核细胞及丙种球蛋白减少、淋巴组织萎缩,使孕妇防御功能低下,易引起感染。

重型再障患者的妊娠率为 3%~6%,经过免疫抑制药治疗的再障患者,仍可获得成功的妊娠,妊娠期当血小板极低或合并有阵发性睡眠性血红蛋白尿时可发生严重并发症,其主要的死因有颅内出血、心力衰竭及严重的呼吸道、泌尿系感染或败血症。

对胎儿的影响:血红蛋白>60 g/L对胎儿影响不大。分娩后能存活的新生儿,一般血常规正常,极少发生再障。血红蛋白≤60 g/L者对胎儿不利,可致胎儿在宫内慢性缺氧而导致流产、早产、胎儿生长受限及低出生体质量儿,甚至发生胎死宫内及死产。

四、治疗

再生障碍性贫血明确诊断后其治疗应由产科和血液科的医师共同管理。

(一)非重型再生障碍性贫血治疗

非重型再生障碍性贫血没有理想的治疗方案,可自发缓解、较长时间病情稳定,部分进展为重型再生障碍性贫血。妊娠期发现及诊断者可以继续妊娠,孕期以观察为主,只有疾病进展才考虑治疗,否则均在妊娠结束或病情发展才开始治疗。

(二)重型再生障碍性贫血治疗

再障患者妊娠后对母儿均存在极大的威胁,因此,再障患者在病情未缓解之前应该避孕。

1.妊娠期

(1)治疗性人工流产:若在妊娠早期,需要使用肾上腺皮质激素,且再障病情较重者,应做好输血准备的同时行人工流产。妊娠中、晚期患者,因终止妊娠有较大危险,预防和治疗血细胞减少相关的并发症,加强支持治疗,在严密监护下继续妊娠直至足月分娩。

(2)支持疗法:注意休息,左侧卧位,加强营养,间断吸氧,少量、间断、多次输入新鲜血,提高全血细胞或根据缺少的血液成分间断成分输血。

(3)糖皮质激素:血小板很低,有明显出血倾向时免疫抑制药的使用起到暂时止血的作用,使用量泼尼松 10~20 mg,每天 3 次口服。

(4)雄激素:有刺激红细胞生成的作用,50~100 mg/d 肌内注射或司坦唑醇 6~12 mg/d 口服。应用大剂量雄激素,可能有肝毒性反应或对女胎有影响,应用时应慎重考虑。

(5)输血治疗:输血指征:①Hb<60 g/L 或有心功能代偿不全时输浓缩红细胞,使红细胞容积维持在 0.20 左右,血红蛋白升至 80 g/L 以上;②在急性感染时,可以输入粒细胞;③血小板<10×10^9/L或发热时血小板<20×10^9/L,有出血倾向时予预防性输注血小板。

(6)感染的预防和治疗:不主张预防性应用抗生素,但发生感染时,应选用对胎儿影响小强有力广谱的抗生素。在白细胞极低的情况下,应做好保护性隔离防治感染的工作,能入住空气层流设备的房间更合适,口腔清洁护理、病房限制探视、空气消毒、分娩的无菌操作等预防措施非常重要。

2.分娩期

(1)分娩前尽量改善血象,实行计划分娩,减少分娩的并发症。

(2)无产科剖宫产指征时,尽量行阴道分娩,减少手术产。阴道分娩避免产程延长,因第二产程腹压增加可造成孕妇颅内出血或其他重要脏器出血,故应缩短第二产程。

(3)分娩过程严格无菌操作,胎儿娩出后预防性应用宫缩药,分娩操作后认真检查和缝合伤口,避免产道血肿,减少产后出血。

(4)手术指征应放宽,有指征手术时,根据血小板数量选择适宜麻醉,术后必要时可于腹壁下放置引流条。术中一旦出现子宫不可控制的出血时,可考虑行子宫切除术,子宫切除的指征也应放宽。

(5)产后继续支持疗法,预防产后出血,预防性应用广谱抗生素,预防感染。

可输入抗胸腺细胞球蛋白或应用环孢素免疫抑制药。

(三)异基因造血干细胞移植和免疫抑制治疗

这是重型再生障碍性贫血的目标治疗,能提高存活率、远期疗效和生存质量,适用于产后或妊娠终止后,病情仍不能缓解者。

年龄＜30岁、无特殊禁忌证、有 HLA 相合同胞供者首选造血干细胞移植治疗;无 HLA 相合同胞供者或年龄＞40岁者则首选免疫抑制治疗,同时启动 HLA 相合无关供者筛选;年龄30～40岁者,一线治疗采用造血干细胞移植或免疫抑制治疗患者获益大致相同。

造血干细胞移植治疗重型再生障碍性贫血重建造血快、完全治疗反应率高、复发少、患者生活质量高。影响重型再生障碍性贫血骨髓移植疗效的主要原因为移植排斥和急慢性移植物抗宿主病。

免疫抑制药治疗(IST)的标准方案为抗胸腺球蛋白(ATG)＋环孢素 A(CsA),IST 短期疗效与骨髓移植相当,且不受年龄和 HLA 相合供者限制,更适用于多数患者,为无条件骨髓移植者的首选治疗。

(刘 伟)

第八节 妊娠合并溶血性贫血

溶血性贫血是由于红细胞破坏过多、过快,而骨髓造血代偿不足引起的一类贫血,因病因或原发病不同,临床表现也不尽相同,明确诊断需较高条件的实验室检查,故容易引起漏诊、误诊。溶血性贫血临床上分为遗传性和后天获得性两大类型,诊断上首先根据红细胞破坏过多、血红蛋白代谢产物增多、骨髓代偿性红系细胞增多,以及红细胞生存时间缩短确定是否为溶血性贫血,然后通过实验室检查进一步明确其病因所在。

一、遗传性溶血性贫血

遗传性溶血性贫血以溶血和溶血性贫血为主要临床表现的遗传性疾病,是全球最常见的遗传性疾病,其包括由红细胞膜异常、红细胞酶缺陷和血红蛋白异常引起的疾病,疾病的早期和轻型患者不一定有贫血,故称其为遗传性溶血性疾病更为合适。因此,并非所有患者均自幼即有贫血,不少患者到成年期始被发现,由于遗传规律的异质性,不一定都有家族史,因此造成诊断困难。

（一）遗传性球形红细胞增多症

1.发病机制

遗传性红细胞膜缺陷引起的溶血性贫血最常见为遗传性球形红细胞增多症,其基本病变是基因突变,导致红细胞膜骨架蛋白缺陷,影响膜骨架蛋白垂直连接,不能提供对红细胞膜双层脂质的支持,最终导致膜表面积丢失,形成球形红细胞。脾脏不仅扣留球形红细胞,并加速其膜的丢失和球形红细胞的形成。

2.遗传方式

大多数呈常染色体显性遗传,子代发病率为50％,病变基因位于第8号或第12号染色体短臂,75％有家族史。常染色体隐性遗传的遗传性球形红细胞增多症患者往往合并新的突变才发病。25％无家族史,可能与新的基因突变有关。因此,遗传性球形红细胞增多症是一组异质性疾病,可有不同遗传方式,但每一家系有其特有的突变表现。

3.临床表现

具有异质性和多样性,发病年龄可从儿童、青少年,甚至到老年,贫血可轻可重,多数病例可无贫血。按血红蛋白及收缩蛋白含量临床上分为静止携带者、轻型、中度及重度,人群中以轻型和亚临床型占多数,携带者和轻型较难诊断,往往在妊娠时才首次出现贫血,因此很大程度上取决于临床医师的警惕性。

贫血、黄疸和脾大为主要临床表现,但黄疸和贫血不成比例,常见轻到中度贫血,间歇性黄疸,常并发胆石症,个别可见小腿迁延性溃疡。

严重病例贫血严重,需要输血维持生命,每当受凉、劳累或感染可诱发溶血危象,表现为贫血加重、黄疸加深,可危及生命。

个别病例因病毒感染后引起骨髓暂时抑制,表现为贫血突然加重,网织红细胞减少,更严重者表现为再生障碍危象的全血减少,患者可因此死亡。

4.实验室检查

（1）血常规:慢性期为轻度贫血,小球红细胞为其特征。血常规红细胞平均体积<80 fL＋红细胞平均血红蛋白浓度>354 g/L＋红细胞分布宽度>14％诊断遗传性球形红细胞增多症较为准确;外周血涂片小球形红细胞的形态单一,表现为细胞的大小和密度均一,比例为20％～40％。

（2）筛查试验:①红细胞渗透性脆性试验,脆性增高;②酸化甘油溶血试验,阳性;③流式细胞仪荧光测定,荧光值明显减低。

（3）红细胞膜蛋白电泳检查:遗传性球形红细胞增多症的筛查试验不能肯定诊断时,采用红细胞膜蛋白电泳法,80％可以检查出膜蛋白异常。

（4）骨髓象:红系增生活跃,当再生障碍危象时红系再生低下。

5.诊断

根据黄疸、贫血和脾大,加上球形红细胞和网织红细胞增多的血常规特点和红细胞脆性增加诊断并不难,如有家族史则更有助于诊断。

6.疾病对妊娠的影响

溶血和贫血的严重程度取决于脾脏是否存在,脾脏完整的患病孕妇由于红细胞破坏多于生成,容易出现严重的溶血和贫血,表现为妊娠期间突然出现严重的溶血性贫血。

7.治疗

(1)目前没有办法进行治疗,只有在贫血严重时予以输血。

(2)脾脏切除的指征:大多数病例脾切除效果好,去除了吞噬变形红细胞的场所,可控制溶血的发生,延长红细胞寿命,轻型可纠正贫血,重型可改善贫血,但球形红细胞数量不变甚至增多。但是脾脏切除后可能发生致命的肺炎链球菌败血症为主要的危重并发症,此外,术后反应性血小板增多、肺动脉高压及血栓形成的危险存在,因此脾脏切除适用于重度病例,中度患者如能代偿,可不行脾切除,但伴有脾大贫血者可考虑手术。有症状的胆结石患者手术时可考虑同时切除胆囊。

(3)使用叶酸,可防止叶酸缺乏加重贫血。

(二)遗传性红细胞酶病

遗传性红细胞酶病是一组因遗传因素导致红细胞内的代谢酶类发生病变而引起的溶血性疾病,这些酶大多为能量代谢酶和氧化还原酶。现已发现19种红细胞酶酶缺乏和1种酶活性过高可以引起溶血,其中最为常见的是葡萄糖-6-磷酸脱氢酶缺乏引起的溶血性贫血。

1.遗传方式

葡萄糖-6-磷酸脱氢酶基因位于X染色体上,遗传方式为性连锁不完全显性遗传。男性携带缺陷的基因可完全表达,引起酶缺乏,该病变基因由母亲遗传给儿子。而女性杂合子体内有葡萄糖-6-磷酸脱氢酶缺乏和正常的两个红细胞群,两者的比例可相差很大,该比例决定杂合子女性的表型是正常或异常。

2.发病机制

葡萄糖-6-磷酸脱氢酶是防止红细胞蛋白被氧化损伤的看家酶,有缺陷的红细胞受氧化剂的攻击或发生感染会引起红细胞破坏,导致急性溶血,但是受氧化剂攻击后的敏感性也有差异。

3.临床表现

根据酶的活性和发病的诱因分类。

(1)无诱因的溶血性贫血:葡萄糖-6-磷酸脱氢酶活性很低,甚至可为0。表现为红细胞破坏加速,机体不能代偿,为慢性溶血性贫血。

(2)蚕豆性溶血性贫血:葡萄糖-6-磷酸脱氢酶活性呈中度到重度缺乏,一般在10%以下。平时无溶血反应,因食用蚕豆、感染和药物(氧化剂)导致急性血管内溶血,溶血具有自限性,一般摄入后24~72小时发生溶血,4~7天恢复。

(3)代偿性溶血性贫血:葡萄糖-6-磷酸脱氢酶活性在60%以上,临床无症状,多在体检时发现。

4.实验室检查

(1)红细胞形态:急性溶血期外周血红细胞形态可有非特异性改变,红细胞大小不一,有核红细胞、嗜多染性红细胞和红细胞碎片增多,也可见少量口形、棘形红细胞,部分患者可见少量偏心红细胞和"咬痕"红细胞。

(2)葡萄糖-6-磷酸脱氢酶缺乏症筛查试验:这类试验均对诊断葡萄糖-6-磷酸脱氢酶缺乏特异性。①变性珠蛋白小体试验:葡萄糖-6-磷酸脱氢酶缺陷者阳性细胞>28%(正常<28%);②高铁血红蛋白还原试验:葡萄糖-6-磷酸脱氢酶显著缺陷者<30%(正常人>75%);③荧光斑点试验:葡萄糖-6-磷酸脱氢酶缺陷的红细胞荧光明显减弱,葡萄糖-6-磷酸脱氢酶活性降低者30分钟不出现荧光。该方法简单、可靠、灵敏,已被推荐为筛查葡萄糖-6-磷酸脱氢酶缺乏的筛选试验。

（3）葡萄糖-6-磷酸脱氢酶活力定量测定：该方法是确诊葡萄糖-6-磷酸脱氢酶缺乏症的依据，但要注意与获得性葡萄糖-6-磷酸脱氢酶缺乏症鉴别，静止期或在急性溶血发作后 2～3 个月检查较为准确。

（4）基因变异型分析：主要用于产前诊断、女性杂合子诊断和家族检测，目前尚不能列为葡萄糖-6-磷酸脱氢酶缺乏症的诊断标准。

5.诊断

根据食用蚕豆、使用药物或感染后发生溶血性贫血，结合实验室检查诊断不难，关键是临床思路是否正确。

6.疾病对妊娠的影响

纯合子的女性在妊娠期间食用蚕豆、摄入氧化剂或感染可诱发急性溶血性贫血，而导致一系列产科并发症。杂合子一般不发病。

7.治疗

治疗要点是避免氧化剂的摄入。轻度的急性溶血性贫血一般的支持治疗能奏效，重度急性溶血性贫血及时输血和使用肾上腺皮质激素疗效很好。

（三）遗传性血红蛋白病

遗传性血红蛋白病是一组因珠蛋白基因突变引起血红蛋白异常的遗传病，临床上重要的遗传性血红蛋白病有镰形细胞综合征、不稳定血红蛋白病、不正常氧亲和力的血红蛋白病、血红蛋白 M 病和地中海贫血，其中以地中海贫血最为常见。

我国地中海贫血分布以华南、西南和华东地区多见。

1.发病机制

血红蛋白是一种结合蛋白，由珠蛋白和血红素构成，每一个珠蛋白分子有两对肽链（一对 α 链和一对非 α 链，非 α 链包括 β、γ、δ、ζ 和 ε 链），不同的肽链是由不同的遗传基因控制的，每一条肽链与一个血红素构成一个血红蛋白单体，人类血红蛋白是 4 个单体聚合而成的四聚体。正常血红蛋白主要有 3 种：①Hb-A（$\alpha_2\beta_2$）是成人血红蛋白的主要形式，占 96%～98%，新生儿占 10%～40%，出生 6 个月后即达成人水平；②Hb-A$_2$（$\alpha_2\delta_2$）在成人所占比例不超过 3%，在胎儿期只有微量甚至阙如，出生 6～12 个月达成人水平；③Hb-F（$\alpha_2\gamma_2$）主要存在于胎儿期，占胎儿血红蛋白的 70%～90%，出生后逐渐减少，出生 6 个月以后基本降至成人水平，即<1%。

（1）α 地中海贫血：α 珠蛋白基因缺失或缺陷，导致 α 肽链合成减少或缺乏，患者含 α 肽链的 Hb-A、Hb-A$_2$、Hb-F 合成减少，过剩的 β 及 γ 肽链各自聚合形成 Hb-H（β_4）及 Hb-Bart（γ_4）。正常 α 基因共有四个（父源和母源各两个）。α 地中海贫血的基因缺陷主要为缺失型。可分为 4 种类型：①静止型，缺失一个基因；②标准型，缺失两个基因；③Hb-H 病，缺失 3 个基因；④HbBart 胎儿水肿综合征：缺失 4 个基因。

（2）β 地中海贫血：β 珠蛋白基因缺陷，导致 β 肽链合成减少或缺乏，患者含 β 肽链的 Hb-A 合成减少，而过剩的 α 肽链与 γ 肽链或肽 δ 链结合，导致 Hb-F 或 Hb-A$_2$ 合成增多。β 地中海贫血的基因缺陷绝大多数属于非缺失型的基因点突变。

2.遗传方式

α 地中海贫血属常染色体隐性遗传，分子基础是位于 16 号染色体上的 α 珠蛋白基因先天缺失（缺失型），少数 α 地中海贫血是由于 α 珠蛋白基因的点突变导致其功能障碍（非缺失型）。

β 地中海贫血属常染色体隐性遗传,分子基础是位于 11 号染色体上的 β 珠蛋白基因先天缺失,多数 β 地中海贫血是由于 β 珠蛋白基因的点突变所致。按照孟德尔方式传递的疾病。

3.临床表现

(1)地中海贫血纯合子状态:地中海贫血纯合子状态因为贫血严重,不可能生存至生育年龄,故不存在合并妊娠的问题。

(2)地中海贫血杂合子状态:临床表现不一,有的完全没有症状,有的仅表现为慢性溶血及贫血,典型的外周血红细胞为小细胞低色素性贫血,红细胞渗透脆性降低。α 地中海贫血的静止型无临床症状和体征,亦无贫血,红细胞形态正常;标准型表现为轻度贫血,部分包涵体生成试验阳性;血红蛋白分析在静止型与标准型均表现为 Hb-A$_2$ 降低;Hb-H 病常有轻度或中度贫血、肝脾大、黄疸,Hb 电泳可发现 Hb-H 带。β 地中海贫血的血红蛋白电泳主要表现为 Hb-A$_2$ 增高、Hb-F 增高,而 Hb-A 降低。

地中海贫血杂合子状态的妇女因为贫血轻,不影响正常生活和妊娠,故合并妊娠的问题集中在对子代遗传方面的分析和诊断。

4.诊断

地中海贫血的诊断和分型在孕期做出判断固然重要,但婚前或孕前的诊断更为重要。

(1)筛查试验。①血常规:红细胞平均体积≤80 fL,红细胞平均血红蛋白量≤25 pg,应疑地中海贫血可能。②外周血涂片红细胞形态:重型地贫红细胞大小不均,中央苍白区扩大,靶形红细胞及幼红细胞增多,甚至有红细胞碎片;Hb-H 病可见靶形红细胞和泪滴样红细胞,但红细胞碎片少见。③变性珠蛋白小体:诊断 Hb-H 病的一项简易而特异的方法,即使血红蛋白电泳未见 H 区带,变性珠蛋白小体也可为阳性。④异丙醇试验:血红蛋白 H 病阳性率高。⑤血红蛋白分析:是最简单的判断方法,β 地中海贫血表现为 Hb-A$_2$ 升高,可达 4%～10%;α 地中海贫血 Hb-A$_2$ 减少,一般在 2.5% 以下。⑥抗碱血红蛋白测定:是判断 Hb-F 的重要标志。

(2)基因诊断:目前聚合酶链反应(PCR)及其衍生的相关技术已成为 α 地中海贫血基因诊断最常用方法。对 β 地中海贫血的基因诊断采用聚合酶链反应/抗链球菌溶血素"O"探针杂交、聚合酶链反应/反向点杂交及多重等位基因特异性聚合酶链反应等技术。

(3)产前诊断:若夫妇双方均为同一类型地中海贫血杂合子,依照遗传规律,其后代有 1/4 机会为纯合子,2/4 机会为杂合子,1/4 机会为正常。临床上应避免纯合子胎儿出生,很有必要对夫妇双方进行有效的产前筛查,最好能在婚前或孕前医学检查得出诊断,并进行生育指导,对夫妇双方为同型杂合子进行必要的产前诊断,判断胎儿病情,及早对纯合子胎儿做出诊断,及时对出生缺陷进行干预。产前诊断是利用胎儿标本进行,胎儿标本的来源为妊娠 11 周后可取绒毛细胞,16 周后取羊水细胞,亦可于 20 周后取脐血。胎儿脐血检查可同时做基因检查及血红蛋白电泳检测,准确率较高。

5.疾病对妊娠的影响

能妊娠的妇女,地中海贫血多为轻型,母子预后一般较好,但流产、早产、死胎、胎儿畸形等发生率仍高于正常人群。

6.处理

孕期处理以支持妊娠为主,一般不需要特殊治疗。

(1)一般治疗:主要是加强营养。地中海贫血患者骨髓多处于增生状态,消耗大量的叶酸,而且妊娠期对叶酸的需要量增加,因此注意叶酸的补充;合并缺铁时才可考虑补充铁剂,否则严禁补铁。

（2）积极处理妊娠并发症：包括妊娠高血压疾病、贫血性心脏病、感染等。

（3）纠正贫血：若贫血较严重（血红蛋白＜60 g/L），可采用少量间断输浓缩红细胞悬液以维持血红蛋白在 90 g/L 以上较为理想。

（4）预防产后出血：积极处理产程，杜绝产程延长，正确处理第三产程和合理使用宫缩药等。

二、后天获得性溶血性贫血

后天获得性溶血性贫血根据病因及机制主要分为免疫性溶血性贫血，感染所致的溶血性贫血，化学、物理、生物毒素所致的溶血性贫血，机械创伤和微血管病性溶血性贫血和阵发性睡眠性血红蛋白尿症。

（一）免疫性溶血性贫血

常见的免疫性溶血性贫血根据病因及发病机制，又可分为自身免疫性溶血性贫血及药物诱发的免疫性溶血性贫血。

1.自身免疫性溶血性贫血

（1）诊断：自身免疫性溶血性贫血是免疫性溶血性贫血的最常见类型，分为温抗体型、冷抗体型及温冷双抗体型。

临床表现轻重不一且多样化，多为急性起病，表现为寒战、发热、腰痛、呕吐、腹泻、头痛和烦躁，严重可表现休克和昏迷。半数以上有轻至中度的脾大。

实验室检查贫血轻重不一，是典型的正细胞正色素性贫血，血片可见较多的球形红细胞，网织红细胞增高，有时呈大细胞血常规。骨髓以幼红细胞增生为主的增生改变。血清胆红素中度升高，以间接胆红素为主。Coombs 直接实验阳性。

分型的诊断与鉴别主要依据相关的特异性实验室检查。外周血成熟红细胞 Coombs 试验，主要用于检测血管内成熟红细胞上的自身抗体以证实温抗体型自身免疫性溶血性贫血；冷凝集素试验用于检测患者血清中的冷凝集素以证实冷抗体型；当-兰（D-L）试验用于检测 D-L 抗体引起的阵发性冷性血红蛋白尿症。

一旦诊断确立，应寻找可能的病因以确定是原发性还是继发性，后者常见于慢性淋巴细胞增殖性疾病，如淋巴瘤、慢性淋巴细胞白血病等或为风湿性疾病和某些感染性疾病所致。只有确实找不到继发病因时方可诊断原发性自身免疫性溶血性贫血。有时溶血性贫血可以诊断，但有关溶血病理机制的检查皆阴性，可先用肾上腺皮质激素试验性治疗，若明显有效，可以回顾性确诊Coombs 试验阴性的自身免疫性溶血性贫血。

（2）治疗：首先应强调病因治疗，即根治原发病，尽可能避免输血。但对于严重危及生命的贫血，应予缓慢的洗涤红细胞输注，有报道在输血前给予大剂量丙种球蛋白更为有效。肾上腺皮质激素仍是目前治疗自身免疫性溶血性贫血的首选药物，但应注意同时应予以保护胃黏膜、补钙及监测血糖。对于治疗无效或在激素减量过程中复发的患者，可给予免疫抑制药如环孢素 A 或激素联合应用细胞毒免疫抑制药，如环磷酰胺。早期使用环孢素 A、大剂量丙种球蛋白联合激素治疗能迅速控制溶血，并减少复发。对于大剂量皮质激素和免疫抑制药无效或反复复发且病情危重的溶血患者可考虑脾切除，特别是温抗体型效果较好。但应注意脾切除后易继发肺炎链球菌、流感嗜血杆菌及脑膜炎球菌感染的风险。对于无手术适应证者脾脏照射也可作为选择之一。自体造血干细胞移植毒副作用大，移植相关病死率高，目前尚未能在临床上广泛开展。单克隆抗体的治疗是近年来开始采用的一种新型手段,如 CD20 单抗和 CD52 单抗用于继发于慢性淋巴增生性疾病的自身免疫性溶血性贫血患者疗效喜人。

2.药物诱发的免疫性溶血性贫血

(1)诊断:药物诱发的免疫性溶血性贫血是药物使用过程中出现的一种严重的不良反应,即药物引起机体产生抗体介导或补体介导的红细胞急剧破坏。到目前为止,已被证实易诱发溶血的药物主要有第三代头孢菌素、双氯芬类药物、甲基多巴,使用超过 10 天的大剂量青霉素、利福平、氟达拉宾、左旋多巴、奎尼丁以及甲芬那酸等。

凡出现溶血性贫血者均应仔细询问病史,有肯定服药史者,一般诊断不难,加上停药后溶血迅速消失,可确立诊断。实验室检查可确定溶血性质及其与药物间的关系。

抗人球蛋白试验在诊断药物相关性免疫性溶血性贫血中有一定价值。对半抗原型药物诱发的免疫性溶血性贫血可测血清中的药物抗体,若此类抗体结合在红细胞上,则抗人球蛋白试验呈阳性;自身免疫性溶血性贫血无论加与不加药物抗人球蛋白试验均可阳性。这些特点结合冷凝集素和 D-L 试验阴性,不难与特发性温抗体型和冷抗体型自身免疫性溶血性贫血鉴别。

(2)治疗:首先停用一切可疑药物,特别是对严重溶血者,这是抢救生命的关键,同时应用肾上腺皮质激素对加速病情恢复可能有效。对一些药物引起的血管内溶血,除贫血外,尚应积极处理肾衰竭或弥散性血管内凝血等并发症。

(二)感染所致的溶血性贫血

此类溶血性贫血较少见,主要是病原体直接作用于红细胞的结果。常见的致病菌有产气夹膜杆菌、溶血性球菌、肺炎球菌、金黄色葡萄球菌、大肠埃希菌等。原虫感染中以疟疾最多见。病毒中有肝炎病毒和巨细胞病毒引起溶血性贫血的报道。

诊断依据主要是有感染原发病的表现同时出现贫血,此时应立即做有关溶血的相关检查,以利早期诊断。

积极治疗原发病的同时可短期内给予激素治疗。

(三)化学、物理、生物毒素所致的溶血性贫血

此类溶血性贫血临床更为罕见,可引起溶血性贫血的化学物质主要有氧化剂类如芳香族有机物、氧原子以及有氧化作用的化学物质如铜、砷、铅等;物理因素主要指烧伤和射线;生物毒素主要指蛇毒、蜘蛛、蜂蜇等。

诊断主要依赖明确的服用史、接触史以及动物咬伤史和溶血性贫血存在的证据。对其治疗首先应避免再次摄入有毒物质和射线的接触以及动物咬伤,同时排出有毒物质,以积极的支持治疗为主,严重贫血可予输血,对于生物毒素引起者可予较大剂量糖皮质激素治疗。

(四)机械性因素引起的溶血性贫血

机械性溶血性贫血是指红细胞受到外界机械性撞击、湍流的冲击、剪切力或在循环中压力作用下强行通过狭小的血管(如行军性血红蛋白尿症、创伤性心源性溶血性贫血)以及在运行中受纤维蛋白丝的切割(如微血管病性溶血性贫血)等原因,发生破裂产生的血管内溶血。依据不同的机制分为行军性血红蛋白尿症、创伤性心源性溶血性贫血和微血管病性溶血性贫血。

1.行军性血红蛋白尿症

行军性血红蛋白尿症的诊断主要依据运动后 0.5～5 小时内出现血红蛋白尿伴有腰酸、足底和尿道烧灼感以及血管内溶血的实验室检查发现尿 Rous 试验(＋)等。

本病除碱化利尿、支持对症治疗外无特殊治疗,可在停止运动后自行消失。

2.创伤性心源性溶血性贫血

创伤性心源性溶血性贫血诊断主要依据患者的心脏病史、心脏手术史(各种瓣膜置换术)结合溶血性贫血的临床和实验室发现。对心脏病或是心脏手术后出现溶血性贫血的患者应想到本病的可能。

非手术患者若贫血程度较轻可不予处理,严重者可适量输血;对于人工瓣膜撕裂、人工瓣膜放置不妥或人工瓣膜周围有渗漏者应尽快手术治疗。

3.微血管病性溶血性贫血

引起微血管病性溶血性贫血的病因很多,典型代表是溶血性尿毒症综合征(HUS)、血栓性血小板减少性紫癜(TTP),其他还有转移癌、子痫、产后溶血性尿毒症、恶性高血压、弥散性血管内凝血、自身免疫性疾病等。

此类疾病的诊断依据主要是:①血管内溶血的临床表现,若为 TTP,还有发热、肾功能损害、神经系统异常、出血表现;②血管内溶血的实验室发现,特别是外周血涂片可见到典型的破碎红细胞,TTP 患者可有进行性血小板下降和严重凝血功能紊乱,骨髓红系增生伴巨核细胞增多。

治疗的关键是处理原发病,发作时按照急性溶血处理,可予大剂量激素和免疫抑制药,对于TTP 血浆置换疗法可挽救患者生命。发生严重的凝血功能紊乱按照处理原则处理。

(五)阵发性睡眠性血红蛋白尿症(PNH)

阵发性睡眠性血红蛋白尿症是一种获得性造血干细胞异常克隆性疾病,临床上主要有三大特点:血管内溶血、不同程度的骨髓衰竭和易栓倾向。

阵发性睡眠性血红蛋白尿症诊断主要依据以下几方面。

1.临床表现

(1)血管内溶血的表现:常有贫血、血红蛋白尿、乏力、急慢性肾衰竭、反复泌尿系感染、腹痛、胃胀、背痛、头痛、食管痉挛、胆石症等表现。

(2)血栓的症状:静脉血栓如腹部静脉血栓、门脉高压、食管静脉曲张;脑静脉血栓可出现头痛、出血性栓塞;视网膜静脉血栓表现为视力丧失;深静脉血栓多表现为下肢和肺栓塞。

(3)骨髓衰竭的表现:贫血、感染和出血。

2.血管内溶血的实验室依据

血红蛋白尿、含铁血黄素尿、血清乳酸脱氢酶增高、血清游离血红蛋白含量增高、血清结合珠蛋白下降以及骨髓呈现增生性贫血骨髓象等。

阵发性睡眠性血红蛋白尿症克隆的检测。

传统手段:Ham 试验、糖水试验、蛇毒溶血试验以及微量补体敏感试验,这些手段敏感性和特异性均较低。

现代方法:①流式细胞仪检测外周血红细胞 CD59 和(或)CD55,外周血粒细胞 CD59、CD24和 CD16,其他粒细胞表面的 GPI 锚定蛋白,这是目前诊断阵发性睡眠性血红蛋白尿症的"金标准",敏感性和特异性均较高;流式细胞仪外周血粒细胞 FLAER 检测,较上述 CD55、CD59 更敏感,可早期发现少量阵发性睡眠性血红蛋白尿症克隆。②PIGA 基因突变检测是诊断阵发性睡眠性血红蛋白尿症最特异性指标,但因突变类型多样性和探针、引物的有限性尚未普遍开展。

3.治疗

阵发性睡眠性血红蛋白尿症主要分为对本治疗和对症支持治疗。

(1)对本治疗。包括控制溶血的治疗和抑制阵发性睡眠性血红蛋白尿症克隆的治疗。

控制溶血的治疗(补体抑制治疗):肾上腺糖皮质激素仍是治疗阵发性睡眠性血红蛋白尿症的首选药物,对补体依赖溶血有较强的抑制作用。免疫抑制药环孢素 A 比单用激素疗效明显。实验证实补体早期成分(C_5 以前)的缺失可能导致化脓性感染风险的增加以及自身免疫现象,但补体末端成分的缺失却无明显并发症出现。因此,特异性 C_5 单抗已安全地应用于临床,并取得了令人满意的疗效,它不仅可以显著减轻溶血、减少输血次数、改善贫血,还可以很好地控制血栓发生、改善肾功能、改善 NO 消耗引起的临床表现。但 C_5 单抗治疗也存在一定瓶颈,如 GPI-细胞受到保护,其克隆数显著升高。因此,虽然溶血减少,但其溶血的风险不断增加,且 C_5 单抗不能纠正阵发性睡眠性血红蛋白尿症患者的骨髓衰竭。

抑制阵发性睡眠性血红蛋白尿症克隆的治疗:抑制阵发性睡眠性血红蛋白尿症克隆才是有望根治阵发性睡眠性血红蛋白尿症的治疗手段。①干细胞移植:对于难治、复发或存在危及生命的血栓事件可考虑异基因干细胞移植。②化疗:减量的 DAG/HAG 方案治疗难治、复发性阵发性睡眠性血红蛋白尿症,3 个疗程后患者体内阵发性睡眠性血红蛋白尿症克隆明显减少,溶血指标明显好转,外周血细胞减少者经血常规检验均有明显进步,所有患者均脱离输血,患者肾上腺糖皮质激素的用量较化疗前减少一半以上,部分患者可脱离激素治疗。其机制可能是化疗可以杀伤阵发性睡眠性血红蛋白尿症克隆细胞和正常克隆细胞,而正常克隆增殖较阵发性睡眠性血红蛋白尿症克隆快,正常克隆细胞出现生长优势。但是化学治疗阵发性睡眠性血红蛋白尿症是一种正在摸索的治疗手段,尚未普遍应用于临床,应严格掌握适应证,只适用于激素治疗无效、减量后复发或激素不能耐受的患者。

(2)支持及对症治疗:主要包括促造血(如雄激素及造血生长因子)、输血、补充造血原料、抗氧化剂和碱性药物的应用。并发症处理包括抗栓塞治疗和感染的防治。

综上所述,溶血性贫血病因繁多、机制复杂,只有掌握正确的诊断思路,有序使用可靠的检测手段,才能明晰其类型,做到准确诊断、正确治疗。

治疗期间兼顾孕妇病情轻重和妊娠的期限。妊娠早期发病者如病情重,以孕妇为重,治疗好转后可考虑终止妊娠,特别是需要化疗的孕妇。妊娠中期以后发病,治疗的同时可继续妊娠,严密观察妊娠的经过。分娩前最好保证病情能稳定控制和血红蛋白在 90 g/L 以上。

(刘 伟)

第十二章

正常分娩与产程处理

第一节 分娩动因

人类分娩发动的原因仍不清楚。目前认为人类分娩的发动是一种自分泌因子/旁分泌因子及子宫内组织分子信号相互作用的结果,使得子宫由静止状态成为活动状态,其过程牵涉复杂的生化和分子机制。

一、妊娠子宫的功能状态

妊娠期子宫可处于四种功能状态。

（一）静止期

在一系列抑制因子作用下,子宫肌组织在妊娠期95%的时间内处于功能静止状态。这些抑制因子包括孕激素、前列环素（PGI_2）、松弛素、一氧化氮（NO）、甲状旁腺素相关肽（PTH-rP）、降钙素相关基因肽、促肾上腺素释放激素（CRH）、血管活性肠肽及人胎盘催乳激素等,它们以不同方式增加细胞内的 cAMP 水平,继而减少细胞内钙离子水平并降低肌球蛋白轻链激酶（MLCK,肌纤维收缩所需激酶）的活性,从而降低子宫肌细胞的收缩性。实验证实胎膜可以产生抑制因子,通过旁分泌作用维持子宫静止状态。

（二）激活期

子宫收缩相关蛋白（CAP）基因表达上调,CAP 包括缩宫素受体、前列腺素受体、细胞膜离子通道相关蛋白及细胞缝隙连接的重要组成元素结合素-43（connexin-43）等。细胞缝隙连接的形成是保证子宫肌细胞协调一致收缩的重要前提。

（三）刺激期

子宫对宫缩剂的反应性增高,在缩宫素、前列腺素（主要为 PGE_2 和 $PGF_{2\alpha}$）的作用下产生协调规律的收缩,娩出胎儿。

（四）子宫复旧期

这一时期缩宫素发挥主要作用。分娩发动主要是指子宫组织由静止状态向激活状态的转化。

二、妊娠子宫转向激活状态的生理变化

(一)子宫肌细胞缝隙连接增加

缝隙连接(gap junction,GJ)是细胞间的一种跨膜通道,可允许分子量<1 000 的分子通过,如钙离子。缝隙连接可使肌细胞兴奋同步化,协调肌细胞的收缩活动,增强子宫收缩力,并可增加肌细胞对缩宫素的敏感性。妊娠早、中期细胞缝隙连接数量少,且体积小;妊娠晚期子宫肌细胞具有逐渐丰富的缝隙连接,并持续增加至整个分娩过程。缝隙连接的表达、降解及其多孔结构由激素调节,黄体酮是缝隙连接形成的强大抑制剂,妊娠期主要通过黄体酮抑制缝隙连接的机制维持了子宫肌的静止状态。

(二)子宫肌细胞内钙离子浓度增加

子宫肌细胞的收缩需要肌动蛋白(actin)、磷酸化的肌浆球蛋白(myosin)和能量的供应。子宫收缩本质上是电位控制的,当动作电位传导至子宫肌细胞时,肌细胞发生去极化,胞膜上电位依赖的钙离子通道开放,细胞外钙离子内流入细胞内,降低静息电位,活化肌原纤维,进而诱发细胞收缩。故细胞内的钙离子浓度增加是肌细胞收缩不可缺少的。

三、妊娠子宫功能状态变化的调节因素

(一)母体内分泌调节

1.前列腺素类(Prostanoid)

长期以来认为前列腺素在人类及其他哺乳动物分娩发动中起了重要的作用。在妊娠任一阶段引产、催产或药物流产均可应用前列腺素发动子宫收缩;相反,给予前列腺素生物合成抑制剂可延迟分娩及延长引产的时间。临产前,蜕膜及羊膜含有大量前列腺素前身物质花生四烯酸、前列腺素合成酶及磷脂酶 A_2,促进释放游离花生四烯酸并合成前列腺素。$PGF_{2\alpha}$ 和 TXA_2 引起平滑肌收缩,如血管收缩和子宫收缩。PGE_2、PGD_2 和 PGI_2 引起血管平滑肌松弛和血管扩张。PGE_2 在高浓度时可抑制腺苷酸环化酶或激活磷脂酶 C,增加子宫肌细胞内钙离子浓度,引起子宫收缩。子宫肌细胞内含有丰富的前列腺素受体,对前列腺素敏感性增加。前列腺素能促进肌细胞缝隙连接蛋白合成,改变膜通透性,使细胞内 Ca^{2+} 增加,促进子宫收缩,启动分娩。

2.缩宫素(Oxytocin)

足月孕妇用缩宫素成功引产已有很长历史,但缩宫素参与分娩发动的机制仍不完全清楚。缩宫素结合到子宫肌上的缩宫素受体,激活磷脂酶 C,从膜磷脂释放出三磷酸肌醇和二酯酰甘油,升高细胞内钙的水平,使子宫收缩;缩宫素能促进肌细胞缝隙连接蛋白的合成;此外,足月时缩宫素刺激子宫内前列腺素生物合成,通过前列腺素驱动子宫收缩。

3.雌激素和孕激素(estrogen and progestin)

人类在妊娠期处于高雌激素状态。妊娠末期,孕妇体内雌激素可增加缝隙连接蛋白和缩宫素受体合成;促进钙离子向细胞内转移;激活蜕膜产生大量细胞因子,刺激蜕膜及羊膜合成与释放前列腺素,促进宫缩及宫颈软化成熟。雌激素通过上述机制促进子宫功能状态转变。而在大多数哺乳动物,维持妊娠期子宫相对静止状态需要黄体酮。黄体酮可抑制子宫肌缝隙连接蛋白的形成。早在 20 世纪 50 年代就有学者提出,分娩时母体血浆内出现黄体酮撤退。现在认为分娩前雌/孕激素比值明显增高,或受体水平的黄体酮作用下降可能与分娩发动有关。

4.内皮素(Endothelin)

内皮素是子宫平滑肌的强诱导剂,子宫平滑肌内有内皮素受体。妊娠晚期在雌激素作用下,兔和鼠的子宫肌内皮素受体表达增加,但在人类中尚未肯定。孕末期,羊膜、胎膜、蜕膜及子宫平滑肌含有大量内皮素,能提高肌细胞内 Ca^{2+} 浓度,前列腺素合成,诱发宫缩;内皮素还能加强有效地降低引起收缩所需的缩宫素阈值。

5.血小板激活因子(platelet-activiting factor,PAF)

PAF 是一种强效的子宫收缩物质和产生前列腺素的刺激剂。随着临产发动,羊膜中 PAF 浓度增高。黄体酮可增高子宫组织中的 PAF 乙酰水解酶,而雌激素及炎症细胞因子可降低此酶水平,这些研究提示宫内感染炎症过程使 PAF 增高,促进了子宫收缩。

(二)胎儿内分泌调节

研究显示,人类分娩信号也来源于胎儿。随着胎儿成熟,胎儿丘脑-垂体-肾上腺轴的功能逐渐建立,在促肾上腺皮质激素(ACTH)的作用下,胎儿肾上腺分泌的皮质醇和脱氢表雄酮(DHEA)增加,刺激胎盘的 17-α 水解酶减少孕激素的产生,并增加雌激素的生成,从而使雌激素/孕激素的比值增加;激活蜕膜产生大量细胞因子,如 IL-1、IL-6、IL-8、GCSF、TNF-α、TGF-β 及 EGF 等;还能通过加强前列腺素的合成和分泌,刺激子宫颈成熟和子宫收缩。孕激素生成减少而雌激素生成增加也促进子宫平滑肌缩宫素受体和缝隙连接的形成;同时还可促进钙离子向细胞内转移,加强子宫肌的收缩,促使分娩发动。

(三)母-胎免疫耐受失衡

从免疫学角度看,胎儿对母体而言是同种异体移植物,母体却对胎儿产生特异性的免疫耐受使妊娠得以维持。对母-胎免疫耐受机制有大量研究,提出的学说主要包括:①主要组织相容性复合物 MHC-Ⅰ(major histocompatibility complex Ⅰ)抗原缺乏;②特异的 HLA-G 抗原(human leukocyte antigen G)表达;③Fas/FasL 配体系统的作用;④封闭抗体的作用;⑤Th$_1$/Th$_2$ 改变等。

一旦以上因素改变,引起母-胎间免疫耐受破坏,可导致母体对胎儿的排斥反应。研究发现,母体对胎儿的免疫反应是流产发生的主要原因之一。因此足月分娩中可能存在同样的机制,即由于母-胎间免疫耐受的解除,母体启动分娩,将胎儿排出。

四、机械性理论

尽管内分泌系统的变化及分子的相互作用在分娩发动中占有极其重要的地位,无可否认,其最终是通过影响子宫收缩来达到促使胎儿娩出的目的。故有人认为,随着妊娠的进展,子宫的容积不断增加,且胎儿的增长速度渐渐超过子宫的增大速度使得子宫内压不断增强;此外,在妊娠晚期,胎儿先露部分可以压迫到子宫的下段和宫颈。上述两部分因素使得子宫肌壁和蜕膜明显受压,肌壁上的机械感受器受刺激(尤其是压迫子宫下段和宫颈),这种机械性扩张通过交感神经传递至下丘脑,使得神经垂体释放缩宫素,引起子宫收缩。羊水过多、双胎妊娠容易发生早产是这一理论的佐证。但机械因素并不是分娩发动的始动因素。

（薄万红）

271

第二节　决定分娩的因素

决定分娩的要素有四:即产力、产道、胎儿及精神因素。产力为分娩的动力,但受产道、胎儿及精神因素制约。产力可因产道及胎儿的异常而异常,或转为异常;产力也可受到产妇精神因素的直接影响,比如,产程开始后,由于胎位异常,宫缩表现持续微弱,或开始良好继而出现乏力;在产妇对分娩有较大的顾虑时,可能从分娩发动之初宫缩就表现为不规律或持续在微弱状态。骨盆大小、形状和胎儿大小、胎方位正常时,彼此不产生不良影响;但如果胎儿过大、某些胎儿畸形或胎位异常,或骨盆径线小于正常或骨盆畸形,则即便产力正常,仍可能导致难产。

一、产力

产力是分娩过程中将胎儿及其附属物逼出子宫的力量,包括宫缩(子宫收缩力)、腹压(腹壁肌肉及膈肌收缩力)和肛提肌收缩力。

(一)子宫收缩力

子宫收缩力是临产后的主要产力,贯穿于整个分娩过程中。临产后的宫缩能迫使宫颈管短缩直至消失,宫口扩张,胎先露部下降,胎儿和胎盘胎膜娩出。

临产后的正常宫缩具有以下特点。

1.节律性

节律性宫缩是临产的重要标志之一。正常宫缩是子宫体部不随意的、有节律的阵发性收缩。每次阵缩总是由弱渐强(进行期),维持一定时间(极期),随后由强渐弱(退行期),直至消失进入间歇期(图 12-1),间歇期子宫肌肉松弛。阵缩如此反复出现,贯穿分娩全过程。

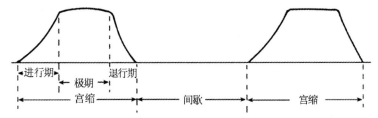

图 12-1　临产后正常节律性宫缩示意图

临产开始时,宫缩持续 30 秒,间歇期 5~6 分钟。随着产程进展,宫缩持续时间逐渐增长,间歇期逐渐缩短。当宫口开全之后,宫缩持续时间可长达 60 秒,间歇期可缩短至 1~2 分钟,宫缩强度也随产程进展逐渐增加,子宫腔内压力于临产初期升高至 3.3~4.0 kPa(25~30 mmHg),于第一产程末可增至 4.3~8.0 kPa(40~60 mmHg),于第二产程可高达 13.3~20.0 kPa(100~150 mmHg),而间歇期宫腔压力仅为 0.8~1.6 kPa(6~12 mmHg)。宫缩时子宫肌壁血管及胎盘受压,致使子宫血流量减少,但于子宫间歇期血流量又恢复到原来水平,胎盘绒毛间隙的血流量重新充盈,这对胎儿十分有利。

2.对称性和极性

正常宫缩起自两侧子宫角部,以微波形式迅速向子宫底中线集中,左右对称,此为宫缩的对称性;然后以每秒约 2 cm 的速度向子宫下段扩散,约 15 秒均匀协调地遍及整个子宫,此为宫缩的极性(图 12-2)。

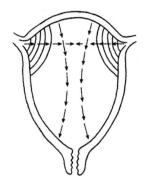

图 12-2 **子宫收缩的对称性和极性**

宫缩以宫底部最强、最持久,向下则逐渐减弱,子宫底部收缩力的强度几乎是子宫下段的两倍。这一子宫源性控制机制的基础是子宫肌中的起步细胞(pacemaker cell)的去极化。

3.缩复作用

子宫体部的肌肉在宫缩时,肌纤维缩短、变宽,收缩之后,肌纤维虽又重新松弛,但不能完全恢复原状而是有一定程度的缩短,这种现象称为缩复作用或肌肉短滞(brachystasis)。缩复作用的结果,使子宫体变短、变厚,使宫腔容积逐渐缩小,迫使胎先露不断下降,而子宫下段逐渐被拉长、扩张,并将子宫向外上方牵拉,颈管逐渐消失,展平(effacement)。

(二)腹肌及膈肌收缩力(腹压)

腹肌及膈肌收缩力是第二产程时娩出胎儿的重要辅助力量。当宫口开全后,胎先露部已下降至阴道。每当宫缩时前羊水囊或胎先露部压迫盆底组织及直肠,反射性地引起排便感,产妇主动屏气,腹肌和膈肌收缩使腹压升高,促使胎儿娩出。腹压必须在第二产程尤其第二产程末期宫缩时运用最有效,过早用腹压不但无效,反而易使产妇疲劳和宫颈水肿,致使产程延长。在第三产程胎盘剥离后,腹压还可以促使胎盘娩出。

(三)肛提肌收缩力

在分娩过程中,肛提肌收缩力可促使胎先露内旋转。当胎头枕部露于耻骨弓下缘时,由于宫缩向下的产力和肛提肌收缩产生的阻力,两者的合力使胎头仰伸和胎儿娩出。

二、产道

产道是胎儿娩出的通道,分骨产道和软产道两部分。

(一)骨产道

骨产道是指真骨盆,其后壁为骶、尾骨,两侧为坐骨、坐骨棘、坐骨切迹及其韧带,前壁为耻骨联合。骨产道的大小、形状与分娩关系密切。骨盆的大小与形态对分娩有直接影响。因此对于分娩预测首先了解骨盆情况是否异常。

(1)骨盆各平面及其径线:骨盆平面包括骨盆入口平面、中骨盆平面和骨盆出口平面。

(2)骨盆轴:骨盆轴为连接骨盆各假想平面中点的曲线。

(3)骨盆倾斜度:骨盆倾斜度是指妇女直立时,骨盆出口平面与地平面所成的角度,一般为 $60°$。

（4）骨盆类型：有时会对分娩过程产生重要影响。目前国际上仍沿用 1933 年考-莫氏分类法（Cardwell-Moloy classification）。按 X 线摄影的骨盆入口形态，将骨盆分为四种基本类型：女型、扁平型、类人猿型和男型（图 12-3）。但临床所见多为混合型。

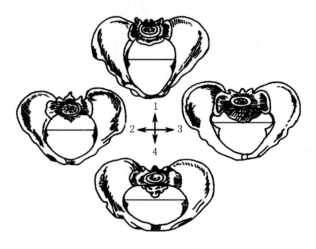

图 12-3　骨盆类型

1.类人猿型骨盆；2.女性型骨盆；3.男性型骨盆；4.扁平型骨盆

（二）软产道

软产道是由子宫下段、宫颈、阴道和盆底软组织构成的管道。在分娩过程中需克服软产道的阻力。

1.子宫下段的形成

子宫下段由非孕时长约 1 cm 的子宫峡部形成。妊娠 12 周后，子宫峡部逐渐扩展成为子宫腔的一部分，妊娠末期逐渐被拉长形成子宫下段。临产后进一步拉长达 7～10 cm，肌层变薄成为软产道的一部分。由于肌纤维的缩复作用，子宫上段的肌壁越来越厚，下段的肌壁被牵拉越来越薄，由于子宫上下段肌壁的厚、薄不同，在子宫内面两者之交界处有一环形隆起，称为生理性缩复环（图 12-4）。

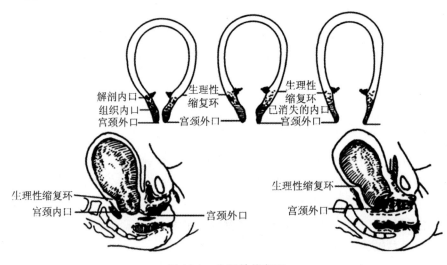

图 12-4　生理性缩复环

2.宫颈的变化

（1）宫颈管消失：临产前的宫颈管长约 2 cm，初产妇较经产妇稍长。临产后由于宫缩的牵拉及胎先露部支撑前羊水囊呈楔形下压，致使宫颈管逐渐变短直至消失，成为子宫下段的一部分。初产妇宫颈管消失于宫颈口扩张之前，经产妇因其宫颈管较松软，则两者多同时进行。

（2）宫口扩张：临产前，初产妇的宫颈外口仅容一指尖，经产妇则能容纳一指。临产后宫口扩张主要是宫缩及缩复向上牵拉的结果。此外前羊水囊的楔形下压也有助于宫颈口的扩张。胎膜多在宫口近开全时自然破裂，破膜后胎先露部直接压迫宫颈，扩张宫口的作用更明显。随着产程的进展，宫口开全（10 cm）时，妊娠足月的胎头方能娩出（图 12-5）。

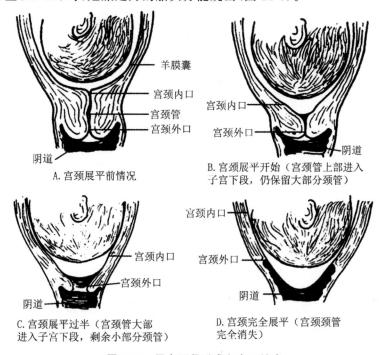

A.宫颈展平前情况

B.宫颈展平开始（宫颈管上部进入子宫下段，仍保留大部分颈管）

C.宫颈展平过半（宫颈管大部进入子宫下段，剩余小部分颈管）

D.宫颈完全展平（宫颈颈管完全消失）

图 12-5　子宫下段形成和宫口扩张

3.骨盆底、阴道及会阴的变化

在分娩过程中，前羊水囊和胎先露部逐渐将阴道撑开，破膜后先露部下降直接压迫骨盆底，软产道下段形成一个向前弯的长筒，前壁短后壁长，阴道外口开向前上方，阴道黏膜皱襞展平使腔道加宽。肛提肌向下及向两侧扩展，肌束分开，肌纤维拉长，使 5 cm 厚的会阴体变成 2～4 mm薄的组织，以利胎儿通过。阴道及骨盆底的结缔组织和肌纤维，于妊娠晚期增生肥大，血管变粗，血流丰富。于分娩时，会阴体虽然承受一定的压力，若保护不当，也容易造成裂伤。

三、胎儿

足月胎儿在分娩过程必须为适应产道表现出一系列动作，使之能顺利通过产道这一特殊的圆柱形通道：骨盆入口呈横椭圆形，而在中骨盆及骨盆出口则呈前后椭圆形。在分娩过程中，胎头是最重要的因素，只要头能顺利通过产道，一般分娩可以顺利完成，除非胎儿发育过大，则肩或躯干的娩出可能困难。

（一）胎头

为胎儿最难娩出的部分,受压后缩小程度小。胎儿头颅由三个主要部分组成:颜面、颅底及颅顶。颅底由两块颞骨、1块蝶骨及1块筛骨所组成。颅顶骨由左右额骨、左右顶骨及枕骨所组成。这些骨缝之间由膜相连接,故骨与骨之间有一定活动余地甚至少许重叠,从而使胎头具有一定适应产道的可塑性,有利于胎头娩出。

胎头颅缝及囟门名称如下(图12-6):①额缝,居于左右额骨之间的骨缝;②矢状缝,左右顶骨之间的骨缝,前后走向,将颅顶分为左右两半,前后端分别连接前、后囟门,通过前囟与额缝连接,通过后囟与人字缝连接;③冠状缝,为顶骨与额骨之间的骨缝,横行,在前囟左右两侧;④人字缝,位于左右顶骨与枕骨之间,自后囟向左右延伸;⑤前囟,位于胎儿颅顶前部,为矢状缝、额缝及冠状缝会合之处,呈菱形,2 cm×3 cm大小,临产时可用于确定胎儿枕骨在骨盆中的位置,分娩后可持续开放18个月之久才完全骨化,以利脑的发育;⑥后囟,为矢状缝与人字缝连接之处,呈三角形,远较前囟小,产后8～12周内骨化。

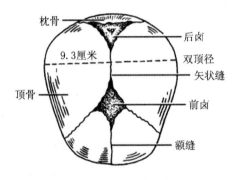

图 12-6　胎头颅缝及囟门

胎儿头颅可分为以下各部:①前头,亦称额部,为颅顶前部;②前囟,菱形;③顶部,为前后囟线以上部分;④后囟,三角形;⑤枕部,在后囟下方,枕骨所在处;⑥下颌,胎儿下颌骨。

胎头主要径线(图12-7):径线命名以解剖部位起止点为度。在分娩过程,胎儿头颅受压,径线长短随之发生变化。

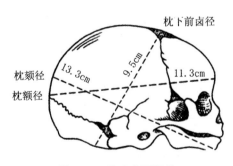

图 12-7　胎头主要径线

(1)胎头双顶径:为双侧顶骨隆起间径,为胎儿头颅最宽径线,妊娠足月平均为9.3 cm。

(2)枕下前囟径:枕骨粗隆下至前囟中点的长度。当胎头俯屈,颏抵胸前时,胎头以枕下前囟径在产道前进,为头颅前后最小径线,妊娠足月平均9.5 cm。

(3)枕额径:枕骨粗隆至鼻根部的距离。在胎头高直位时儿头以此径线在产道中前进,平均

11.3 cm,较枕下前囟径长。

（4）枕颏径：枕骨粗隆至下颌骨中点间径。颜面后位时，胎头以此径线前进，平均为 13.3 cm，远较枕下前囟径长，足月胎儿不可能在此种位置下自然分娩。

（5）颏下前囟径：胎儿下颌骨中点至前囟中点间径，颜面前位以此径线在产道通过，平均为 10 cm。故颜面前位一般能自阴道分娩。

（二）胎姿势

胎姿势指胎儿各部在子宫内所取之姿势。在正常羊水量时，胎儿头略前屈，背略向前弯、下颌抵胸骨。上下肢屈曲于胸腹前，脐带位于四肢之间。在妊娠期间，如果子宫畸形、产妇腹壁过度松弛或胎儿颈前侧有肿物，胎头可有不同程度仰伸，从而无法以枕下前囟径通过产道而导致头位难产。

（三）胎产式

胎产式指胎儿纵轴与产妇纵轴的关系，可分为纵产式、斜产式与横产式三种。横产式或斜产式为胎儿纵轴与产妇纵轴垂直或交叉，产妇腹部呈横椭圆形，胎头胎臀各在腹部一侧。纵产式为胎儿纵轴与产妇纵轴平行，可以是头先露或臀先露（图 12-8）。

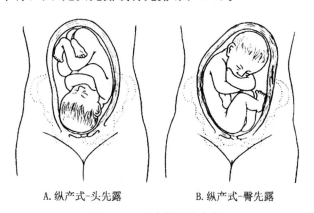

A.纵产式-头先露　　　　　　　B.纵产式-臀先露

图 12-8　头先露或臀先露

（四）胎先露及先露部

胎先露指胎儿最先进入骨盆的部分；最先进入骨盆的部分称为先露部。先露部有三种即头、臀、肩。纵轴位为头先露或臀先露，横轴位或斜轴位为肩先露。如果胎头与胎手同时进入骨盆称为复合先露（图 12-9）。

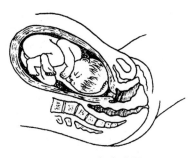

图 12-9　复合先露

1.头先露

头先露占足月妊娠分娩的96％。由于胎头俯屈和仰伸程度不同,可有四种先露部,即枕先露、前囟先露、额先露及面先露。

(1)枕先露:是最常见的胎先露部,此时胎头呈俯屈状,胎头以最小径(枕下前囟径)及其周径通过产道(图12-10)。

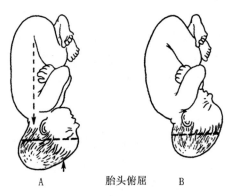

胎头俯屈

A   B

图 12-10 枕先露

(2)前囟先露:胎头部分俯屈,胎头矢状缝与骨盆入口前后径一致,前囟近耻骨或骶骨(高直位)(图12-11)。分娩多受阻。

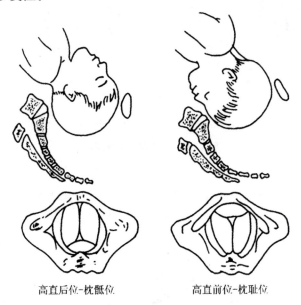

高直后位-枕骶位   高直前位-枕耻位

图 12-11 胎头高直位

(3)额先露:胎头略仰伸,足月活胎不可能以额先露经阴道分娩。多数人认为,前顶与额先露为分娩过程中一个过渡表现,不能认为是一种肯定的先露,当分娩进展时,胎头俯屈就形成顶先露,仰伸即为面先露。但实际上确有前顶先露与额部先露存在,故还应作为胎先露的一种(图12-12)。

(4)面先露:胎头极度仰伸,以下颌及面为先露部(图12-13)。

2.臀先露

为胎儿臀部先露(图 12-14)。由于先露部不同,可分为单臀先露、完全臀先露及不完全臀先露数种。

(1)单臀先露:为髋关节屈,膝关节伸,先露部只为臀部。

(2)完全臀先露:为髋关节及膝关节皆屈,以至胎儿大腿位于胎儿腹部,小腿肚贴于大腿背侧,阴道检查时可触及臀部及双足。

(3)不完全臀先露:包括足先露和膝先露。足先露为臀先露髋关节伸,一个膝关节或两个膝关节伸,形成单足或双足先露。膝先露为髋关节伸膝关节屈曲。

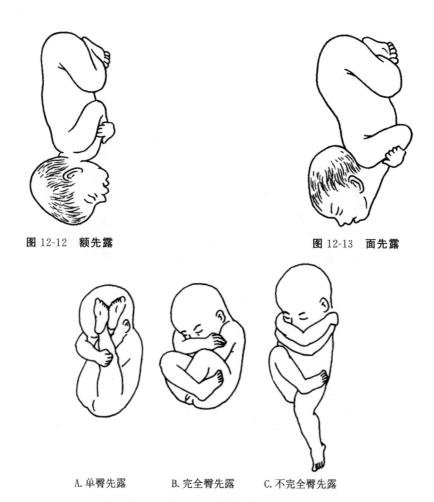

图 12-12　额先露　　　　　　　　　　　　图 12-13　面先露

A.单臀先露　　　　　B.完全臀先露　　　　C.不完全臀先露

图 12-14　臀先露

3.肩先露

胎儿横向,肩为先露部。临产一段时间后往往一只手先脱出,有时也可以是胎儿背、胎儿腹部或躯干侧壁被迫逼出。

(五)胎位或胎方位

胎位为先露部的指示点在产妇骨盆的位置,亦即在骨盆的四相位——左前、右前、左后、右后。枕先露的代表骨为枕骨(occipital,缩写为 O);臀先露的代表骨为骶骨(sacrum,缩写为 S);

面先露时为颏骨(mentum,缩写为 M);肩先露时为肩胛骨(scapula,缩写为 Sc)。

胎位的写法由三方面来表明:①指示点在骨盆的左侧(left,缩写为 L)或右侧(right,缩写为 R),简写为左或右。②指示点的名称,枕先露为"枕",即"O";臀先露为"骶",即"S";面先露为"颏",即"M";肩先露为"肩",即"Sc";额位即高直位很少见,无特殊代表骨,只写额位及高直位便可。③指示点在骨盆之前、后或横。如枕先露,枕骨在骨盆左侧,朝前,则胎位为左枕前(LOA),为最常见之胎位。如枕骨位于骨盆左侧边(横),则名为左枕横(LOT),表示胎头枕骨位于骨盆左侧,既不向前也不向后。肩先露时肩胛骨只有左右(亦即胎头所在之侧)或上、下和前、后定位:左肩前、右肩前、左肩后和右肩后。肩先露以肩胛骨朝上或朝后来定胎位。朝前后较易确定,朝上下不如左右易表达,左右又以胎头所在部位易于确定。如左肩前表示胎头在骨盆左侧,(肩胛骨在上),肩(背)朝前。左肩后,胎头在骨盆左侧(肩胛骨在下),肩(背)朝后。

各胎位缩写如下。

(1)枕先露可有六种胎位:左枕前(LOA)、左枕横(LOT)、左枕后(LOP)、右枕前(ROA)、右枕横(ROT)、右枕后(ROP),见图 12-15。

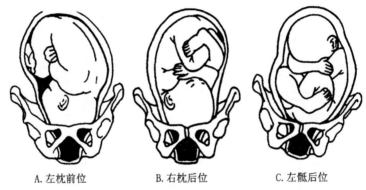

A.左枕前位　　　　　　B.右枕后位　　　　　　C.左骶后位

图 12-15　左枕前位、右枕后位、左骶后位

(2)臀先露也有六种胎位:左骶前(LSA)、左骶横(LST)、左骶后(LSP)(图 12-15)、右骶前(RSA)、右骶横(RST)、右骶后(RSP)。

(3)面先露也有六种胎位:左颏前(LMA)、左颏横(LMT)、左颏后(LMP)、右颏前(RMA)、右颏横(RMT)、右颏后(RMP)。

(4)肩先露也有四种胎位:左肩前(LScA)、左肩后(LScP)、右肩前(RScA)、右肩后(RScP)。

枕、骶、肩胛位置与胎儿背在同一方向,其前位,背亦朝前;颏与胎儿腹在同一方向,其前位,胎背向后。

(六)各种胎先露及胎位发生率

近足月或者已达足月妊娠时,枕先露占95%,臀先露3.5%,面先露0.5%,肩先露0.5%。有的报道臀先露在3%～8%,目前我国初产妇比例很大,经产妇,尤其是多产妇很少,所以横产发生率很少。在枕先露中,2/3枕骨在左侧,1/3在右侧。臀位在中期妊娠及晚期妊娠的早期比数远较3%～4%为高,尤其是经产妇。但其中约1/3的初产妇和2/3经产妇在近足月时常自然转成头位。

胎头虽然较臀体积大,但臀部及屈曲于躯干前的四肢的总体积显然大于胎头。由于子宫腔似梨形,上部宽大、下部狭小,故为适应子宫的形状,足月胎儿头先露发生比例远高于臀先露。在妊娠32周前,羊水量相对较多,胎体受子宫形态的束缚较小,因而臀位率相对较高些,以后羊水量相对减少,胎儿为适应宫腔形状而取头先露。若胎儿脑积水,臀产比例也较高,表明宽大的宫体部较适合容纳较大的胎头。某些子宫畸形,如双子宫、残角子宫中发育好的子宫,宫体部有纵隔形成者,也容易产生臀先露。经产妇反复为臀产者应想到子宫有某种畸形的可能。

（七）胎先露及胎方位的诊断

有四种方法:腹部检查、阴道检查、听诊及超声影像检查。

1.腹部检查

为胎先露及胎方位的基本检查方法,简单易行,在大部分产妇可获得正确诊断,但对少见的异常头先露,往往不易确诊。

2.阴道检查

临产前此法不易查清胎先露及胎方位,所以有可能不能确诊;临产后,宫颈扩张,先露部大多已衔接,始能对先露部有较明确了解。阴道检查应在消毒情况下进行,以中、食指查先露部是头、臀、还是肩部。如为枕先露,宫颈有较大扩张时,可触及骨缝、囟门以明确胎位(颜面位等异常头先露特点及臀位特点在有关难产节中介绍)。宫颈扩张程度越大,胎位检查越清楚。检查胎方位最好先查出矢状缝走向,手指左右横扫,上下触摸可查出一较长骨缝。矢状缝横置则为枕右或枕左横位,如为斜置或前后置,则为枕前位或后位。如前囟在骨盆前部很易摸到,表示枕骨在骨盆后位。前囟在骨盆左前方,为枕右后位;前囟在骨盆右前方为枕左后位。前囟如果在骨盆后面,阴道检查不易触及,尤其胎头下降胎头俯屈必然较重,后囟较小,用手不易查清。胎头受挤压严重时,骨片重叠,骨缝、囟门也不易触清。另一可靠确定胎方位方法为用手触摸胎儿耳郭,耳郭方向指向枕部,这只有在宫颈口完全扩张时方能实行。

阴道检查时还应了解先露部衔接程度。胎头衔接程度在正常情况下随产程进展而加深。胎头下降程度为判断是否能经阴道分娩的重要指标。胎头下降速度在第一产程比较缓慢,而在第二产程胎头继续下降,速度快于第一产程。一般胎头下降程度是以坐骨棘平面来描述。胎儿头颅骨质部平坐骨棘平面时称为"0"位,高于坐骨棘水平时称为"－"位,如高1 cm,则标为"－1"直到"－3",再高则表示胎头双顶径尚未进入骨盆入口平面,因为骨盆入口平面至坐骨棘平面约为5 cm,胎头双顶径至胎头顶部约为3 cm,所以胎头最低骨质部如在坐骨棘平面以上3 cm,显然胎头双顶径最多是平骨盆入口平面。胎头最低骨质部通过了坐骨棘平面,胎头位置称为"＋"位,低于坐骨棘平面1 cm称为"＋1","＋3"时,胎头最低点已接近骨盆出口,即在阴道下部,因为坐骨棘平面距离骨盆出口亦约为5 cm(图12-16)。在正常女性骨盆坐骨棘并不突出于骨盆侧壁,需经反复检查取得经验方能较准确定位。故可考虑另一较简单而大体可了解胎头衔接程度的方法,即用手指经阴道测胎头骨质最低部距阴道处女膜环的距离。如距离为5 cm则表示胎头在坐骨棘水平,低于此为正值,高于此为负值。

3.听诊

胎心音位置本身并非诊断胎方位的可靠依据,但可加强触诊的准确性。在枕先露和臀先露,躯干微前屈,胎背较贴近于子宫壁,利于胎心音传导,故在胎儿背部所接触之宫壁处胎心音最强。在颜面位,胎背反屈。胎儿胸部较贴近宫壁,故胎心音在胎儿胸壁侧听诊较清晰。

在枕前位,胎心音一般位于脐与髂前上棘连线中点。枕后位胎心音在侧腹处较明显,有时在小肢体侧听得也清楚。臀位则在脐周围。横位胎心音在枕前位的稍外侧。

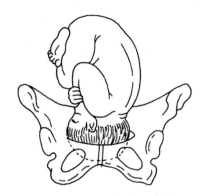

图 12-16　胎头衔接程度图

4.超声检查

在腹壁厚、腹壁紧张以及羊水过多的情况下,腹部检查等查不清胎先露及胎方位时,超声扫描检查可清楚检查出胎头、躯干、四肢等的部位和形象以及胎心情况,不但有助于胎先露、胎方位的诊断,也有助于胎儿畸形及大小的诊断。

(八)临产胎儿应激变化

胎头受压情况下,阵缩时给予胎头的压力增高,尤其是破膜之后,在第二产程宫腔内压力可高达 27.0 kPa(200 mmHg)。颅内压为 5.3~7.3 kPa(40~55 mmHg)时,胎心率就可减慢,其原因系中枢神经缺氧,反射性刺激迷走神经之故。有时胎头受压而无胎心率变慢乃系胎膜未破,胎头逐渐受压而在耐受阈之内,这种阵发性改变对胎儿无损。

四、精神心理因素

随着医学模式的改变,人们已经开始关注社会及心理因素对分娩过程的影响。亲朋好友间关于分娩的负面传闻、电影中的恐惧场面使相当数量的初产妇进入临产后精神处于高度紧张,甚至焦虑恐惧状态。研究表明,产妇在分娩过程中普遍焦虑和恐惧倾向导致去甲肾上腺素减少,可使宫缩减弱而对疼痛的敏感性增加,强烈的宫缩有加重产妇的焦虑,从而造成恶性循环导致产妇体力消耗过大,产程延长。抑郁情绪与活跃期、第二产程延长及产后出血有一定的相关性。所以在分娩过程中产妇的精神心理状态可明显影响产程进展,应予以足够的重视。

(岳焕知)

第三节　枕先露的分娩机制

分娩机制是指胎先露为适应骨盆各平面的不同形态,进行一系列转动,以最小径线通过产道的全过程。以枕左前的分娩机制为例详加说明。胎头的一连串转动可分解为如下七个动作,即衔接、下降、俯屈、内旋转、仰伸、复位及外旋转、胎儿娩出(图 12-17)。

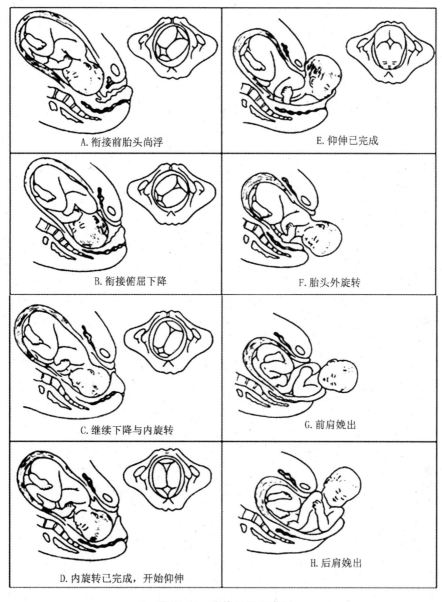

A. 衔接前胎头尚浮

E. 仰伸已完成

B. 衔接俯屈下降

F. 胎头外旋转

C. 继续下降与内旋转

G. 前肩娩出

D. 内旋转已完成，开始仰伸

H. 后肩娩出

图 12-17　分娩机制示意图

一、衔接

胎头双顶径进入骨盆入口平面,胎头颅骨最低点达到或接近坐骨棘水平,称为衔接。初产妇胎头衔接可发生于预产期前1~2周,若初产妇分娩开始而胎头仍未衔接,应警惕有无头盆不称。经产妇多在临产后胎头衔接。

胎头呈半俯屈状态进入骨盆入口,以枕额径衔接,由于枕额径大于骨盆入口前后径,胎头矢状缝坐落在骨盆入口右斜径上,胎头枕骨在骨盆左前方。

二、下降

胎头沿骨盆轴前进的动作称为下降。下降贯穿于整个分娩过程,与俯屈、内旋转、仰伸、复位及外旋转等动作相伴随。下降动作呈间歇性,促进胎头下降的4个因素是:①宫缩时通过羊水传导的压力,由胎轴传到胎头;②宫缩时子宫底直接压迫胎臀,压力传至胎头;③胎体由弯曲而伸直、伸长,有利于压力向下传递,促使胎头下降;④腹肌收缩,使腹腔压力增加,经子宫传至胎儿。初产妇胎头下降因宫颈口扩张缓慢和盆底软组织阻力大而较经产妇慢。临床上将胎头下降的程度,作为判断产程进展的重要标志之一。

三、俯屈

胎头下降遇到阻力时(骨盆不同平面的不同径线、扩张中的宫颈、骨盆壁和骨盆底),处于半俯屈状态的胎头借杠杆作用进一步俯屈,使下颏紧贴胸部,并使衔接时的枕额径(11.3 cm)变为枕下前囟径(9.5 cm),以胎头最小径线适应产道,有利于胎头继续下降。

四、内旋转

当胎头到达中骨盆时,胎头为适应骨盆纵轴而旋转,使其矢状缝与中骨盆前后径相一致,此过程称为内旋转。因中骨盆前后径大于横径,枕先露时,胎头枕部位置最低,到达骨盆底,肛提肌收缩将胎头枕部推向阻力小、空间较宽的前方,枕左前的胎头向中线旋转45°,后囟转至耻骨弓下方,使胎头最小径线与骨盆的最大径线相一致,于第一产程末胎头完成内旋转动作。

五、仰伸

胎头完成旋转后,胎头下降达阴道外口时,宫缩和腹压继续迫使胎头下降,而肛提肌收缩力又将胎头向前推进,两者的共同作用(合力)使胎头沿产轴向前向上,胎头枕骨下部达耻骨联合下缘时,以耻骨弓为支点使胎头逐渐仰伸,胎头的顶、额、鼻、口、颏相继娩出。当胎头仰伸时,胎儿双肩径沿左斜径进入骨盆入口。

六、复位及外旋转

胎头娩出时,胎儿双肩径沿骨盆入口左斜径下降。胎儿娩出后,为使胎头与胎肩恢复正常关系,胎头枕部向原方向(向左旋转)45°,称为复位。胎肩在骨盆腔内继续下降,前(右)肩向前向中线旋转45°使胎儿双肩径转成与出口前后径一致的方向,胎头枕部需在外继续向左旋转45°,以保持胎头与胎肩的垂直关系,称为外旋转。

七、胎儿娩出

胎儿完成外旋转后,胎儿前(右)肩在耻骨弓下先娩出,随即胎体侧屈,后(左)肩也由会阴前缘娩出,胎儿双肩娩出后,胎体及胎儿下肢随之顺利娩出,至此胎儿娩出的全过程完成。

(薄万红)

第四节　先兆临产及临产的诊断

当孕妇出现先兆临产时,应及时送至医院,不能因可能为假临产致使时间耽误而错过接产时机;而如果错误地诊断临产,则可能导致不适当的干涉而加强产程,造成孕妇及新生儿损害。

一、先兆临产

分娩发动之前,出现的一些预示孕妇不久将临产的症状称先兆临产。

(一)假临产

孕妇在分娩发动前,由于子宫肌层敏感性增强,常出现不规律宫缩。假临产的特点有:①宫缩持续时间短且不恒定,间歇时间长且不规律,宫缩强度不增加;②常在夜间出现而于清晨消失;③宫缩时只能引起下腹部轻微胀痛;④宫颈管不缩短,宫口扩张不明显;⑤给予镇静药物能抑制宫缩。

(二)胎儿下降感

胎儿下降感又称为轻松感、释重感。由于胎先露部下降进入骨盆入口,使宫底位置下降,孕妇感觉上腹部受压感消失,进食量增多,呼吸轻快。

(三)见红

在临产前 24～48 小时,由于成熟的子宫下段及宫颈不能承受宫腔内压力而被迫扩张,使宫颈内口附着的胎膜与该处的子宫壁分离,毛细血管破裂而少量出血,与宫颈管内的黏液相混合并排出,称为见红,是分娩即将开始的比较可靠征象。若阴道流血超过平时月经量,则不应视为见红,应考虑是否有异常情况出现如前置胎盘及胎盘早剥等。

(四)阴道分泌物增多

分娩前 3 周左右,孕妇因体内雌激素水平升高,盆腔充血加剧,子宫颈腺体分泌增加,使阴道排出物增多,一般为水样,易与破水相混淆。

二、临产的诊断

临产(in labor)开始的重要标志为有规律且逐渐增强的子宫收缩,持续时间 30 秒或 30 秒以上,间歇5～6 分钟,同时伴随进行性宫颈管消失、宫口扩张和胎先露部下降。用镇静药物不能抑制宫缩。

应连续观察宫缩,每次观察时间不能太短,至少要观察 3～5 次宫缩。既要严密观察宫缩的频率、持续时间及强度,同时要在无菌条件下行阴道检查,了解宫颈的软度、长度、位置、扩张情况及先露部的位置。国际上常用 Bishop 评分法判断宫颈成熟度(表 12-1),估计试产的成功率,满分为 13 分,>9 分均成功,7～9 分的成功率为 80%,4～6 分成功率为 50%,≤3 分均失败。

表 12-1　Bishop 宫颈成熟度评分法

指标	分数			
	0	1	2	3
宫口开大(cm)	0	1～2	3～4	≥5
宫颈管消退(%)(未消退为2～3 cm)	0～30	40～50	60～70	≥80
先露位置(坐骨棘水平=0)	−3	−2	−1～0	+1～+2
宫颈硬度	硬	中	软	
宫口位置	朝后	居中	朝前	

（薄万红）

第五节　正常产程和分娩的处理

分娩全过程是从开始出现规律宫缩到胎儿、胎盘娩出为止,称分娩总产程,整个产程如下。

第一产程(宫颈扩张期):从间歇5～6分钟的规律宫缩开始,到宫颈口开全(10 cm)。初产妇宫颈较紧,宫口扩张较慢,需11～12小时,经产妇宫颈较松,宫口扩张较快,需6～8小时。

第二产程(胎儿娩出期):从宫口开全到胎儿娩出。初产妇需1～2小时,经产妇一般数分钟即可完成,但也有长达1小时者,但不超过1小时。

第三产程(胎盘娩出期):从胎儿娩出后到胎盘娩出,需5～15分钟,不超过30分钟。

一、第一产程及其处理

(一)临床表现

第一产程的产科变化主要为规律宫缩、宫口扩张、胎头下降及胎膜破裂。

1.规律宫缩

第一产程开始,出现伴有疼痛的子宫收缩,习称"阵痛"。开始时宫缩持续时间较短(20～30秒)且弱,间歇期较长(5～6分钟)。随着产程的进展,宫缩持续时间渐长(50～60秒)且强度增加,间歇期渐短(2～3分钟)。当宫口近开全时,宫缩持续时间可达1分钟以上,间歇期仅1分钟或稍长。

2.宫口扩张

宫口扩张是临产后规律宫缩的结果。在此期间宫颈管变软、变短、消失,宫颈展平和逐渐扩大。宫口扩张分两期:潜伏期及活跃期。潜伏期是从临产后规律宫缩开始,至宫口扩张到3 cm。此期宫颈扩张速度较慢,平均2～3小时扩张1 cm,需8小时,超过16小时为潜伏期延长。活跃期是指从宫口扩张3 cm至宫口开全。此期宫颈扩张速度显著加快,约需4小时,超过8小时为活跃期延长。活跃期又分为加速期、最大加速期和减速期(图12-18)。加速期是指宫颈扩张3～4 cm,约需1.5小时;最大加速期是指宫口扩张4～9 cm,约需2小时,在产程图上宫口扩张曲线呈直线倾斜上升;减速期是指宫口扩张9～10 cm,约需30分钟。宫口开全后,宫口边缘消失,与子宫下段及阴道形成产道。

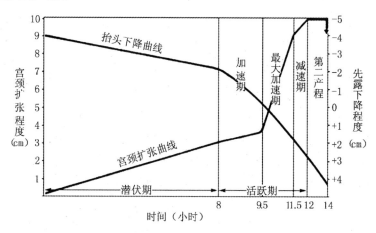

图 12-18　宫颈扩张与胎先露下降曲线分期的关系

3.胎头下降

胎头能否顺利下降,是决定能否经阴道分娩的重要观察项目。胎头下降程度以胎头颅骨最低点与坐骨棘平面的关系标明;胎头颅骨最低点平坐骨棘平面时,以"0"表示;在坐骨棘平面上1 cm时,以"−1"表示;在坐骨棘平面下 1 cm 时,以"+1"表示,余依此类推(图 12-19)。一般初产妇在临产前胎头已经入盆,而经产妇临产后胎头才衔接。随着产程的进展,先露部也随之下降。胎头于潜伏期下降不明显,于活跃期下降加快,平均每小时下降 0.86 cm。

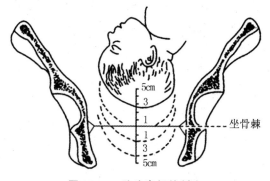

图 12-19　胎头高低的判定

4.胎膜破裂

胎膜破裂简称破膜,胎儿先露部衔接后,将羊水分隔成前、后两部分,在胎先露部前面的羊水,称前羊水,约100 mL,其形成的囊称前羊水囊。宫缩时前羊水囊楔入宫颈管内,有助于扩张宫口。随着宫缩继续增强,羊膜腔内压力更高,当压力增加到一定程度时胎膜自然破裂。胎膜多在宫口近开全时破裂。

(二)产程观察及处理

入院后首先了解和记录孕妇的病史,全身及产科情况,初步得出是否可以阴道试产或需进行某些处理;外阴部应剃除阴毛,并用肥皂水和温开水清洗;对初产妇及有难产史的经产妇应行骨盆外测量;有妊娠合并症者应给予相应的治疗等。在整个分娩过程中,既要观察产程的变化,也要观察母儿的安危。及时发现异常,尽早处理。

1.子宫收缩

产程中必须连续定时观察并记录宫缩规律性、持续时间、间歇时间及强度。

(1)触诊法:助产人员将手掌放于产妇腹壁上直接检查,宫缩时宫体部隆起变硬,间歇期松弛变软。记录下宫缩持续时间、强度、规律性及间歇期时间。每次至少观察 3~5 次宫缩,每隔1~2小时观察一次。

(2)电子胎心监护仪:可客观反映宫缩情况,分为外监护和内监护两种类型。①外监护:临床最常用,适用于第一产程任何阶段。将宫缩压力探头固定在产妇腹壁宫体近宫底部,每隔 1~2 小时连续描记 30 分钟或通过显示屏连续观察。外监护容易受运动、体位改变、呼吸和咳嗽的影响,过于肥胖的孕妇不适用。外监护可以准确地记录宫缩曲线,测到宫缩频率和每次宫缩持续的时间,但所记录的宫缩强度不完全代表真正的宫内压力。②内监护:适用于胎膜已破,宫口扩张 1 cm 及以上。将充满生理盐水的塑料导管通过宫颈口越过胎头置入羊膜腔内,外端连接压力探头记录宫缩产生的压力,测定宫腔静止压力及宫缩时压力变化。内监护可以准确测量宫缩频率、持续时间及真正的宫内压力。但宫内操作复杂,有造成感染的可能,故临床上较少应用。

良好的宫缩应是间隔逐渐缩短,持续时间逐渐延长,同时伴有宫颈相应的扩张。国外建议用 Montevideo 单位(MU)来评估有效宫缩。其计算方法是:计数 10 分钟内每次宫缩峰值压力(mmHg)减去基础宫内压力(mmHg)后的压力差之和;或取宫缩产生的平均压力(mmHg)乘以宫缩频率(10 分钟内宫缩次数)。该法同时兼顾了宫缩频率及宫缩产生的宫内压力,使宫缩强度的监测有了量化标准。如产程开始时宫缩强度一般为 80~100 MU,相当于 10 分钟内有 2~3 次宫缩,每次宫缩平均宫内压力约为 5.3 kPa(40 mmHg);至活跃期正常产程平均宫缩强度可达 200~250 MU,相当于 10 分钟内有 4~5 次宫缩,平均宫内压力则在 6.7 kPa(50 mmHg);至第二产程在腹肌收缩的协同下,宫缩强度可进一步升到 300~400 MU,仍以平均宫缩频率5 次计算,平均宫内压力可达 8.0~10.7 kPa(60~80 mmHg);而从活跃期至第二产程每次宫缩持续时间相应增加不明显,宫缩强度主要以宫内压力及宫缩频率增加为主,用此方法评估宫缩不仅使产妇个体间的比较有了可比性,也使同一个体在产程不同阶段的变化有了更合理的判定标准。活跃期后当宫缩强度<180 MU 时,可诊断为宫缩乏力。

2.宫口扩张及胎头下降

描记宫口扩张曲线及胎头下降曲线,是产程图中重要的两项内容,是产程进展的重要标志和指导产程处理的主要依据。可通过肛门检查或阴道检查的方法测得。在国内一般采用肛门检查的方法,当肛门检查有疑问时可消毒外阴做阴道检查。但在国外皆用阴道检查来了解产程进展情况。

(1)肛门检查(简称肛查)。①产妇取仰卧位,两腿屈曲分开,检查前用消毒纸遮盖阴道口避免粪便污染阴道。检查者站于产妇右侧,以戴指套的右手示指蘸取润滑剂后,轻轻置于直肠内,拇指伸直,其余各指屈曲以利示指深入。示指向后触及尾骨尖端,了解尾骨活动度,再触摸两侧坐骨棘是否突出并确定胎头高低,然后用指端掌侧探查宫口,摸清其四周边缘,估计宫颈管消退情况和宫口扩张厘米数。未破膜者在胎头前方可触到有弹性的前羊水囊;已破膜者能直接触到胎头,若无胎头水肿,还能扪清颅缝及囟门位置,确定胎方位。②时间与次数:适时在宫缩时进行,潜伏期每 2~4 小时查一次;活跃期每 1~2 小时查一次。同时也要根据宫缩情况和产妇的临床表现,适当地增减检查的次数。过频的肛门检查可增加产褥感染的机会。研究提示,肛门检查次数≥10 次的产妇,其阴道细菌种数及计数均显著提高,且肛门检查与阴道细菌变化密切相关,即细菌种数及其计数随肛门检查次数的增加而增加。而检查次数过少在产程进展十分迅速时则可能失去准备接生的时间,这在经产妇尤其应注意。③检查内容:宫颈软硬度、位置、厚薄及宫颈扩张程度;是否破膜;骶尾关节活动度,坐骨棘是否突出,坐骨切迹宽度,骶棘韧带的弹性、韧度及盆底组织的厚度;确定胎先露、胎方位以及胎头下降程度。

(2)阴道检查。①适应证:于肛查胎先露、宫口扩张及胎头下降程度不清时;疑有脐带先露或脱垂;疑有生殖道畸形;轻度头盆不称经阴道试产 4～6 小时产程进展缓慢者。对产前出血者应慎重,须严格无菌操作,并在检查前做好输液、输血的准备。②方法:产妇排空膀胱后,取截石位,消毒外阴和阴道。检查者戴好口罩,消毒双手,戴无菌手套,铺无菌巾后用左(右)手拇指和示指将阴唇分开,右(左)手示指、中指蘸消毒润滑剂,轻轻插入产妇阴道,注意防止手指触及肛门及大阴唇外侧。因反复阴道检查可增加感染机会,故每次检查应尽量检查清楚,避免反复插入阴道。③内容:测量骨盆对角径、坐骨棘间径、骶骨弧度、耻骨弓和坐骨切迹情况等;胎方位及先露下降程度;宫口扩张程度,软硬度及有无水肿情况;阴道伸展度,有无畸形;会阴厚薄和伸展度等,以决定其分娩方式。

肛查对于了解骨盆腔内的情况比阴道检查更清楚,但肛门检查对宫口、胎先露、胎方位、骨盆入口等情况的了解不及阴道检查直接明了。每次肛查或阴道检查所得的宫颈扩张大小及先露高度的情况均应做详细记录,并绘于产程图上。用红色"○"表示宫颈扩张程度,蓝色"×"表示先露下降水平,每次检查后用红线连接"○",用蓝线连接"×",绘成两条曲线。产程图横坐标表示时间,以小时为单位,纵坐标表示宫颈扩张及先露下降程度,以厘米为单位。正常情况下宫口开大与胎头下降是并行的,但胎头下降略为滞后。宫口开大的最大加速期是胎头下降的加速期,而胎头下降的最大加速期是在第二产程。对大多数产妇,尤其是初产妇,在宫口开全时胎头应达坐骨棘平面以下。但应指出,有相当一部分产妇胎头下降与宫口开大并不平行。因此,在宫口近开全时,胎头未下降到坐骨棘水平并不意味着不能经阴道分娩。有些产妇在破膜以后胎头才迅速下降,在经产妇尤为常见。有学者曾介绍了在产程图上增加警戒线和处理线,其原理是根据活跃期宫颈扩张率不得小于 1 cm 进行产程估算,如果产妇入院时宫颈扩张为 1 cm,按宫颈扩张率每小时 1 cm 计算,预计 9 小时后宫颈将扩张到 10 cm,因此在产程坐标图上 1 cm 与 10 cm 标志点之处时间相距 9 小时画一斜行连线,作为警戒线,与警戒线相距 4 小时之处再画一条与之平行的斜线作为处理线,两线间为警戒区。临床上实际是以宫颈扩张 3 cm 作为活跃期的起点,因此可以宫颈扩张 3 cm 标志点处取与之相距 4 cm 的坐标 10 cm 的标志点处画一斜行连线,作为警戒线,与警戒线相距 4 小时之处再画一条与之平行的斜线作为处理线(图 12-20)。两线之间为治疗处理时期,宫颈扩张曲线越过警戒线者应进行处理,一般难产因素可纠正者的产程活跃期不超过正常上限,活跃期经过处理仍超过上限时,常提示难产因素不易纠正,需要再行仔细分析,并及时估计能否从阴道分娩。

3.胎膜破裂及羊水观察

胎膜多在宫口近开全或开全时自然破裂,前羊水流出。一旦胎膜破裂,应立即听胎心,并观察羊水性状、颜色和流出量,记录破膜时间。

羊水粪染与胎儿宫内窘迫的关系目前还有争论。对羊水粪染的发生机制大致可归纳为两种观点,即胎儿成熟理论及胎儿宫内窘迫理论。传统认为羊水粪染是胎儿缺血、缺氧的结果。当胎儿缺血、缺氧时,机体为了保证心、脑等重要脏器的血供,体内循环重新分配,消化系统的血供减少,胃肠道蠕动增加,肛门括约肌松弛,胎粪排出。胎儿成熟理论则认为羊水粪染是一种生理现象。随着妊娠周数增加,胎儿迷走神经张力渐强,胃肠道蠕动渐频,胎粪渐多,羊水粪染率渐增加。

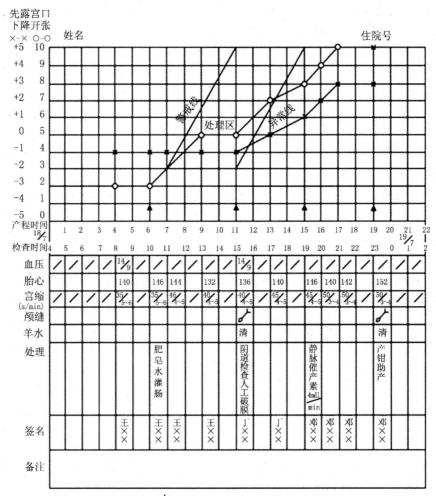

图 12-20　产程图表

注:↑表示重要处理开始时间,♪表示大小囟与矢状缝位置以示胎方位, **x-x** 表示阴道助产

羊水粪染的分度:Ⅰ度,羊水淡绿色、稀薄;Ⅱ度,羊水深绿色且较稠或较稀,羊水内含簇状胎粪;Ⅲ度,羊水黄褐色、黏稠状且量少。Ⅰ度羊水粪染一般不伴有胎儿宫内窘迫,Ⅱ～Ⅲ度羊水粪染考虑有胎儿宫内缺氧的存在。对羊水粪染者应做具体分析,既不要过高估计其严重性,也不要掉以轻心,重要的是应结合其他监测结果,明确诊断,及时处理,以降低围生儿的窒息率。在首次发现羊水粪染时,不论其粪染程度如何,均应作电子胎心监护。若 CST 阳性或者 NST 呈反应型而 OCT 又是阳性,提示胎儿宫内缺氧。如能配合胎儿头皮血 pH 测定而 pH<7.2 时,提示胎儿处于失代偿阶段,需要立即结束分娩。如 CST 为阴性、pH 正常,可暂不过早干预分娩,但必须在电子胎心监护下严密观察产程进展,一旦出现 CST 阳性,则应尽快结束分娩。

4.胎心

临产后应特别注意胎心变化,可用听诊法、胎心电子监护或胎儿心电图等方法观察。在观察胎心时,应注意胎心的频率、规律性和宫缩之后胎心率的变化及恢复的速度等。胎心的规律性和

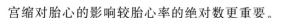

宫缩对胎心的影响较胎心率的绝对数更重要。

(1)听诊器听取：有普通听诊器、木质听诊器和电子胎心听诊器 3 种,现在通常使用电子胎心听诊器。胎心听取应在宫缩间歇时,宫缩时听诊不能听到胎心。潜伏期应每隔 1 小时听胎心一次,活跃期宫缩较频时,应每 15～30 分钟听胎心一次,每次听诊 1 分钟。如遇有胎心异常,应增加听诊的次数。此法能方便获得每分钟胎心率,但不能分辨胎心率变异、瞬间变化及其与宫缩、胎动的关系。

(2)胎心电子监护:多用外监护描记胎心曲线。将测量胎心的探头置于胎心音最响亮的部分,固定于腹壁上;将测量宫压的探头置于产妇腹壁宫体近宫底部,亦固定于腹壁上。观察胎心率变异及其与宫缩、胎动的关系,每次至少记录 20 分钟,有条件者可应用胎儿监护仪连续监测胎心率。此法能较客观地判断胎儿在宫内的状态,如脐带受压、胎头受压、胎儿缺氧或(及)酸中毒等。值得注意的是,在胎头入盆、破膜、阴道检查、肛查及作胎儿内监护安放胎儿头皮电极时,可以发生短时间的早期减速,这是由于胎头受骨盆或宫缩压迫所致。

(3)胎儿心电图:分为直接法和间接法,因直接法需宫口开大到一定程度而且破膜后才能进行,并有增加感染的可能性,故较少采用。目前较多采用非侵入性的间接法,一般用三个电极,两个放在产妇的腹壁上,另一个置于产妇的大腿内侧。在分娩过程中如出现 PR 间期明显缩短、ST 段偏高和 T 波振幅加大,是胎儿缺氧的表现。胎儿发生严重的酸中毒时,则 T 波变形。有研究发现第二产程的胎儿心电图监测与产后胎儿脐动脉血 pH 及血气含量明显相关。

5.胎儿酸血症的监测

胎儿头皮血 pH 与产时异常胎心率的出现,分娩后新生儿脐血 pH 及 Apgar 评分间存在着良好的相关性。因此胎儿头皮血 pH 被认为是判断胎儿是否存在宫内缺氧的最准确方法。胎儿头皮血 pH 正常值为 7.25～7.35。如 pH 为 7.20～7.24 为胎儿酸血症前期,应警惕有胎儿窘迫可能,此时应给孕妇吸氧。pH<7.20 则表示重度酸中毒,是胎儿危险的征兆,应尽快结束分娩。胎儿头皮血血气分析值在正常各产程中的变化见表 12-2。

表 12-2　胎儿头皮血血气分析值在正常各产程中的变化

类别	第一产程早期	第一产程末期	第二产程
pH	7.33±0.03	7.32±0.02	7.29±0.04
PCO_2(mmHg)	44.00±4.05	42.00±5.10	46.30±4.20
PO_2(mmHg)	21.80±2.60	21.30±2.10	17.00±2.00
HCO_3(mmol/L)	20.10±1.20	19.10±2.10	17.00±2.00
BE(mmol/L)	3.90±1.90	4.10±2.50	6.40±1.80

胎儿的 pH 还受母体 pH 水平的影响。产程中母体饥饿、脱水、体力消耗可致代谢性酸中毒,过度通气可致呼吸性碱中毒,均可影响胎儿。为消除母源性酸中毒对胎儿头皮血血气分析的影响,可根据母儿间血气的差异进行判断。

(1)母子间血气 pH 差值($\triangle$pH):<0.15 表示胎儿无酸中毒,0.15～0.20 为可疑,>0.20 为胎儿酸中毒。

(2)母子间碱短缺差值:2.0～3.0 mEq/L 表示胎儿正常,>3.0 mEq/L 为胎儿酸中毒。

(3)母子间 Hb 5 g/dL 时的碱短缺差值:<0 或由正值变为负值表示胎儿酸中毒。

胎儿头皮血 pH 测定是一种创伤性的检查方法,只能得到瞬时变化而不能连续监测,因而限

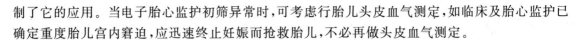

制了它的应用。当电子胎心监护初筛异常时,可考虑行胎儿头皮血气测定,如临床及胎心监护已确定重度胎儿宫内窘迫,应迅速终止妊娠而抢救胎儿,不必再做头皮血气测定。

6.母体情况观察

(1)生命体征:测量产妇的血压、体温、脉搏和呼吸频率并记录。一般第一产程期间宫缩时血压升高 0.7~1.3 kPa(5~10 mmHg),间歇期恢复原状。应每隔 4~6 小时测量一次。发现血压升高应增加测量次数。

(2)饮食:鼓励产妇少量多次进食,吃高热量易消化食物,并注意摄入足够水分,以保证充沛的精力和体力。

(3)活动与休息:宫缩不强且未破膜时,产妇可在室内适当活动,有助于产程进展和减轻产痛。待产时产妇的体位应以产妇感到舒适为准。已破膜者应该卧床,如果胎头已衔接,取平卧位即可,如胎头未衔接或臀位、横位时,应取臀高位,以免发生脐带脱垂。如产妇精神过度紧张,宫缩时喊叫不安,应安慰产妇,在宫缩时指导做深呼吸动作,也可用双手轻揉下腹部或腰骶部。产时镇痛可适当地应用哌替啶 50~100 mg 及异丙嗪 25 mg,可 3~4 小时肌内注射一次。也可选择连续硬膜外麻醉镇痛。

(4)排尿与排便:应鼓励产妇每 2~4 小时排尿一次,以免膀胱充盈影响宫缩及胎头下降。因胎头压迫引起排尿困难者,必要时可导尿。初产妇宫口扩张<4 cm,经产妇宫口扩张<2 cm 时可行温肥皂水灌肠,既能避免分娩时粪便污染,又能反射作用刺激宫缩加速产程进展。但胎膜早破、阴道流血、胎头未衔接、胎位异常、有剖宫产史、宫缩很强估计 1 小时内将分娩者或患严重产科并发症、合并症如心脏病等,均不宜灌肠。

二、第二产程及其处理

(一)临床表现

宫口开全后仍未破膜,常影响胎头的下降,应行人工破膜。破膜后宫缩常暂时停止,产妇略感舒适,随后宫缩重现且较前增强,每次持续时间可达 1 分钟,间歇期仅 1~2 分钟。当胎头降至骨盆出口压迫盆底组织时,产妇有排便感,不由自主向下屏气。随着产程进展,会阴会渐渐膨隆和变薄,肛门松弛。于宫缩时胎头露于阴道口,且露出部分不断增大;在宫缩间歇期又缩回阴道内,称为胎头拨露。随产程进展,胎头露出部分逐渐增多,宫缩间歇期胎头不再缩回,称为胎头着冠,此时胎头双顶径超过骨盆出口。会阴极度扩张,应注意保护会阴,娩出胎头。随后胎头复位和外旋转,前肩、后肩和胎体相继娩出后羊水随之涌出。经产妇第二产程短,有时仅需几次宫缩即可完成胎头娩出。胎儿娩出后产妇顿感轻松。

(二)产程的观察和处理

1.密切监护胎心及产程进展

第二产程宫缩频且强,应密切观察子宫收缩有无异常及胎先露的下降情况。警惕病理性缩复环及强直性子宫收缩的出现,同时密切观察胎心的变化,每 5~10 分钟听胎心一次(或间隔 2~3 次宫缩听一次胎心),如有胎心异常则增加听胎心的次数,有条件者应使用胎心电子监护。尤其应注意观察胎心与宫缩的关系,若第二产程在胎头娩出前,由于脐带受压或受到牵引,可出现变异减速,除非反复多次出现中、重度变异减速,否则不被认为对胎儿有害。如出现胎心变慢且在宫缩后不恢复和恢复慢,应尽快结束分娩。发现第二产程延长,应及时查找原因,采取相应措施尽快结束分娩,避免胎头长时间受压,引起胎儿窘迫、颅内出血等并发症发生。

2.指导产妇用力

宫口开全后,医护人员应指导产妇正确用力。方法是让产妇双膝屈曲外展,双脚蹬在产床上,双手握住产床的把手。一旦出现宫缩,产妇深吸气屏住,并向上拉把手,使身体向下用力如排便状,以增加腹压。子宫收缩间歇期时,产妇呼气,全身肌肉放松,安静休息。当宫缩再次出现时再用同样的屏气用力动作,以加速产程的进展。当胎头着冠后,宫缩时不应再令产妇用力,以免胎头娩出过快而使会阴裂伤。

指导产妇正确用力十分重要,若用力不当使产妇消耗体力或造成不应有的软产道裂伤。尤其应注意的是宫口尚未开全,不可过早屏气用力,因当胎头位置低已深入骨盆到达盆底时,也可使产妇产生排便感并不自觉地用力。但此时用力非但不利于加速产程的进展,反而使宫颈被挤压在骨盆和胎头之间,从而使宫颈循环障碍而造成宫颈水肿,影响宫口开大而造成难产。

3.接产准备

初产妇宫口开全,经产妇宫口扩张4 cm且宫缩规律有力时,应将产妇送至产房做好接产准备工作。让产妇仰卧于产床上(或坐于特制的产椅上),两腿屈曲分开,露出外阴部,在臀下放一便盆或塑料布,用消毒纱布球蘸肥皂水擦洗外阴部,顺序是大小阴唇、阴阜、大腿内上1/3、会阴及肛门周围(图12-21)。然后用温开水冲掉肥皂水,为防止冲洗液流入阴道,用消毒干纱布盖住阴道口,最后以0.1%新洁尔灭冲洗或涂以碘伏进行消毒,随后取下阴道的纱布球和臀下的便盆或塑料布,铺以消毒巾于臀下。接产者按无菌操作常规洗手后穿手术衣及戴手套,打开产包,铺好消毒巾,准备接产。

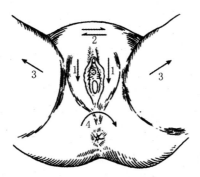

图 12-21 外阴消毒顺序

4.接产的要领

产妇必须与接产者充分合作;保护会阴的同时协助胎头俯屈,让胎头以最小的径线(枕下前囟径)在宫缩间歇时缓慢地通过阴道口,是预防会阴撕裂的关键;控制胎肩娩出速度,胎肩娩出时也要注意保护会阴。

5.产妇的产位

分娩时产妇的体位可分为仰卧位和坐位两种。

(1)仰卧位分娩:目前国内多数产妇分娩取仰卧位。

其优点:①有利于经阴道助产手术的操作,如会阴切开术、胎头吸引术、产钳术等;②对新生儿处理较为便利。但从分娩的生理来说,并非理想体位。

其缺点:①妊娠子宫压迫下腔静脉,使回心血量减少,产妇可出现仰卧位低血压;②仰卧位使骨盆的可塑性受限,且宫缩的效率较低,从而增加难产的机会;③胎儿的重力失去应有的作用,并导致产程延长;④增加产妇的不安和产痛等。

基于上述原因,仰卧位分娩时继发性宫缩乏力和胎儿窘迫的发生率较坐位分娩高,异常分娩也较多。所以它不是理想的分娩体位。

(2)坐位分娩。其优缺点如下。

其优点:①可提高宫缩效率,缩短产程,由于胎儿的纵轴和产轴一致,故能充分发挥胎儿的重力作用,可使抬头对宫颈的压力增加;②由于子宫胎盘的血供改善,也可使宫缩加强,胎儿窘迫和新生儿窒息的发生率降低;③可减少骨盆的倾斜度,有利于胎头入盆和分娩机制的顺利完成;④X线检查表明,由于仰卧位改坐位时,可使坐骨棘间距平均增加 0.76 cm,骨盆出口前后径增加1~2 cm,骨盆出口面积平均增加 28%;⑤产妇分娩时感觉较舒适,由于产妇在分娩过程中可以环视周围的一切,并与医护人员保持密切联系,可减轻其紧张和不安的情绪。

其缺点:①分娩时间不宜过长,否则易发生阴部水肿;②坐位分娩时胎头娩出较快,易造成新生儿颅内出血及阴道、会阴裂伤;③接生人员需保护会阴和新生儿处理不便,这也是目前坐位分娩较少采用的主要原因。

自 20 世纪 80 年代以来,已对坐式产床做了不少的改进,其基本的构造包括靠背、坐椅、扶手和脚踏板等部分。产床的靠背部分是可调节的,在分娩过程中可根据宫缩的情况和胎头下降的程度适当地调整靠背的角度。在胎头即将娩出时可将靠背放平使产妇改为仰卧位,以便于助产者保护会阴和控制胎头娩出的速度。初产妇宫口开全或近开全,经产妇宫口开大 8 cm 时,在坐式产床上就坐,靠背角度为 60°~80°。在上坐式产床后一小时内分娩最好,时间过长容易引起会阴水肿。

6.接产步骤

接产者站在产妇的右侧,当胎头拨露使阴唇后联合紧张时,开始保护会阴。具体方法如下:在会阴部盖上一块消毒巾,接产者右肘支在产床上,右手拇指与其余四指分开,每当宫缩时以手掌大鱼际肌向内上方托住会阴部,同时左手应轻轻下压胎头枕部,协助胎头俯屈,且使胎头缓慢下降。宫缩间歇期,保护会阴的右手应当松弛,以免压迫过久引起会阴部水肿。当胎头枕部在耻骨弓下露出时,左手应按分娩机制协助胎头仰伸。此时若宫缩强,应嘱产妇张口哈气以缓解腹压的作用,让产妇在宫缩间歇期使稍向下屏气,以使胎头缓慢娩出。胎头娩出后,右手仍需保护会阴,不要急于娩出胎肩,而应先以左手自其鼻根向下颌挤压,挤出口、鼻内的黏液和羊水,然后协助胎头复位及外旋转,使胎儿双肩径与骨盆出口前后径相一致。接产者的左手将胎儿颈部向下轻压,使前肩自耻骨弓下先娩出,继之再托胎颈向上,使后肩从会阴前缘缓慢娩出。双肩娩出后,保护会阴的右手方可离开会阴部。最后双手协助胎体和下肢相继以侧位娩出,并记录胎儿娩出时间(图 12-22)。

胎儿娩出后 1~2 分钟断扎脐带。若当胎头娩出时,见脐带绕颈一周且较松时,可用手将脐带顺胎肩推下或从胎头滑下。若脐带绕颈过紧或绕颈两周或两周以上,可先用两把血管钳将脐带一段夹住并从中间剪断,注意勿伤及胎儿颈部,待松弛脐带后协助胎肩娩出(图 12-23)。

7.会阴裂伤的诱因及预防

(1)会阴裂伤的诱因:会阴水肿、会阴过紧缺乏弹力,耻骨弓过低,胎儿过大,胎儿娩出过快等,均易造成会阴撕裂。

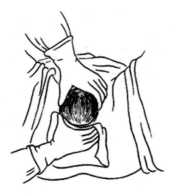

A.保护会阴，协助胎头俯屈

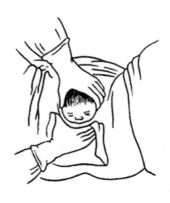

B.协助胎头仰伸

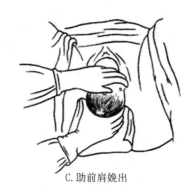

C.助前肩娩出

D.助后肩娩出

图 12-22　接产步骤

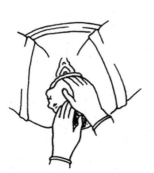

A.将脐带顺肩部推上

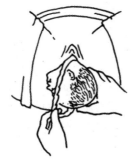

B.把脐带从头上退下

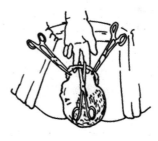

C.用两把血管钳夹住，从中间剪断

图 12-23　脐带绕颈的处理

(2)会阴裂伤的预防:①指导产妇分娩时正确用力,防止胎儿娩出过快;②及时发现会阴、产道的异常,选择合适的分娩方式,如会阴坚韧、水肿或瘢痕形成,估计会造成严重裂伤时,可作较大的会阴切开术或改行剖宫产术;③提高接生操作技术,正确保护会阴;④初产妇行阴道助产前应作会阴切开,切开大小根据胎儿大小及会阴组织的伸展性。助产时术者与助手要密切配合,要求胎头以最小径线通过会阴,且不能分娩过快、过猛。

8.会阴切开

(1)会阴切开的指征:会阴过紧或胎儿过大,产钳或吸引器助产,估计分娩时会阴撕裂不可避免者,或母儿有病理情况急需结束分娩者。

(2)会阴切开的时间:①一般在宫缩时可看到胎头露出外阴口 3~4 cm 时切开,可以防止产后盆底松弛,避免膀胱膨出、直肠膨出及尿失禁;②也有主张胎头着冠时切开,可以减少出血;③决定手术助产时切开。过早的切开不仅无助于胎儿的娩出,反而会导致出血量的增加。

(3)会阴切开术:包括会阴后-侧切开术和会阴正中切开。常用以下两种术式:①会阴左侧后-侧切开术,阴部神经阻滞及局部浸润麻醉生效后,术者于宫缩时以左手示中两指伸入阴道内撑起左侧阴道壁,右手用钝头剪刀自会阴后联合中线向左侧 45°,在宫缩开始时剪开会阴 4~5 cm;若会阴高度膨隆则需外旁开 60°~70°,若会阴体短则以阴唇后联合上 0.5 cm 处为切口起点;会阴侧切时切开球海绵体肌,会阴深、浅横肌及部分肛提肌,切开后用纱布压迫止血;此法可充分扩大阴道口,适于胎儿较大及辅助难产手术,其缺点为出血多,愈合后瘢痕较大。②会阴正中切开术,局部浸润麻醉后,术者于宫缩时沿会阴后联合正中垂直剪开 2 cm,此法切开球海绵体肌及中心腱,出血少,术后组织肿胀疼痛轻微,但切口有自然延长撕裂肛门括约肌危险,胎儿大或接产技术不熟练者不宜采用。

(4)会阴缝合:一般在胎盘娩出后,检查软产道有无裂伤,然后缝合会阴切口。会阴缝合的关键必须彻底止血,重建解剖结构。缝合完毕后亦行肛指检查缝线是否穿过直肠黏膜,如确有缝线穿过黏膜,则应拆除重缝。

三、第三产程及其处理

(一)胎盘剥离的机制

胎儿娩出后,子宫底降至脐平,产妇有轻松感,宫缩暂停数分钟后再次出现。由于子宫腔容积突然明显缩小,而胎盘不能相应地缩小而与子宫壁发生错位而剥离,剥离面出血,形成胎盘后血肿。由于子宫继续收缩,剥离面积继续扩大,直至胎盘完全剥离而娩出。

(二)胎盘剥离的征象

(1)子宫体变硬呈球形,胎盘剥离后降至子宫下段,下段被扩张,子宫体呈狭长形被推向上,宫底升高达脐上。

(2)剥离的胎盘降至子宫下段,使阴道口外露的一段脐带自行延长。

(3)若胎盘从边缘剥离时有少量阴道流血,若胎盘从中间剥离时则无阴道流血。

(4)用手掌尺侧在产妇耻骨联合上方轻压子宫下段时,子宫体上升而外露的脐带不再回缩(图 12-24)。

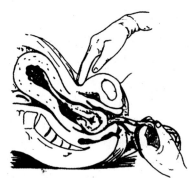

图 12-24 胎盘剥离后在耻骨联合上方压子宫,脐带不再回缩

（三）胎盘娩出方式

胎盘剥离和娩出的方式有两种。

1.胎儿面娩出式

胎儿面娩出式即胎盘以胎儿面娩出。胎盘从中央开始剥离，然后向周围剥离，剥离血液被包于胎膜内。其特点是胎盘先娩出，随后见少量的阴道流血。这种娩出方式多见。

2.母体面娩出式

母体面娩出式即胎盘以母体面娩出。胎盘从边缘开始剥离，血液沿剥离面流出，最后整个胎盘反转娩出。其特点是先有较多的阴道流血随后胎盘娩出，这种方式较少。

（四）第三产程的处理

1.协助胎盘胎膜娩出

正确处理胎盘娩出，可减少产后出血的发生率。为了使胎盘迅速剥离减少出血，可在胎肩娩出后，静脉注射缩宫素 10 U。接产者切忌在胎盘尚未完全剥离之前，用手按揉、下压宫底或牵拉脐带，以免引起胎盘部分剥离出血或拉断脐带，甚至造成子宫内翻。当确认胎盘完全剥离时，于宫缩时以左手握住宫底（拇指置于子宫前壁，其余四指放在子宫后壁）并按压，同时右手轻拉脐带、协助娩出胎盘（图 12-25）。

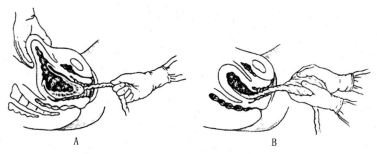

图 12-25　协助胎盘胎膜娩出

当胎盘娩出至阴道口时，接产者用双手捧住胎盘，向一个方向旋转并缓慢向外牵拉，协助胎膜完整剥离娩出。若在胎盘娩出过程中，发现胎膜部分断裂，可用血管钳夹住断裂上端的胎膜，再继续向原方向旋转，直至胎膜完全娩出。胎盘胎膜娩出后，按摩子宫刺激其收缩以减少出血。在按摩子宫的同时注意观察出血量。

2.检查胎盘胎膜

将胎盘铺平，先检查胎盘母体面的胎盘小叶有无缺损，疑有缺损时可用 Küstener 牛乳测试法（从脐静脉注入牛乳，若见牛乳自胎盘母体面溢出，则溢出部位为胎盘小叶缺损部位）。然后将胎盘提起，检查胎膜是否完整。再检查胎盘胎儿面边缘有无血管断裂，以便及时发现副胎盘。副胎盘为另一个小胎盘与正常的胎盘分离，但两者间有血管相连（图 12-26）。若有副胎盘、部分胎盘残留或大块胎膜残留，应无菌操作伸手入宫腔内取出残留组织。若仅有少量胎膜残留，可给予子宫收缩剂待其自然排出。详细记录胎盘娩出时间，方式，以及胎盘大小和重量。胎盘娩出后子宫应呈强直性收缩，硬如球状，阴道出血很少。

3.检查软产道

胎盘娩出后，应仔细检查软产道（包括会阴、小阴唇内侧、尿道口周围、前庭、阴道和宫颈）有无裂伤。如有裂伤应立即按原来的解剖位置或层次逐层缝合。

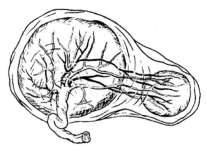

图 12-26　副胎盘

4.预防产后出血

正常分娩出血量多不超过 300 mL。对既往有产后出血史或易发生产后出血的产妇(如分娩次数≥5 次的多产妇、多胎妊娠、羊水过多、滞产等),可在胎儿前肩娩出后静脉注射麦角新碱 0.2 mg,或缩宫素10 IU加于 25％葡萄糖液 20 mL 内静脉注射,也可在胎儿娩出后立即经胎盘部脐静脉快速注入加入10 IU缩宫素的生理盐水 20 mL,均能促使胎盘迅速剥离减少出血。若胎盘尚未完全剥离而阴道出血多时,应行手取胎盘术。若胎儿已娩出 30 分钟,胎盘仍未排出,出血不多时,应排空膀胱,再轻轻按压子宫及静脉注射缩宫素,仍不能使胎盘排出时,再行手取胎盘术。若胎盘娩出后出血多时,可经下腹部直接注入宫体肌壁内或肌内注射麦角新碱 0.2～0.4 mg,并将缩宫素 20 IU 加于 5％葡萄糖液 500 mL 内静脉滴注。

手取胎盘时若发现宫颈内口较紧者,应肌内注射阿托品 0.5 mg 及哌替啶 100 mg。术者需更换手术衣及手套,外阴再次消毒后,将一手手指并拢呈圆锥状直接伸入宫腔。手掌面向着胎盘母体面,手指并拢以手掌尺侧缘缓慢将胎盘从边缘开始逐渐自子宫壁分离,另一手在腹部压宫底(图 12-27)。待确认胎盘已全部剥离方可取出胎盘,取出后立即肌内注射子宫收缩剂。注意操作必须轻柔,避免暴力强行剥离或用手抓挖宫壁,防止子宫破裂。若找不到疏松的剥离面,不能分离者,可能是植入性胎盘,不应强行剥离。取出的胎盘立即检查是否完整,若有缺损应再次以手伸入宫腔清除残留胎盘及胎膜,应尽量减少进出宫腔次数。必要时可用大刮匙刮宫。

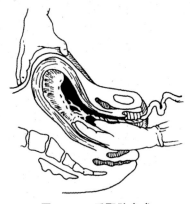

图 12-27　手取胎盘术

5.产后观察

分娩结束后应仔细收集并记录产时的出血量。产妇应继续留产房观察 2 小时,注意产妇的一般情况、子宫收缩、子宫底高度、膀胱充盈情况、阴道流血量、会阴及阴道有无血肿等,发现异常情况及时处理。产后 2 小时后,将产妇和新生儿送回病房。　　　　　　　　　　(薄万红)

第十三章

异常分娩

第一节 产道异常

产道包括骨产道(骨盆腔)与软产道(子宫下段、宫颈、阴道、外阴),是胎儿经阴道娩出的通道。产道异常可使胎儿娩出受阻,临床上以骨产道异常多见。

一、骨产道异常

骨盆径线过短或形态异常,致使骨盆腔小于胎先露部可通过的限度,阻碍胎先露部下降,称骨盆狭窄。狭窄骨盆可以为一个径线过短或多个径线同时过短,也可为一个平面狭窄或多个平面同时狭窄。当一个径线狭窄时要观察同一个平面其他径线的大小,再结合整个骨盆腔大小与形态进行综合分析,做出正确判断。

(一)分类

1.骨盆入口平面狭窄

骨盆入口平面狭窄以扁平骨盆为代表,主要为入口平面前后径过短。狭窄分3级:Ⅰ级(临界性),绝大多数可以自然分娩,骶耻外径 18 cm,真结合径 10 cm;Ⅱ级(相对性),经试产来决定可否经阴道分娩,骶耻外径16.5～17.5 cm,真结合径 8.5～9.5 cm;Ⅲ级(绝对性),骶耻外径≤16.0 cm,真结合径≤8.0 cm,足月胎儿不能经过产道,必须行剖宫产终止妊娠。在临床中常遇到的是前两种,我国妇女常见以下两种类型。

(1)单纯扁平骨盆:骨盆入口前后径缩短而横径正常。骨盆入口呈横扁圆形,骶岬向前下突。

(2)佝偻病性扁平骨盆:骨盆入口呈肾形,前后径明显缩短,骨盆出口横径变宽,骶岬前突,骶骨下段变直向后翘,尾骨呈钩状突向骨盆出口平面。髂骨外展,髂棘间径≥髂嵴间径,耻骨弓角度增大(图 13-1)。

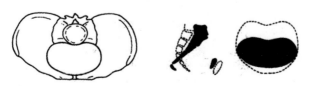

图 13-1　佝偻病性扁平骨盆

2.中骨盆及骨盆出口平面狭窄

狭窄分 3 级。Ⅰ级(临界性):坐骨棘间径 10 cm,坐骨结节间径 7.5 cm;Ⅱ级(相对性):坐骨棘间径8.5~9.5 cm,坐骨结节间径6.0~7.0 cm;Ⅲ级(绝对性):坐骨棘间径≤8.0 cm,坐骨结节间径≤5.5 cm。我国妇女常见以下两种类型。

(1)漏斗形骨盆:骨盆入口各径线值均正常,两侧骨盆壁向内倾斜似漏斗得名。其特点是中骨盆及骨盆出口平面均明显狭窄,使坐骨棘间径、坐骨结节间径均缩短,耻骨弓角度<90°。坐骨结节间径与出口后矢状径之和<15 cm。

(2)横径狭窄骨盆:骨盆各横径径线均缩短,各平面前后径稍长,坐骨切迹宽,测量骶耻外径值正常,但髂棘间径及髂峰间径均缩短。中骨盆及骨盆出口平面狭窄,产程早期无头盆不称征象,当胎头下降至中骨盆或骨盆出口时,常不能顺利地转成枕前位,形成持续性枕横位或枕后位造成难产。

3.均小骨盆

骨盆外形属女型骨盆,但骨盆各平面均狭窄,每个平面径线较正常值小 2 cm 或更多,称均小骨盆。多见于身材矮小、体形匀称的妇女。

4.畸形骨盆

骨盆失去正常形态称畸形骨盆。

(1)骨软化症骨盆:现已罕见。系因缺钙、磷、维生素 D 以及紫外线照射不足使成人期骨质矿化障碍,被类骨质组织所代替,骨质脱钙、疏松、软化。由于受躯干重力及两股骨向内上方挤压,使骶岬向前,耻骨联合前突,坐骨结节间径明显缩短,骨盆入口平面呈凹三角形(图 13-2)。严重者阴道不能容两指,一般不能经阴道分娩。

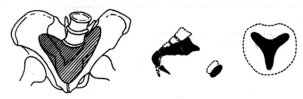

图 13-2 骨软化症骨盆

(2)偏斜型骨盆:系骨盆一侧斜径缩短,一侧髂骨翼与髋骨发育不良所致骶髂关节固定,以及下肢及髋关节疾病(图 13-3)。

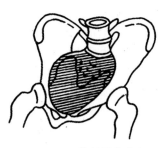

图 13-3 偏斜型骨盆

(二)临床表现

1.骨盆入口平面狭窄的临床表现

(1)胎头衔接受阻:一般情况下初产妇在妊娠末期,即预产期前 1~2 周或临产前胎头已衔接,即胎头双顶径进入骨盆入口平面,颅骨最低点达坐骨棘水平。若入口狭窄,即使已经临产,胎头仍未入盆,经检查胎头跨耻征阳性。胎位异常,如臀先露、面先露或肩先露的发生率是正常骨盆的 3 倍。

(2)若已临产,根据骨盆狭窄程度、产力强弱、胎儿大小及胎位情况不同,临床表现也不一样。骨盆临界性狭窄:若胎位、胎儿大小及产力正常,胎头常以矢状缝在骨盆入口横径衔接,多取后不均倾势,即后顶骨先入盆,后顶骨逐渐进入骶凹处,再使前顶骨入盆,则于骨盆入口横径上成头盆均倾势。临床表现为潜伏期活跃早期延长,活跃后期产程进展顺利。若胎头迟迟不入盆,此时常出现胎膜早破,其发生率为正常骨盆的 4～6 倍。由于胎膜早破母儿可发生感染。胎头不能紧贴宫颈内口诱发宫缩,常出现继发性宫缩乏力。骨盆绝对性狭窄:若产力、胎儿大小及胎位均正常,但胎头仍不能入盆,常发生梗阻性难产,这种情况可出现病理性缩复环,甚至子宫破裂。如胎先露部嵌入骨盆入口时间长,血液循环障碍,组织坏死,可形成泌尿生殖道瘘。在强大的宫缩压力下,胎头颅骨重叠,可出现颅骨骨折及颅内出血。

2.中骨盆平面狭窄的临床表现

(1)胎头能正常衔接:潜伏期及活跃早期进展顺利,当胎头下降达中骨盆时,由于内旋转受阻,胎头双顶径被阻于中骨盆狭窄部位之上,常出现持续性枕横位或枕后位,同时出现继发宫缩乏力,活跃后期及第二产程延长甚至第二产程停滞。

(2)胎头受阻于中骨盆:有一定可塑性的胎头开始变形,颅骨重叠,胎头受压,异常分娩使软组织水肿,产瘤较大,严重时可发生脑组织损伤、颅内出血、胎儿窘迫。若中骨盆狭窄程度严重,宫缩又较强,可发生先兆子宫破裂及子宫破裂。强行阴道助产可导致严重软产道裂伤及新生儿产伤。

(3)骨盆出口平面狭窄的临床表现:骨盆出口平面狭窄与中骨盆平面狭窄常同时存在。若单纯骨盆出口平面狭窄,第一产程进展顺利,胎头达盆底受阻,第二产程停滞,继发性宫缩乏力,胎头双顶径不能通过出口横径,强行阴道助产可导致软产道、骨盆底肌肉及会阴严重损伤,胎儿严重产伤,对母儿危害极大。

(三)诊断

在分娩过程中,骨盆是个不变因素,也是估计分娩难易的一个重要因素。狭窄骨盆影响胎位和胎先露部的下降及内旋转,也影响宫缩。在估计分娩难易时,骨盆是首先考虑的一个重要因素。应根据胎儿的大小及骨盆情况尽早做出有无头盆不称的诊断,以决定适当的分娩方式。

1.病史

询问有无佝偻病、脊髓灰质炎、脊柱和髋关节结核以及骨盆外伤等病史。对经产妇应详细询问既往分娩史,如有无难产史或新生儿产伤史等。

2.一般检查

测量身高,孕妇身高＜145 cm 时应警惕均小骨盆。观察孕妇体型、步态,有无下肢残疾,有无脊柱及髋关节畸形,米氏菱形窝是否对称。

3.腹部检查

观察腹型,检查有无尖腹及悬垂腹,有无胎位异常等。骨盆入口异常,因头盆不称、胎头不易入盆常导致胎位异常,如臀先露、肩先露。中骨盆狭窄则影响胎先露内旋转而导致持续性枕横位、枕后位等。部分初产妇在预产期前 2 周左右,经产妇于临产后胎头均应入盆。若已临产胎头仍未入盆,应警惕是否存在头盆不称。检查头盆是否相称具体方法:孕妇排空膀胱后,取仰卧,两腿伸直。检查者用手放在耻骨联合上方,将浮动的胎头向骨盆腔方向推压。若胎头低于耻骨联合,表示胎头可入盆(头盆相称),称胎头跨耻征阴性;若胎头与耻骨联合在同一平面,表示可疑头盆不称,称胎头跨耻征可疑阳性;若胎头高于耻骨联合,表示头盆明显不称,称胎头跨耻征阳性。对出现此类症状的孕妇,应让其取半卧位两腿屈曲,再次检查胎头跨耻征,若转为阴性,提示为骨盆倾斜度异常,而不是头盆不称。

4.骨盆测量

(1)骨盆外测量:骶耻外径<18 cm 为扁平骨盆。坐骨结节间径<8 cm,耻骨弓角度<90°为漏斗骨盆。各径线均小于正常值2 cm 或以上为均小骨盆。骨盆两侧斜径(以一侧髂前上棘至对侧髂后上棘间的距离)及同侧直径(从髂前上棘至同侧髂后上棘间的距离)相差>1 cm 为偏斜骨盆。

(2)骨盆内测量:对角径<11.5 cm,骶骨岬突出为入口平面狭窄,属扁平骨盆。应检查骶骨前面弧度。坐骨棘间径<10 cm,坐骨切迹宽度<2 横指,为中骨盆平面狭窄。如坐骨结节间径<8 cm,则应测量出口后矢状径及检查骶尾关节活动度,如坐骨结节间径与出口后矢状径之和<15 cm,为骨盆出口平面狭窄。

(四)对母儿影响

1.对产妇的影响

骨盆狭窄影响胎头衔接及内旋转,容易发生胎位异常、胎膜早破、宫缩乏力,导致产程延长或停滞。胎先露压迫软组织过久导致组织水肿、坏死形成生殖道瘘。胎膜早破、肛查或阴道检查次数增多及手术助产增加产褥感染机会。剖宫产及产后出血者增多,严重梗阻性难产若不及时处理,可导致子宫破裂。

2.对胎儿及新生儿的影响

头盆不称易发生胎膜早破、脐带脱垂,脐带脱垂可导致胎儿窘迫甚至胎儿死亡。产程延长、胎儿窘迫使新生儿容易发生颅内出血、新生儿窒息等并发症。阴道助产机会增多,易发生新生儿产伤及感染。

(五)分娩时处理

处理原则:根据狭窄骨盆类别和程度、胎儿大小、胎心率、宫缩强弱、宫口扩张程度、胎先露下降情况、破膜与否,结合既往分娩史、年龄、产次、有无妊娠合并症及并发症决定分娩方式。

1.一般处理

在分娩过程中,应使产妇树立信心,消除紧张情绪和恐惧心理。保证能量及水分的摄入,必要时补液。注意产妇休息,监测宫缩、胎心,观察产程进展。

2.骨盆入口平面狭窄的处理

(1)明显头盆不称(绝对性骨盆狭窄):胎头跨耻征阳性者,足月胎儿不能经阴道分娩。应在临产后行剖宫产术结束分娩。

(2)轻度头盆不称(相对性骨盆狭窄):胎头跨耻征可疑阳性,足月活胎估计体质量<3 000 g,胎心正常及产力良好,可在严密监护下试产。胎膜未破者可在宫口扩张3 cm 时行人工破膜,若破膜后宫缩较强,产程进展顺利,多数能经阴道分娩。试产过程中若出现宫缩乏力,可用缩宫素静脉滴注加强宫缩。试产2~4 小时胎头仍迟迟不能入盆,宫口扩张缓慢,或伴有胎儿窘迫征象,应及时行剖宫产术结束分娩。若胎膜已破,为了减少感染,应适当缩短试产时间。

(3)骨盆入口平面狭窄的试产:必须以宫口开大3~4 cm,胎膜已破为试产开始。胎膜未破者在宫口扩张3 cm时可行人工破膜。宫缩较强,多数能经阴道分娩。试产过程中如果出现宫缩乏力,可用缩宫素静脉滴注加强宫缩。若试产2～4小时,胎头不能入盆,产程进展缓慢,或伴有胎儿窘迫征象,应及时行剖宫产术。如胎膜已破,应适当缩短试产时间。骨盆入口平面狭窄,主要为扁平骨盆的妇女,妊娠末期或临产后,胎头矢状缝只能衔接于骨盆入口横径上。胎头侧屈使其两顶骨先后依次入盆,呈不均倾势嵌入骨盆入口,称为头盆均倾不均。前不均倾为前顶骨先嵌入,矢状缝偏后;后不均倾为后顶骨先嵌入,矢状缝偏前(图13-4)。当胎头双顶骨均通过骨盆入口平面时,即可顺利地经阴道分娩。

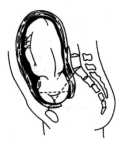

图13-4 胎头嵌入骨盆姿势——后不均倾

3.中骨盆平面狭窄的处理

在分娩过程中,胎儿在中骨盆平面完成俯屈及内旋转动作。若中骨盆平面狭窄,则胎头俯屈及内旋转受阻,易发生持续性枕横位或持续性枕后位,产妇多表现为活跃期或第二产程延长及停滞、继发性宫缩乏力等。若宫口开全,胎头双顶径达坐骨棘平面或更低,可经阴道徒手旋转胎头为枕前位,待其自然分娩。宫口开全,胎心正常者可经阴道助产分娩。胎头双顶径在坐骨棘水平以上,或出现胎儿窘迫征象,应行剖宫产术。

4.骨盆出口平面狭窄的处理

骨盆出口平面是产道的最低部位,应于临产前对胎儿大小、头盆关系做出充分估计,决定能否经阴道分娩,诊断为骨盆出口平面狭窄者,不能进行试产。若发现出口横径狭窄,耻骨弓角度变锐,耻骨弓下三角空隙不能利用,胎先露部后移,利用出口后三角空隙娩出。临床上常用出口横径与出口后矢状径之和来估计出口大小。出口横径与出口后矢状径之和>15 cm时,多数可经阴道分娩,有时需阴道助产,应做较大的会阴切开。若两者之和<15 cm时,不应经阴道试产,应行剖宫产术终止妊娠。

5.均小骨盆的处理

胎儿估计不大,胎位正常,头盆相称,宫缩好,可以试产,通常可通过胎头变形和极度俯屈,以胎头最小径线通过骨盆腔,可能经阴道分娩。若有明显头盆不称,应尽早行剖宫产术。

6.畸形骨盆的处理

根据畸形骨盆种类、狭窄程度、胎儿大小、产力等综合判断。如果畸形严重、明显头盆不称者,应及早行剖宫产术。

二、软产道异常

软产道包括子宫下段、宫颈、阴道及骨盆底软组织构成的弯曲管道。软产道异常所致的难产较少见,临床上容易被忽视。在妊娠前或妊娠早期应常规行双合诊检查,了解软产道情况。

（一）外阴异常

1.外阴白色病变

皮肤黏膜慢性营养不良,组织弹性差,分娩时易发生会阴撕裂伤,宜做会阴后-侧切开术。

2.外阴水肿

某些疾病如重度子痫前期、重度贫血、心脏病及慢性肾炎孕妇若有全身水肿,可同时伴有重度外阴水肿,分娩时可妨碍胎先露部下降,导致组织损伤、感染和愈合不良等情况。临产前可用50％硫酸镁液湿热敷会阴,临产后仍有严重水肿者,在外阴严格消毒下进行多点针刺皮肤放液;分娩时行会阴后-侧切开;产后加强会阴局部护理,预防感染,可用50％硫酸镁液湿热敷,配合远红外线照射。

3.会阴坚韧

会阴坚韧尤其多见于35岁以上高龄初产妇。在第二产程可阻碍胎先露部下降,宜做会阴后-侧切开,以免胎头娩出时造成会阴严重裂伤。

4.外阴瘢痕

瘢痕挛缩使外阴及阴道口狭小,且组织弹性差,影响胎先露部下降。如瘢痕的范围不大,可经阴道分娩,分娩时应做会阴后-侧切开。如瘢痕过大,应行剖宫产术。

（二）阴道异常

1.阴道横隔

阴道横隔多位于阴道上段或中段,较坚韧,常影响胎先露部下降。因在横隔中央或稍偏一侧常有一小孔,常被误认为宫颈外口,在分娩时应仔细检查。

（1）阴道分娩:横隔被撑薄,可在直视下自小孔处将横隔作"X"形切开。横隔被切开后因胎先露部下降压迫,通常无明显出血,待分娩结束再切除剩余的隔,用可吸收线将残端做间断或连续锁边缝合。

（2）剖宫产:如横隔较高且组织坚厚,阻碍先露部下降,需行剖宫产术结束分娩。

2.阴道纵隔

（1）伴有双子宫、双宫颈时,当一侧子宫内的胎儿下降,纵隔被推向对侧,阴道分娩多无阻碍。

（2）当发生于单宫颈时,有时胎先露部的前方可见纵隔,可自行断裂,阴道分娩无阻碍。纵隔厚时应于纵隔中间剪断,用可吸收线将残端缝合。

3.阴道狭窄

产伤、药物腐蚀、手术感染可导致阴道瘢痕形成。若阴道狭窄部位位置低、狭窄程度轻,可经阴道分娩。狭窄位置高、狭窄程度重时宜行剖宫产术。

4.阴道尖锐湿疣

分娩时,为预防新生儿患喉乳头瘤,应行剖宫产术。病灶巨大时可能造成软产道狭窄,影响胎先露下降时,也宜行剖宫产术。

5.阴道壁囊肿和肿瘤

（1）阴道壁囊肿较大时,会阻碍胎先露部下降,可行囊肿穿刺,抽出其内容物,待分娩后再选择时机进行处理。

（2）阴道内肿瘤大妨碍分娩,且肿瘤不能经阴道切除时,应行剖宫产术,阴道内肿瘤待产后再行处理。

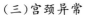

（三）宫颈异常

1.宫颈外口黏合

宫颈外口黏合多在分娩受阻时发现。宫口为很小的孔,当宫颈管已消失而宫口却不扩张,一般用手指稍加压力分离,黏合的小孔可扩张,宫口即可在短时间内开全。但有时需行宫颈切开术,使宫口开大。

2.宫颈瘢痕

因孕前曾行宫颈深部电灼术或微波术、宫颈锥形切除术、宫颈裂伤修补术等所致。虽可于妊娠后软化,但宫缩很强时宫口仍不扩张,应行剖宫产。

3.宫颈坚韧

宫颈组织缺乏弹性,或精神过度紧张使宫颈挛缩,宫颈不易扩张,多见于高龄初产妇,可于宫颈两侧各注射0.5％利多卡因5～10 mL,也可静脉推注地西泮10 mg。如宫颈仍不扩张,应行剖宫产术。

4.宫颈水肿

宫颈水肿多见于扁平骨盆、持续性枕后位或滞产,宫口没有开全而过早使用腹压,致使宫颈前唇长时间被压于胎头与耻骨联合之间,血液回流受阻引起水肿,影响宫颈扩张。多见于胎位异常或滞产。

(1)轻度宫颈水肿:①可以抬高产妇臀部;②同宫颈坚韧处理;③宫口近开全时,可用手轻轻上托水肿的宫颈前唇,使宫颈越过胎头,能够经阴道分娩。

(2)严重宫颈水肿:经上述处理无明显效果,宫口扩张＜3 cm,伴有胎儿窘迫,应行剖宫产术。

5.宫颈癌

宫颈硬而脆,缺乏伸展性,临产后影响宫口扩张,若经阴道分娩,有发生大出血、裂伤、感染及肿瘤扩散等危险,不应经阴道分娩,应考虑行剖宫产术,术后手术或放疗。

6.子宫肌瘤

较小的肌瘤没有阻塞产道可经阴道分娩,肌瘤待分娩后再行处理。子宫下段及宫颈部位的较大肌瘤可占据盆腔或阻塞于骨盆入口,阻碍胎先露部下降,宜行剖宫产术。

（吴海英）

第二节 产力异常

产力包括子宫收缩力、腹肌和膈肌收缩力以及肛提肌收缩力,其中以宫缩力为主。在分娩过程中,子宫收缩(简称宫缩)的节律性、对称性及极性不正常或强度、频率有改变时,称为子宫收缩力异常。临床上多因产道或胎儿因素异常造成梗阻性难产,使胎儿通过产道阻力增加,导致继发性产力异常。产力异常分为子宫收缩乏力和子宫收缩过强两类。每类又分协调性宫缩和不协调性宫缩(图13-5)。

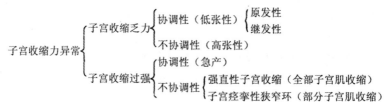

图 13-5 子宫收缩力异常的分类

一、子宫收缩乏力

（一）原因

子宫收缩乏力多由几个因素综合引起。

1.头盆不称或胎位异常

胎先露部下降受阻，不能紧贴子宫下段及宫颈，因此不能引起反射性宫缩，导致继发性子宫收缩乏力。

2.子宫因素

子宫发育不良，子宫畸形（如双角子宫）、子宫壁过度膨胀（如双胎、巨大胎儿、羊水过多等），经产妇的子宫肌纤维变性或子宫肌瘤等。

3.精神因素

初产妇尤其是高龄初产妇，精神过度紧张、疲劳均可使大脑皮层功能紊乱，导致子宫收缩乏力。

4.内分泌失调

临产后，产妇体内的雌激素、缩宫素、前列腺素的敏感性降低，影响子宫肌兴奋阈，致使子宫收缩乏力。

5.药物影响

产前较长时间应用硫酸镁，临产后不适当地使用吗啡、哌替啶、巴比妥类等镇静剂与镇痛剂；产程中不适当应用麻醉镇痛等均可使宫缩受到抑制。

（二）临床表现

根据发生时期可分为原发性和继发性两种。原发性宫缩乏力是指产程开始即宫缩乏力，宫口不能如期扩张，胎先露部不能如期下降，产程延长；继发性宫缩乏力是指活跃期即宫口开大3 cm及以后出现宫缩乏力，产程进展缓慢，甚至停滞。子宫收缩乏力有两种类型，临床表现不同。

1.协调性子宫收缩乏力（低张性子宫收缩乏力）

宫缩具有正常的节律性、对称性和极性，但收缩力弱，宫腔压力低（＜2.0 kPa），持续时间短，间歇期长且不规律，当宫缩达极期时，子宫体不隆起和变硬，用手指压宫底部肌壁仍可出现凹陷，产程延长或停滞。由于宫腔内压力低，对胎儿影响不大。

2.不协调性子宫收缩乏力（高张性子宫收缩乏力）

宫缩的极性倒置，宫缩不是起自两侧宫角。宫缩的兴奋点来自子宫的一处或多处，节律不协调，宫缩时宫底部不强，而是体部和下段强。宫缩间歇期子宫壁不能完全松弛，表现为不协调性子宫收缩乏力。这种宫缩不能使宫口扩张和胎先露部下降，属无效宫缩。产妇自觉下腹部持续疼痛，拒按，烦躁不安，产程长，可导致肠胀气，排尿困难，胎儿胎盘循环障碍，常出现胎儿窘迫。

检查时,下腹部常有压痛,胎位触不清,胎心不规律,宫口扩张缓慢,胎先露部下降缓慢或停滞。

3.产程曲线异常

子宫收缩乏力可导致产程曲线异常(图 13-6),常见有以下四种。

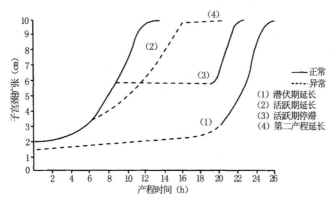

图 13-6 异常的宫颈扩张曲线

(1)潜伏期延长:从临产规律宫缩开始至宫口扩张 3 cm 称为潜伏期,初产妇潜伏期约需 8 小时,最大时限为 16 小时。超过 16 小时称为潜伏期延长。

(2)活跃期延长:从宫口扩张 3 cm 至宫口开全为活跃期。初产妇活跃期正常约需 4 小时,最大时限 8 小时,超过 8 小时为活跃期延长。

(3)活跃期停滞:进入活跃期后,宫颈口不再扩张达 2 小时以上,称为活跃期停滞,根据产程中定期阴道(肛门)检查诊断。

(4)第二产程延长:第二产程初产妇超过 2 小时,经产妇超过 1 小时尚未分娩,称为第二产程延长。

以上 4 种异常产程曲线,可以单独存在,也可以合并存在。当总产程超过 24 小时称为滞产。

(三)对母儿影响

1.对产妇的影响

产程延长,产妇休息不好,精神疲惫与体力消耗,可出现疲乏无力、肠胀气、排尿困难等,还可影响宫缩,严重时还引起脱水、酸中毒。又由于产程延长,膀胱受压在胎头与耻骨联合之间,导致组织缺血、水肿、坏死,形成瘘,如膀胱阴道瘘或尿道阴道瘘。另外,胎膜早破以及产程中多次阴道(肛门)检查均可增加感染机会;产后宫缩乏力,易引起产后出血。

2.对胎儿的影响

宫缩乏力影响胎头内旋转,增加手术机会。不协调子宫收缩乏力不能使子宫壁完全放松,影响子宫胎盘循环。胎儿在宫内缺氧,胎膜早破,还易造成脐带受压或脱垂,造成胎儿窘迫,甚至胎死宫内。

(四)治疗

1.协调性宫缩乏力

无论是原发性或继发性,一旦出现,首先寻找原因,如判断无头盆不称和胎位异常,估计能经阴道分娩者,考虑采取加强宫缩的措施。

(1)第一产程:消除精神紧张,产妇过度疲劳,可给予地西泮(安定)10 mg 缓慢静脉注射或哌替啶100 mg 肌内注射或静脉注射,经过一段时间,可使宫缩力转强;对不能进食者,可经静脉输液,10％葡萄糖液 500～1 000 mL 内加维生素 C 2 g,伴有酸中毒时可补充 5％碳酸氢钠。经过处理,宫缩力仍弱,可选用下列方法加强宫缩。

人工破膜:宫颈口开大 3 cm 以上,无头盆不称,胎头已衔接者,可行人工破膜。破膜后,胎头紧贴子宫下段及宫颈,引起反射性宫缩,加速产程进展。Bishop 提出用宫颈成熟度评分法估计加强宫缩措施的效果。如产妇得分在≤3 分,加强宫缩均失败,应改用其他方法;4～6 分成功率约为 50％,7～9 分的成功率约为 80％,≥9 分均成功。

缩宫素静脉滴注:适用于宫缩乏力、胎心正常、胎位正常、头盆相称者。将缩宫素 1 U 加入5％葡萄糖液 200 mL 内,以 8 滴/分,即 2.5 mU/min 开始,根据宫缩强度调整滴速,维持宫缩强度每间隔 2～3 分钟,持续 30～40 秒。缩宫素静脉滴注过程应有专人看守,观察宫缩,根据情况及时调整滴速。经过上述处理,如产程仍无进展或出现胎儿窘迫征象,应及时行剖宫产术。

(2)第二产程:第二产程如无头盆不称,出现宫缩乏力时也可加强宫缩,给予缩宫素静脉滴注,促进产程进展。如胎头双顶径已通过坐骨棘平面,可等待自然娩出,或行会阴侧切后行胎头吸引器或低位产钳助产;如胎头尚未衔接或伴有胎儿窘迫征象,均应立即行剖宫产术结束分娩。

(3)第三产程:为预防产后出血,当胎儿前肩露出于阴道口时,可给予缩宫素 10 U 静脉注射,使宫缩增强,促使胎盘剥离与娩出及子宫血窦关闭。如产程长,破膜时间长,应给予抗生素预防感染。

2.不协调宫缩乏力

处理原则是镇静,调节宫缩,恢复宫缩极性。给予强镇静剂哌替啶 100 mg 肌内注射,使产妇充分休息,醒后多能恢复为协调宫缩。如未能纠正,或已有胎儿窘迫征象,立即行剖宫产术结束分娩。

(五)预防

(1)应对孕妇进行产前教育,解除孕妇思想顾虑和恐惧心理,使孕妇了解妊娠和分娩均为生理过程,分娩过程中医护人员热情耐心,家属陪产均有助于消除产妇的紧张情绪,增强信心,预防精神紧张所致的子宫收缩乏力。

(2)分娩时鼓励及时进食,必要时静脉补充营养。

(3)避免过多使用镇静药物,产程中使用麻醉镇痛应在宫口开全前停止给药,注意及时排空直肠和膀胱。

二、子宫收缩过强

(一)协调性子宫收缩过强

宫缩的节律性、对称性和极性均正常,仅宫缩过强、过频,如产道无阻力,宫颈可在短时间内迅速开全,分娩在短时间内结束,总产程不足 3 小时,称为急产(precipitate labor),经产妇多见。

1.对母儿影响

(1)对产妇的影响:宫缩过强过频,产程过快,可致宫颈、阴道以及会阴撕裂伤。接生时来不及消毒,可致产褥感染。产后子宫肌纤维缩复不良易发生胎盘滞留或产后出血。

(2)对胎儿和新生儿的影响:宫缩过强影响子宫胎盘的血液循环,易发生胎儿窘迫、新生儿窒息甚或死亡;胎儿娩出过快,胎头在产道内受到的压力突然解除,可致新生儿颅内出血;来不及消毒接生,易致新生儿感染;如坠地可致骨折、外伤。

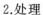

2.处理

(1)有急产史的产妇:在预产期前1~2周不宜外出远走,以免发生意外,有条件应提前住院待产。

(2)临产后不宜灌肠,提前做好接生和抢救新生儿窒息的准备。胎儿娩出时勿使产妇向下屏气。

(3)产后仔细检查软产道,包括宫颈、阴道、外阴,如有撕裂,及时缝合。

(4)新生儿处理:肌内注射维生素 K_1 每天 2 mg,共 3 天,以预防新生儿颅内出血。

(5)如属未消毒接生,母儿均给予抗生素预防感染,酌情接种破伤风免疫球蛋白。

(二)不协调性子宫收缩过强

1.强直性宫缩

强直性宫缩多因外界因素造成,如临产后分娩受阻或不适当应用缩宫素,或胎盘早剥血液浸润子宫肌层,均可引起宫颈内口以上部分子宫肌层出现强直性痉挛性宫缩。

(1)临床表现:产妇烦躁不安,持续性腹痛,拒按,胎位触不清,胎心听不清,有时还可出现病理缩复环、血尿等先兆子宫破裂征象。

(2)处理:一旦确诊为强直性宫缩,应及时给予宫缩抑制剂,如25%硫酸镁20 mL加入5%葡萄糖液20 mL缓慢静脉推注。如属梗阻原因,应立即行剖宫产术结束分娩。

2.子宫痉挛性狭窄环

子宫壁某部肌肉呈痉挛性不协调性收缩所形成的环状狭窄,持续不放松,称为子宫痉挛性狭窄环。多在子宫上下段交界处,也可在胎体某一狭窄部,以胎颈、胎腰处常见(图13-7)。

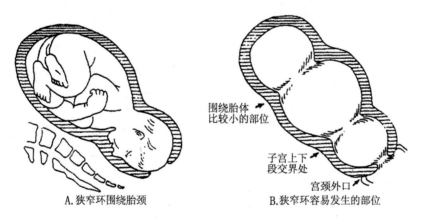

A.狭窄环围绕胎颈　　　　　　B.狭窄环容易发生的部位

图 13-7　子宫痉挛性狭窄环

(1)原因:多因精神紧张、过度疲劳以及不适当地应用宫缩剂或粗暴地进行产科处理所致。

(2)临床表现:产妇出现持续性腹痛,烦躁不安,宫颈扩张缓慢,胎先露下降停滞。胎心时快时慢,阴道检查可触及狭窄环。子宫痉挛性狭窄环特点是此环不随宫缩上升。

(3)处理:认真寻找原因,及时纠正。禁止阴道内操作,停用缩宫素。如无胎儿窘迫征象,可给予哌替啶100 mg肌内注射,一般可消除异常宫缩。当宫缩恢复正常,可行阴道手术助产或等待自然分娩。如经上述处理,狭窄环不缓解,宫口未开全,胎先露部高,或已伴有胎儿窘迫,应立即行剖宫产术。如胎儿已死亡,宫口开全,则可在全麻下经阴道分娩。

(陈　敏)

第三节 胎位异常

胎位异常是造成难产的常见因素之一。分娩时枕前位约占90％,而胎位异常约占10％。其中胎头位置异常居多。有因胎头在骨盆内旋转受阻的持续性枕横位、持续性枕后位;有因胎头俯屈不良呈不同程度仰伸的面先露、额先露;还有高直位、前不均倾位等。总计占6％～7％,胎产式异常的臀先露占3％～4％,肩先露极少见。此外,还有复合先露。

一、持续性枕横位

在分娩过程中,胎头以枕后位或枕横位衔接,在下降过程中,强有力的宫缩多能使胎头向前转135°或90°,转成枕前位而自然分娩。如胎头持续不能转向前方,直至分娩后期,仍然位于母体骨盆的后方或侧方,致使发生难产者,称为持续性枕后位(图13-8)或持续性枕横位,持续性枕后位。

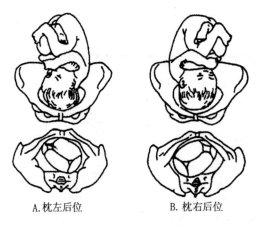

A.枕左后位　　　　　　B.枕右后位

图13-8 持续性枕后位

（一）原因

1.骨盆狭窄

男人型骨盆或类人猿型骨盆,其特点是入口平面前半部较狭窄,后半部较宽大,胎头较容易以枕后位或枕横位衔接,又常伴中骨盆狭窄,影响胎头在中骨盆平面向前旋转,致使成为持续性枕后位或持续性枕横位。

2.胎头俯屈不良

如胎头以枕后位衔接,胎儿脊柱与母体脊柱接近,不利于胎头俯屈,胎头前囟成为胎头下降的最低部位,而最低点又常转向骨盆前方,当前囟转至前方或侧方时,胎头枕部转至后方或侧方,形成持续性枕后位或持续性枕横位。

（二）诊断

1.临床表现

临产后,胎头衔接较晚或俯屈不良,由于枕后位的胎先露部不易紧贴宫颈和子宫下段,常导致宫缩乏力及宫颈扩张较慢;因枕骨持续位于骨盆后方压迫直肠,产妇自觉肛门坠胀及排便感,致使宫口尚未开全时,过早使用腹压,容易导致宫颈前唇水肿和产妇疲劳,影响产程进展,常导致第二产程延长。

2.腹部检查

头位胎背偏向母体的后方或侧方,母体腹部的 2/3 被胎体占有,而肢体占 1/3 者为枕前位,胎体占1/3而肢体占 2/3 为枕后位。

3.阴道(肛门)检查

宫颈部分扩张或开全时,感到盆腔后部空虚,胎头矢状缝位于骨盆斜径上,前囟在骨盆右前方,后囟(枕部)在骨盆左后方为枕左后位,反之为枕右后位;当发现产瘤(胎头水肿)、颅骨重叠、囟门触不清时,需借助胎儿耳廓及耳屏位置及方向判定胎位。如耳廓朝向骨盆后方,则可诊断为枕后位;如耳廓朝向骨盆侧方,则为枕横位。

4.B超检查

根据胎头颜面及枕部的位置,可以准确探清胎头位置以明确诊断。

(三)分娩机制

胎头多以枕横位或枕后位衔接。如在分娩过程中,不能转成枕前位时,可有以下两种分娩机制。

1.枕左后(枕右后)

胎头枕部到达中骨盆向后行 45°内旋转,使矢状缝与骨盆前后径一致,胎儿枕部朝向骶骨成枕后位。其分娩方式有两种。

(1)胎头俯屈较好:当胎头继续下降至前囟抵达耻骨弓下时,以前囟为支点,胎头俯屈,使顶部和枕部自会阴前缘娩出,继之胎头仰伸,相继由耻骨联合下娩出额、鼻、口、颏。此种分娩方式为枕后位经阴道分娩最常见的方式(图 13-9A)。

(2)胎头俯屈不良:当鼻根出现在耻骨联合下缘时,以鼻根为支点,胎头先俯屈,从会阴前缘娩出前囟、顶及枕部,然后胎头仰伸,使鼻、口、颏部相继由耻骨联合下娩出(图 13-9B)。因胎头以较大的枕额周径旋转,胎儿娩出困难,多需手术助产。

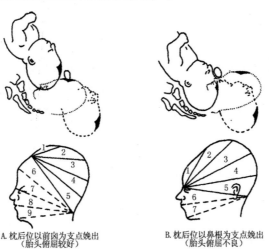

A. 枕后位以前囟为支点娩出
(胎头俯屈较好)

B. 枕后位以鼻根为支点娩出
(胎头俯屈不良)

图 13-9 枕后位分娩机制

2.枕横位

部分枕横位于下降过程中无内旋转动作,或枕后位的胎头枕部仅向前旋转 45°成为持续性枕横位,多数需徒手将胎头转成枕前位后自然或助产娩出。

（四）对母儿的影响

1.对产妇的影响

对产妇的影响常导致继发宫缩乏力,产程延长,常需手术助产;且容易发生软产道损伤,增加产后出血及感染的机会;如胎头长时间压迫软产道,可发生缺血、坏死、脱落,形成生殖道瘘。

2.对胎儿的影响

由于第二产程延长和手术助产机会增多,常引起胎儿窘迫和新生儿窒息,使围生儿发病率和死亡率增加。

（五）治疗

1.第一产程

严密观察产程,让产妇朝向胎背侧方向侧卧,以利胎头枕部转向前方。如宫缩欠佳,可静脉滴注缩宫素。宫口开全之前,嘱产妇不要过早屏气用力,以免引起宫颈水肿而阻碍产程进展。如果产程无明显进展,或出现胎儿窘迫,需行剖宫产术。

2.第二产程

如初产妇已近 2 小时,经产妇已近 1 小时,应行阴道检查,再次判断头盆关系,决定分娩方式。当胎头双顶径已达坐骨棘水平面或更低时,可先行徒手转儿头,待枕后位或枕横位转成枕前位,使矢状缝与骨盆出口前后径一致,可自然分娩,或阴道手术助产（低位产钳或胎头吸引器）;如转成枕前位有困难时,也可向后转成正枕后位,再以低位产钳助产,但以枕后位娩出时,需行较大侧切,以免造成会阴裂伤。如胎头位置较高,或疑头盆不称,均需行剖宫产术,中位产钳禁止使用。

3.第三产程

因产程延长,易发生宫缩乏力,故胎盘娩出后立即肌内注射宫缩剂,防止产后出血;有软产道损伤者,应及时修补。新生儿重点监护。手术助产及有软产道裂伤者,产后给予抗生素预防感染。

二、高直位

胎头以不屈不仰姿势衔接于骨盆入口,其矢状缝与骨盆入口前后径一致,称为高直位。是一种特殊的胎头位置异常:胎头的枕骨在母体耻骨联合的后方,称高直前位,又称枕耻位（图 13-10）;胎头枕骨位于母体骨盆骶岬前,称高直后位,又称枕骶位（图 13-11）。

（一）诊断

1.临床表现

临产后胎头不俯屈,胎头进入骨盆入口的径线增大,胎头迟迟不能衔接,胎头下降缓慢或停滞,宫颈扩张也缓慢,致使产程延长。

2.腹部检查

枕耻位时,胎背靠近腹前壁,不易触及胎儿肢体,胎心位置稍高在腹中部听得较清楚;枕骶位时,胎儿小肢体靠近腹前壁,有时在耻骨联合上方,可清楚地触及胎儿下颏。

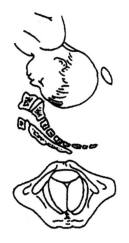

图 13-10　高直前位(枕耻位)

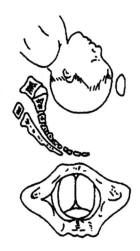

图 13-11　高直后位(枕骶位)

3.阴道检查

阴道检查发现胎头矢状缝与骨盆前后径一致,前囟在耻骨联合后,后囟在骶骨前,为枕骶位,反之为枕耻位。由于胎头紧嵌于骨盆入口处,妨碍胎头与宫颈的血液循环,阴道检查时常可发现产瘤,其范围与宫颈扩张程度相符合。一般直径为 3~5 cm,产瘤一般在两顶骨之间,因胎头有不同程度的仰伸所致。

(二)分娩机制

1.枕耻位

如胎儿较小,宫缩强,可使胎头俯屈、下降,双顶径达坐骨棘平面以下时,可能经阴道分娩;但胎头俯屈不良而无法入盆时,需行剖宫产。

2.枕骶位

胎背与母体腰骶部贴近,妨碍胎头俯屈及下降,使胎头处于高浮状态,迟迟不能入盆。

(三)治疗

1.枕耻位

枕耻位可给予试产,加速宫缩,促使胎头俯屈,有望阴道分娩或手术助产,如试产失败,应行剖宫产。

2.枕骶位

枕骶位一经确诊,应行剖宫产。

三、枕横位中的前不均倾位

头位分娩中,胎头不论采取枕横位、枕后位或枕前位通过产道,均可发生不均倾势(胎头侧屈),枕横位时较多见,枕前位与枕后位时较罕见。而枕横位的胎头(矢状缝与骨盆入口横径一致)如以前顶骨先入盆则称为前不均倾(图 13-12)。

(一)诊断

1.临床表现

因胎头迟迟不能入盆,宫颈扩张缓慢或停滞,使产程延长,前顶骨紧嵌于耻骨联合后方压迫尿道和宫颈前唇,导致尿潴留,宫颈前唇水肿及胎膜早破。胎头受压过久,可出现胎头水肿,又称产瘤。左枕横时产瘤于右顶骨上；右枕横时产瘤于左顶骨上。

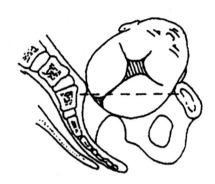

图 13-12　前不均倾位

2.腹部检查

前不均倾时胎头不易入盆。临产早期，于耻骨联合上方可扪到前顶部，随产程进展，胎头继续侧屈使胎头与胎肩折叠于骨盆入口处，因胎头折叠于胎肩之后，使胎肩高于耻骨联合平面，于耻骨联合上方只能触到一侧胎肩而触不到胎头。

3.阴道检查

胎头矢状缝在骨盆入口横径上，向后移靠近骶岬，同时前后囟一起后移，前顶骨紧紧嵌于耻骨联合后方，致使盆腔后半部空虚，而后顶骨大部分嵌在骶岬之上。

（二）分娩机制

以枕横位入盆的胎头侧屈，多数以后顶骨先入盆，滑入骶岬下骶骨凹陷区，前顶骨再滑下去，至耻骨联合成为均倾姿势；少数以前顶骨先入盆，由于耻骨联合后面平直，前顶骨受阻，嵌顿于耻骨联合后面，而后顶骨架在骶岬之上，无法下降入盆。

（三）治疗

一经确诊为前不均倾位，应尽快行剖宫产术。

四、面先露

面先露多于临产后发现。系因胎头极度仰伸，使胎儿枕部与胎背接触。面先露以颏为指示点，有颏左前、颏左横、颏左后、颏右前、颏右横和颏右后六种胎位。以颏左前和颏右后多见，经产妇多于初产妇。

（一）诊断

1.腹部检查

因胎头极度仰伸入盆受阻，胎体伸直，宫底位置较高。颏左前时，在母体腹前壁容易扪及胎儿肢体，胎心由胸部传出，故在胎儿肢体侧的下腹部听得清楚。颏右后时，于耻骨联合上方可触及胎儿枕骨隆突与胎背之间有明显的凹陷，胎心遥远而弱。

2.阴道（肛门）检查

阴道检查可触到高低不平、软硬不均的颜面部，如宫口开大时，可触及胎儿的口、鼻、颧骨及眼眶，并根据颏部所在位置确定其胎位。

（二）分娩机制

1.颏左前

胎头以仰伸姿势入盆、下降,胎儿面部达骨盆底时,胎头极度仰伸,颏部为最低点,故转向前方。胎头继续下降并极度仰伸,当颏部自耻骨弓下娩出后,极度仰伸的胎颈前面处于产道的小弯(耻骨联合),胎头俯屈时,胎头后部能够适应产道的大弯(骶骨凹),使口、鼻、眼、额、前囟及枕部自会阴前缘相继娩出(图13-13),但产程明显延长。

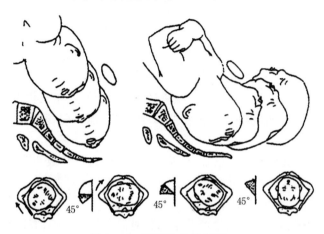

图 13-13　颜面位分娩机制

2.颏右后

胎儿面部达骨盆底后,有可能经内旋转135°以颏前位娩出(图13-13,13-14A)。如因内旋转受阻,成为持续性颏右后,胎颈极度伸展,不能适应产道的大弯,足月活胎不能经阴道娩出(图13-14B)。

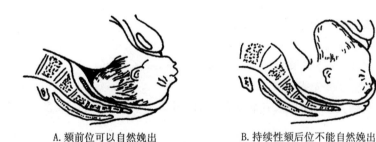

A.颏前位可以自然娩出　　　　　　B.持续性颏后位不能自然娩出

图 13-14　颏前位及颏后位分娩示意图

（三）对母儿的影响

1.对产妇的影响

颏左前时因胎儿面部不能紧贴子宫下段及宫颈,常引起宫缩乏力,致使产程延长,颜面部骨质不能变形,易发生会阴裂伤。颏右后可发生梗阻性难产,如不及时发现,准确处理,可导致子宫破裂,危及产妇生命。

2.对胎儿和新生儿的影响

胎儿面部受压变形,颜面皮肤青紫、肿胀,尤以口唇为著,影响吸吮,严重时会发生会厌水肿影响呼吸和吞咽。新生儿常于出生后保持仰伸姿势达数天之久。

（四）治疗

1.颏左前

如无头盆不称，产力良好，经产妇有可能自然分娩或行产钳助娩；初产妇有头盆不称或出现胎儿窘迫征象时，应行剖宫产。

2.颏右后

应行剖宫产术。如胎儿畸形，无论颏左前或颏右后，均应在宫口开全后，全麻下行穿颅术结束分娩，术后常规检查软产道，如有裂伤，应及时缝合。

五、臀先露

臀先露是最常见的异常胎位，占妊娠足月分娩的 3%～4%。因胎头比胎臀大，且分娩时后出胎头无法变形，往往娩出困难；加之脐带脱垂较常见，使围生儿死亡率增高，为枕先露的 3～8 倍。臀先露以骶骨为指示点，有骶左前、骶左横、骶左后、骶右前、骶右横和骶右后 6 种胎位。

（一）原因

妊娠 30 周以前，臀先露较多见，妊娠 30 周以后，多能自然转成头先露。持续为臀先露原因尚不十分明确，可能的因素有以下几种。

1.胎儿在宫腔内活动范围过大

羊水过多，经产妇腹壁松弛以及早产儿羊水相对偏多，胎儿在宫腔内自由活动形成臀先露。

2.胎儿在宫腔内活动范围受限

子宫畸形（如单角子宫、双角子宫等）、胎儿畸形（如脑积水等）、双胎、羊水过少、脐带缠绕致脐带相对过短等均易发生臀先露。

3.胎头衔接受阻

狭窄骨盆、前置胎盘、肿瘤阻塞盆腔等，也易发生臀先露。

（二）临床分类

根据胎儿两下肢的姿势分为以下几种。

1.单臀先露或腿直臀先露

胎儿双髋关节屈曲，双膝关节直伸。以臀部为先露，最多见。

2.完全臀先露或混合臀先露

胎儿双髋关节及膝关节均屈曲，有如盘膝坐，以臀部和双足为先露，较多见。

3.不完全臀先露

胎儿以一足或双足、一膝或双膝或一足一膝为先露，膝先露是暂时的，随产程进展或破水后发展为足先露，较少见。

（三）诊断

1.临床表现

孕妇常感肋下有圆而硬的胎头，由于胎臀不能紧贴子宫下段及宫颈，常导致宫缩乏力，宫颈扩张缓慢，致使产程延长。

2.腹部检查

子宫呈纵椭圆形，胎体纵轴与母体纵轴一致，在宫底部可触到圆而硬、按压有浮球感的胎头；而在耻骨联合上方可触到不规则、软且宽的胎臀，胎心在脐左（或右）上方听得最清楚。

3.阴道(肛门)检查

在肛查不满意时,阴道检查可扪及软而不规则的胎臀或触到胎足、胎膝,同时了解宫颈扩张程度及有无脐带脱垂发生。如胎膜已破,可直接触到胎臀,外生殖器及肛门,如触到胎足时,应与胎手相鉴别(图 13-15)。

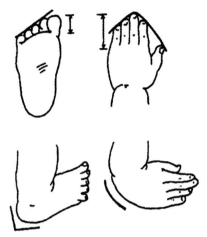

图 13-15 胎手与胎足的区别

4.B 型超声检查

B 超能准确探清臀先露类型与胎儿大小,胎头姿势等。

(四)分娩机制

在胎体各部中,胎头最大,胎肩小于胎头,胎臀最小。头先露时,胎头一经娩出,身体其他部分随即娩出,而臀先露时则不同,较小而软的胎臀先娩出,最大的胎头则最后娩出。为适合产道的条件,胎臀、胎肩、胎头需按一定机制适应产道条件方能娩出,故需要掌握胎臀、胎肩及胎头三部分的分娩机制,以骶右前为例加以阐述。

1.胎臀娩出

临产后,胎臀以粗隆间径衔接于骨盆入口右斜径上,骶骨位于右前方,胎臀继续下降,前髋下降稍快,故位置较低,抵达骨盆底遭到阻力后,前髋向母体右侧行 45°内旋转,使前髋位于耻骨联合后方,此时粗隆间径与母体骨盆出口前后径一致。胎臀继续下降,胎体侧屈以适应产道弯曲度,后髋先从会阴前缘娩出,随即胎体稍伸直,使前髋从耻骨弓下娩出,继之,双腿双足娩出,当胎臀及两下肢娩出后,胎体行外旋转,使胎背转向前方或右前方。

2.胎肩娩出

当胎体行外旋转的同时,胎儿双肩径衔接于骨盆入口右斜径或横径上,并沿此径线逐渐下降,当双肩达骨盆底时,前肩向右旋转 45°转至耻骨弓下,使双肩径与骨盆中、出口前后径一致。同时胎体侧屈使后肩及后上肢从会阴前缘娩出。继之,前肩及前上肢从耻骨弓下娩出。

3.胎头娩出

当胎肩通过会阴时,胎头矢状缝衔接于骨盆入口左斜径或横径上,并沿此径线逐渐下降,同时胎头俯屈,当枕骨达骨盆底时,胎头向母体左前方旋转 45°,使枕骨朝向耻骨联合。胎头继续下降。当枕骨下凹到达耻骨弓下缘时,以此处为支点,胎头继续俯屈,使颏、面及额部相继自会阴前缘娩出,随后枕部自耻骨弓下娩出。

（五）对母儿的影响

1.对产妇的影响

胎臀不规则，不能紧贴子宫下段及宫颈，容易发生胎膜早破或继发性宫缩乏力，增加产褥感染与产后出血的风险，如宫口未开全强行牵拉，容易造成宫颈撕裂，甚至延及子宫下段。

2.对胎儿和新生儿的影响

胎臀高低不平，对前羊膜囊压力不均匀，常致胎膜早破，脐带脱垂，造成胎儿窘迫甚至胎死宫内。由于娩出胎头困难，可发生新生儿窒息、臂丛神经损伤及颅内出血等。

（六）治疗

1.妊娠期

妊娠 30 周前，臀先露多能自行转成头位，如妊娠 30 周后仍为臀先露应注意寻找形成臀位原因。

2.分娩期

分娩期应根据产妇年龄、胎次、骨盆大小、胎儿大小、臀先露类型以及有无并发症，于临产初期做出正确判断，决定分娩方式。

（1）择期剖宫产的指征：狭窄骨盆、软产道异常、胎儿体质量大于 3500 g、儿头仰伸、胎儿窘迫、高龄初产、有难产史、不完全臀先露等。

（2）决定阴道分娩的处理：可根据不同的产程分别处理。

第一产程：产妇应侧卧，不宜过多走动，少做肛查，不灌肠，尽量避免胎膜破裂。一旦破裂，立即听胎心。如胎心变慢或变快，立即肛查，必要时阴道检查，了解有无脐带脱垂。如脐带脱垂，胎心好，宫口未开全，为抢救胎儿，需立即行剖宫产术。如无脐带脱垂，可严密观察胎心及产程进展。如出现宫缩乏力，应设法加强宫缩，当宫口开大 4～5 cm 时胎足即可经宫口娩出阴道。为了使宫颈和阴道充分扩张，消毒外阴之后，使用"堵"外阴方法。当宫缩时，用消毒巾以手掌堵住阴道口让胎臀下降，避免胎足先下降。待宫口及阴道充分扩张后才让胎臀娩出。此法有利于后出胎头的顺利娩出。在堵的过程中，应每隔 10～15 分钟听胎心 1 次，并注意宫口是否开全。宫口已开全再堵易引起胎儿窘迫或子宫破裂。宫口近开全时，要做好接生和抢救新生儿窒息的准备。

第二产程：接生前，应导尿，排空膀胱。初产妇应做会阴侧切术。可有三种分娩方式。①自然分娩：胎儿自然娩出，不做任何牵拉，极少见，仅见于经产妇、胎儿小、产力好、产道正常者。②臀助产术：当胎臀自然娩出至脐部后，胎肩及后出胎头由接生者协助娩出，脐部娩出后，胎头娩出最长不能超过 8 分钟。③臀牵引术：胎儿全部由接生者牵引娩出。此种手术对胎儿损伤大，不宜采用。

第三产程：产程延长，易并发子宫乏力性出血。胎盘娩出后，应静推或肌内注射缩宫素防止产后出血。手术助产分娩于产后常规检查软产道，如有损伤，应及时缝合，并给抗生素预防感染。

六、肩先露

胎体纵轴和母体纵轴相垂直为横产式，胎体横卧于骨盆入口之上，先露部为肩，称为肩先露。肩先露占妊娠足月分娩总数的 0.1%～0.25%，是对母儿最不利的胎位。除死胎和早产儿肢体可折叠娩出外，足月活胎不可能经阴道娩出。如不及时处理，容易造成子宫破裂，威胁母儿生命。根据胎头在母体左（右）侧和胎儿肩胛朝向母体前（后）方，分为肩左前、肩右前、肩左后和肩右后四种胎位。

（一）原因

与臀先露发生原因类似,初产妇肩先露首先必须排除狭窄骨盆和头盆不称。

（二）诊断

1.临床表现

先露部胎肩不能紧贴子宫下段及宫颈,缺乏直接刺激,容易发生宫缩乏力,胎肩对宫颈压力不均匀,容易发生胎膜早破,破膜后羊水迅速外流,胎儿上肢或脐带容易脱出,导致胎儿窘迫,甚至胎死宫内。随着宫缩不断加强,胎肩及胸廓一部分被挤入盆腔内,胎体折叠弯曲,胎颈被拉长,上肢脱出于阴道口外,胎头和胎臀仍被阻于骨盆入口上方,形成嵌顿性或忽略性肩先露(图 13-16)。

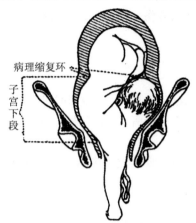

图 13-16　忽略性肩先露

宫缩继续加强,子宫上段越来越厚,子宫下段被动扩张越来越薄,由于子宫上下段肌壁厚薄相差悬殊,形成环状凹陷,并随宫缩逐渐升高,甚至可达脐上,形成病理缩复环,是子宫破裂的先兆。如不及时处理,将发生子宫破裂。

2.腹部检查

子宫呈横椭圆形,子宫底高度低于妊娠周数,子宫横径宽,宫底部及耻骨联合上方较空虚,在母体腹部一侧可触到胎头,另侧可触到胎臀。肩左前时,胎背朝向母体腹壁,触之宽大平坦。胎心于脐周两侧听得最清楚。根据腹部检查多可确定胎位。

3.阴道(肛门)检查

胎膜未破者,因胎先露部浮动于骨盆入口上方,肛查不易触及胎先露部;如胎膜已破,宫口已扩张者,阴道检查可触到肩胛骨或肩峰、肋骨及腋窝。腋窝尖端示胎儿头端,据此可决定胎头在母体左(右)侧,肩胛骨朝向母体前(后)方,可决定肩前(后)位。例如胎头于母体右侧,肩胛骨朝向后方,则为肩右后位。胎手若已脱出阴道口外,可用握手法鉴别是胎儿左手或右手,因检查者只能与胎儿同侧手相握,例如肩右前位时左手脱出,检查者用左手与胎儿左手相握。余类推。

4.B超检查

B超检查能准确探清肩先露,并能确定具体胎位。

（三）治疗

1.妊娠期

妊娠后期发现肩先露应及时矫正。可采用胸膝卧位或试行外倒转术转成纵产式(头先露或臀先露)并包扎腹部以固定产式。如矫正失败,应提前入院决定分娩方式。

2.分娩期

根据胎产式、胎儿大小、胎儿是否存活、宫颈扩张程度、胎膜是否破裂、有无并发症等决定分娩方式。

(1)足月,活胎,未临产,择期剖宫产术。

(2)足月,活胎,已临产,无论破膜与否,均应行剖宫产术。

(3)已出现先兆子宫破裂或子宫破裂征象,无论胎儿存活,均应立即剖宫产,术中如发现宫腔感染严重,应将子宫一并切除(子宫次全切除术或子宫全切术)。

(4)胎儿已死,无先兆子宫破裂征象,如宫口已开全,可在全麻下行断头术或毁胎术。术后应常规检查子宫下段、宫颈及阴道有无裂伤。如有裂伤应及时缝合。注意预防产后出血,并需应用抗生素预防感染。

七、复合先露

胎先露部(胎头或胎臀)伴有肢体(上肢或下肢)同时进入骨盆入口,称为复合先露。临床以头与手的复合先露最常见,多发生于早产者,发生率为 1.43‰～1.60‰。

(一)诊断

当产程进展缓慢时,做阴道检查发现胎先露旁有肢体而明确诊断。常见胎头与胎手同时入盆。应注意与臀先露和肩先露相鉴别。

(二)治疗

(1)无头盆不称,让产妇向脱出的肢体对侧侧卧,肢体常可自然缩回。脱出的肢体与胎头已入盆,待宫口开全后于全麻下上推肢体,将其回纳,然后经腹压胎头下降,以低位产钳助娩,或行内倒转术助胎儿娩出。

(2)头盆不称或伴有胎儿窘迫征象,应行剖宫产术。

(吴海英)

第十四章

分娩期并发症

第一节 子宫破裂

子宫破裂是妊娠期和分娩期极其严重的并发症之一,直接威胁母儿生命,导致灾难性的后果,其中出血、休克、感染是患者死亡的主要原因。子宫破裂的发病率和病因构成比在社会经济发展不同的国家和地区报道中差别很大,美国$0.04\%\sim0.1\%$,中国$0.1\%\sim0.55\%$,非洲部分国家地区高达$1\%\sim1.2\%$。发达国家导致子宫破裂的主要原因是既往剖宫产瘢痕,经济欠发达地区和落后地区的主要原因是梗阻性难产和不当助产。近年来随着剖宫产后再次妊娠病例的增多和前列腺素类药物在催引产领域的广泛应用,子宫破裂的发病率较以前有上升的趋势。

一、病因

子宫破裂的病因主要有瘢痕子宫(包括剖宫产术后和其他子宫手术后)、梗阻性难产、宫缩剂应用不当和助产手术损伤。

(一)瘢痕子宫

狭义的瘢痕子宫主要是指既往有剖宫产手术史或子宫肌瘤剔除病史的病例,特别是古典式的子宫体部剖宫产术和剥除时穿透子宫内膜达宫腔的子宫肌瘤手术,对子宫肌壁的损伤较大,形成的瘢痕范围宽,不能承受妊娠子宫胀大和宫缩时的张力,更容易在妊娠晚期和分娩时发生子宫破裂。

广义的瘢痕子宫包括子宫畸形矫形术、子宫角部切除术、子宫破裂修补、子宫穿孔等所有手术操作对子宫造成的损伤。随着外科和妇科微创手术的迅速发展和广泛开展,高频电刀、超声刀等能量器械在手术中的应用给子宫带来了一系列热损伤的问题。甚至常见的腹腔镜下输卵管峡部或间质部妊娠手术时,能量器械操作不当造成子宫角部过度的灼伤,引起中晚孕子宫自发性破裂也时有发生。

(二)梗阻性难产

梗阻性难产是子宫破裂常见的原因之一,该类型子宫破裂好发于伴随有子宫肌壁原发和继发病理性改变者,如多产、畸形子宫肌层发育不良、胎盘植入病史等导致子宫肌壁延展性和抗张能力下降的因素。这些患者如果同时伴有明显的骨盆狭窄、头盆不称、软产道畸形、盆腔肿瘤、胎位异常和胎儿畸形等因素阻碍胎先露下降时,子宫为克服阻力,体部肌肉强烈收缩,子宫下段被迫拉长、变薄,最终破裂。这也是子宫破裂中最常见类型,破裂处多发生于子宫下段。严重的可以延伸到宫体、宫颈、阴道甚至撕裂膀胱。

（三）宫缩剂应用不当

使用前列腺素药物以及缩宫素等宫缩剂引产、催产,时机把握不当,或超剂量用药都可能会造成子宫平滑肌强烈的痉挛性收缩。值得注意的是在胎膜自然破裂和人工破膜等存在内源性前列腺素释放的情况下,一定要严格控制宫缩剂使用的指征和时机,避免造成子宫收缩效应叠加,导致宫缩过强、子宫破裂。

（四）助产手术损伤

分娩时实施助产手术导致的子宫破裂损伤,多是由不适当或粗暴的手术操作所导致。宫口未开全,强行产钳术或臀牵引术导致子宫颈严重裂伤并上延到子宫下段;臀牵引手法粗暴,未按照分娩机转引起胎儿手臂上举,出头困难,后出头暴力牵拉;忽略性横位内倒转术,毁胎术以及部分人工剥离胎盘术等由于操作不当,均可以造成子宫破裂。第二产程中暴力按压宫底,增加腹压,促使胎儿娩出也是导致子宫破裂的高危因素之一。

二、分类

子宫破裂按照发生时间可以分为妊娠期破裂和分娩期破裂;按照原因可以分为自发性破裂和损伤性破裂;按照程度可分为完全破裂和不完全破裂。

三、临床表现

子宫破裂发生在瘢痕子宫和非瘢痕子宫病例时表现不尽相同,因此对两类患者的临床表现都要有明确的认识。

（一）非瘢痕子宫破裂

非瘢痕子宫破裂即传统意义上的子宫破裂,几乎均发生于分娩过程中,根据其病程进展可以分为先兆子宫破裂和子宫破裂两个阶段。

1.先兆子宫破裂

多见于产程长、有梗阻性难产高危因素的患者。典型的表现为腹痛、病理性缩复环、胎心改变和血尿的"四联征"。

（1）腹痛:由于宫缩过强,子宫呈现强直性或痉挛性收缩,产妇因剧烈的腹痛而烦躁不安、呼吸心率增快、下腹部拒按。

（2）病理性缩复环:因为梗阻的存在,子宫平滑肌反应性地强直收缩,导致子宫体部肌层增厚,同时下段肌层在强力拉伸作用下延展、菲薄,从腹壁上观察,宫体部和子宫下段之间形成一个明显的凹陷,称之为"病理性缩复环",随着宫缩的进展,子宫下段进一步拉伸,病理性缩复环会逐渐上移达到脐平面或以上,如果此时不能得到及时处理,子宫下段最终会因为张力过高而断裂,进展成为子宫破裂。

（3）胎心改变:先兆子宫破裂发生时,子宫平滑肌痉挛,强直性收缩,由于没有充分的平滑肌舒张期,影响有效的胎盘血流灌注和氧气交换,胎儿会因急性缺氧出现胎动频繁,电子胎心监护可能出现胎儿心动过速、心动过缓、重度变异减速以及晚期减速等一系列胎儿宫内窘迫的表现。

（4）血尿:梗阻性难产发生时,胎先露部位对膀胱持续性压迫,膀胱壁水肿、黏膜充血,会导致血尿和排尿困难。

2.子宫破裂

子宫破裂往往在先兆子宫破裂的进展过程中骤然发生,表现如下所述。

(1)在先兆子宫破裂基础上突然发生。患者感到下腹部"撕裂样"剧烈疼痛。随后强烈的宫缩短暂停止。孕妇自觉腹痛症状会出现一过性的缓解和"轻松感",但是紧接着,由于羊水、胎儿、血液充盈整个腹腔,患者很快出现全腹疼痛及腹膜刺激征。

(2)产妇呼吸急促、浅快,出现心率增快、脉搏细弱、血压下降等失血性休克的表现。

(3)全腹部肌紧张,压痛、反跳痛明显,移动性浊音阳性。从腹部可触及明显的胎儿肢体等部位,胎动停止、胎心消失,在胎儿旁有时可扪及收缩的子宫体。经阴道检查可以发现胎先露上移,宫颈口可见鲜血流出,有时可以经宫颈向上扪及子宫下段前壁缺损。

(4)不完全子宫破裂:不完全子宫破裂是指子宫肌层部分或完全断裂,浆膜完整,此时胎儿及胎盘、脐带等附属物仍然在宫腔内。发生子宫不完全破裂时,宫缩疼痛并不明显,可以有少量的阴道流血,胎儿仍然存活,但会出现严重的晚期减速、基线变异消失等缺氧表现。此时破裂的肌层如果累及血管,也会发生严重的腹腔内出血或阔韧带血肿、后腹膜血肿等,并出现失血性休克症状。

(二)瘢痕子宫破裂

发生于既往有子宫手术史或子宫损伤病史的患者,和非瘢痕子宫破裂相比,瘢痕子宫破裂可以发生在妊娠晚期和分娩期。甚至部分严重的病例,如能量器械造成的子宫角部、子宫体部烧灼伤,会发生中孕期自发性子宫破裂,导致腹腔内出血、急腹症。子宫下段剖宫产术后的瘢痕子宫破裂往往缺乏先兆子宫破裂的表现,部分患者仅有下腹部针刺样疼痛或压痛,伴或不伴血尿,临床上还有部分病例无任何阳性表现,只是剖宫产术中意外发现。

四、诊断和鉴别诊断

(一)诊断

根据典型的病史、症状、体征,典型的子宫破裂诊断并不困难,关键在于根据病史及时筛查和识别子宫破裂的高危因素,并对其重点监测。在临产时能够及时识别先兆子宫破裂的表现,分辨子宫强直性收缩、腹痛和正常产程中的宫缩痛。当产程中出现宫缩突然消失、胎心消失、产妇心率增快、血压下降等表现时一定要警惕子宫破裂的发生。

对可疑的高危孕产妇建议产程中持续电子胎心监护,及时发现胎儿心动过速、心动过缓、严重变异减速或晚期减速、延长减速等异常。

腹腔穿刺可以明确诊断腹腔内出血,急诊床旁 B 型超声检查可以协助诊断腹腔内出血、死胎等。

(二)鉴别诊断

1.胎盘早剥

Ⅱ级以上的胎盘早剥会出现子宫强直收缩、宫体压痛、阴道出血、胎儿窘迫或死亡、孕妇失血性休克等表现,同子宫破裂的临床表现有诸多类似。但是严重的胎盘早剥一般都存在子痫前期、子痫、严重腹部外伤等病史,腹部检查无病理性缩复环。超声检查见子宫完整,部分病例可见到胎盘后血肿等典型的胎盘剥离征象。

2.难产伴发绒毛膜羊膜炎

部分病例特别是合并胎膜早破者,由于产程长、多次行阴道检查、胎头旋转等操作可以导致绒毛膜羊膜炎,出现子宫体压痛、激惹等类似先兆子宫破裂的表现。因为感染的存在,绒毛膜羊膜炎患者可伴有羊水异味、白细胞计数和分类升高,C反应蛋白及降钙素原增高等表现。结合病理缩复环、血尿等症状的有无及B型超声检查,鉴别并不困难。

五、治疗

一般治疗:开放静脉通道、吸氧、输液,做好输血的准备,大剂量应用广谱抗生素预防感染。

（一）先兆子宫破裂

一旦诊断先兆子宫破裂,立即予以抑制宫缩药物输注,肌内注射或静脉输注镇静剂,如盐酸哌替啶100 mg肌内注射,吸入麻醉或静脉全身麻醉,尽快行剖宫产术,抢救胎儿生命。

（二）子宫破裂

确诊子宫破裂,无论胎儿存活与否都应当在积极抗休克治疗的同时急诊剖腹探查,尽快找到出血位置,止血。新鲜、整齐、无感染的子宫破裂如果有生育要求可以行创面修补缝合。破口不规则或伴感染者考虑子宫次全切除术。如果子宫破裂口向下延伸至宫颈者建议子宫全切。术中发现有阔韧带巨大血肿时,要打开阔韧带,充分下推膀胱及游离输尿管后再钳夹切断组织。子宫破裂已发生失血性休克的患者尽量就地抢救,避免因搬运加重休克与出血。如果限于当地条件必须转院时,一定要同时大量输血、输液抗休克治疗,腹部加压包扎后,依就近原则转运至有救治能力的医疗机构。

（三）预防

子宫破裂是严重的产科并发症,根据国内报道,围生儿死亡率高达90%,孕产妇死亡率为12%,一旦发生后果严重,因此子宫破裂重在预防。而且通过系统化的管理和严密观察,绝大多数子宫破裂是可以避免的。

1.健全妇幼保健制度

加强围生期保健管理,及时发现高危患者进行追踪管理和适时转诊,按照病情制订适宜的分娩计划。特别强调,对有子宫手术操作史的患者尽量取得前次手术操作的原始资料,根据手术记录情况综合评估。

2.强化医务人员的理论实践技能培训

严密观察产程,能够及时识别并正确处理病理缩复环、强直性子宫收缩等异常情况。

3.严格掌握宫缩剂的应用原则

原则包括缩宫素、前列腺素制剂在促宫颈成熟、催引产的应用规范。对宫缩药物使用的间隔时间、剂量、叠加效应等要熟练掌握,使用时专人看守、做好相关记录。

4.掌握手术助产的适应证和禁忌证

避免因不恰当的粗暴操作造成医源性子宫破裂。对操作困难的产钳助产、内倒转术、毁胎术等,常规在术后探查宫颈、宫腔,必要时可以利用B型超声协助检查。

5.严格掌握剖宫产指征

严格掌握剖宫产指征减少不必要的瘢痕子宫。

6.实施剖宫产后再妊娠阴道分娩

要稳步有序地开展,做到制度先行、规范先行,严格掌握指征,切忌盲目跟风,给医患双方带来不必要的风险和危害。

（李彦存）

第二节 羊水栓塞

一、病因

羊水栓塞的病因与羊水进入母体循环有关。但是对致病机制的看法则有不同。妊娠晚期，羊水中水分占 98%，其他为无机盐、碳水化合物及蛋白质，如白蛋白、免疫球蛋白 A 及免疫球蛋白 G 等，此外尚有脂质如脂肪酸及胆红素、尿素、肌酐、各种激素和酶。如果已进入产程，羊水中还含有在产程中产生的大量前列腺素；重要的是还有胎脂块、自胎儿皮肤脱落的鳞状细胞、毳毛及胎粪，在胎粪中含有大量的组织胺、玻璃酸酶。以前很多学者认为这一类有形物质进入血流是羊水栓塞引起肺血管机械性阻塞的主要原因。而产程中产生的前列腺素类物质进入人体血流，由于其缩血管作用，加强了羊水栓塞病理生理变化的进程；值得注意的是羊水中物质进入母体的致敏问题是人们关注的焦点，早就有人提出羊水栓塞的重要原因之一就是羊水所致的过敏性休克。一些学者发现在子宫的静脉内出现鳞状细胞，但患者无羊水栓塞的临床症状；另外，又有一些患者有典型的羊水栓塞的急性心、肺功能衰竭及肺水肿症状，而尸检时并未找到羊水中所含的胎儿物质；Clark 等在 46 例羊水栓塞病例中发现有 40% 患者有药物过敏史，基于以上理由，Clark 认为变态反应可能也是导致发病的主要原因，他甚至建议用"妊娠类过敏样综合征"，以取代羊水栓塞这个名称。变态反应解释羊水栓塞引起的争议为：肥大细胞类胰蛋白酶和组胺同时测定是过敏性疾病的敏感监测指标，血清类胰蛋白酶 >10 ng/mL 即存在变态反应，但羊水栓塞患者血清类胰蛋白酶通常为阴性或轻度增高。羊水栓塞的病因十分复杂，目前尚难以一种学说来解释其病因及致病机制。

(一)羊水进入母体的途径

进入母体循环的羊水量至今无法计算，但羊水进入母体的途径有以下几种。

1.宫颈内静脉

在产程中，宫颈扩张使宫颈内静脉有可能撕裂，或在手术扩张宫颈、剥离胎膜、安置内监护器引起宫颈内静脉损伤，静脉壁的破裂、开放，是羊水进入母体的一个重要途径。

2.胎盘附着处或其附近

胎盘附着处有丰富的静脉窦，如胎盘附着处附近胎膜破裂，羊水则有可能通过此裂隙进入子宫静脉。

3.胎膜周围血管

如胎膜已破裂，胎膜下蜕膜血窦开放，强烈的宫缩亦有可能将羊水挤入血窦而进入母体循环。另外，剖宫产子宫切口也日益成为羊水进入母体的重要途径之一。

(二)羊水进入母体循环的条件

1.羊膜腔压力增高

多胎、巨大胎儿、羊水过多使宫腔压力过高；临产后，特别是第二产程子宫收缩过强；胎儿娩出过程中强力按压腹部及子宫等，使羊膜腔压力 13.3～27.3 kPa(100～175 mmHg)明显超过静脉压，羊水有可能被挤入破损的微血管而进入母体血液循环。

2.子宫血窦开放

分娩过程中各种原因引起的宫颈裂伤可使羊水通过损伤的血管进入母体血液循环。前置胎盘、胎盘早剥、胎盘边缘血窦破裂时,羊水也可通过破损血管或胎盘后血窦进入母体血液循环。剖宫产或中期妊娠钳刮术时,羊水也可从胎盘附着处血窦进入母体血液循环,发生羊水栓塞。

3.胎膜破裂后

大部分羊水栓塞发生在胎膜破裂以后,羊水可从子宫蜕膜或宫颈管破损的小血管进入母体血液循环中。由此推论,羊膜腔压力增高、过强宫缩和血窦开放是发生羊水栓塞的主要原因。高龄产妇、经产妇、急产、羊水过多、多胎妊娠、过期妊娠、巨大胎儿、死胎、胎膜早破、人工破膜或剥膜、前置胎盘、胎盘早剥、子宫破裂、不正规使用缩宫素或前列腺素制剂进行引产、剖宫产、中期妊娠钳刮术等可能是羊水栓塞的高危因素。由于羊水栓塞是一种罕见的产科并发症,现有报道很难明确诱发因素。

值得注意的是,羊水栓塞发生的确切原因目前仍不清楚,其高危因素包括所有可能增加羊水及胎儿成分进入母体机会的状况,如剖宫产、会阴切开等手术操作,前置胎盘、胎盘植入、胎盘早剥等胎盘异常。宫缩过强也曾被认为是羊水栓塞的高危因素,但是这一观点目前存在争议,羊水栓塞患者早期往往存在宫缩过强的表现,但是目前认为这种平滑肌高张是由于子宫灌注不足导致的内源性儿茶酚胺释放引起。宫缩过强是结果而不是原因。其他被认为是羊水栓塞高危的因素有:宫颈裂伤、子宫破裂、子痫、羊水过多、多胎妊娠以及高龄、人种差异等。但是由于发病例数少,目前数据显示没有任何一项高危因素可以针对性地指导产科处理规范,而降低羊水栓塞的发生率。

二、病理生理

羊水进入母体循环后,通过多种机制引起机体的变态反应、肺动脉高压和凝血功能异常等一系列病理生理变化。

（一）过敏性休克

羊水中的抗原成分可引起Ⅰ型变态反应。在此反应中肥大细胞脱颗粒、异常的花生四烯酸代谢产物产生,包括白三烯、前列腺素、血栓素等进入母体血液循环,导致过敏性休克,同时使支气管黏膜分泌亢进,导致肺的交换功能下降,反射性地引起肺血管痉挛。

（二）肺动脉高压

被认为是羊水栓塞急性发作死亡的主要原因,羊水中有形物质可直接形成栓子阻塞肺内小动脉;还可作为促凝物质促使毛细血管内血液凝固,形成纤维蛋白及血小板微血栓机械性阻塞肺血管,引起急性肺动脉高压。同时有形物质可刺激肺组织产生和释放PGF2α、5-羟色胺、白三烯等血管活性物质,使肺血管反射性痉挛,加重肺动脉高压。羊水物质也可反射性引起迷走神经兴奋,进一步加重肺血管和支气管痉挛,导致肺动脉高压或心搏骤停。肺动脉高压又使肺血管灌注明显减少,通气和换气障碍,肺组织严重缺氧,肺毛细血管通透性增加,液体渗出,导致肺水肿、严重低氧血症和急性呼吸衰竭。肺动脉高压直接使右心负荷加重,导致急性右心衰竭。肺动脉高压也可使左心房回心血量减少,引起周围血液循环衰竭,使血压下降产生一系列心源性休克症状,产妇可因重要脏器缺血而突然死亡。

（三）弥散性血管内凝血（DIC）

羊水中含有丰富的促凝物质,进入母血后激活外源性凝血系统,在血管内形成大量微血栓

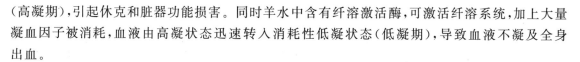

（高凝期），引起休克和脏器功能损害。同时羊水中含有纤溶激活酶，可激活纤溶系统，加上大量凝血因子被消耗，血液由高凝状态迅速转入消耗性低凝状态（低凝期），导致血液不凝及全身出血。

（四）多脏器功能衰竭

由于休克、急性呼吸循环衰竭和弥散性血管内凝血等病理生理变化，常导致多脏器受累。以急性肾脏功能衰竭、急性肝功能衰竭和急性胃肠功能衰竭等多脏器衰竭常见。

三、临床表现

羊水栓塞发病特点是起病急骤、来势凶险。90％发生在分娩过程中，尤其是胎儿娩出前后的短时间内。少数发生于临产前或产后24小时以后。在极短时间内可因心肺功能衰竭、休克导致死亡。典型的临床表现可分为3个渐进阶段。

（一）心肺功能衰竭和休克

因肺动脉高压引起心力衰竭和急性呼吸循环衰竭，而变态反应可引起过敏性休克。在分娩过程中，尤其是刚破膜不久，产妇突然发生寒战、烦躁不安、呛咳气急等症状，随后出现发绀、呼吸困难、心率加快、面色苍白、四肢厥冷、血压下降等低氧血症和低血压。由于中枢神经系统严重缺氧，可出现抽搐和昏迷。肺部听诊可闻及湿啰音，若有肺水肿，产妇可咳血性泡沫痰。严重者发病急骤，甚至没有先兆症状，仅惊叫一声或打一次哈欠后，血压迅速下降，于数分钟内死亡。

（二）DIC大出血

产妇渡过心肺功能衰竭和休克阶段，则进入凝血功能障碍阶段，表现为大量阴道流血、血液不凝固，切口及针眼大量渗血，全身皮肤黏膜出血，血尿甚至出现消化道大出血。产妇可因出血性休克死亡。

（三）急性肾衰竭

由于全身循环衰竭，肾脏血流量减少，出现肾脏微血管栓塞，肾脏缺血引起肾组织损害，表现为少尿、无尿和尿毒症征象。一旦肾实质受损，可致肾衰竭。严重病例会并发多器官功能衰竭。

典型临床表现的3个阶段可能按顺序出现，但有时亦可不全部出现或按顺序出现，不典型者可仅有休克和凝血功能障碍。中孕引产或钳刮术中发生的羊水栓塞，可仅表现为一过性呼吸急促、烦躁、胸闷后出现阴道大量流血。有些产妇因病情较轻或处理及时可不出现明显的临床表现。

四、诊断

羊水栓塞的诊断缺乏有效、实用的实验室检查，主要依靠的是临床诊断。而临床上诊断羊水栓塞主要根据发病诱因和临床表现。典型的羊水栓塞表现包括3个方面：突然出现的低氧血症和低血压，随后许多病例出现凝血功能障碍，所有表现都与妊娠和分娩相关。羊水栓塞出现在妊娠早期或中期终止妊娠或羊膜腔穿刺术中很罕见。羊水栓塞通常考虑为鉴别性诊断，针对那些突然出现心力衰竭或心搏骤停、低血压、抽搐、严重的呼吸困难或低氧血症的孕妇和近期分娩的妇女，特别在这些状况后出现不能用其他原因解释的凝血功能异常。

需要与羊水栓塞进行鉴别诊断的产科并发症与合并症有：空气栓塞、变态反应、麻醉并发症、吸入性气胸、产后出血、恶性高热、败血症、血栓栓塞、子痫、宫缩乏力及子宫破裂等。

（一）病史及临床表现

凡在病史中存在羊水栓塞各种诱发因素及条件，如胎膜早破、人工破膜或剥膜、子宫收缩过强、高龄初产，在胎膜破裂后、胎儿娩出后或手术中产妇突然出现寒战、烦躁不安、气急、尖叫、呛咳、呼吸困难、大出血、凝血障碍、循环衰竭及不明原因休克，休克与出血量不成比例，首先应考虑为羊水栓塞。初步诊断后应立即进行抢救，同时可考虑利用胸部 X 线片、心脏超声、凝血功能等辅助检查和实验室诊断进行鉴别诊断。

（二）辅助检查

1.血涂片寻找羊水有形物质

曾经被认为这是确诊羊水栓塞的标准，但近年来的研究指出，这一方法既不敏感也非特异，在正常孕妇血液中也可发现羊水有形物质。实施方法也并不适用于抢救当中进行，具体是抽取下腔静脉或右心房血 5 mL，离心沉淀后取上层物作涂片，用 Wright-Giemsa 染色，镜检发现鳞状上皮细胞、毳毛、黏液，或行苏丹Ⅲ染色寻找脂肪颗粒。

2.子宫组织学检查

当患者行全子宫切除，或死亡后进行尸体解剖时，可以对子宫组织进行组织学检查，寻找羊水成分的证据。

3.非侵入性检查方法

（1）神经氨酸-N-乙酰氨基半乳糖（Sialyl Tn）抗原检测：胎粪及羊水中含有 Sialyl Tn 抗原，羊水栓塞时母血中 Sialyl Tn 抗原浓度明显升高。应用放射免疫竞争法检测母血 Sialyl Tn 抗原水平，是一种敏感和无创伤性的诊断羊水栓塞的手段。

（2）测定母亲血浆中羊水-胎粪特异性的粪卟啉锌水平、纤维蛋白溶酶及 C_3、C_4 水平也可以帮助诊断羊水栓塞。

4.胸部 X 线检查

90%患者可出现胸片异常。双肺出现弥散性点片状浸润影，并向肺门周围融合，伴有轻度肺不张和右心扩大。

5.心电图检查

心电图检查 ST 段下降，提示心肌缺氧。

6.超声心动图检查

超声心动图检查可见右心房、右心室扩大、心排血量减少及心肌劳损等表现。

7.肺动脉造影术

肺动脉造影术是诊断肺动脉栓塞最可靠的方法，可以确定栓塞的部位和范围。但临床较少应用。

8.与 DIC 相关的实验室检查

可进行 DIC 筛选试验（包括血小板计数、凝血酶原时间、纤维蛋白原）和纤维蛋白溶解试验（包括纤维蛋白降解产物、优球蛋白溶解时间、鱼精蛋白副凝试验）。

9.尸检

（1）肺水肿、肺泡出血，主要脏器如肺、心、胃、脑等组织及血管中找到羊水有形物质。

（2）心脏内血液不凝固，离心后镜检找到羊水有形物质。

（3）子宫或阔韧带血管内可见羊水有形物质。

（三）美国羊水栓塞诊断标准

(1)出现急性低血压或心搏骤停。

(2)急性缺氧,表现为呼吸困难、发绀或呼吸停止。

(3)凝血功能障碍或无法解释的严重出血。

(4)上述症状发生在子宫颈扩张、分娩、剖宫产时或产后 30 分钟内。

(5)排除了其他原因导致的上述症状。

五、处理

临床一旦怀疑羊水栓塞,应立即抢救产妇。主要原则为:高质量的心肺复苏,纠正呼吸循环衰竭、强心、抗休克、抗过敏、防治 DIC 及肾衰竭、预防感染,病情稳定后立即终止妊娠。

（一）纠正呼吸循环衰竭

(1)心脏停搏患者,立即启动高质量的带有基础生命支持和高级生命支持的心肺复苏,心肺复苏要求如下所述。①按压频率＞100 次/分钟;②在硬床或者硬板上,按压深度＞5 cm;③保证每次按压可以引起足够的胸廓起伏;④尽量不中断胸外按压;⑤除颤后立即恢复胸外按压;⑥每 2 分钟换按压人员,避免过度疲劳;⑦复苏时将子宫放置于横位。

(2)纠正缺氧:出现呼吸困难、发绀者,立即面罩给氧,流速为 5～10 L/min。必要时行气管插管,机械通气,正压给氧,如症状严重,应行气管切开。保证氧气的有效供给,是改善肺泡毛细血管缺氧、预防肺水肿的关键。同时也可改善心、脑、肾等重要脏器的缺氧。

(3)解除肺动脉高压,抗休克及强心。常用药物如下所述。

1)西地那非:5 型磷酸二酯酶(PDE-5)抑制剂,能够特异性抑制 PDE-5 表达,增加机体内的内皮源一氧化氮及环磷酸鸟苷(cGMP)浓度,舒张血管平滑肌以及降低肺动脉压力。西地那非解除肺动脉高压的疗效明显优于传统盐酸罂粟碱。临床用法:20 mg,通过鼻饲/胃管口服,一天 3 次。

2)一氧化氮:舒张平滑肌的信使分子,可阻断迷走神经反射引起的肺血管痉挛及支气管痉挛,舒张肺动脉血管平滑肌。进行一氧化氮吸入治疗时,每 6 小时需要检测高铁血红蛋白水平。

3)多巴胺或多巴酚丁胺:多巴胺 10～20 mg 加于 5％葡萄糖液 250 mL 中静脉滴注;多巴酚丁胺 2.5～5.0 $\mu g/(kg \cdot min)$,根据血压情况调整滴速。

4)去甲肾上腺素:本品为肾上腺素受体激动药。本药是强烈的 α 受体激动药同时也激动 β 受体。通过 α 受体激动使血压升高,冠状动脉血流增加;通过 β 受体的激动,使心肌收缩加强,心排血量增加。临床用法:0.05～3.3 $mg/(kg \cdot min)$,根据血压情况调整滴速。

5)米力农:磷酸二酯酶抑制剂,正性肌力作用主要是通过抑制磷酸二酯酶,使心肌细胞内环磷酸腺苷(cAMP)浓度增高,细胞内钙增加,心肌收缩力加强,心排血量增加。兼有正性肌力作用和血管扩张作用,作用优于传统的毛花苷 C(西地兰)。临床用法:0.25～0.75 $\mu g/(kg \cdot min)$。

（二）抗过敏

应用糖皮质激素可解除痉挛,稳定溶酶体,具有保护细胞及抗过敏作用,应及早大量使用。首选氢化可的松 100～200 mg 加入 5％葡萄糖液 50～100 mL 中快速静脉滴注,再用 300～800 mg 加入 5％葡萄糖液 250～500 mL 中静脉滴注;也可用地塞米松 20 mg 缓慢静脉注射后,再用 20 mg 加于 5％葡萄糖液 250 mL 中静脉滴注,根据病情可重复使用。

（三）补充血容量

1.补充血容量

在抢救过程中,应尽快输新鲜全血和血浆以补充血容量。与一般产后出血不同的是,羊水栓塞引起的产后出血往往会伴有大量的凝血因子消耗,因此在补充血容量时注意不要补充过量的晶体,要以补充血液,特别是凝血因子和纤维蛋白原为主。扩容首选低分子右旋糖酐 500 mL 静脉滴注（每天量不超过 1 000 mL）。应作中心静脉压测定,了解心脏负荷状况,指导输液量及速度,并可抽取血液寻找羊水有形成分。

2.纠正酸中毒

在抢救过程中,应及时作动脉血气分析及血清电解质测定。若有酸中毒可用 5% 碳酸氢钠 250 mL 静脉滴注,若有电解质紊乱,应及时纠正。

（四）防治 DIC

1.肝素

在已经发生 DIC 的羊水栓塞患者使用肝素要非常慎重,一般原则是"尽早使用,小剂量使用"或者是"不用"。所以临床上如果使用肝素治疗羊水栓塞,必须符合以下两个条件:①导致羊水栓塞的风险因素依然存在（子宫和宫颈未被切除,子宫压力继续存在）,会导致羊水持续不断地进入母体的血液循环,不使用肝素会使凝血因子的消耗继续加重;②有使用肝素的丰富经验,并且能及时监测凝血功能的状态。

肝素钠用于羊水栓塞早期高凝状态时的治疗,尤其在发病后 10 分钟内使用效果更佳,而实际临床中很难捕捉到羊水栓塞血液高凝状态。可用肝素钠 25～50 mg（1 mg＝125 U）加入 0.9% 氯化钠溶液 100 mL 中,静脉滴注 1 小时,以后再以 25～50 mg 肝素钠加入 5% 葡萄糖液 200 mL 中静脉缓慢滴注,用药过程中可用试管法测定凝血时间,使凝血时间维持在 20～25 分钟。24 小时肝素钠总量应控制在 100 mg 以内为宜。肝素过量（凝血时间超过 30 分钟）,有出血倾向时,可用鱼精蛋白对抗,1 mg 鱼精蛋白对抗肝素 100 U。

2.抗纤溶药物

羊水栓塞由高凝状态向纤溶亢进发展时,可在肝素化的基础上使用抗纤溶药物,如 6-氨基己酸 4～6 g 加入 5% 葡萄糖液 100 mL 中,15～30 分钟内滴完,维持量每小时 1 g;氨甲环酸每次 0.5～1.0 g,加入 5% 葡萄糖液 100 mL 静脉滴注;氨甲苯酸 0.1～0.3 g 加入 5% 葡萄糖液 20 mL 稀释后缓慢静脉注射。

3.补充凝血因子

应及时补充,输新鲜全血、血浆、纤维蛋白原（2～4 g）凝血酶原复合物、冷凝沉淀物等。

（五）预防肾衰竭

羊水栓塞第 3 阶段为肾衰竭期,在抢救过程中应注意尿量。当血容量补足后仍少尿,应及时应用利尿剂:①呋塞米 20～40 mg 静脉注射;②20% 甘露醇 250 mL 静脉滴注,30 分钟滴完。如用药后尿量仍不增加,表示肾功能不全或衰竭,按肾衰竭处理,尽早给予血液透析。

（六）预防感染

应用大剂量广谱抗生素预防感染。应注意选择对肾脏毒性小的药物,如青霉素、头孢菌素等。

（七）产科处理

（1）如果患者出现心脏骤停时还未分娩,一旦胎儿孕周达到可能有存活力的有指征迅速分娩,而美国将此孕周定义为>23周,国内有建议>26周。迅速分娩不仅可以抢救胎儿的生命,而且在理论上可以解除增大的子宫对下腔静脉的压迫,有效帮助母体心肺复苏。

(2)临产后阴道手术产(产钳或胎吸)应当作为产科的干预措施。如果不能即刻阴道分娩,急诊剖宫产常是有指征的。围死亡期手术通常是指母亲经过4分钟心肺复苏仍未建立自主呼吸和循环情况下,为抢救胎儿而进行的手术。

(3)一些作者提出为了改善母体灌注将孕周阈值提前到20周,然而没有证据证明这种可预见的剖宫产可改善羊水栓塞伴母体心脏骤停的结局。

(4)分娩后宫缩剂的应用。没有明确依据认为宫缩剂会促进更多的羊水成分进入血液循环,使用强效宫缩剂可以有效地减少凝血功能障碍阶段的产后出血,因此多数学者主张使用宫缩剂。

六、预防

严格来说羊水栓塞是不能完全被预防的。早期诊断,早期心肺复苏至关重要。首先应针对可能发生羊水栓塞的诱因加以防范,提高警惕,早期识别羊水栓塞的前驱症状,及时恰当的处理,以免延误抢救时机。同时应注意下列问题。

(1)减少产程中人为干预,如人工破膜、静脉滴注缩宫素等。

(2)掌握人工破膜时机,破膜应避开宫缩最强的时间。人工破膜时不要剥膜,以免羊水被挤入母体血液循环。

(3)严密观察产程,正确使用宫缩剂。应用宫缩剂引产或加强宫缩时,应有专人观察,随时调整宫缩剂的剂量及用药速度,避免宫缩过强。宫缩过强时适当应用宫缩抑制剂。

(4)以往认为剖宫产时羊水进入子宫切口开放的血窦内,增加羊水栓塞的风险。美国国家登记记录分析表明,70%的羊水栓塞发生在分娩时,11%在阴道分娩后,19%在剖宫产后。这些数据表明,分娩方式可能改变羊水栓塞的发生时间但不会改变它的发生。

(5)羊水栓塞出现在妊娠早期或中期终止妊娠或羊膜腔穿刺术中很罕见。

(李彦存)

第三节 产后出血

产后出血是指胎儿娩出后24小时内失血量超过500 mL,是分娩期常见的严重并发症,居我国产妇死亡原因首位。其发病率占分娩总数2%~3%。产后出血可发生在三个时期即胎儿娩出后至胎盘娩出前,胎盘娩出至产后2小时及产后2小时至24小时,多发生在前两期。产后2小时内失血量占产后24小时内失血量的74.7%。由于分娩时测量和收集失血量存在一定的困难,估计失血量偏少,实际发病率更高。引起产后出血的主要原因为子宫收缩乏力、胎盘因素、软产道损伤及凝血功能障碍。在诊断中应予高度重视,值得注意的是近年来在抢救产科大量汹涌出血时,如果在彻底止血前只补充晶体及红细胞,还会引起稀释性凝血功能障碍。

一、子宫收缩乏力

宫缩乏力性出血依然是产后出血的主要原因,占70%~90%,及时有效地处理宫缩乏力性产后出血,对降低孕产妇死亡率十分关键。

(一)病因与发病机制

引起子宫收缩乏力性产后出血的原因有多种,凡是影响子宫收缩和缩复功能的因素都可引起子宫收缩乏力性产后出血,常见的有全身因素、子宫局部因素、产程因素、产科并发症、内分泌及药物因素等。

1.全身因素

孕妇的体质虚弱,妊娠合并心脏病、高血压、肝脏疾病、血液病等慢性全身性疾病均可致产后宫缩乏力。另外,产妇可因产程中对分娩的恐惧及精神紧张和产后胎儿性别不理想等精神因素使大脑皮质功能紊乱,加上产程中进食不足及体力消耗,水电解质平衡紊乱,均可导致宫缩乏力。

2.子宫局部因素

(1)子宫肌纤维过度伸展:如多胎妊娠、巨大儿、羊水过多等,使子宫肌纤维失去正常收缩能力。

(2)子宫肌壁损伤:经产妇使子宫肌纤维变性,结缔组织增生影响子宫收缩。急产、剖宫产和子宫肌瘤剔除术后,都可因子宫肌壁的损伤影响宫缩。

(3)子宫病变:子宫畸形(如双角子宫、残角子宫、双子宫等)、子宫肌瘤、子宫腺肌病等,均能引起产后宫缩乏力。

3.产程因素

产程延长、滞产、头盆不称或胎位异常试产失败等,都可引起继发性宫缩乏力,导致产后出血。

4.产科并发症

妊娠期高血压疾病、宫腔感染、胎盘早剥、前置胎盘等可因子宫肌纤维水肿,子宫胎盘卒中、胎盘剥离面渗血,子宫下段收缩不良等引起宫缩乏力性产后出血。

5.内分泌失调

产时和产后,产妇体内雌激素、缩宫素及前列腺素合成与释放减少,使缩宫素受体数量减少,肌细胞缝隙连接蛋白数量减少。子宫平滑肌细胞 Ca^{2+} 浓度降低,肌浆蛋白轻链激酶及 ATP 酶不足,均可影响肌细胞收缩,导致宫缩乏力。

6.药物影响

产前及产时使用大剂量镇静剂、镇痛剂及麻醉药,如吗啡、氯丙嗪、硫酸镁、哌替啶、苯巴比妥钠等,都可以使宫缩受到抑制而发生宫缩乏力性产后出血。

(二)临床表现

子宫收缩乏力性产后出血可发生在胎盘娩出前,也可以在胎盘娩出后,胎盘娩出后阴道多量流血及失血性休克等相应症状,是产后出血的主要临床表现。主要表现为胎盘娩出后阴道流血较多,按压宫底有血块挤出。也可以没有突然大量的出血,但有持续的中等量出血,直到出现严重的血容量不足,产妇可出现烦躁、皮肤苍白湿冷、脉搏细弱、脉压缩小等休克症状。

(三)诊断

1.估计失血量

胎盘娩出后 24 小时超过 500 mL 可诊断产后出血。估计失血量的方法有:①称重法,失血量(mL)=[胎儿娩出后的接血敷料湿重(g)-接血前敷料干重(g)]/1.05(血液比重 g/mL);②容积法,用产后接血容器收集血液后,放入量杯测量失血量;③面积法,可按接血纱块血湿面积粗略估计失血量;④监测生命体征、尿量和精神状态;⑤休克指数法,休克指数＝心率/收缩压(mmHg);⑥血红蛋白含量测定,血红蛋白每下降 10 g/L,失血 400～500 mL。但是产后出血早期,由于血液浓缩,血红蛋白值常不能准确反映实际出血量。

2.确诊条件

(1)出血发生于胎盘娩出后。

(2)出血为暗红色或鲜红色,伴有血块。

(3)宫底升高,子宫质软、轮廓不清,阴道流血多或剖宫产时,可以直接触到子宫呈疲软状。按摩子宫及应用宫缩剂后,子宫变硬,阴道流血可减少或停止。

(4)除外产道裂伤、胎盘因素和凝血功能障碍因素所致产后出血。

(四)处理

宫缩乏力性产后出血的处理原则:正确估计失血量和动态监护、针对病因加强宫缩、止血、补充血容量、纠正失血性休克、预防多器官功能衰竭及感染。

1.正确估计出血量和动态监护

准确估计失血量是判断病情和选择实施抢救措施的关键。估计失血量大于或可能大于500 mL时,则须及时采取必要的动态监护措施,如凝血功能、水电解质平衡,持续心电监护,持续监测血压、脉搏等生命体征;必要时可以连续检测血红蛋白浓度及凝血功能。

2.处理方法

(1)子宫按摩或压迫法:可采用经腹按摩或经腹经阴道联合按压。经腹按摩方法为,胎盘娩出后,术者一手的拇指在前、其余四指在后,在下腹部按摩并压迫宫底,挤出宫腔内积血,促进子宫收缩;经腹经阴道联合按压法为,术者一手戴无菌手套伸入阴道握拳置于阴道前穹隆,顶住子宫前壁,另一只手在腹部按压子宫后壁,使宫体前屈,两手相对紧压并均匀有节律地按摩子宫;剖宫产时可以手入腹腔,直接按摩宫底,增强子宫收缩。按摩时间以子宫恢复正常收缩并能保持收缩状态为止,同时要配合应用宫缩剂。

(2)宫缩剂的应用。①缩宫素为预防和治疗产后出血的一线药物,治疗产后出血方法:缩宫素10 U肌内注射、子宫肌层或宫颈注射,以后 10～20 U加入 500 mL 晶体液中静脉滴注,给药速度根据患者的反应调整,常规速度 250 mL/h,约 80 mU/min。静脉滴注能立即起效,但半衰期短(1～6 分钟),故需持续静脉滴注。缩宫素应用相对安全,大剂量应用时可引起高血压、水钠潴留和心血管系统不良反应;一次大剂量静脉注射未稀释的缩宫素,可导致低血压、心动过速和(或)心律失常,甚至心跳骤停,虽然人工合成催产素制剂不含抗利尿激素,但仍有一定的抗利尿作用,大剂量应用特别是持续长时间静脉滴注可引起水中毒。因缩宫素有受体饱和现象,无限制加大用量反而效果不佳,并可出现不良反应,故 24 小时总量应控制在 60U 内。②卡前列素氨丁三醇为前列腺素 F2α 衍生物(15-甲基 PGF2α),引起全子宫协调有力的收缩。用法为 250 μg(1 支)深部肌内注射或子宫肌层注射,3 分钟起作用,30 分钟达作用高峰,可维持 2 小时;必要时可重复使用,总量不超过 8 个剂量。此药可引起肺气管和血管痉挛外,另外的不良反应有腹泻、高血压、呕吐、高热、颜面潮红和心动过速,哮喘、心脏病和青光眼患者禁用,高血压患者慎用。③米索前列醇:系前列腺素 E1 的衍生物,可引起全子宫有力收缩,应用方法:米索前列醇200～600 μg 顿服或舌下给药,口服 10 分钟达高峰,2 小时后可重复应用。米索前列醇不良反应有恶心、呕吐、腹泻、寒战和体温升高较常见;高血压、活动性心、肝、肾脏病及肾上腺皮质功能不全者慎用,青光眼、哮喘及过敏体质者禁用。

（3）手术治疗：在上述处理效果不佳时，可根据患者情况和医师的熟练程度选用下列手术方法。

1）宫腔填塞：有宫腔水囊压迫和宫腔纱条填塞两种方法，阴道分娩后宜选用水囊压迫，剖宫产术中选用纱条填塞。宫腔填塞后应密切观察出血量、子宫底高度、生命体征变化等，动态监测血红蛋白、凝血功能的状况，以避免宫腔积血，水囊或纱条放置 24～48 小时后取出，要注意预防感染。

2）B-Lynch 缝合：适用于子宫收缩乏力性产后出血，子宫按摩和宫缩剂无效并有可能切除子宫的患者。方法：将子宫托出腹腔，先试用两手加压观察出血量是否减少以估计 B-Lynch 缝合成功止血的可能性，加压后出血基本停止，则成功可能性大，可行 B-Lynch 缝合术。下推膀胱腹膜返折进一步暴露子宫下段。应用可吸收线缝合，先从右侧子宫切口下缘 2～3 cm、子宫内侧 3 cm 处进针，经宫腔至距切口上缘 2～3 cm、子宫内侧 4 cm 出针；然后经距宫角 3～4 cm 宫底将缝线垂直绕向子宫后壁，于前壁相应位置进针进入宫腔横向至左侧后壁，于右侧相应位置进针，出针后将缝线垂直通过宫底至子宫前壁，与右侧相应位置分别于左侧子宫切口上、下缘缝合。收紧两根缝线，检查无出血即打结。然后再关闭子宫切口。子宫放回腹腔观察 10 分钟，注意下段切口有无渗血，阴道有无出血及子宫颜色，若正常即逐层关腹。B-Lynch 缝合术后并发症的报道较为罕见，但有感染和组织坏死的可能，应掌握手术适应证。

3）盆腔血管结扎：包括子宫动脉结扎和髂内动脉结扎。子宫血管结扎适用于难治性产后出血，尤其是剖宫产术中宫缩乏力性出血，经使用宫缩剂和按摩子宫无效，或子宫切口撕裂而局部止血困难者。推荐五步血管结扎法：单侧子宫动脉上行支结扎；双侧子宫动脉上行支结扎；子宫动脉下行支结扎；单侧卵巢子宫血管吻合支结扎；双侧卵巢子宫血管吻合支结扎。髂内动脉结扎术手术操作困难，需要由盆底手术熟练的妇产科医师操作。适用于宫颈或盆底渗血、宫颈或阔韧带出血、腹膜后血肿、保守治疗无效的产后出血，结扎前后需准确辨认髂外动脉和股动脉，必须小心勿损伤髂内静脉，否则可导致严重的盆底出血。

4）经导管动脉栓塞（transcatheter arterial embolization，TAE）：适应证为经保守治疗无效的各种难治性产后出血，生命体征稳定。禁忌证为生命体征不稳定、不宜搬动的患者；合并有其他脏器出血的 DIC；严重的心、肝、肾和凝血功能障碍；对造影剂过敏者。方法：局麻下行一侧腹股沟韧带中点股动脉搏动最强点穿刺，以 Seldinger 技术完成股动脉插管。先行盆腔造影，再行双侧髂内动脉及子宫动脉造影，显示出血部位及出血侧子宫动脉，大量造影剂外溢区即为出血处。迅速将导管插入出血侧的髂内动脉前干，行髂内动脉栓塞术（IIAE）或子宫动脉栓塞术（uterial artery embolization，UAE），二者均属经导管动脉栓塞术（transcatheter arterial embolization，TAE）的范畴。固定导管，向该动脉注入带抗生素的明胶海绵颗粒或明胶海绵条或明胶海绵弹簧钢圈后，直至确认出血停止，行数字减影成像技术（DSA）造影证实已止血成功即可，不要过度栓塞。同法栓塞对侧。因子宫供血呈明显的双侧性，仅栓塞一侧子宫动脉或髂内动脉前干将导致栓塞失败。临床研究结果表明术中发生的难治性产后出血以髂内动脉结扎术和子宫切除术为宜。而术后或顺产后发生的顽固性出血可选择髂内动脉栓塞术。对于复发出血者，尚可再次接受血管栓塞治疗。

5）子宫切除术：适用于各种保守性治疗方法无效者。一般为次全子宫切除术，如前置胎盘或部分胎盘植入宫颈时行子宫全切除术。操作注意事项：由于子宫切除时仍有活动性出血，故需以最快的速度"钳夹、切断、下移"，直至钳夹至子宫动脉水平以下，然后缝合打结，注意避免损伤输

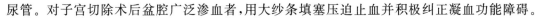

尿管。对子宫切除术后盆腔广泛渗血者,用大纱条填塞压迫止血并积极纠正凝血功能障碍。

3.补充血容量纠正休克

产妇可因出血量多,血容量急剧下降发生低血容量性休克。在针对病因加强宫缩和止血的同时,应积极纠正休克。建立有效静脉通道,监测中心静脉压、血气、尿量,补充晶体平衡液及血液、新鲜冰冻血浆等,有效扩容纠正低血容量性休克。对于难治性休克,在补足血容量后可给予血管活性药物升压。另外,可短期大量使用肾上腺皮质激素,有利于休克的纠正。在积极抢救,治疗病因之后,达到以下状况时,可以认为休克纠正良好:出血停止;收缩压>12.0 kPa(90 mmHg);中心静脉压回升至正常;脉压>4.0 kPa(30 mmHg);脉搏<100 次/分钟;尿量>30 mL/h;血气分析恢复正常;一般情况良好,皮肤温暖、红润、静脉充盈、脉搏有力。

4.预防多器官功能障碍

严重的宫缩乏力性产后出血可发生凝血功能障碍,并发 DIC,继而发生多脏器功能衰竭。休克和多脏器功能衰竭是产后出血的主要死因,因此治疗宫缩乏力性产后出血时需注意主要脏器的功能保护。明显的器官功能障碍应当采用适当的人工辅助装置,如血液透析、人工心肺机等。

5.预防感染

产妇由于大量出血而机体抵抗力降低,且抢救过程中难以做到完全无菌操作,因此,有效止血和控制病情同时还需应用足量的抗生素预防感染。

(五)预防

重视产前保健、积极治疗引起产后宫缩乏力的疾病、正确处理产程、加强产后观察,可有效降低宫缩乏力性产后出血的发生率。

(1)加强孕期保健,定期产检,发现有引起宫缩乏力性产后出血的高危因素及时入院诊治。

(2)积极预防和治疗产科并发症及妊娠合并症。

(3)正确处理产程,重视产妇休息及饮食,防止疲劳及产程延长;合理使用子宫收缩剂及镇静剂;对孕妇进行精神疏导,减少精神紧张情绪。对有发生宫缩乏力性产后出血可能者适时给予宫缩剂加强宫缩。

(4)加强产后观察,产后产妇应在产房中观察 2 小时,仔细观察产妇的生命体征、宫缩及阴道流血情况,发生异常及时处理。离开产房前鼓励产妇排空膀胱,鼓励产妇与新生儿早接触、早吸吮,能反射性引起子宫收缩,减少出血量。

二、胎盘因素所致出血

(一)概述

胎盘因素是导致产后出血的第二大原因,仅次于子宫收缩乏力,文献报道占产后出血总数的7%～24%。近年来由于剖宫产及宫腔操作增加,胎盘因素所致产后出血的比例有明显上升趋势,成为严重产后出血且必须切除子宫的最常见原因。主要包括胎盘剥离不全、胎盘剥离后滞留、胎盘嵌顿、胎盘粘连、胎盘植入、胎盘和(或)胎膜残留以及前置胎盘等。

(二)分类

1.胎盘剥离不全

多见于宫缩乏力或第三产程处理不当,如胎盘未剥离而过早牵拉脐带或刺激子宫,使胎盘部分自宫壁剥离,影响宫缩,剥离面血窦开放引起出血不止。

2.胎盘剥离后滞留

多由宫缩乏力或膀胱充盈等因素影响胎盘下降,胎盘从宫壁完全剥离后未能排出而滞留在宫腔内影响子宫收缩。

3.胎盘嵌顿

由于使用宫缩剂不当或第三产程过早及粗暴按摩子宫等,引起宫颈内口附近子宫肌呈痉挛性收缩,形成狭窄环,使已全部剥离的胎盘嵌顿于宫腔内,影响子宫收缩致出血。

4.胎盘粘连

在引起产后出血的胎盘因素中胎盘粘连最常见,胎儿娩出后胎盘全部或部分粘连于子宫壁上,不能自行剥离,称为胎盘粘连,易引起产后出血。胎盘粘连包括所有胎盘小叶的异常粘连(全部胎盘粘连),累及几个胎盘小叶(部分胎盘粘连),或累及一个胎盘小叶(灶性胎盘粘连)。

5.胎盘植入

指胎盘绒毛因子宫蜕膜发育不良等原因而植入子宫肌层,临床上较少见。根据胎盘植入面积又可分为完全性与部分性两类。其发生与既往有过宫内膜损伤及感染有关,绒毛可侵入深肌层达浆膜层甚至穿透浆膜层形成穿透性胎盘,可引起子宫自发破裂。

6.胎盘小叶、副胎盘和(或)胎膜残留

部分胎盘小叶、副胎盘或部分胎膜残留于宫腔内,影响子宫收缩而出血。常因过早牵拉脐带、过早用力揉挤子宫所致。

7.胎盘剥离出血活跃

胎盘剥离过程中出血过多。

8.胎盘早剥

子宫卒中子宫肌纤维水肿弹性下降,易引起宫缩乏力而致产后出血。

9.前置胎盘

在引起剖宫产产后出血的胎盘因素中,最常见的即前置胎盘。前置胎盘易并发产后出血原因主要有以下三点:首先在胎盘前置时,胎盘附着于子宫下段或覆盖于子宫颈中,其附着部位肌肉薄弱或缺乏,胎盘剥离后,不能有效收缩关闭血管,从而导致出血不止,引起产后出血;其次前置胎盘易发生胎盘粘连及植入肌层,胎盘剥离时出血较多;第三点是当胎盘附着于子宫前壁时,切开子宫很容易损伤胎盘而出血。

(三)高危因素

在蜕膜形成缺陷的情况下胎盘粘连比较常见,许多临床资料显示发生胎盘粘连、植入、滞留、前置胎盘与多胎、多产、炎症、化学药物刺激、机械损伤等因素造成子宫内膜损伤有密切关系。随着人工流产次数的增多,胎盘因素所引起的产后出血也逐渐增多,多次吸宫或刮宫过深损伤子宫内膜及其浅肌层可造成再次妊娠时子宫蜕膜发育不良,因代偿性扩大胎盘面积或增加覆着深度以摄取足够营养,使胎盘粘连甚至植入发生率增加。另外,子宫内膜面积减少可引起胎盘面积增加或发生异位形成前置胎盘造成产后大出血。部分患者由于人工流产术中无菌技术操作不严或过早性生活引起子宫内膜炎。

(四)临床特点

胎盘因素导致的产后出血一般表现为胎盘娩出前阴道多量流血,常伴有宫缩乏力,子宫不呈球状收缩,宫底上升,脐带不下移。胎盘娩出、宫缩改善后出血停止。出血的特点为间歇性,血色暗红,有凝血块。胎盘小叶或副胎盘残留是在胎儿娩出后胎盘自然娩出,但阴道流血较多,似子宫收缩不良,应仔细检查胎盘是否完整和胎膜近胎盘周围有无血管分支或有无胎盘小叶缺如的粗糙面。完全性胎盘粘连或植入在手取胎盘前往往出血极少或不出血,而在试图娩出胎盘时可出现大量出血,甚至有时牵拉脐带可导致子宫内翻。胎盘嵌顿时在子宫下段可发现狭窄环。胎盘嵌顿引起的产后出血比较隐匿,出血量与血流动力学的改变不相符。

B 超声像特征:正常产后子宫声像图为子宫体积明显增大,宫壁均匀增厚,内膜显示清晰。单纯胎盘残留与胎盘粘连均表现为宫腔内光点密集及边缘轮廓较清晰的光团,提示胎盘胎膜瘤。胎盘植入则表现为宫腔内见胎盘组织样回声,其与部分子宫肌壁关系密切,局部子宫肌壁明显薄于对侧。

(五)治疗措施

(1)胎盘剥离不全及粘连绝大多数可徒手剥离取出。手取胎盘的方法为在适当的镇痛或麻醉下,一手在腹壁按压固定宫底,另一手沿着脐带通过阴道进入子宫。触到胎盘后,即用手掌尺侧进入胎盘边缘与宫壁之间逐步将胎盘与子宫分离,部分残留用手不能取出者,用大号刮匙刮取残留物,最好在 B 超引导下刮宫。若徒手剥离胎盘时,手感分不清附着界限则切忌以手指用力分离胎盘,因很可能是完全性胎盘粘连或胎盘植入。

(2)完全性胎盘粘连或胎盘植入以子宫切除为宜。若出血不多需保留子宫者可保守治疗,子宫动脉栓塞术或药物(甲氨蝶呤或米非司酮)治疗都有较好效果。

药物治疗:①米非司酮是一种受体水平抗孕激素药物,它能抑制滋养细胞增殖,诱导和促进其凋亡,能引起胎盘绒毛膜滋养层细胞周期动力学发生明显变化,阻断细胞周期的运转,从而抑制滋养层细胞的增殖过程,引起蜕膜和绒毛组织的变性,用法:米非司酮 50 mg 口服,3 次/天,共服用 12 天。②MTX:MTX 用法 10 mg 肌内注射,1 次/天,共 7 天;或 MTX 1 mg/kg 单次肌内注射。如血 β-HCG 下降不满意一周后可重复一次用药。

盆腔血管栓塞术由经验丰富的放射介入医师进行,其栓塞成功率可达 95%。对还有生育要求的产妇,可避免子宫切除。介入栓塞的方法是局部麻醉下将一导管置入腹主动脉内,应用荧光显影技术确定出血血管,并放入可吸收的明胶海绵栓塞出血血管,达到止血目的。若出血部位不明确,可将明胶海绵置入髂内血管。此法对多数宫腔出血有效。

(3)胎盘剥离后滞留:首先导尿排空膀胱,用手按摩宫底使子宫收缩,另一手轻轻牵拉脐带协助胎盘娩出。

(4)胎盘嵌顿在子宫狭窄环以上者,可使用静脉全身麻醉下,待子宫狭窄环松解后,用手取出胎盘当无困难。

(5)胎盘剥离出血活跃,胎盘剥离过程中出现阴道大量流血需立即徒手剥离胎盘娩出,并给予按摩子宫及应用宫缩制剂。

(6)前置胎盘剥离面出血者,可"8"字缝合剥离面止血。或用垂体后叶素 6 U 稀释于 20 mL 生理盐水中,于子宫内膜下多点注射,显效快,可重复使用,无明显不良反应。B-lynch 缝合术也是治疗前置胎盘产后出血较好的保守治疗手段。胎盘早剥子宫卒中并有凝血功能障碍者,要输新鲜血浆,补充凝血因子。Fg<1.5 g/L 时,输纤维蛋白原,输 2~4 g,可升高 1 g/L;BPC<50×10^9/L,输 BPC 悬液。

(7)宫腔填塞术:前置胎盘或胎盘粘连所导致的产后出血,填塞可以控制出血。宫腔填塞主要有两种方法,填塞球囊或填塞纱布。可供填塞的球囊有专为宫腔填塞而设计的,能更好地适应宫腔形状,如 Bakri 紧急填塞球囊导管;原用于其他部位止血的球囊,但并不十分适合宫腔形状,如森-布管、Rusch 泌尿外科静压球囊导管;利用产房现有条件的自制球囊,如手套或避孕套。宫腔填塞纱布是一种传统的方法,其缺点是不易填紧,且因纱布吸血而发生隐匿性出血,建议统一使用规格为 10 cm×460 cm 长的纱布,所填入纱布应于 24 小时内取出,宫腔填塞期间须予抗生素预防感染;取出纱条前应先使用缩宫素,促进子宫收缩,减少出血。

（六）预防措施

加强婚前宣教,做好计划生育,减少非意愿妊娠,减少人工流产次数,以降低产后出血的发生率。为了预防产后出血,重视第三产程的观察和处理,胎儿娩出后配合手法按摩子宫,正确及时使用缩宫药物,以利胎盘剥离排出,密切观察出血量,仔细检查胎盘、胎膜娩出是否完整,胎膜边缘有无断裂的血管残痕,如有,应在当时取出。胎盘未娩出前有较多阴道流血或胎儿娩出后10 分钟未见胎盘自然剥离征象时要及时实施宫腔探查及人工剥离胎盘术可以减少产后出血。有文献报道第三产程用米索前列醇 400 μg＋NS 5 mL 灌肠,能减少产后出血量。

对于前置胎盘者,尤其是中央型及部分型前置胎盘,需做好产后出血抢救的各项准备工作,应由有经验的高年资医师上台参与手术,手术者术前要亲自参与 B 超检查,了解胎盘的位置及胎盘下缘与子宫颈内口的关系,选择合适的手术切口,从而有效降低产后出血的发生率,术中要仔细检查子宫颈内口是否有活动性出血,因为有可能发生阴道出血但宫腔无出血而掩盖了出血现象。

三、凝血功能障碍

凝血功能障碍指任何原发或继发的凝血功能异常,均能导致产后出血。其抢救失败,是导致孕产妇死亡的主要原因。

（一）病因与发病机制

特发性血小板减少性紫癜、再生障碍性贫血、白血病、血友病、维生素 K 缺乏症、人工心脏瓣膜置换术后抗凝治疗、严重肝病等产科合并症可引起原发性凝血功能异常。胎盘早剥、死胎、羊水栓塞、重度子痫前期、子痫、HELLP 综合征等产科并发症,均可引起弥散性血管内凝血（DIC）而导致继发性凝血功能障碍。

正常凝血功能的维持依赖于凝血与抗凝血、纤溶与抗纤溶、血小板功能和血管内皮细胞功能四大系统的相互协调。正常妊娠时,若出现明显的血管内皮损伤、血小板活化增强、凝血酶原活性增加、高凝状态导致继发性纤溶亢进和抗纤溶活性增强,而这四个方面相互影响相互渗透,从而维持正常妊娠处于凝血与抗凝血、纤溶与抗纤溶的动态平衡中,即所谓的生理性高凝状态。当存在产科合并症或并发症时打破了这种平衡而出现凝血功能障碍。其主要机制如下。

1.血管内皮细胞损伤、激活凝血因子Ⅻ

血管内皮细胞损伤、激活凝血因子Ⅻ启动内源性凝血系统。

2.组织严重破坏

大量组织因子进入血液,启动外源性凝血系统:创伤性分娩、胎盘早期剥离、死胎等情况下均有严重的组织损伤或坏死,大量促凝物质入血,其中尤以组织凝血活酶(即凝血因子Ⅲ,或称组织因子)为多。

3.促凝物质进入血液

羊水栓塞时一定量的羊水或其他异物颗粒进入血液可以通过表面接触使因子Ⅻ活化,从而激活内源性凝血系统。急性胰腺炎时,蛋白酶进入血液能促使凝血酶原变成凝血酶。抗原抗体复合物能激活因子Ⅻ或损伤血小板引起血小板聚集并释放促凝物质(如血小板因子等)。补体的激活在DIC的发生发展中也起着重要的作用。

4.血细胞大量破坏

正常的中性粒细胞和单核细胞内有促凝物质,在大量内毒素或败血症时中性粒细胞合成并释放组织因子;在急性早幼粒细胞性白血病患者,此类白血病细胞胞质中含有凝血活酶样物质,当白血病细胞大量坏死时,这些物质就大量释放入血,通过外源性凝血系统的启动而引起DIC。内毒素、免疫复合物、颗粒物质、凝血酶等都可直接损伤血小板,促进它的聚集。微血管内皮细胞的损伤,内皮下胶原的暴露是引起局部血小板黏附、聚集、释放反应的主要原因。血小板发生黏附、释放和聚集后,除有血小板凝集物形成,堵塞微血管外,还能进一步激活血小板的凝血活性,促进DIC的形成。

5.凝血因子合成和代谢异常

重症肝炎、妊娠脂肪肝、HELLP综合征等疾病可导致凝血因子在肝脏的合成障碍,致使凝血因子缺乏,进而导致凝血功能障碍。

6.血小板的减少

特发性血小板减少性紫癜和再生障碍性贫血,循环中血小板的减少,是导致凝血功能障碍的主要原因。

(二)临床表现

凝血功能障碍的主要临床表现为出血以及出血引起的休克和多器官功能衰竭。出血的发生时间随病因和病情进展情况而异,可在胎盘娩出前,亦可在胎盘娩出后。大多发现时已处于消耗性低凝或继发性纤溶亢进阶段,临床上可出现全身不同部位的出血,最多见的是子宫大量出血或少量持续不断的出血。开始还可见到血凝块,但血块很快又溶解,最后表现为血不凝。此外,常有皮下、静脉穿刺部位,伤口、齿龈、胃肠道出血或血尿。大量出血时呈现面色苍白、脉搏细弱、血压下降等休克的表现,呼吸困难、少尿、无尿、恶心、呕吐、腹部或背部疼痛、发热、黄疸、低血压、意识障碍(严重者发生昏迷)及各种精神神经症状等多器官功能衰竭的表现。

(三)诊断及实验室检查

凝血功能障碍,主要依靠临床表现结合病因及各种实验室检查来确诊。

1.特发性血小板减少性紫癜

特发性血小板减少性紫癜多见于成年女性,主要表现为皮肤黏膜出血。轻者仅有四肢及躯干皮肤的出血点、紫癜及瘀斑、鼻出血、牙龈出血,严重者可出现消化道、生殖道、视网膜及颅内出血。实验室检查,通常血小板<100×10^9/L,骨髓检查,巨核细胞正常或增多,成熟型血小板减少,血小板相关抗体及血小板相关补体(PAC_3)阳性,血小板生存时间明显缩短。

2.再生障碍性贫血

再生障碍性贫血主要表现为骨髓造血功能低下,全血细胞减少和贫血、出血、感染综合征。呈现全血细胞减少,正细胞正色素性贫血,网织红细胞百分数<0.01,淋巴细胞比例增高。骨髓多部位增生低下,幼粒细胞、幼红细胞、巨核细胞均减少,非造血细胞比例增高,骨髓小粒空虚。

3.血友病

血友病是一组因遗传性凝血活酶生成障碍引起的出血性疾病。分为血友病A、血友病B及遗传性因子Ⅺ缺乏症。其中血友病A最常见。血友病A发病基础是由于凝血因子Ⅷ活性(FⅧ:C)缺乏,导致内源性途径凝血障碍。血友病B是由于缺乏FⅨ,引起内源性途径凝血功能障碍。实验室检查,凝血时间(CT)通常正常或延长,活化部分凝血活酶时间(APTT)延长,简易凝血活酶生成实验(STGT)异常;凝血酶原生成实验(TGT)异常。可通过 TGT 纠正实验、FⅧ:C、FⅨ活性及抗原测定进行分型。也可以行基因诊断确诊。

4.维生素 K 缺乏症

一般情况下,维生素 K 缺乏症的发生率极低,其和长期摄入不足、吸收障碍、严重肝病及服用维生素 K 拮抗剂有关。由于人体内的凝血因子 FⅩ、FⅨ、FⅦ、凝血酶原及其调节蛋白(CPC)、蛋白 S(PS)等的生成,都需要维生素 K 参与。实验室检查,PT 延长、APTT 延长;FⅩ、FⅨ、FⅦ、凝血酶原活性低下。

5.重度肝病

肝脏是除 Ca^{2+} 和组织因子外,其他凝血因子合成的场所,重度肝病时,实验室检查多表现为肝损害的一系列生化改变、凝血酶原时间(PT)、 APTT 延长和多种凝血因子的异常,甚至出现 DIC。

(四)治疗

凝血功能障碍的处理原则:早期诊断和动态监测,积极处理原发病,同时改善微循环,纠正休克,补充耗损的凝血因子,保护和维持重要脏器的功能。

1.早期诊断和动态监测

及早诊断和早期合理治疗是提高凝血功能障碍所致产后出血救治成功率的根本保证。临床有凝血功能障碍高发的产科并发症和合并症或发生各种原因所致的产后出血,都应该及时进行相关出凝血指标的测定。同时在治疗过程中动态监测血小板、纤维蛋白原、纤维蛋白降解物、D-二聚体、PT、APTT、凝血酶时间(TT)的变化,可以监控病情的演变情况指导临床治疗。

2.积极治疗原发病

病因治疗是首要治疗原则,只有去除诱发因素,才有可能治愈凝血功能障碍所致的产后出血。

3.纠正休克

出血隐匿时休克症状可能为首发症状,及时纠正休克。

4.补充凝血因子

各种病因引起的凝血功能障碍中,大都有凝血因子的异常。因此积极补充凝血因子和血小板是治疗的一项重要措施。可通过输注新鲜冰冻血浆、凝血酶原复合物、纤维蛋白原、冷沉淀(含Ⅷ因子和纤维蛋白原)、单采血小板、红细胞等血制品来解决。

(1)血小板:血小板低于 $50\times10^9/L$ 或血小板降低出现不可控制的渗血时使用。可输注血小板 10 U,有效时间为 48 小时。

(2)新鲜冰冻血浆:是新鲜抗凝全血于 6～8 小时内分离血浆并快速冰冻,几乎保存了血液中所有的凝血因子、血浆蛋白、纤维蛋白原。使用剂量 10～15 mL/kg。

(3)冷沉淀:输注冷沉淀主要为纠正纤维蛋白原的缺乏,如纤维蛋白原浓度高于 1.5 g/L 不必输注冷沉淀。冷沉淀常用剂量 1～1.5 U/10 kg。

(4)纤维蛋白原:输入纤维蛋白原(FIB)1 g 可提升血液中纤维蛋白原 25 mg/dL,1 次可输入纤维蛋白原 2～4 g。

(5)凝血酶原复合物,含因子 Ⅴ、Ⅶ、Ⅸ、Ⅹ,可输注 400～800 U/d。

(6)近年研究发现,重组活化凝血因子Ⅶa(recombinant activated factorⅦa,rFⅦa)可用于治

疗常规处理无效的难治性妇产科出血性疾病,并取得了满意疗效。产后出血患者应用 rFⅦa 的先决条件:①血液指标,血红蛋白≥70 g/L,国际标准化比率(INR)<1.5,纤维蛋白原≥1 g/L,血小板≥50×10⁹/L;②建议用碳酸氢钠提升血液 pH 至≥7.2(pH≤7.1 时,rFⅦa 有效性降低);③尽可能恢复体温至生理范围。rFⅦa 应用的时机:①无血可输或拒绝输血时;②在代谢并发症或器官损伤出现之前;③在子宫切除或侵入性操作前。推荐的用药方案是:初始剂量是 40~60 μg/kg,静脉注射;初次用药 15~30 分钟后仍然出血,考虑追加 40~60 μg/kg 的剂量;如果继续有出血,可间隔 15~30 分钟重复给药 3~4 次;如果总剂量超过 200 μg/kg 后效果仍然不理想,必须重新检查使用 rFⅦa 的先决条件,只有实施纠正措施后,才能继续给100 μg/kg。

5.肝素的应用

在 DIC 高凝阶段主张及早应用肝素,禁止在有显著出血倾向或纤溶亢进阶段应用肝素。

6.抗纤溶药物的应用

在 DIC 患者中,可以在肝素化和补充凝血因子的基础上应用抗纤溶药物,如氨基己酸、氨甲环酸、氨甲苯酸等。

总之,凝血功能障碍性产后出血是产后出血处理中最难治的特殊类型,除了按常规的产后出血处理步骤和方法进行外,更要注重原发病因素的去除和 DIC 的纠正,同时要注重重要脏器功能的保护,才能提高抢救的成功率,降低孕产妇死亡率。

四、稀释性凝集病所致的产科出血

(一)概述

稀释性凝集病是指大失血时由于只补充晶体及红细胞导致血小板缺失及可溶性凝集因子的不足,引起的功能性凝集异常。在妊娠期(如胎盘早剥时),更常见于产后期(如子宫收缩乏力性继发性出血),可由于大量汹涌出血,输血、输液不能止血反而造成稀释性凝集病,其原因是储存的血液和红细胞制品缺乏 Ⅴ、Ⅷ、Ⅺ 因子、血小板和全部可溶血液凝固因子,故严重的出血不输注必要的血液成分止血因子,将会导致低蛋白血症、凝血酶原和凝血激酶时间延长。

(二)临床特点

一般认为,失血时输入不含凝血因子的液体和红细胞达 1 个循环血量时,血浆中凝血因子和血小板浓度会下降至开始值的 37%,在交换 2 个循环血量之后会降低至基础浓度的 14%,便发生稀释性凝集病。在这种情况下第一个下降的凝血因子是纤维蛋白原(FIB),因此,稀释性凝集病的严重程度可以从纤维蛋白原浓度估计,但要除外纤维蛋白原下降的其他原因(如弥漫性血管内凝血)。研究显示,大量输血使凝血酶原标准单位(INR)和部分凝血活酶时间比率(APTT 比率)增高到 1.5~1.8 时,血浆因子 Ⅴ 和Ⅷ 通常降低到 30% 以下。故有人将 INR 和 APTT 比率增加到对照值 1.5~1.8 成为稀释性凝血障碍的诊断和实施治疗干预的临界值。由于对大量输血所致稀释性凝血障碍一直未有一致的诊断标准,目前多以 INR 和 APTT 比率增加到 1.5~1.8、FIB<1 g/L,同时伴创面出血明显增加作为诊断依据。

如果失血量超过 1 个血容量以上就可以发生消耗性凝血障碍如 DIC 或稀释性凝集病,但 DIC 并不常见。DIC 的诊断依据是全部凝血参数均明显异常。DIC 可出现低纤维蛋白血症,血小板减少症和部分凝血活酶时间(APTT)、凝血酶原时间(PT)延长。由于 DIC 继发产生纤溶,可以检出纤维蛋白崩解后散落的亚单位——栓溶二聚体(D-Dimers),对 DIC 最特异的试验是 D-Dimers,稀释性凝集病虽也表现血小板减少症,低纤维蛋白血症及 APTT、PT 延长,但 D-Dimers

试验阴性。DIC 的纤维蛋白原降解产物（FDP）比稀释性凝集病高，对 DIC 也较敏感，但不如 D-Dimers 特异。

（三）处理

纠正稀释性凝集病主要是补充新鲜冰冻血浆（FFP）、冷沉淀蛋白、新鲜血或浓缩血小板。目前临床上最容易得到的是 FFP，当凝血障碍伴 APTT 和 PT 显著延长或 FIB 明显减少时应首选 FFP。因为 FFP 含有生理浓度的所有凝血因子，70 kg 成人输入 1 U FFP（250 mL）通常可改善 PT 5%～6% 和 APTT 1%，按 15 mL/kg 输入 FFP 可使血浆凝血因子活性增加 8%～10%。为了获得和维持临界水平以上的凝血因子，推荐短期内快速输入足够剂量的 FFP 如 5～20 mL/kg。发生稀释性凝集病时第一个下降的凝血因子是纤维蛋白原，如果单独输入 FFP 不足以提供所需纤维蛋白原时应考虑采用浓缩纤维蛋白原 2～4 g，或含有纤维蛋白原、因子 Ⅷ 和 Avon Willebrand 因子的冷沉淀。在治疗稀释性凝集病的过程中，血细胞比容（Hct）下降会增加出血危险，尤其是有血小板减少症时，因此不要推迟红细胞的输注，有建议稀释性凝血障碍时应设法提高 Hct 到高于 70～80 g/L 的氧供临界水平。多数大出血患者在交换了 2 个血容量之后会出现血小板减少症，故血小板计数如果低于 $50×10^9$/L，应当输用血小板治疗。输 1 个单位血小板一般可升高血小板$(5～10)×10^9$/L。重组的 Ⅶ 激活因子（rⅦa，诺七）与组织因子（TF）相互作用能直接激活凝血，产生大量的凝血酶，因为 TF 全部表达在破损血管的内皮，促凝作用不会影响全身循环。因此在严重稀释性凝集病中，应早期给予 rⅦa。

综上所述，妊娠期（如胎盘早剥时）及产后期（如子宫收缩乏力性继发性出血）大量汹涌出血的患者，要防止稀释性凝集病的发生。如果 FIB<1 g/L，INR 和 APTT 比率为 1.5～1.8 及创面出血增加，应考虑稀释性凝血障碍。处理首选 FFP，必要时给予 FIB、血小板或其他凝血因子制品。

（李彦存）

第十五章

正常产褥

第一节　产褥期母体的生理变化

一、生殖系统

生殖系统在产褥期的变化最大。子宫从胎盘娩出后到恢复至未孕状态的过程称为子宫复旧,主要包括子宫体肌纤维的缩复和子宫内膜的再生。在子宫复旧的过程中,其重量减轻,体积减小。子宫肌纤维的缩复是指肌细胞长度和体积缩减,而肌细胞数目并未减少。细胞内多余的胞质蛋白在胞内溶酶体酶系作用下变性自溶,最终代谢产物通过血液和淋巴循环经肾脏排出体外。分娩后的子宫重约1 000 g,17 cm×12 cm×8 cm大小;产后1周的子宫重约500 g,如12孕周大;产后10天子宫降至骨盆腔,腹部触诊不能扪及;产后2周子宫重约300 g;6周约50 g,大小亦恢复至未孕时状态。分娩后2～3天,子宫蜕膜分为浅、深两层,浅层蜕膜发生退行性变,坏死、脱落,成为恶露的一部分,随恶露排出;深部基底层的腺体和间质迅速增殖,形成新的子宫内膜;到产后3周,新生的子宫内膜覆盖了胎盘附着部位以外的子宫内壁;胎盘附着部位的子宫内膜至产后6周才能完全由新生的子宫内膜覆盖。产后宫颈松弛如袖管,外口呈环状;产后2天起,宫颈张力才逐渐恢复,产后2～3天,宫颈口可容2指,宫颈内口10天后关闭,宫颈外形约在产后1周恢复,宫颈完全恢复至未孕状态约需4周;但宫颈由于分娩中3点或9点不可避免的轻度裂伤,外口由未产时的圆形变为经产后的一字形。产后阴道壁松弛,阴道皱襞消失,阴道腔扩大;产褥期阴道壁张力逐渐恢复,产后3周阴道皱襞开始重现,阴道腔逐渐缩小,但在产褥期末多不能恢复至原来的弹性及紧张度。会阴由于分娩时胎头压迫,多有轻度水肿,产后2～3天自行吸收消失;会阴裂伤或切口在产后3～5天多能愈合。处女膜在分娩时撕裂形成处女膜痕,是经产的重要标志,不能恢复。盆底肌肉和筋膜由于胎头的压迫和扩张,过度伸展而致弹性降低,并可有部分肌纤维断裂;若产褥期能坚持正确的盆底肌锻炼,则有可能恢复至正常未孕状态;但盆底组织有严重裂伤未能及时修补、产次多,分娩间隔时间过短的产妇,可造成盆底组织松弛,也是造成子宫脱垂,阴道前后壁膨出的主要原因。

二、循环系统

胎盘娩出后子宫胎盘循环终止,子宫肌的缩复使大量血液进入母体血液循环,加之妊娠期水

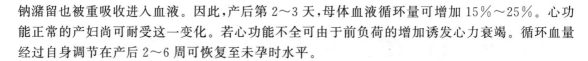

钠潴留也被重吸收进入血液。因此,产后第2~3天,母体血液循环量可增加15%~25%。心功能正常的产妇尚可耐受这一变化。若心功能不全可由于前负荷的增加诱发心力衰竭。循环血量经过自身调节在产后2~6周可恢复至未孕时水平。

三、血液系统

产褥早期产妇的血液仍呈高凝状态,这对于减少产后出血,促进子宫创面的恢复有利。这种高凝状态在产后3周才开始恢复。外周血中白细胞数增加,可达(15~30)×10⁹/L,以中性粒细胞升高为主,产后1~2周恢复正常。产褥期贫血较常见,经加强营养和药物治疗后可逐渐恢复。血小板数在产后增多。红细胞沉降率加快,产后3~4周恢复正常。

四、呼吸系统

产后膈肌下降,腹压减低,产妇的呼吸运动由妊娠晚期的胸式呼吸变为胸腹式呼吸。呼吸的幅度较深,频率较慢,每分钟14~16次。

五、消化系统

产妇体内黄体酮水平下降,胃动素水平增加,胃肠道的肌张力和蠕动力逐渐恢复,胃酸分泌增加,于产后1~2周恢复至正常水平。因此,产褥早期产妇的食欲欠佳,喜进流食,以后逐渐好转。由于产妇多卧床,活动较少,膳食中的纤维成分少,盆底肌和腹肌松弛,胃肠动力较弱,易发生便秘。

六、泌尿系统

产后循环血量增加,组织间液重吸收使血液稀释,在自身调节机制的作用下,肾脏利尿作用增强,尿量增加,尤以产后第1周明显。妊娠期肾盂和输尿管轻度生理性扩张,于产后4~6周恢复正常。膀胱在分娩过程中受压,组织充血、水肿,处于麻痹状态,对尿液的刺激不敏感,再加上会阴伤口疼痛,产妇不习惯卧床排尿等因素,易发生尿潴留,多发生在产后12小时内。

七、内分泌系统

胎儿娩出后,胎盘分泌的激素在母体中的含量迅速下降。雌激素3天、孕激素1周降至卵泡期水平。人绒毛膜促性腺激素(HCG)一般在产后2周消失。胎盘生乳素(HPL)的半衰期为30分钟,其消减较快,产后1天已测不出。其他的酶类或蛋白,如耐热性碱性磷酸酶(HSAP)、催产素酶(CAP)、甲胎蛋白(AFP)等,在产后6周均可恢复至未孕时水平。妊娠时的高雌、孕激素水平,负反馈抑制了下丘脑促性腺激素释放激素(GnRH)的分泌,使垂体产生惰性,产后恢复也较慢,恢复的时间与是否哺乳有关,一般产妇于产后4~6周逐渐恢复对GnRH的反应性。不哺乳的产妇,产后6~8周可有月经复潮,平均在产后10周恢复排卵。哺乳产妇的月经恢复较迟,有的在整个哺乳期内无月经来潮。但月经复潮晚来潮前有排卵的可能,应注意避孕。

妊娠过程中母体的甲状腺、肾上腺、胰岛、甲状旁腺等内分泌腺体的功能均发生一系列改变,多在产褥期恢复至未孕前状态。

八、免疫系统

妊娠是成功的半同种异体移植,孕期母体的免疫系统处于被抑制状态,以保护胎儿不被排

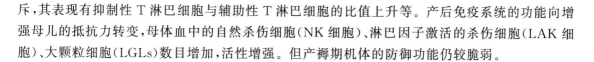

斥,其表现有抑制性 T 淋巴细胞与辅助性 T 淋巴细胞的比值上升等。产后免疫系统的功能向增强母儿的抵抗力转变,母体血中的自然杀伤细胞(NK 细胞)、淋巴因子激活的杀伤细胞(LAK 细胞)、大颗粒细胞(LGLs)数目增加,活性增强。但产褥期机体的防御功能仍较脆弱。

九、精神心理

产妇的心理变化对产褥期的恢复有重要影响。产妇的心理状态多不稳定且脆弱。在产后1 周,绝大多数产妇都有不同程度的焦虑、烦闷等情绪,严重者可能发生产后忧郁综合征。对产妇进行社会心理护理,特别是产妇丈夫和家庭的支持和关怀,有利于避免产后不良心理反应。

十、泌乳

妊娠期胎盘分泌大量雌激素促进乳腺腺管发育,大量孕激素促进乳腺腺泡发育,为产后泌乳准备条件,但同时也抑制孕期乳汁的分泌。分娩后,产妇血中雌、孕激素水平迅速下降,解除了对泌乳的抑制,同时母体内催乳激素(prolactin,PRL)水平很高,这是产后泌乳的基础。此后乳汁的分泌在很大程度上依赖于婴儿吸吮,当婴儿吸吮时,感觉冲动从乳头传至大脑,大脑底部的腺垂体反射性地分泌催乳激素,催乳激素经血液到达乳房,使泌乳细胞分泌乳汁。同时感觉冲动可经乳头传至大脑底部的神经垂体反射性地分泌缩宫素,后者作用于乳腺腺泡周围的肌上皮细胞,使其收缩而促使乳汁排出。乳房的排空也是乳汁再分泌的重要条件之一。此外,乳汁分泌还与产妇的营养、睡眠、精神和健康状态有关。

乳汁是婴儿的最佳食品。它无菌、营养丰富、温度适中,最适合婴儿的消化和吸收。母乳的质和量随着婴儿的需要自然变化,产后最初几日内分泌的乳汁称为初乳,质较黏稠,因其含较多的胡萝卜素,色偏黄,蛋白的含量很高。此后分泌的乳汁称成熟乳,蛋白含量较初乳低,脂肪和乳糖的含量较高。乳汁中除含有丰富的营养物质、多种微量元素、维生素外,还含有免疫物质,对促进婴儿生长、提高婴儿抵抗力有重要作用。

(张凤娟)

第二节 产褥期的处理及保健

一、产褥期的临床表现及处理

产妇会因回味产时的状况而兴奋、激动、紧张等而影响休息,产后的观察和及时而恰当的指导和处理直接影响产妇产后的康复,不可忽视。

(一)生命体征

每天两次测体温、脉搏、呼吸、血压。由于产程中的消耗和脱水,产后最初的 24 小时内体温略升高,一般不超过 38 ℃;产后由于子宫胎盘血液循环停止及卧床休息等因素,脉搏略缓慢,60～70 次/分钟;产后呼吸深慢,14～16 次/分钟;血压比较平稳。以上体征出现异常,应积极寻找原因并处理。

（二）子宫复旧及恶露

产后应根据子宫复旧的规律，观察并记录宫底高度，以了解子宫复旧过程。测量前嘱产妇排尿并先按摩，使其收缩后再测。产褥早期由于子宫的收缩会引起下腹剧烈痛，称为产后宫缩痛。一般不需特殊处理，严重者可用针灸或止痛药物。

产后随子宫蜕膜的脱落，含有血液、坏死蜕膜组织等经阴道排出，称为恶露。恶露分为以下几种。

1.血性恶露

色鲜红，含大量的血液和少量的胎膜及坏死蜕膜组织，持续1周。

2.浆液性恶露

淡红色，似浆液，血量减少，含有少量血液而有较多的宫颈黏液、坏死蜕膜组织和细菌，也持续1周。

3.白色恶露

黏稠，色泽较白，血量更少，含大量的白细胞、退化蜕膜、表皮细胞和细菌等，可持续2～3周。

正常恶露有血腥味，但无臭味，持续4～6周。每天应观察恶露的量、颜色及气味。若恶露量多，色红且持续时间长，应考虑子宫复旧不良，给予子宫收缩剂；若恶露有腐臭味且有子宫压痛，应考虑合并感染或胎盘胎膜残留，给予宫缩剂同时加抗生素控制感染。

（三）外阴

保持外阴清洁干燥，每天用0.1％苯扎溴铵或1：5 000高锰酸钾清洗外阴2～3次，拭干后放消毒会阴垫。外阴水肿者可用50％硫酸镁湿热敷，每天两次，每次15分钟。会阴切开缝合者，除常规冲洗外，大便后随时冲洗，向健侧卧位，每天检查伤口周围有无红肿、硬结及分泌物。于产后3～5天拆线，若伤口感染，应提前拆线引流或行扩创处理。

（四）乳房

母乳营养丰富，易于消化，是婴儿最理想的食品。必须正确指导哺乳，推荐母乳喂养。于产后半小时内开始哺乳，此时乳房内乳量虽少，通过新生儿吸吮动作刺激泌乳；生后24小时内，每1～3小时哺乳1次或更多些；生后2～7天内是母体泌乳的过程，哺乳次数应频繁些。哺乳期以10个月至1年为宜。同时应随时观察乳房大小、有无红肿、发热及硬块等。常见乳房异常有以下几种。

1.乳房胀痛

系因乳腺管不通致使乳房形成硬结，哺乳前热敷乳房，两次哺乳间冷敷乳房，减少局部充血，用电按摩器或用两手从乳房边缘向乳头中心按摩。婴儿吸吮力不够时，可借助吸奶器吸引，也可用散结通乳中药。

2.乳头皲裂

主要由于婴儿含吮不正确，或过度地在乳头上使用肥皂和乙醇等刺激物，轻者可继续哺乳。哺乳前可湿热敷乳房和乳头3～5分钟，哺乳后挤出少量乳汁涂在乳头上，暂时暴露和干燥乳汁，起到修复表皮的功能；皲裂严重者，可暂时停止哺乳24小时，并将乳汁挤出喂养婴儿。

3.乳汁不足

如前所述，乳汁分泌与多种因素有关。要使产妇乳汁充足，必须保持精神愉快、睡眠充足、营养丰富，多指导产妇正确哺乳，并可用针刺或催乳中药促使乳汁分泌。

4.退奶

产妇因某种原因不能授乳者应限制进汤类食物,停止吸奶。可用己烯雌酚 5 mg,每天 3 次,连服 3~5 天;皮硝 250 g 捣碎后装在布袋内,分别敷于两乳房上并固定;也可用生麦芽 60~90 g 煎服,每天 1 剂,连服 3 天。对已有大量乳汁分泌者,用溴隐亭 2~5 mg,每天 2 次,连用 14 天,效果较好。

(五)其他

产后应给予富于营养、清淡易消化食物;24 小时内应卧床休息,无异常情况者即可下床活动,但应避免长时间站立及重体力劳动,以防子宫脱垂;产后 4 小时应鼓励产妇排尿,6 小时未能自行排尿者应按尿潴留处理。若产后 48 小时无大便,可服用缓泻剂或使用开塞露;产褥早期,出汗较多,应注意卫生及避免着凉或中暑;产后 24 小时即可开始产后锻炼,帮助子宫复旧及腹肌、盆底肌和形体的恢复;产褥期严禁性交,产后 6 周应采用避孕措施,并做一次全面的母婴查体。

二、产褥期保健

(一)临床表现

1.生命体征

产妇产后体温多在正常范围内,部分产妇体温可在产后最初 24 小时内略升高,一般不超过 38 ℃;产后3~4 天因乳房血管、淋巴管极度充盈也可发热,体温可达 37.8~39 ℃,称泌乳热,一般持续 2~16 小时,体温即下降,不属病态。产后脉搏略缓慢,为 60~70 次/分钟,与子宫胎盘循环停止及卧床休息等因素有关,约于产后 1 周恢复正常。产后腹压降低,膈肌下降,由妊娠期的胸式呼吸变为胸腹式呼吸,使呼吸深慢,14~16 次/分钟。

2.产后宫缩痛

在产褥早期因宫缩引起下腹部阵发性剧烈疼痛称产后宫缩痛。子宫在疼痛时呈强直性收缩,于产后 1~2 天出现,持续 2~3 天自然消失。多见于经产妇。哺乳时反射性缩宫素分泌增多,使疼痛加重。

3.乳房胀痛或皲裂

产后哺乳延迟或没有及时排空乳房,产妇可有乳房胀痛,触之有坚硬感,且疼痛重。哺乳产妇特别是初产妇在产后最初几日容易出现乳头红、裂开,有时有出血,哺乳时疼痛。

4.恶露

产后随子宫蜕膜层(特别是胎盘附着处蜕膜)脱落,故含有血液、坏死蜕膜等组织的液体经阴道排出,称恶露。恶露分为以下几种。①血性恶露:色鲜红,含大量血液,量多,有时有小血块,少量胎膜及坏死蜕膜组织,持续 3~4 天;②浆液性恶露:色淡红,似浆液,含少量血液,但有较多的坏死蜕膜组织、宫颈黏液、阴道排液,持续 10 天;③白色恶露:黏稠,色泽较白,含大量白细胞、坏死蜕膜组织、表皮细胞,持续 3 周干净。正常恶露有血腥味,但无臭味,持续 4~6 周。

5.褥汗

产褥早期,皮肤排泄功能旺盛,排出大量汗液,以夜间睡眠和初醒时更明显,不属病态,于产后 1 周内自行好转。

(二)产褥期处理

1.产后 2 小时内处理

产后 2 小时内极易发生产后出血、子痫等严重并发症,处理好此期非常重要,连续观察阴道出血量、宫底高度、子宫收缩等;注意测量脉搏、血压;若发现宫缩乏力,应及时按摩子宫并肌内注射子宫收缩剂。同时协助产妇哺乳,促使子宫收缩。

2.尿潴留

产后5天内尿量较多,产后4小时内鼓励产妇自解小便。若排尿困难,可用热水熏洗外阴或温开水冲洗尿道口,诱导排尿;也可针刺关元、气海、三阴交等穴位;必要时可给予新斯的明或加兰他敏肌内注射。如上述方法无效,应及时导尿,留置导尿管,并给予抗生素预防感染。

3.观察子宫复旧及恶露

每天测量宫底高度,并观察恶露量、颜色及气味。若子宫复旧不全,恶露量增多、持续时间延长,应及时给予子宫收缩剂。若同时合并感染,恶露量增多,持续时间长而有臭味,应在给予子宫收缩剂的同时使用抗生素,控制感染,并注意保持外阴清洁。

4.会阴处理

产后1周内,特别是会阴有伤口者,每天用1∶5 000的高锰酸钾或1∶2 000苯扎溴铵溶液冲洗或擦洗外阴,2～3次/天。嘱产妇向会阴切口的对侧卧。会阴切口于产后3～5天拆线。会阴部有水肿者,可用50%硫酸镁液湿热敷,或用红外线照射外阴。若伤口感染,应提前拆线引流或行扩创处理,产后在1周以上者,可用1∶5 000高锰酸钾温开水坐浴。如会阴切口疼痛剧烈或产妇有肛门坠胀感,应及时配合医师检查,排除阴道壁和会阴血肿。

5.乳房处理

(1)常规护理:第一次哺乳前,应将乳房、乳头用温肥皂水及温开水洗净。以后每次哺乳前均用温开水擦洗乳房及乳头。母亲要洗手。每次哺乳必须吸尽双乳,乳汁过多不能吸尽时,应将余乳挤出。

(2)哺乳时间及方法:于产后30分钟内开始哺乳,按需哺乳,生后24小时内,每1～3小时哺乳一次。哺乳时,母亲及新生儿均应选择最舒适位置,需将乳头和大部分乳晕含在新生儿口中,用一手扶托并挤压乳房,协助乳汁外溢,防止乳房堵住新生儿鼻孔。让新生儿吸空一侧乳房后,再吸吮另侧乳房。每次哺乳后,应将新生儿抱起轻拍背部1～2分钟,排出胃内空气以防吐奶。哺乳期以10个月至1年为宜。乳汁确实不足时,应及时补充按比例稀释的牛奶。

(3)乳房异常。①乳胀的处理:为防止乳房胀痛,产后应尽早哺乳,哺乳前热敷、按摩乳房;两次哺乳期间冷敷、佩戴乳罩,以减少乳房充血;婴儿吸吮力不足时,可延长哺乳时间,增加哺乳次数,也可借助吸奶器吸引;若发生乳房胀痛,多因乳腺管不通致使乳房形成硬结,可服维生素片或散结通乳中药。②乳汁不足的护理:指导哺乳方法,调节饮食,可针刺穴位或服用中药。③乳头皲裂的护理:多因哺乳方法不当,轻者可继续哺乳,每次哺乳后,可涂10%的鱼肝油滴剂、蓖麻油糊剂或抗生素软膏;严重者停止哺乳,按时将奶挤出。

(4)退奶的护理:产妇因病不能哺乳。退奶方法有以下几种:①停止哺乳,不排空乳房,少进汤汁,佩戴合适胸罩,乳房胀痛者,可口服镇痛药,2～3天后疼痛减轻;②生麦芽60～90 g,水煎当茶饮,1次/天,3～5天;③芒硝250 g分装两纱布袋内,敷于两乳房并包扎,湿硬时更换;④溴隐亭2.5 mg,2次/天,早晚与食物共服,雌激素己烯雌酚5～10 mg,3次/天,连服3天,必要时重复,肝功能异常者忌用。目前不首先推荐溴隐亭或雌激素退奶。

(三)产褥期保健

1.产后活动

经阴道自然分娩者,产后5～12小时轻微活动,24小时后可下床活动。如有特殊情况,如会阴切开、剖宫产,可适当延迟起床时间。产后健身操有助于腹部和盆底肌肉的恢复及体质恢复。

2.饮食

产后初期宜进流质或清淡半流质饮食,根据产妇消化情况,以后可进普通饮食。食物以富含蛋白质、维生素、纤维素、足够热量和水分为宜。

3.产后访视及检查

为了解产妇及新生儿健康状况,产后至少要做 3 次访视。分别在产妇出院后 3 天内,产后14 天和28 天进行。产后健康检查是产妇产后 42 天去医院检查,检查内容包括哺乳情况、血压、妇科检查(了解子宫是否已恢复至非孕状态)、血及尿常规。

4.计划生育

产妇产褥期内禁忌性生活,恢复性生活者应避孕。产后避孕的原则是哺乳者以工具避孕为宜,不哺乳者选用药物和工具避孕均可。

(张凤娟)

第三节 沁乳生理

乳房为泌乳的准备经历了 3 个主要的活跃期。①乳房的发育:从胚芽期开始到孕期达顶点;②泌乳:从孕期开始生乳,分娩时增加;③维持泌乳:从产后数天开始,在存在对乳房刺激的条件下保持已建立的泌乳。

乳房的发育和泌乳需要多种激素的相互作用(表 15-1)。泌乳的开始和维持又需要下丘脑-垂体轴发挥作用(图 15-1,图 15-2)。

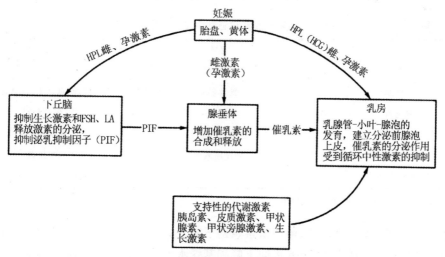

图 15-1 妊娠期乳房泌乳的激素准备

孕期雌激素促使腺管组织和腺泡芽生,而孕激素则促使腺泡的成熟。腺体干细胞在催乳素、生长激素、胰岛素、皮质醇和上皮生长因子的作用下,分化为分泌腺泡细胞和肌上皮细胞。催乳素是产乳的专性激素,但产乳尚需要一个低雌激素环境。虽然催乳素水平随着孕期增加而增加,但胎盘的性激素阻断催乳素所诱发的腺上皮分泌功能,提示在乳房的发育中,性激素和催乳素起协同作用,但在维持泌乳中,两者为拮抗作用。孕激素抑制乳糖和 α-乳清蛋白的生物合成,雌激素对催乳素所引起的泌乳作用,有直接拮抗作用。同样胎盘生乳素(HPL)通过与腺泡催乳素受体的竞争结合,对催乳素也具有拮抗作用。泌乳的过程包括两个阶段。第一阶段,从分娩前12周开始,出现乳糖、总蛋白质和免疫球蛋白明显增加和钠、氯的减少,为一个泌乳基质的收集过程。第二阶段包括血供、氧供和葡萄糖的摄入及柠檬酸盐浓度的增加。临床表现为产后 2～3 天,出现大量的乳汁分泌,血 α-乳清蛋白的水平达高峰。仅乳清蛋白是特殊蛋白质,它能催化乳糖的合成。在此期内,乳汁的成分出现重要改变,持续 10 天,而后分泌成熟乳。

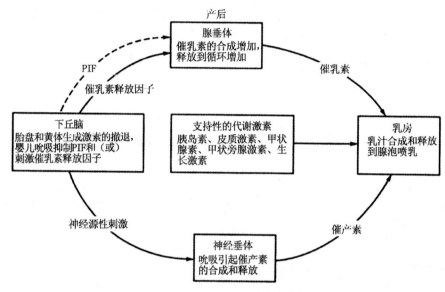

图 15-2 产后乳房泌乳激素准备

表 15-1 乳房发育和泌乳中多种激素的作用

乳房的发育	泌乳	维持泌乳
雌激素	催乳素	生长激素
黄体酮	雌激素 ↓	吸吮(催产素、催乳素)
催乳素	黄体酮 ↓	生长激素
生长激素	胎盘生乳素 ↓	糖皮质激素
糖皮质激素	糖皮质激素	胰岛素
上皮生长因子	胰岛素	甲状腺素和甲状旁腺激素

注:↓表示激素水平必须低于正常方能起作用

随着胎盘的娩出,胎盘催乳素、雌孕激素急剧下降。胎盘催乳素在分娩后 72 小时内即消失,孕激素在数天内下降,雌激素在 5～6 天间下降到基线水平。非哺乳妇女,催乳素在产后 14 天时达基线水平。孕激素是抑制泌乳的关键,因而有人认为血孕激素值的下降是泌乳第二阶段的触发因素。吸吮为催乳素释放提供一个持续性的刺激。吸吮刺激催乳素和催产素的分泌,此两种激素为刺激乳母乳汁合成和乳汁喷射的代谢激素。至于催乳素值和乳量之间的关系,目前尚无一致的意见。

促使乳汁开始分泌和保持其分泌必须具备一个完整的下丘脑-垂体轴,调节催乳素和催产素水平,授乳的过程需要乳汁的合成和释放到腺小泡,再到输乳窦。如乳汁不能排空,可使毛细血管血供减少,抑制授乳的过程。没有吸吮刺激,就意味着垂体不释放催乳素,难以维持泌乳。吸吮刺激乳头和乳晕上的感觉神经末梢,由此传入神经反射弧引起下丘脑分泌和释放催乳素及催产素,下丘脑还抑制催乳素抑制因子(PIF)的分泌,使腺垂体释放催乳素。

(张凤娟)

第四节 母乳喂养

联合国儿童基金会(UNICEF)在有关母乳喂养的研讨会上确定了按母乳喂养的不同程度,将母乳喂养分为三大类。①全部母乳喂养:包括纯母乳喂养,指除母乳外,不给婴儿任何其他液体或固体食物;几乎纯母乳喂养,指除母乳外,还给婴儿少量维生素和水果汁,每天不超过 $1\sim2$ 次。②部分母乳喂养:包括高比例母乳喂养,指母乳占全部婴儿食物不低于 80%;中等比例母乳喂养,指全部婴儿食物中,母乳占 $20\%\sim79\%$;低比例母乳喂养,指母乳占婴儿全部食物的比率低于 20%。③象征性母乳喂养:母乳量少,几乎不能提供婴儿需要的热量。

一、母乳喂养的优点

母乳喂养经济,使乳母能从孕期向非孕期状态的生理过渡顺利地完成。吸吮时所产生的催产素,促进子宫收缩,减少产后出血,加速产后复旧。哺乳期的闭经,使母体内的蛋白质、铁和其他所需的营养物质得到储存,有利于产后康复和延长生育间隔。根据流行病学的调查研究,母乳喂养尚有利于预防乳腺癌和卵巢癌。

对婴儿来说,接受母乳喂养的优点更为突出。母乳易于消化,温度适宜,无细菌污染,母乳具有理想的成分和抗感染的特性。母乳喂养婴儿过敏性问题的发生率小,生长和营养适宜,不至出现人工喂养儿那样的肥胖。吸吮使婴儿与母亲多接触,有利于促进母子间的感情交流,并促进婴儿的心理发育。

二、人乳的组成和特殊性

人乳中的糖类主要为乳糖。乳糖的来源是葡萄糖和半乳糖,后者有来自葡萄糖-6-磷酸盐(G-6-PD),α-乳清蛋白为乳糖的催化剂。在孕期,此调节酶受到孕激素的抑制。胎盘娩出后,雌孕激素下降,催乳素上升,α-乳清蛋白的合成增加,产生大量的乳糖及时地满足新生儿的营养需要。

(一)脂肪

脂肪是在内质网内合成。腺细胞可合成短链脂肪酸,长链脂肪酸来自血浆。人乳中的脂肪超过 98% 为三酰甘油的脂肪酸。三酰甘油主要来自血浆和在细胞内由葡萄糖氧化而合成。催乳素、胰岛素促进腺细胞葡萄糖的摄入,并刺激三酰甘油的合成。澳大利亚学者通过对乳母接受不同量胆固醇膳食的观察,发现胆固醇低的膳食仅使乳母血胆固醇降低,而不影响血中三酰甘油的量。乳汁中的胆固醇含量,并不因不同膳食的组合而异。

（二）蛋白质

乳汁中绝大部分的蛋白质来源于血浆中的氨基酸，由乳腺分泌细胞分泌入乳汁。胰岛素和皮质激素刺激蛋白和乳腺酶的合成。营养良好的乳母，其乳汁中蛋白质的含量正常值为 $0.8\sim0.9$ g/100 mL，营养不良乳母的乳之中，蛋白质的含量与正常值相差不大。增加膳食中的蛋白质，可增加泌乳量，但不增加其蛋白质含量。持续哺乳 20 个月的乳母，其泌乳量略减少而乳的质量不变。随着婴儿体质量的增加和乳母乳量的减少，婴儿所得有效的总蛋白由每天 2.2 g/kg 体质量下降到 0.45 g/kg，提示 1 岁后的幼儿需要添加蛋白质。

（三）电解质

钠、钾、氯化物、镁、钙、磷酸盐、硫酸和柠檬酸盐等都以双方向通过腺细胞膜。人乳中的钙含量一般是稳定的，即使乳母钙的摄入不足，但通过动用母体骨骼组织中的钙可维持钙的稳定性。不论乳儿是否有佝偻病的表现，从母乳中所摄入的乳钙含量相同。乳母每天膳食中应供应 $1\,200\sim2\,000$ mg 钙才能满足需要而不至于在哺乳 6 周内动用骨骼钙。乳碘水平随乳母膳食中含碘量而异，而且乳碘浓度高于血碘水平。其他无机盐，如钠、镁、磷、铁、锌和铜在人乳中的含量均不受乳母膳食总量的增减的影响。

（四）水分

水分也双方向通过腺细胞膜，其通向取决于细胞内葡萄糖的浓度。当乳母感到口渴时，应自然地增加水分的摄入，此时如限制水分，首先出现的是乳母尿量的减少而并非泌乳量的减少。不同于其他哺乳动物的乳汁，人乳的单价离子浓度低而乳糖浓度高。

（五）维生素

水溶性维生素容易经血清进入乳汁中，因而人乳中的水溶性维生素，如维生素 B_1、维生素 B_2、维生素 B_{12}、尼可酸和泛酸的水平随着乳母膳食的改变而升或降。维生素 C 虽属于水溶性，但它在人乳中的浓度与乳母所摄入的维生素 C 量并不密切相关，即使乳母摄入 10 倍的维生素 C 剂量，乳汁中浓度并未发现有相应的增加，而尿中排泄却和摄入量相关，提示乳房组织有一个饱和界限。

（六）脂溶性物质

乳汁中的脂溶性物质经脂肪转运，其浓度不易为膳食的改变而得到改变，如维生素 A、D 储藏于组织中，补充膳食所造成的影响，难以测定。往往在组织中的储藏达到一定水平后，方可影响乳汁中的浓度。但在营养不良的妇女中，增加膳食中的维生素 A，乳汁中的维生素 A 浓度亦增加。

（七）酶

人乳中含有多种酶，如淀粉酶、过氧化氢酶、过氧化物酶、脂酶、黄嘌呤氧化酶、碱性和酸性磷酸酶，其中最重要的为脂酶，可起到分解三酰甘油的作用。人乳各种组成部分的分布为糖类（乳糖）7％，脂肪3％～5％，蛋白质 0.9％，矿物质 0.1％。组成部分的比例不受种族、年龄或产次的影响。人乳中内容物的变化，一般认为可分为 3 期：即初乳、过渡乳和成熟乳。在这三期中，乳汁成分相对有一些变化，对出生后婴儿的生理性需要具有重要意义。初乳指产后 7 天内所分泌的乳汁，由于含有 β 胡萝卜素而呈黄色；初乳中的蛋白质，脂溶性维生素和矿物质的含量均高于成熟乳，并有高蛋白、低脂肪和低乳糖的特点，还含有丰富的免疫球蛋白，特别是分泌型 IgA（SIgA）；初乳还含有大量的抗体，对产道的细菌和病毒具有防御作用。过渡乳是产后 7～14 天间所分泌的乳汁，其免疫球蛋白和总蛋白的含量减少而乳糖、脂肪和总热量增加，水溶性维生素增加而脂溶性维生素减少。产后14天以后的乳汁称为成熟乳。在绝大多数的哺乳类动物中水分为乳汁中的重要部分,其他成分均溶解、弥散或混悬于水分中。

三、人乳量的变化

最近的研究表明新生儿有食欲控制的功能,最终根据婴儿的需要调节乳量。当婴儿停止吸吮时,乳房内尚剩有10%～30%的乳总量。出生6天后的婴儿已具有表达饱享感的能力。如在第二侧乳房哺喂时,其摄入量通常显著地少于第一侧。摄入量低和摄入量中等的婴儿,哺喂后所剩余的乳量相仿,提示产乳量的调节取决于婴儿的需要,而非产乳量控制婴儿的摄入。

四、人乳的特殊性能

最近的研究结果均支持人乳的成分是无法为其他营养源所替代。临床营养学家认为人乳是新生儿最理想的食品,因人乳具有的独特的双重作用:①其营养素具有典型作用,如提供辅酶因子、能量或组成结构的底质;②具有复杂的功能作用组成部分,提供婴儿生长需要。人乳中存在所有的主要有机营养素成分。蛋白质提供生长所需要的氨基酸,以多肽形式存在,有助于消化、防御和其他功能。脂肪除提供热能外,尚有些抗病毒作用。糖类提供能量,亦可能加强矿物质的吸收,调剂细菌的生长和防止某些细菌吸附于呼吸道和肠道的上皮细胞。人乳的主要成分及特殊性能,分别叙述如下。

(一)蛋白质的营养和功能特性

成熟乳的蛋白质含量为0.8%～0.9%。随着哺乳时间的延长,蛋白质浓度有所改变。产后2周时,蛋白质浓度约为1.3%,第2个月末下降到0.9%。非蛋白氮的浓度亦降低但下降的幅度低于蛋白质。人乳中目前共测得游离氨基酸18种,以牛磺酸和谷氨酸、谷氨酰胺等最丰富。构成蛋白质的氨基酸有17种,以谷氨酸、谷氨酰胺和亮氨酸及门冬氨酸最丰富。谷氨酰胺为条件必需氨基酸,是核苷酸(ATP、嘌呤、嘧啶)和其他氨基酸合成的前质,是快速分化细胞的能源,有特殊营养,特别对小肠黏膜的生长、防御等起主要作用。

(二)脂肪的营养和功能特性

人乳中的总脂肪成分约占3.5%。在哺乳的最初几个月中,脂肪的含量保持相当稳定。脂肪所提供的热量为人乳热量的50%。乳母的膳食决定其乳汁中的脂肪组成。

当乳母的热量至少30%～40%来自脂肪时,其乳汁的脂肪来自血中的三酰甘油;当膳食热量不足时,乳汁的脂肪组成即反应乳母的储备脂肪组织。足月儿的脂肪吸收系数为95%,极低体质量儿通常为80%或更少些。

人乳中的三酰甘油具有独特的脂肪酸分布,能补充胰脂酶对某些脂肪酸的水解作用。早产儿和足月儿母乳中各脂肪酸的绝对含量逐渐增加,初乳中总不饱和脂肪酸百分含量较高。足月儿母乳中AA、DHA、亚油酸、亚麻酸初乳中高,6个月逐渐下降(酶逐步成熟的适应)。早产儿母乳中AA是足月儿母乳的1.5倍,早产儿母乳中DHA是足月儿母乳的2倍,越早产,越要鼓励生母母乳喂养。

(三)糖类

乳糖是人乳中的主要糖类,提供50%的热能。乳糖几乎仅存在于乳汁中,是决定婴儿胃肠道菌群的一个主要因素。人乳还含有丰富的糖类,包括微量葡萄糖、低聚糖、糖脂、糖蛋白和核苷糖,这些糖类部分参与调整肠道菌丛,促使双歧杆菌的生长,从而限制其他细菌的生长。其所形成的共栖菌丛占据为数有限的结合点,使之不为致病菌所占,起到一个保护作用。国际上在母乳中已分离 100 多种低聚糖,是母乳中含量仅次于乳糖和脂肪的固体成分。在初乳中占 22 g/L,成熟乳中占 12 g/L。低聚糖作用于小肠上皮细胞刷状缘,合成糖蛋白和糖脂,经尿液排出体外;在结肠菌群正常的作用下生成短链脂肪酸,保持肠道内低 pH,有利于双歧杆菌和乳酸杆菌的生长;为肠道致病菌的可溶性受体,对肠道致病菌产生的毒素起直接抑制作用;可与外来抗原竞争肠细胞上的受体。

五、哺乳期的营养

哺乳是妊娠生产周期的结束。在孕期,不但乳房已为泌乳做准备,而且母体亦储备了额外的营养素和热能。泌乳量、乳中蛋白质含量和钙含量与乳母营养状况和膳食无相关性。氨基酸中赖氨酸和蛋氨酸、某些脂肪酸和水溶性维生素的含量,随着乳母的摄食而异。钙、无机物质和脂溶性维生素的储存需要补充。营养不良的乳母在膳食中进行补充,能改善其乳量和质。一个不需要过多补充额外营养素的平衡膳食对保证良好泌乳既符合生理情况,也最经济。

有些孕产妇具有诱发营养不良的高危因素,包括:①孕期的体质量增加小于正常标准;②哺乳期热量摄入不足导致体质量下降;③膳食的营养质量差;④吸烟、嗜酒和滥用咖啡因;⑤内科并发症,如贫血或任何影响营养素的消化、吸收和利用的内科疾病。例如超体质量(>135%的标准范围)、低体质量(<90%标准范围);孕期体质量增加不足(正常体质量妇女孕期体质量增加少于11.35 kg,低体质量妇女少于 12.71 kg);产乳期体质量下降加速,如产后 1 个月时体质量下降超过 9.0 kg;贫血,产后 6 周内血红蛋白低于 110 g/L,红细胞比容低于 0.33 等。

(张凤娟)

第十六章

产褥期疾病

第一节 产褥感染

产褥感染是指分娩时及产褥期生殖道受病原体感染,引起局部和全身的炎性变化。发病率为1‰~7.2‰,是产妇死亡的四大原因之一。产褥病率是指分娩 24 小时以后的 10 天内用口表每天测量4 次,体温有 2 次达到或超过 38℃。可见产褥感染与产褥病率的含义不同。虽然造成产褥病率的原因以产褥感染为主,但也包括产后生殖道以外的其他感染与发热,如泌尿系感染、乳腺炎、上呼吸道感染等。

一、病因

(一)感染来源

1.自身感染

正常孕妇生殖道或其他部位的病原体,当出现感染诱因时使机体抵抗力低下而致病。孕妇生殖道病原体不仅可以导致产褥感染,而且在孕期即可通过胎盘、胎膜、羊水间接感染胎儿,并导致流产、早产、死胎、胎膜早破等。有些病原体造成的感染,在孕期只表现出阴道炎、宫颈炎等局部症状,常常不被患者重视,而在产后机体抵抗力低下时发病。

2.外来感染

由被污染的衣物、用具、各种手术器械、物品等接触患者后引起感染,常常与无菌操作不严格有关。产后住院期间探视者、陪伴者的不洁护理和接触,是引起产褥感染极其重要的来源,也是极容易被疏忽的感染因素,应引起产科医师、医院管理者的高度重视。

(二)感染病原体

引起产褥感染的病原体种类较多,较常见者有链球菌、大肠埃希菌、厌氧菌等,其中内源性需氧菌和厌氧菌混合感染的发生有逐渐增高的趋势。需氧性链球菌是外源性感染的主要致病菌,有极强的致病力、毒力和播散力,可致严重的产褥感染。大肠埃希菌属包括大肠埃希菌及其相关的革兰氏阴性杆菌、变形杆菌等,亦为外源性感染的主要致病菌之一,也是菌血症和感染性休克最常见的病原体。在阴道、尿道、会阴周围均有寄生,平常不致病,产褥期机体抵抗力低下时可迅速增生而发病。厌氧性链球菌存在于正常阴道中,当产道损伤、机体抵抗力下降,可迅速大量繁殖,并与大肠埃希菌混合感染,其分泌物异常恶臭。

（三）感染诱因

1.一般诱因

机体对入侵的病原体的反应，取决于病原体的种类、数量、毒力以及机体自身的免疫力。女性生殖器具有一定的防御功能，任何削弱产妇生殖道和全身防御功能的因素均有利于病原体的入侵与繁殖，如贫血、营养不良，和各种慢性疾病，如肝功能不良、妊娠合并心脏病、糖尿病等，以及临近预产期前性交、羊膜腔感染。

2.与分娩相关的诱因

（1）胎膜早破：完整的胎膜对病原体的入侵起着有效的屏障作用，胎膜破裂导致阴道内病原体上行性感染。是病原体进入宫腔并进一步入侵输卵管、盆腔、腹腔的主要原因。

（2）产程延长、滞产、多次反复的肛查和阴道检查增加了病原体入侵机会。

（3）剖宫产操作中无菌措施不严格、子宫切口缝合不当，导致子宫内膜炎的发生率为阴道分娩的20倍，并伴随严重的腹壁切口感染，尤以分枝杆菌所致者为甚。

（4）产程中宫内仪器使用不当或使用次数过多、使用时间过长，如宫内胎儿心电监护、胎儿头皮血采集等，将阴道及宫颈的病原体直接带入宫腔而感染。宫内监护超过8小时者，产褥病率可达71%。

（5）各种产科手术操作（产钳助产、胎头吸引术、臀牵引等），以及产道损伤、产前产后出血、宫腔填塞纱布、产道异物、胎盘残留等，均为产褥感染的诱因。

二、分型及临床表现

发热、腹痛和异常恶露是最主要的临床表现。由于机体抵抗力不同，炎症反应程度、范围和部位的不同，临床表现有所不同。根据感染发生的部位可将产褥感染分为以下几种类型。

（一）急性外阴、阴道、宫颈炎

常由于分娩时会阴损伤或手术产、孕前有外阴阴道炎者而诱发，表现为局部灼热、坠痛、肿胀，炎性分泌物刺激尿道可出现尿痛、尿频、尿急。会阴切口或裂伤处缝线嵌入肿胀组织内，针孔流脓。阴道与宫颈感染者其黏膜充血、水肿、溃疡、化脓，日久可致阴道粘连甚至闭锁。病变局限者，一般体温不超过38℃，病情发展可向上或宫旁组织，导致盆腔结缔组织炎。

（二）剖宫产腹部切口、子宫切口感染

剖宫术后腹部切口的感染多发生于术后3～5天，局部红肿、触痛。切口有明显硬结，并有浑浊液体渗出，伴有脂肪液化者其渗出液可呈黄色浮油状，严重患者组织坏死，切口部分或全层裂开，伴有体温明显升高，超过38℃。Soper报道剖宫术后的持续发热主要为腹部切口的感染，尤其是普通抗生素治疗无效者。

据报道，3.97%的剖宫术患者有切口感染、愈合不良，常见的原因有合并糖尿病、妊娠期高血压疾病、贫血等。剖宫术后子宫切口感染者则表现为持续发热，早期低热多见，伴有阴道出血增多，甚至晚期产后大出血，子宫切口缝合过紧过密是其因素之一。妇检子宫复旧不良、子宫切口处压痛明显，B超检查显示子宫切口处隆起呈混合性包块，边界模糊，可伴有宫腔积液（血），彩色多普勒超声检查显示有子宫动脉血流阻力异常。

（三）急性子宫内膜炎、子宫肌炎

此为产褥感染最常见的类型，由病原体经胎盘剥离而侵犯至蜕膜所致者为子宫内膜炎，侵及子宫肌层者为子宫肌炎，两者常互相伴随。临床表现为产后3～4天开始出现低热，下腹疼痛及压痛,恶露增多且有异味,如早期不能控制,病情加重,出现寒战、高热、头痛、心率加快、白细胞及中性粒细胞增高,有时因下腹部压痛不明显及恶露不一定多而容易误诊。Figucroa 报道急性子宫内膜炎的患者 100％有发热,61.6％其恶露有恶臭,60％患者子宫压痛明显。最常培养分离出的病原体主要有溶血性葡萄球菌、大肠埃希菌、链球菌等。当炎症波及子宫肌壁时,恶露反而减少,异味亦明显减轻,容易误认为病情好转。感染逐渐发展可于肌壁间形成多发性小脓肿,B 超检查显示子宫增大复旧不良、肌层回声不均,并可见小液性暗区,边界不清。如继续发展,可导致败血症甚至死亡。

(四)急性盆腔结缔组织炎、急性输卵管炎

多继发于子宫内膜炎或宫颈深度裂伤,病原体通过淋巴道或血行侵及宫旁组织,并延及输卵管及其系膜。临床表现主要为一侧或双侧下腹持续性剧痛,妇检或肛查可触及宫旁组织增厚或有边界不清的实质性包块,压痛明显,常常伴有寒战和高热。炎症可在子宫直肠陷凹积聚形成盆腔脓肿,如脓肿破溃则向上播散至腹腔。如侵及整个盆腔,使整个盆腔增厚呈巨大包块状,不能辨别其内各器官,整个盆腔似乎被冻结,称为"冰冻骨盆"。

(五)急性盆腔腹膜炎、弥散性腹膜炎

急性盆腔腹膜炎、弥散性腹膜炎炎症扩散至子宫浆膜层,形成盆腔腹膜炎,继续发展为弥散性腹膜炎,出现全身中毒症状:高热、寒战、恶心、呕吐、腹胀、下腹剧痛,体检时下腹明显压痛、反跳痛。产妇因产后腹壁松弛,腹肌紧张多不明显。腹膜炎性渗出及纤维素沉积可引起肠粘连,常在直肠子宫陷凹形成局限性脓肿,刺激肠管和膀胱导致腹泻、里急后重及排尿异常。病情不能彻底控制者可发展为慢性盆腔炎。

(六)血栓性静脉炎

细菌分泌肝素酶分解肝素导致高凝状态,加之炎症造成的血流淤滞、静脉壁损伤,尤其是厌氧菌和类杆菌造成的感染极易导致血栓性静脉炎。可累及卵巢静脉、子宫静脉、髂内静脉、髂总静脉及下腔静脉,病变常为单侧,患者多在产后 1～2 周,继子宫内膜炎之后出现寒战、高热,反复发作,持续数周,不易与盆腔结缔组织炎鉴别。下肢血栓性静脉炎者:病变多位于一侧股静脉和腘静脉及大隐静脉,表现为弛张热、下肢持续性疼痛、局部静脉压痛或触及硬索状包块,血液循环受阻,下肢水肿,皮肤发白,称为股白肿。可通过彩色多普勒超声血流显像检测确诊。

(七)脓毒血症及败血症

病情加剧则细菌进入血液循环引起脓毒血症、败血症,尤其是当感染血栓脱落时,可致肺、脑、肾脓肿或栓塞死亡。

三、处理原则

治疗原则是抗感染。辅以整体护理、局部病灶处理、手术或中医中药治疗。

(一)支持疗法

纠正贫血与电解质紊乱,增强免疫力。半卧位以利脓液流于陶氏腔,使之局限化。进食高蛋白、易消化的食物,多饮水,补充维生素,纠正贫血和水、电解质紊乱。发热者以物理退热方法为主,高热者酌情给予 50～100 mg 双氯芬酸栓塞肛门退热,一般不使用安替比林退热,以免体温不升。重症患者应少量多次输新鲜血或血浆、清蛋白,以提高机体免疫力。

(二)清除宫腔残留物

有宫腔残留者应予以清宫,对外阴或腹壁切口感染者可采用物理治疗,如红外线或超短波局部照射,有脓肿者应切开引流,盆腔脓肿者行阴道后穹隆穿刺或切肿引流,并取分泌物培养及药物敏感试验。严重的子宫感染,经积极的抗感染治疗无效,病情继续扩展恶化者,尤其是出现败血症、脓毒血症者,应果断及时地行子宫全切术或子宫次全切除术,以清除感染源,拯救患者的生命。

（三）抗生素的应用

应注意需氧菌与厌氧菌以及耐药菌株的问题。感染严重者,首选广谱高效抗生素,如青霉素、氨苄西林、头孢类或喹诺酮类抗生素等,必要时进行细菌培养及药物敏感试验,并应用相应的有效抗生素。可短期加用肾上腺糖皮质激素,提高机体应激能力。

（四）活血化瘀

血栓性静脉炎患者产后在抗感染同时,加用肝素 48～72 小时,即肝素 50 mg 加入 5％葡萄糖溶液静脉滴注,6～8 小时一次,体温下降后改为每天 2 次,维持 4～7 天,并口服双香豆素、双嘧达莫（潘生丁）等。也可用活血化瘀中药及溶栓类药物治疗。若化脓性血栓不断扩散,可考虑结扎卵巢静脉、髂内静脉等,或切开病变静脉直接取栓。

（李　涓）

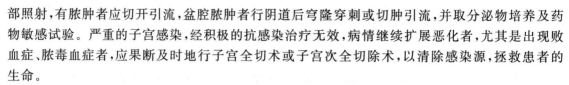

第二节　产褥期抑郁症

产褥期抑郁症又称产后抑郁症,是指产妇在分娩后出现抑郁症状,是产褥期精神综合征中最常见的一种类型。易激惹、恐怖、焦虑、沮丧和对自身及婴儿健康过度担忧,常失去生活自理及照料婴儿的能力,有时还会陷入错乱或嗜睡状态。多于产后 2 周发病,于产后 4～6 周症状明显,既往无精神障碍史。有关其发生率,国内研究资料多为 10％～18％,国外资料高达 30％以上。

一、病因

与生理、心理及社会因素密切相关。其中,B 型血性格、年龄偏小、独生子女、不良妊娠结局对产妇的抑郁情绪影响很大。此外,与缺乏妊娠、分娩及小儿喂养常识也有一定关系。

（一）社会因素

家庭对婴儿性别的敏感,以及孕期发生不良生活事件越多,越容易患产褥期抑郁症。孕期、分娩前后诸如孕期工作压力大、失业、夫妻分离、亲人病丧等生活事件的发生,以及产后体形改变,都是患病的重要诱因。产后遭到家庭和社会的冷漠,缺乏帮助与支持,也是致病的危险因素。

（二）遗传因素

遗传因素是精神障碍的潜在因素。有精神病家族史,特别是有家族抑郁症病史的产妇。产褥期抑郁症的发病率高。在过去有情感性障碍的病史、经前抑郁症史等均可引起该病。

（三）心理因素

由于分娩带来的疼痛与不适使产妇感到紧张恐惧,出现滞产、难产时,产妇的心理准备不充分,紧张、恐惧的程度增加,导致躯体和心理的应激增强,从而诱发产褥期抑郁症的发生。

二、临床表现

心情沮丧、情绪低落,易激惹、恐怖、焦虑,对自身及婴儿健康过度担忧,失去生活自理及照料婴儿能力,有时还会出现嗜睡、思维障碍、迫害妄想,甚至伤婴或出现自杀行为。

三、诊断标准

产褥期抑郁症至今尚无统一的诊断标准。美国精神病学会在《精神疾病的诊断与统计手册》一书中,制定了产褥期抑郁症的诊断标准。在产后 2 周内出现下列 5 条或 5 条以上的症状,必须具备①②两条:①情绪抑郁;②对全部或多数活动明显缺乏兴趣或愉悦;③体质量显著下降或增加;④失眠或睡眠过度;⑤精神运动性兴奋或阻滞;⑥疲劳或乏力;⑦遇事皆感毫无意义或自责感;⑧思维力减退或注意力涣散;⑨反复出现死亡想法。

四、处理原则

产褥期抑郁症通常需要治疗,包括心理治疗和药物治疗。

(一)心理治疗

通过心理咨询,以解除致病的心理因素(如婚姻关系不良、想生男孩却生女孩、既往有精神障碍史等)。对产妇多加关心和无微不至的照顾,尽量调整好家庭中的各种关系,指导其养成良好睡眠习惯。

(二)药物治疗

应用抗抑郁症药,主要是选择性 5-羟色胺再吸收抑制剂、三环类抗抑郁药等,例如帕罗西汀以 20 mg/d 为开始剂量,逐渐增至 50 mg/d 口服;舍曲林以 50 mg/d 为开始剂量,逐渐增至 200 mg/d 口服;氟西汀以 20 mg/d 为开始剂量,逐渐增至 80 mg/d 口服;5 mg/d 阿米替林以 50 mg/d 为开始剂量,逐渐增至 150 mg/d 口服等。这类药物优点为不进入乳汁中,故可用于产褥期抑郁症。

(三)BN-脑神经平衡疗法

世界精神病学协会(WPA)、亚洲睡眠研究会(ASRS)、抑郁症防治国际委员会(PTD)、中国红十字会全国精神障碍疾病预防协会、广州海军医院精神病治疗中心宣布,治疗精神疾病技术的新突破:BN-脑神经介入平衡疗法为精神科领域治疗权威技术正式在广州海军医院启动。BN-脑神经介入平衡疗法引进当今世界最为先进的脑神经递质检测技术,打破了传统的诊疗手段,采用全球最尖端测量设备,结合BN-脑神经介入平衡疗法开创精神科领域检测治疗新标准。

五、预防

(一)加强对孕妇的精神关怀

利用孕妇学校等多种渠道普及有关妊娠、分娩常识,减轻孕妇妊娠、分娩的紧张、恐惧心情,完善自我保健。

(二)运用医学心理学、社会学知识

对孕妇在分娩过程中,多关心和爱护产妇,对于预防产褥期抑郁症有积极意义。

(李　涓)

第三节　产褥期中暑

中暑是一组在高温环境中发生的急性疾病,包括热射病、热痉挛及热衰竭三型。其中以热射病最为常见。产妇在高温闷热环境下体内积热不能散发引起中枢性体温调节功能障碍的急性热病,表现为高热、水、电解质紊乱、循环衰竭和神经系统功能损害等而发生中暑表现者为产褥期中暑。

一、病因及发病机制

产后,产妇在妊娠期内积存的大量液体需排出,部分通过尿液,部分通过汗腺排出;在产褥期,体内的代谢旺盛,必然产热,汗的排出及挥发也是一种散热方式,因此,产妇在产后的数天内都有多尿、多汗的表现。夏日里产妇更是大汗淋漓,衣服常为汗液浸湿。所以在产褥期,对产妇的科学调养方式应该是将产妇安置在房间宽大、通风良好的环境中,衣着短而薄,以利汗液的挥发。当外界气温超过 35 ℃时,机体靠汗液蒸发散热。而汗液蒸发需要空气流通才能实现。但旧风俗习惯怕产妇"受风"而要求关门闭窗,妇女在分娩后,即将头部缠上白布,身着长袖、长裤衣服,并全身覆以棉被,门窗紧闭,俗称"避风寒",以免以后留下风湿疾病,如时值夏日,高温季节,湿度大,而住房狭小,室内气温极高,则产妇体表汗液无由散发,体温急骤升高,体温调节中枢失控,心功能减退,心排血量减少,中心静脉压升高,汗腺功能衰竭,水和电解质紊乱,体温更进一步升高,而成为恶性循环,当体温高达 42 ℃以上时可使蛋白变性,时间一长病变常趋于不可逆性,即使经抢救存活,常留有神经系统的后遗症。

二、临床表现

(一)先驱症状

全身软弱、疲乏、头昏、头痛、恶心、胸闷、心悸、出汗较多。

(二)典型症状

面色潮红、剧烈头痛、恶心、呕吐、胸闷加重、脉搏细数、血压下降。严重者体温继续上升常在 40 ℃以上,有时高达 42 ℃,甚至超越常规体温表的最高水平。继而谵妄、昏迷,抽搐。皮肤温度极高,但干燥无汗。如不及时抢救,数小时即可因呼吸循环衰竭死亡。

(三)诊断

发病时间常在极端高温季节,患者家庭环境及衣着情况均有助于诊断,其高热、谵妄及昏迷、无汗为产褥期中暑的典型表现。本病须与产后子痫、产褥感染作鉴别诊断,而且产褥感染的产妇可以发生产褥中暑,产褥中暑的患者又可以并发产褥感染。

(四)预防及治疗

产前宣教时应告诉孕妇,产后的居室宜宽大、通风良好,有一定的降温设备,其衣着宜宽松,气温高时要多饮水,产褥期中暑是完全可以预防的。

三、治疗

产褥期中暑治疗原则是迅速降温、纠正水、电解质与酸碱紊乱、积极防治休克。

（一）先兆及轻症

如有头昏、头痛、口渴、多汗、疲乏、面色潮红、脉率快、出汗多、体温升高至 38 ℃，首先应迅速降温，置患者于室温 25 ℃或以下的房间中，同时采用物理降温，在额部、两侧颈、腋窝、腹股沟、腘窝部有浅表大血管经过处置冰袋，全身可用酒精擦浴、散风，同时注意水和电解质的平衡，适时补液及给予镇静剂。

（二）重症

1.物理降温

体温 40 ℃或以上，出现痉挛、谵妄、昏迷、无汗的患者，为达到迅速降温的目的，可将患者躺在恒温毯上，按摩四肢皮肤，使皮肤血管扩张、加速血液循环以散热，降温过程中以肛表测体温，为肛温已降至38.5 ℃，即将患者置于室温 25 ℃的房间内，用冰袋置于前面所述的颈、腋窝、腹股沟部继续降温。

2.药物降温

氯丙嗪是首选的良药，有调节体温中枢、扩张血管、加速散热、松弛肌肉、减少震颤、降低器官的代谢和氧消耗量的功能，防止身体产热过多。剂量为 25～50 mg 加入生理盐水 500 mL 补液中静脉滴注1～2 小时，用药时需动态观察血压，情况紧急时可将氯丙嗪 25 mg 或异丙嗪25 mg 溶于 5%生理盐水100～200 mL 中于 10～20 分钟滴入。若在 2 小时内体温并无下降趋势，可重复用药。降温过程中应加强护理，注意体温、血压、心脏情况，待肛温降至 38 ℃左右时，应即停止降温。

3.对症治疗

（1）积极纠正水、电解质紊乱，24 小时补液量控制在 2 000～3 000 mL，并注意补充钾、钠盐。

（2）抽搐者可用安定。

（3）血压下降者用升压药物，一般用多巴胺及间羟胺。

（4）疑有脑水肿者，用甘露醇脱水。

（5）有心力衰竭者，可用快速洋地黄类药物，如毛花苷 C。

（6）有急性肾衰竭者，在适度时机用血透。

（7）肾上腺皮质激素有助于治疗脑水肿及肺水肿，并可减轻热辐射对机体的应激和组织反应，但用量不宜过大。

（8）预防感染：患者在产褥期易有产褥感染，同时易并发肺部其他感染，可用抗生素预防。

（9）重症产褥期中暑抢救时间可以长达 1～2 个月或更多，有时需用辅助呼吸，故需有长期抢救的思想准备。

4.预后

有先兆症状及轻症者预后良好，重症者则有可能死亡，特别是体温达 42 ℃以上伴有昏迷者，存活后亦可能伴有神经系统损害的后遗症。

（李 涓）

第四节 晚期产后出血

晚期产后出血是指分娩 24 小时后,在产褥期内发生的子宫大量出血,出血量超过 500 mL。产后1～2 周发病最常见,亦有迟至产后 6 周发病,又称产褥期出血。晚期产后出血发生率的高低与各地产前保健及产科质量水平密切相关。近年来,随着各地剖宫产率的升高,晚期产后出血的发生率有上升趋势。

一、病因

(一)胎盘、胎膜残留

是最晚期产后出血常见的病因,多发生于产后 10 天左右。黏附在子宫腔内的小块胎盘组织发生变性、坏死、机化,可形成胎盘息肉。当坏死组织脱落时,基底部血管开放,引起大量出血。

(二)蜕膜残留

产后 1 周内正常蜕膜脱落并随恶露排出,若蜕膜剥离不全或剥离后长时间残留在宫腔内诱发子宫内膜炎症,影响子宫复旧,可引起晚期产后出血。

(三)子宫胎盘附着部位复旧不全

胎盘娩出后,子宫胎盘附着部位即刻缩小,可有血栓形成,随着血栓机化,可出现玻璃样变,血管上皮增厚,管腔变窄、堵塞,胎盘附着部位边缘有内膜向内生长,内膜逐渐修复,此过程需6～8 周。如果胎盘附着面复旧不全,可使血栓脱落,血窦重新开放,导致子宫大量出血。

(四)感染

感染以子宫内膜炎为多见,炎症可引起胎盘附着面复旧不全及子宫收缩不佳,导致子宫大量出血。

(五)剖宫产术后

子宫切口裂开多见于子宫下段剖宫产横切口两侧端,其主要原因有感染与伤口愈合不良。

(六)其他

妊娠合并凝血功能障碍性疾病;胎盘部位滋养细胞肿瘤、子宫黏膜下肌瘤、子宫内膜息肉、宫腔内异物、宫颈糜烂、宫颈恶性肿瘤等均可能引起晚期产后出血。诊断依靠妇科检查血或尿HCG 测定、X 线或 CT 检查、B 型超声检查及宫腔刮出物病理检查等。

二、临床表现

产后出血的主要临床表现为阴道流血过多,产后 24 小时内流血量超过 500 mL,继发出血性休克及易于发生感染。随病因的不同,其临床表现亦有差异。

(一)阴道流血

胎盘胎膜残留、蜕膜残留表现为血性恶露持续时间延长,以后反复出血或突然大量流血。检查发现以下情况。①子宫复旧不全:宫口松弛,有时可触及残留组织;②子宫胎盘附着面感染或复旧不全:表现为突然大量阴道流血,检查发现子宫大而软、宫口松弛,阴道及宫口有血块堵塞;③剖宫产术后:子宫伤口裂开多发生于术后 2～3 周,出现大量阴道流血,甚至引起休克。

（二）腹痛和发热

常合并感染，伴有恶露增加，有恶臭。

（三）全身症状

继发性贫血，甚至出现失血性休克而危及生命。

三、处理原则

针对不同出血原因引起的产后出血，采取以下相应的措施。

（一）少量或中等量阴道流血

少量或中等量阴道流血应给予足量广谱抗生素及子宫收缩剂。

（二）疑有胎盘、胎膜、蜕膜残留或胎盘附着部位复旧不全者

疑有胎盘、胎膜、蜕膜残留或胎盘附着部位复旧不全者应行刮宫术。刮宫前做好备血，建立静脉通路及开腹手术准备，刮出物送病理检查，以明确诊断。刮宫后应继续给予抗生素及子宫收缩剂。

（三）疑有剖宫产后子宫切口裂开

仅少量阴道流血可先住院给予广谱抗生素及支持疗法，密切观察病情变化；若阴道流血多量，可做剖腹探查；若切口周围组织坏死范围小，炎症反应轻微，可做清创缝合及髂内动脉、子宫动脉结扎止血或行髂内动脉栓塞术；若组织坏死范围大，酌情做子宫次全切除术或子宫全切术。

（李 涓）

参考文献

[1] 张凤.临床妇产科诊疗学[M].昆明:云南科技出版社,2020.

[2] 郎潞燕.实用妇产科基础与临床[M].长春:吉林科学技术出版社,2019.

[3] 赵瑞华.妇产科基础与临床精要[M].北京:中国纺织出版社,2020.

[4] 张柏登.临床妇产科诊疗技术[M].北京:世界图书出版社,2019.

[5] 刘红霞.妇产科疾病诊治理论与实践[M].昆明市:云南科学技术出版社,2020.

[6] 陈艳.现代妇产科诊疗[M].北京:中国纺织出版社,2019.

[7] 李明梅.临床妇产科疾病诊治与妇女保健[M].汕头:汕头大学出版社,2020.

[8] 焦杰.临床妇产科诊治[M].长春:吉林科学技术出版社,2019.

[9] 王玲.妇产科诊疗实践[M].福州:福建科学技术出版社,2020.

[10] 张海亮.妇产科常见病诊疗[M].长春:吉林科学技术出版社,2019.

[11] 吕刚.妇产科疾病诊治与进展[M].天津:天津科学技术出版社,2020.

[12] 闫懋莎.妇产科临床诊治[M].武汉:湖北科学技术出版社,2018.

[13] 郑洋洋.妇产科疾病临床诊治[M].长春:吉林科学技术出版社,2020.

[14] 董平.现代妇产科精要[M].天津:天津科学技术出版社,2018.

[15] 李红.妇产科诊疗思维与实践[M].上海:同济大学出版社,2019.

[16] 牛夕华.妇产科临床技术与实践[M].长春:吉林科学技术出版社,2020.

[17] 郑华恩.妇产科临床实践[M].广州:暨南大学出版社,2018.

[18] 孙丽丽.妇产科诊断与治疗精要[M].昆明:云南科技出版社,2020.

[19] 王敏.实用妇产科诊治精要[M].长春:吉林科学技术出版社,2019.

[20] 张勇华.临床妇产科诊治技术[M].天津:天津科学技术出版社,2020.

[21] 刘慧赏.实用妇产科新实践[M].长春:吉林科学技术出版社,2019.

[22] 王春芳.妇产科疾病诊断与治疗[M].长春:吉林科学技术出版社,2020.

[23] 温丽宏.新编妇产科疾病诊断与治疗[M].长春:吉林科学技术出版社,2019.

[24] 胡相娟.妇产科疾病诊断与治疗方案[M].昆明市:云南科学技术出版社,2020.

[25] 于晨芳.现代妇产科疾病诊断精要[M].长春:吉林科学技术出版社,2019.

[26] 樊明英.临床妇产科诊疗[M].北京:科学技术文献出版社,2020.

［27］吴尚青,刘利虹,彭鹏,等.实用妇产科诊断与治疗［M］.北京:科学技术文献出版社,2018.

［28］郭历琛.妇产科诊断与治疗［M］.天津:天津科学技术出版社,2020.

［29］朱明艳,刘玉清,赵学娟.妇产科疾病诊疗学［M］.南昌:江西科学技术出版社,2018.

［30］张春艳.现代妇产科诊治要点［M］.天津:天津科学技术出版社,2018.

［31］成立红.妇产科疾病临床诊疗进展与实践［M］.昆明:云南科学技术出版社,2020.

［32］史君兰,孙文红.妇产科疾病诊断与治疗［M］.南昌:江西科学技术出版社,2018.

［33］丁丽.临床妇产科诊疗实践［M］.北京:科学技术文献出版社,2020.

［34］孙会玲.妇产科诊疗技术研究［M］.汕头:汕头大学出版社,2019.

［35］贾正玉.妇产科临床常见疾病［M］.北京:科学技术文献出版社,2020.

［36］何蓉.左氧氟沙星联合甲硝唑治疗盆腔炎的临床疗效及其安全性［J］.临床合理用药杂志,2020,13(36):95-97.

［37］黄敬华,张丰萍.克罗米芬联合补戊酸雌二醇与来曲唑用于多囊卵巢综合征促排卵助孕的临床研究［J］.川北医学院学报,2019,34(06):791-793.

［38］梁小龙,梁志清.妇科肿瘤学2020年研究进展［J］.中华医学信息导报,2020,35(24):5-6.

［39］蒋艳平,张赛,王前,等.钙联蛋白A9和波形蛋白在子宫颈癌及其淋巴结中的表达及意义［J］.实用妇产科杂志,2020,36(12):920-925.

［40］杨洁,侯杉杉,赵立峥,等.妊娠期糖尿病对孕晚期糖脂水平及巨大儿的影响研究［J］.中国全科医学,2020,24(24):3095-3100.